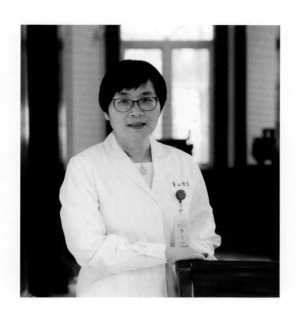

张 菁

　　博士，主任药师，博士生导师，复旦大学附属华山医院抗生素研究所副所长，国家卫生健康委员会抗生素临床药理重点实验室主任，复旦大学附属华山医院Ⅰ期临床研究中心主任和药物临床试验机构常务副主任。国家药品监督管理局药品审评中心咨询专家、药品审核查验中心检查员。兼任中国药学会抗生素专业委员会副主任委员、中国药理学会临床药理学专业委员会副主任委员、中国药理学会定量药理学专业委员会副主任委员。长期从事以抗感染药为主的临床药理学和定量药理学研究，完成创新药等的Ⅰ期临床试验、药动学、群体药动学、药动学－药效学、生物等效性研究 200 余项。在国内率先将临床药理学关键技术贯穿于创新抗菌药临床试验全过程，已上市达 5 个品种，获授权专利 5 项。在国家药品监督管理局药品审评中心主导下，主笔起草 2 个、参与 8 个抗菌药物指导原则编写，均已发布实施。牵头科技部重大新药创制专项 GCP 课题 2 项以及国家重点研发计划项目 1 项。主持国家自然基金项目 2 项和海外及港澳台学者合作项目 1 项。作为主要参加者完成了省部级课题 10 余项。近 10 年来，在国内外期刊发表论文 150 余篇，参与编写《实用内科学》《实用抗感染治疗学》《临床药理学》等专著和教材 10 部。培养硕士和博士生 40 余名。作为第一完成人 2020 年获上海市科技进步一等奖，2 次获中国药学会科学技术二、三等奖，2 次获上海药学科技一等奖。是上海市领军人才，上海市首届"医树奖"获得者。

药物代谢与药物动力学系列学术专著

药动学-药效学：
理论与应用

张 菁 主编

科学出版社
北 京

内 容 简 介

药动学-药效学(PK-PD)主要探讨药物与机体之间的相互作用。前者阐述机体对药物处置过程，后者阐述药物对机体的作用。两者相结合，可以探讨药物在作用部位浓度变化及浓度-时间-效应三者之间的关系，对解释作用机制、优化给药方案有重要意义。

本书上篇先概述 PK-PD，然后介绍非临床 PK-PD、临床 PK-PD、PK-PD 数学模型、生物大分子药物 PK-PD 和中药 PK-PD。各章以方法学介绍为主，附带实例。下篇为各论，介绍抗感染药物等各类治疗药物 PK-PD。各章介绍 PK-PD 研究设计和实施、PK-PD 分析，通过实例阐述如何开展 PK-PD 研究。

本书编者主要从事临床药理和定量药理学研究，拥有丰富的 PK-PD 实战经验，本书实践性与理论性较强，可作为新药研发人员、研究人员、临床教师、临床医生的参考用书，也可作为研究生教材使用。

图书在版编目(CIP)数据

药动学-药效学：理论与应用／张菁主编. —北京：
科学出版社，2021.10
（药物代谢与药物动力学系列学术专著）
ISBN 978-7-03-069524-6

Ⅰ. ①药… Ⅱ. ①张… Ⅲ. ①药物代谢动力学—研究
②药理学—研究 Ⅳ. ①R96

中国版本图书馆 CIP 数据核字（2021）第 157920 号

责任编辑：周 倩／责任校对：谭宏宇
责任印制：黄晓鸣／封面设计：殷 靓

斜 学 出 版 社 出版

北京东黄城根北街 16 号
邮政编码：100717
http://www.sciencep.com

南京展望文化发展有限公司排版
广东虎彩云印刷有限公司印刷
科学出版社发行 各地新华书店经销

*

2021 年 10 月第 一 版 开本：B5(720×1000)
2024 年 4 月第十次印刷 印张：36 1/2 插页：1
字数：600 000
定价：180.00 元
（如有印装质量问题，我社负责调换）

药物代谢与药物动力学系列学术专著

专家指导委员会

（按姓氏笔画排序）

《药动学-药效学：理论与应用》
编辑委员会

丛书序

Foreword

药物代谢动力学是应用数学处理方法,定量描述药物及其他外源性物质在体内的动态变化规律,研究机体对药物吸收、分布、代谢和排泄等的处置及所产生的药理学和毒理学意义。药物代谢动力学基本理论和方法已深入至新药发现(包括候选化合物药代特性的快速评价、根据先导药物的药理等作用获得新的候选化合物、从药物代谢产物获得新药等)、药理学研究、制剂学研究、中药现代化研究、毒理学研究、临床用药等多领域,贯穿于药物发现与开发及药物上市的始终,是紧密连接各药物研究领域的桥梁。药物代谢动力学已经与药理学、毒理学并列成为早期新药研发评价的三大核心内容,各国新药注册机构均颁布药物代谢动力学及其相关研究的指南,要求任何一个新药或新制剂在进行临床研究和上市前均需要进行药代动力学试验,以获得药代动力学资料和信息。

在广大科技工作者的努力下,我国药物代谢与药物动力学研究取得了快速发展,诸多成果已达到或接近国际先进水平。科学出版社组织国内从事药物代谢动力学研究领域的专家编著了"药物代谢与药物动力学系列学术专著",该丛书具有系统性、针对性、基础性、前瞻性、理论与实践相结合性等特点。系统地从药物代谢动力学的各研究方向和领域进行归纳、总结;针对每个研究方向分别成册,深度剖析;各分册既有基础理论的铺垫,也有最新的理论、研究方法和技术、成果的展开,兼具基础性和前瞻性;理论与实践相结合,在基本理论的基础上,结合典型的实践案例进行剖析,便于读者理解。相信该丛书的出版能够促进我国药物代谢动力学的发展。

　　"药物代谢与药物动力学系列学术专著"是我国第一套系统性归纳、总结药物代谢动力学的丛书,而药物代谢动力学发展迅速,故在内容选择上还需要在实践中不断完善、更新和补充。希望广大药物代谢动力学等相关专业的工作者和研究者在阅读、参考该丛书时提出宝贵的意见,以使其不断地完善,为我国药物代谢动力学的发展做出贡献。

中国工程院院士

2020 年 9 月 4 日

前言

药物代谢动力学(pharmacokinetics,PK,简称药动学)-药效学(pharmacodynamics,PD)是同时研究机体对药物的作用(PK)和药物对机体的作用(PD),并在此基础上进一步研究时间、药物浓度和药物效应三者之间关系,协助阐明药物作用机制的一门交叉学科。因此,PK-PD对新药研究开发至关重要,它贯穿新药研发始终,研究对象包括细胞、动物、人体等,研究手段包括细胞实验、动物实验、临床试验及数学建模模拟。近年来,在监管部门支持和医药市场需求导向下,新药研发在我国掀起热潮,PK-PD研究在为新药找到合适的适应证、最佳给药方案及为新药研发过程关键决策提供重要信息及证据起到了无可替代的作用。

对于科研机构研究人员、企业和合同研究组织(Contract Research Organization,CRO)的研发人员、药政监管部门的工作人员而言,拥有将PK和PD结合到一起的思维至关重要。将PK和PD有机结合才能全面阐释药物和机体相互作用的全过程,才能更好地将PK、PD和临床应用结合到一起,帮助解决临床问题。目前国内已有单独针对PK或PD的各类教材和参考书,但尚缺乏把PK和PD结合到一起的专业论著。希望本书能够帮助填补这一空白,为PK-PD交叉学科的发展和中国新药研发水平的提升助力。

本书分为上、下两篇。上篇为总论,首先介绍PK-PD的基本概念和发展简史,然后从非临床、临床和数学模型角度介绍PK-PD基本知识和基本理论并简述实际应用,接下来介绍生物大分子药物PK-PD和中药PK-PD。下篇

V

为各论,阐述各类治疗药物(包括抗感染药物、神经系统药物、镇痛药物、心血管药物、呼吸系统药物、消化系统药物、内分泌系统药物、抗肿瘤药物和免疫调节药物)PK-PD研究方法、进展,并详述实际应用。上下篇有机结合,为读者全面介绍PK-PD理论、方法和应用,以期读者能全面理解该交叉学科,并为读者开展PK-PD研究提供思路。阅读本书时,建议同时参考国内外相关指导原则和每一章后所附的参考文献,以加深对PK-PD的理解。

本书适合的读者群为具有医学和药学背景知识的高年级本科生、研究生;医药院校的教师、科研人员;医院的临床医师和药师;在企业和CRO从事基础/临床研究、临床药理、定量药理工作的研发人员;以及药政监管部门的工作人员等。

本书在编写过程中得到了主审北京协和医院胡蓓教授的专业指导和大力支持,在此完稿之际,编委会向胡教授表示诚挚的感谢。同时感谢复旦大学附属华山医院卞星晨博士、李鑫博士、吴俊珍博士、何金杰、杨琬秋博士和黄志伟博士等人在编写过程中给予的大力帮助。感谢李鑫博士承担秘书职责,协调各编委写书进度、校稿及出版事宜。

得益于PK、PD、数学和计算机等学科近年来的迅速发展,PK-PD的研究也日趋深入,应用逐渐广泛。鉴于学科的快速发展和作者水平限制,本书中难免会有疏漏之处。不足之处恳请各位读者不吝赐教。

2021 年 2 月 22 日

上海市乌鲁木齐中路 12 号

目 录

Contents

上篇 总 论

下篇　各　　论

上篇　总　论

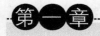

药动学-药效学概论

第一节 药动学-药效学基本 概念及其发展史

一、药动学

(一) 定义

药物代谢动力学(pharmacokinetics，PK，简称药动学)，是研究机体对药物处置过程的一门学科，即应用动力学原理研究药物在体内浓度随时间的变化过程，以阐明药物吸收、分布、代谢及排泄规律。药物在机体内过程可分为吸收(absorption)、分布(distribution)、代谢(metabolism)及排泄(excretion)，又称ADME。代谢也称为生物转化(biotransformation)，代谢和排泄合称为消除(elimination)。药物进入体循环，随即分布到机体各组织而发挥药理作用，同时发生消除。药物消除可以通过排泄或生物转化实现，亦可以两者同时进行。药动学研究药物在体内存在的部位、浓度和时间之间的关系，阐明药物在体内量变的规律，为新药、新制剂研发及药物临床应用提供科学依据。

(二) 发展史

1913 年，Michaelis 和 Menten 提出动力学方程。1924 年，Widmark 和 Tandberg 提出开放式一室动力学模型。1937 年，瑞典生理学家 Teorell 提出药动学房室模型假设，到现在已有 70 多年的历史，但由于当时的科学发展和认识所限，这个设想并未引起学界重视。到 20 世纪 60 年代，随着药理学、临床治疗学和生物科学的发展，人们提出了对药物在机体内处置规律研究的需求，这才引起了学界对药动学发展的关注。1953 年 Dost 博士的第一本药动学教材问世，Kruger-Themer 博士的药动学论文发表[1]，以及 Nelson 第一篇有关药动学综述发表[2]，都使这一新兴学科的发展有了希望。可以说 Teorell 是药动学的创始者，药动学从 20 世纪 70 年代起成为独立学科，自此人们开始对几乎所有在研和临床使用的药物进行药动学研究[3]。

药动学的发展不仅丰富了药理学的基本理论，还成为现代药理学的重要组成部分，它的基本理论和基本方法已渗透到临床治疗学、临床药理学、实验药理学、分子药理学、生物学、生物化学和毒理学等多个领域，也渗透到药物设计、药物制剂、药品质量控制等药物研发的各个环节。它的发展与以上多学科的相互渗透分不开，也与现代分析测试技术的发展和应用有着密切的关系。其在新药的研究与开发、提高药物疗效与减少药物不良反应、改进剂型及优选给药方案等方面都具有重大指导意义。它的发展有益于药物评价、创新药物的研发和已上市药物的临床合理使用。目前药动学的研究更加深入，出现了时辰药代动力学、手性药物药代动力学、群体药代动力学、生理药代动力学等分支研究。

（三）研究方法与内容
1. 研究方法

为了定量地研究药物在体内的分布变化过程，人们用数学方法模拟药物在体内吸收、分布和消除的过程，建立了药动学模型，包括隔室模型、非线性药动学模型、生理药动学模型、基于机制的药动学模型、统计矩模型等。其中最常用的是隔室模型，即把机体看成一个系统，由一个或几个隔室组成，因此隔室模型分为单室模型、双室模型和多室模型。隔室模型理论奠定了经典药动学的基础，但是隔室模型与机体生理解剖状况有着明显的差异。而基于生理的药动学模型（physiologically based pharmacokinetics models，PBPK 模型）是根据生理、生化及解剖学知识，模拟机体循环系统的血流流向，将各器官或组织相互联结，每一房室代表一种器官或组织，每一器官或组织（房室）在实际血流速率和组织/血液分配系数控制下遵循物质平衡原理进行转运，来预测各组织中的药物浓度。PBPK 模型也能反映人体生理条件的变化对体内药物分布的影响，通过动物实验，取得某些数据，可以推论到人体的状况，预测药物在各组织中的浓度,更有利于深入探究药物和人体的相互作用,为临床合理用药提供参考。群体药动学(population pharmacokinetics,PopPK)是将经典药动学的隔室模型与统计学原理相结合,研究患者群体在给予临床相应剂量的某种药物后,体内药物运行的总体规律及个体间药物浓度差异的来源和相关性的研究,通过 PopPK 参数(包括群体典型值、固定效应参数、个体间变异和个体内变异)定量考察患者群体中药物浓度的影响因素,为制定更为合理、有效的临床研究方案或给药方案,以及新药研发或临床用药提供指导。

2. 研究内容

药动学的研究内容包括多个方面,涉及研究、生产与临床实践,主要有以下内容:① 结构-药动学关系研究,通过某一结构化合物的代谢研究,发现结构与代谢排泄速率的关系,以及结构与活性的关系,既可指导药物结构改造,也可为新的先导化合物的设计提供重要理论依据。② 通过药动学和生物利用度研究,阐明新制剂吸收规律,同时可通过制剂手段达到提高生物利用度、实现特定吸收速率和药物控释的目的。这些研究结果可用于指导药物剂型设计和改进,研制新产品如缓释、控释制剂等。③ 在新药临床试验中,通过人体药动学的研究,获得药动学参数,为后续临床试验方案的设计提供依据;特别对于全新药物的研究与开发,更要获得药物吸收、分布、代谢、排泄的特征,发现药物在体内的转运规律,弄清药物疗效和毒性与药物浓度的关系,药物在体内积蓄部位和积蓄程度,为临床设计安全合理的给药方案提供参考。④ 根据治疗药物监测(therapeutic drug monitoring,TDM)结果,计算药动学参数并设计给药方案,指导患者用药个体化,获得安全有效的药物治疗作用。药物在人体内的药动学对设计给药方案、探讨人体生理和病理状态对药物处置过程影响、研究疾病状态下的剂量调整、理解剂量与药理效应的相互关系及评价药物相互作用等方面具有重要的理论依据和参考价值。

二、药效学

(一) 定义

药效学(pharmacodynamics,PD)是研究药物对机体的作用规律及作用机制的一门科学。药效学主要从整体、系统、器官、细胞及分子水平上阐明药物对机体产生的作用及其作用机制,探讨药物剂量与效应之间关系及效应随时间变化的规律。

（二）发展史

从远古时代起，人类从生产、生活的经验中认识到某些天然物质可以治疗疾病，在与疾病的斗争中积累了丰富的医药实践经验。药物的历史可追溯到几千年以前，人类在尝试某些食物时发生了毒性反应，于是开始寻找解毒物。有了文字后，这些经验被记录下来，形成了最早的药物学著作[4]。药理学从最初形成一门独立的学科，到如今发展到基因分子水平，药理学在现代的发展得益于各相关学科及技术的发展与完善。随着蛋白质组学和基因组学研究的不断深入，以及分子生物学手段的应用，人们逐步揭示了药物作用的生物网络，并从不同信号传导通路对药物作用机制进行探索，进而阐明药物作用的多靶点及其分子机制。作为药理学研究的一个方向，药效学研究随着人们对药物的认知及对药物作用机制的探索而逐渐发展起来，这个分支学科能够阐明药物作用及其机制，指导临床合理用药，发挥药物的最佳疗效，减少或避免不良反应发生，为新药研制开发奠定基础，并通过研究药物影响生命活动的分子机制，进一步推动生命科学发展。

（三）研究方法与内容

1. 研究方法

药效学研究方法可分为体内研究方法和体外研究方法。体内研究方法是指在整体动物身上考察药物作用，根据实验动物情况不同，可分为正常动物法和实验治疗法。体外研究方法是采用离体脏器，如离体肠管、离体心脏、离体血管、离体子宫及离体神经肌肉等，单一地考察药物对某一部分的作用。深入研究还包括细胞水平、分子水平的分析研究。

传统的结合模型认为药效直接取决于中央室或外周室的血药浓度，即药效与血药浓度同步。实际上，药效峰值的出现往往偏迟于血药浓度峰值的出现。药物效应的变化与血药浓度的变化常常是不同步的。根据血药浓度与药效在时间上的对应关系，可以观察到 3 种不同的情况：① 血药浓度与药效同步，密切相关，即随着时间延长，血药浓度增加的同时，药效强度也随之增强；相反，血药浓度下降时，药效强度也随之减弱，体现在血药浓度-效应（$E-C$）曲线上没有滞后或提前，完全是平行和对应的关系，用 $E-\lg C$ 作图为 S 形曲线。② 药理效应滞后于血药浓度，主要现象是随着时间增加，血药浓度增加较快，而药效强度的增加相对较慢；相反，当血药浓度下降时，药效强度还处于较高的水平,其减弱的速度也相对较慢。体现在 $E-C$ 曲线上可见"E"在时间上总是滞后于"C",$E-\lg C$ 的曲线呈逆时针滞后回线,滞后回线所占的面积越大,表明滞后效应越明显。③ 血药浓度滞后于药理效应,主要表现为随时间增加,血药浓度增加较慢,而药效强度的增加相对较快;相反,当血药浓度刚开始下降时,药效强度已减弱很多。体现在 $E-C$ 曲线上可见"C"在时间上总是滞后于"E",$E-\lg C$ 的曲线呈顺时针滞后回线。当反应部位的药物浓度恒定,PD 参数为时间非依赖性时,体系处于稳态,这一般可通过长时间的静脉滴注或多次给药实现。在稳态下常用的 PD 模型有线性、对数线性、Sigmoid - E_{max} 模型,最大效应模型(E_{max} 模型)和 β - 函数模型等[5-7]。

2. 研究内容

按照研究对象划分,药效学分为基础药效学和临床药效学两部分。基础药效学研究的是新药或化合物,其研究对象主要为动物。临床使用的药物对人体所产生的作用,属临床药效学范畴,其研究对象是使用药物的患者。临床药效学通过链接药动学和药效学模型,使定量评价、分析和预测药物效应与浓度之间的关系成为可能,有利于进一步理解某些药物的作用机制,有助于合理用药;在药物安全性评价中,常采用动物来进行毒性试验,但由于种属的差异,这种结果不一定能类推到人体,临床药效学的研究可以促进对动物毒性试验结果的理解;临床药效学的研究将帮助新药在临床研发中选择合理的给药方案,并可能使以监测药物浓度、药效为指标的反馈治疗方法应用于临床。

三、药动学-药效学发展史

药动学和药效学是药理学的两个重要组成部分,然而在相当长的一段时间内,药动学和药效学是两门独立的学科,药动学描述在不同的机体组织体液中药物浓度随时间的变化过程。药效学描述药效随假定的"效应部位"(effect site)的药物浓度的变化过程。这里提到的"效应部位"通常指受体、酶和细胞膜等特异性超微结构,这些效应部位是药物作用的直接环境。随着研究深入,人们渐渐认识到,孤立地研究药动学或药效学,而忽视两者之间的联系,所得到的信息是不完整的。药动学的研究仅限于描述药物浓度经时的变化,而不考虑药物效应;药效学的研究只考虑药物浓度和效应之间的关系,而不涉及药物处置过程,且只有在假定效应部位的药物浓度不变的情况下(如稳态)才有意义。因此,药动学-药效学结合模型(PK-PD模型)应运而生。PK-PD模型是这两个传统概念之间的一座桥梁，对用药剂量、药物浓度和药效三者之间的关系作了明确的阐述[8]。

很多药物的作用是直接而可逆的，其药效的经时变化规律与血药浓度的经时变化规律直接相关，基于这些关系和已知的 PK 参数可对其药理效应作出预测。如药效强度与药物浓度的关系是完全对应的，则 PK-PD 模型的建立过程就比较简单。首先按照 PK 的研究方法，对所获得的血药浓度时间曲线进行拟合，单独求出各种 PK 参数，然后以 PK 参数的理论值对药效数据进行拟合，求出药效学的有关参数。但是时间-浓度-效应三者的关系错综复杂，而药效滞后于血药浓度的药物更是如此，往往无法对此做出明确结论，这些困难阻碍了 PK-PD 概念的广泛应用。直到 20 世纪 80 年代初，人们在 PK-PD 模型发展上做出了两项重要革新，第一，可用 Sheiner 和 Holford[9, 10] 提出的效应室模型方法来解决药效滞后于血药浓度这一问题，应用这一概念可方便地在药动学和药效学之间建立联系；第二，PK-PD 分析技术中复杂而耗时的数学计算可用计算机程序来实现，这两项革新共同促进了 PK-PD 模型研究技术的发展。

1979 年，Sheiner 等[11]曾以 d-筒箭毒箭对肌肉的松弛作用为药理指标，进行过 d-筒箭毒箭的 PK-PD 模型的研究，提出了效应室理论，将经典的 PK 模型加以扩展，增加了假想的"效应室"。效应室理论认为，滞后的出现是由于中央室和效应室之间存在着动态平衡，效应室以一级动力学与中央室接连，而且从中央室转运到效应室的药量与实际给药量相比极小，在血药浓度-时间曲线的数学方程中可以忽略不计。而估算 PD 参数需要定时测定血药浓度和药物效应，将血药浓度-时间数据用 PK 模型拟合以后，测得 PK 参数，再将模型化的效应室浓度方程代入 PD 模型方程，用非线性拟合方法将效应-时间($E-t$)数据经 PD 模型方程拟合，可估算此方程中的未知 PD 参数。此种连接模型的 PD 模型以"S"形 E_{max} 模型为代表。因为药物的效应与其作用部位的药物浓度是直接相关的，所以归属于直接效应模型(direct response model)。与此相对的间接效应模型(indirect response model)，是指药物的效应与其在作用部位的浓度没有直接相关性，即药物到达作用部位也不能立刻产生效应，药物的效应存在明显的滞后[12]。这种滞后并非是由于药物从血浆向作用部位的转运过程所导致的，而是由于药物的作用机制本身所导致的，这类药物常常通过改变体内某些内源性物质的量而发挥药效，对于这种类型的药物应根据药物的作用机制来建立相应的模型,以 Dayneka 等[13] 提出的间接效应模型为代表,这是一种基于药物作用机制而建立的 PK－PD 模型,更具有实际意义。

从 20 世纪 60 年代提出用 PK－PD 模型将 PK 和 PD 结合起来(图 1-1),至今已有 60 多年,PK－PD 模型用于探讨浓度-时间-效应三者之间的关系,能够更准确和全面地预测和描述在不同的给药方案下,药物的效应随时间变化的规律[14],同时在确定药物的药动学和药效学过程后,以药物的效应及药动学信息为反馈来调整给药方案以达到理想的疗效(图 1－2)。近年来,PK－PD 模型在新药研发、转化研究、治疗药物监测和临床试验模拟中有了广

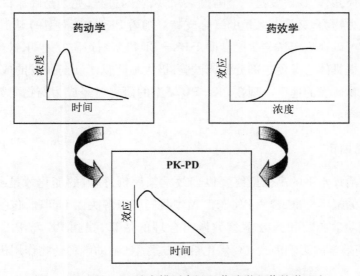

图 1-1　PK－PD 结合模型来源于药动学和药效学研究

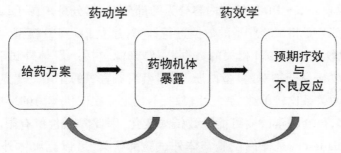

图 1－2　设计给药方案的合理方法

首先确定药物的药动学和药效学过程,然后以药物的效应及药动学信息
为反馈(下方箭头)来调整给药方案以达到理想的疗效

泛的应用。对 PK－PD 模型的深入研究一方面可加速新药研发进程,提高药物开发决策效率,为临床用药的安全性和有效性提供更为科学的理论依据;另一方面有助于阐明药物作用机制、评价药物相互作用、模拟临床试验,探明药效个体差异来源等。

第二节　药动学-药效学模型

众所周知,药物研发是一个高投入、高风险的过程,尤其是临床试验阶段,既耗费人力物力,又需要大量的资金支持。随着 PK－PD 模型的诞生及应用,研发人员可以在临床试验阶段借助于 PK－PD 模型缩短研究周期,甚至个别项目可以根据具体情况免去部分临床试验,极大地降低了新药研发的成本,同时加速了药物研发的速度。现今 PK－PD 模型的研究已经成为药物研究中一项重要的内容。

一、研究目的

药物治疗水平的高低最终要以药效学来评价,药效的变化才是我们评价给药方案的根本标准,建立 PK－PD 模型我们可以解决以下问题,包括: ① 对药物的药动学参数和药效学参数做出合理的估算,找到 PK 与 PD 的联系; ② 找到药效学的影响因素; ③ 优化给药方案; ④ 辅助解释药物作用机制。

二、研究内容

具体说来,PK－PD 的研究内容分为两部分,一部分是来源于试验数据的收集,另一部分是将试验获得的数据进行计算,建立 PK－PD 模型。血药浓度(C)与药理效应强度(E)相关的数据,主要来源包括: ① 体外试验(in vitro test),其主要研究药物对酶、蛋白质、离体组织器官等的作用。优点是简单易行,E 与 C 的关系比较单纯,重现性较好;不足之处在于机体内的环境较复杂、影响因素多,可变因素改变可能导致结果变化,因此参考价值有限。② 动物试验(animals test),是体内试验与体外试验的桥梁,可以克服体外试验的不足,常用于药理活性的研究和毒性评价。然而动物实验与人体试验还是有较大的差异,使用时需要考虑种属的差异问题。③ 人体试验(human test),与药物疗效的关系最为密切,新药研究中必不可少,缺点是取样受限,难以获得足够数据深入研究药物与机体的相互作用、药物的作用机制、药物在组织中的分布等。

PK-PD模型以数学手段描述,包括药动学模型和药效学模型两部分。传统的PK-PD模型通过建模将时间、效应等变量整合在一起,设定剂量,对得到的数据进行拟合,通过得到各种PK-PD参数,揭示药物的经时过程和效应的变化特征。对于群体PK-PD(PopPK-PD)模型,通过确定某个群体中变异的来源(如性别、年龄、体重等生理因素和肝肾功能减退等病理因素),然后通过建模量化每个协变量对PK或PK-PD参数的影响,来获得对特定群体中典型药物水平和药物效应的估计[15]。

三、模型应用

PK-PD模型在临床前研究中应用非常广泛,包括在一系列的体外和动物实验中考察化合物的安全性和有效性。使用适宜的非临床PK-PD模型,筛选出最有效的化合物,指导人体临床试验安全和有效地开展。目前已将临床前数据与已知的相关药物的临床数据结合起来建立相关性,PK-PD模型具有重大的临床指导价值[16]。PK-PD模型在临床前研究中的应用包括:① 从众多备选化合物中筛选有效化合物;② 预测临床效果(比如EC_{50}常常越低越好);③ 为早期临床研究中人体起始剂量的制定、剂量递增及最大耐受剂量的设计提供数据支持;④ 为最佳取样点设置提供估算结果;⑤ 根据靶组织的浓度估测剂量安全范围;⑥ 估测可能的药物相互作用;⑦ 通过建模研究药物的潜在作用机制。

在临床研究中,PK-PD模型发挥着至关重要作用,具体包括:① Ⅰ期临床研究主要提供首次人体试验、PK数据结合PD数据,利用这些数据对临床前研究中建立的PK-PD模型进行改进和优化,提供宝贵的信息,并将这种优化的模型与药物的蛋白结合性质,以及体外有效性等数据结合起来,用于Ⅱ期临床试验中给药方案(剂量、间隔、给药方式和疗程)的推荐。② 通过目标适应证患者的Ⅱ期临床研究数据可以评估剂量-效应关系,为Ⅲ期临床试验方案的设计提供重要依据。PK-PD模型的建立和模拟用于后期临床研究药物的给药方案和采样方案的确定、药物的不良反应的评价等方面。③ 利用Ⅲ期临床试验中的有效性和安全性的数据,建立PK-PD模型,并进行拟合。在Ⅲ期临床试验中构建群体PK-PD模型,可用于评价患者个体间差异因素的影响,验证群体PK-PD模型的有效性,确定剂量-效应关系等。总之,PK-PD模型应用于临床,可为临床用药提供指导,预测新药疗效,预测手性药物的作用效应,以及预测药物相互作用的结果及判定性质;PK-PD模型也可为药物作用机制研究提供思路,如效应滞后环发生的机制探讨、耐受机制的研究及寻找替代标志物作为预测药物治疗效果的指标等。

四、研究意义

PK-PD模型是辅助药物研发的有力工具,在化合物的筛选、剂量确定、不良反应研究等方面都有广泛应用。通过对药动学参数(如 C_{max}、AUC、半衰期等)和药效学参数(如 E_{max}、EC_{50}等)做出合理的估计和推断,甚至可以缩短研究期限或有可能减少部分临床试验。正确和合理地运用PK-PD模型,可以降低新药研发的费用,提升研发速度,降低临床试验失败的概率,确证药物的安全性和有效性,为药物研究提供新的技术平台。PK-PD模型将会随着研究的深入和不断完善,在未来的药物研发中,发挥出更重要的作用。总之,PK-PD模型理论以其实用性和独特性在药理学研究领域中不断深入发展。对于大多数药物而言, PK-PD模型将越来越完善,应用将越来越广泛。

第三节　药动学-药效学研究所需条件

一、实验研究所需条件

(一) 药动学指标的选择

药动学模型中描述了一定剂量的药物在血液中的经时变化过程。对于传统的化药和生物药来说,可直接选择药物浓度对时间构建模型进行研究,需要注意的是,理论上只有在有效部位的游离药物的浓度才与药理活性有关,但在实际研究中,很难测定出游离药物的浓度进行建模的计算。因此,在试验设计和最终的结果分析中,要把药物同血浆蛋白或组织结合可能带来的影响考虑进去。而对于进入体内发生代谢的药物,如代谢产物有药理活性,在建模计算时,应同时考虑活性代谢产物的浓度和其对药效的贡献。相比于化药,中药的成分比较复杂,有效成分绝大多数不明确或干扰因素太多,各成分之间相互影响,同一种有效成分在不同中药中因所处环境不同,导致药动学参数也各不相同[17]。在药动学研究的测量指标选择上,选择已经明确的中药活性成分、中药有效部位作为代表成分,进行药动学的研究。

（二）药效学指标的选择

药效学指标的选择,首先需要注意药理效应的量化问题,药理效应必须能够量化,才能获得不同时间的药效强度对时间的数据,才有可能建立 PK - PD 模型。其次是直接药理效应或间接药理效应的问题。可以量化的药理指标,不一定都适合于建立 PK - PD 模型。例如,血压、心率等是药物作用于体内一系列复杂的调节系统后的结果,不是直接药理作用,而是间接的药理作用,虽然可以建立方程,并拟合出一些参数,但应用价值不高。

在 PK - PD 关系中,常需要利用某种效应指标(efficacy measure),将浓度和可定量的效应联系起来,因此,选择适当的短期指标来预测长期的临床结果非常重要。效能指标是指可灵敏反映药物疗效的实验室检测指标或患者的症状、体征。这些指标的变化与实际疗效密切相关,当对疾病的病理生理学进程和药物的作用机制研究达到一定水平时,可准确预测药物的效应和安全性。效能指标的选择应符合以下标准:① 能用定量参数描述,且有一定的变化规律;② 个体内有良好的重复性,不会因为测定方法误差而错误地导致个体间药效学的变异,得不出正确的结论;③ 药物效能指标的变化对浓度相对敏感,以允许在相对窄的浓度范围内对浓度-效应关系有一个全面的反映;④ 所选择的效能指标应是客观而可靠的,具有临床实际意义,应能作为治疗的可靠指征。

效能指标分为生物标志物(biomarker)、替代标志物(surrogate marker)和临床结局(clinical outcome)[18]。临床结果是对直接作用于患者的最终效能的定量测定结果(如治愈率或发病率降低),但往往难以定量。生物标志是可测量的生理或生化参数,即使这些参数不能直接指示临床结果,也可反映药物的某种药效学活性。例如,Mager 等[19]研究了静脉注射方式和皮下注射方式两种给药途径对干扰素-β1a(IFN - β1a)在猴体内的药动学和药效学的影响,包括单剂量研究和多剂量研究,选择新蝶呤作为药效指标。在新蝶呤生物合成通路中,IFN - β1a 通过促进 GTP -环水解酶活性加强新蝶呤三磷酸的合成,从而使其分解产物新蝶呤水平间接升高。计算结果表明,单剂量给予 IFN - β1a 后,药动学符合一房室模型,新蝶呤的实测值与拟合值基本吻合,药-时曲线下面积(area under the curve, AUC)和药-效曲线下面积(area under the effect curve, AUEC)与剂量间存在较好的相关性。多剂量研究结果发现,与首剂给药相比,末剂给药后 IFN - β1a 浓度有明显升高现象,同时血浆中新蝶呤的浓度在给药后期出现平台期,结合文献数据报道,在单剂量 PK - PD 模型的基础上引入了受体向下调节和负反馈抑制过程,拟合结果表明该模型能较好地反映实际情况。另外,对于一些没有合适的药效学参数来进行 PK - PD 模型研究的药物,还可以引入替代标志物来反映药物疗效和实验室检测指标。Gobburu 等[20]在研究猴体内 CD154 的单克隆抗体 5c8 的免疫抑制作用时,引入 PK - PD 模型,以 ATT(antibody titer to tetanus toxoid)作为替代标志物评价 5c8 的免疫抑制效果。需要注意的是,替代指标的变化必须与实际疗效有很强的相关性,而且只有对疾病的病理生理学进程和药物的作用机制研究达到一定水平时,才可准确预测药物的效应和安全性。

(三) 药动学-药效学模型的建立

建立 PK - PD 模型需要确定作用部位。作用部位与其他房室的关系取决于药物的疗效与哪个房室的药物浓度(C)有直接或密切的关系。如果作用部位与中央室的 C 直接相关,可不设作用室。如果作用部位与中央室有关,只是效应滞后于中央室的 C,则设立效应室与中央室相连,然后找出效应室浓度与时间的关系。如果作用部位与中央室的 C 不相关,而与周边室的浓度相关,则需建立与周边室相连的效应室,然后找到效应室浓度与时间的关系。理想的 PK - PD 的数据最好是来源于同一个试验,用药后数据时间点的采集要充分表征出药物浓度随时间的变化(药动学)和药物效应随时间的变化(药效学)。PK - PD 相关性研究的首选样本是血液或血浆,因为血液样本易于收集,可直接进行生物分析,同时也便于从临床前的动物实验跨种属外推到临床研究中[21]。

PK - PD 研究中也会遇到多个指标均需要同时测定的问题,如果同时测定这些指标,有可能因为取样量太多而对实验对象造成较大损伤,同时还耗费较多的人力和物力。相比之下,将指标测定时间错开是个理想的选择,这样既可减少对实验对象的伤害同时还能减轻实验负担,这对于中药药动学-药效学研究尤为重要,因为中药普遍存在成分含量低、起效慢和药效维持时间较长的特点,因此在研究中药的 PK 和 PD 时,同时测定多个 PK 指标和 PD 指标是不现实的。最优设计(optimal design)正是针对如何实现有效的采样使参数估计误差最小而提出来的。最常用的最优设计是 D-最优设计,主要是使 Fisher 信息矩阵行列式值最大,也就是使方差-协方差矩阵行列式值最小,使模型参数估计误差最小,其理论基础是 Cramer-Rao 不等式(Cramer-Rao inequality)。

二、模型研究所需条件

(一) 药动学-药效学分析软件与评价

药动学计算中常采用的数学模型有:① 房室模型,包括线性和非线性房室模型;② 非房室模型(统计矩法);③ 生理模型。国内外大多数药动学应用程序均采用加权非线性最小二乘法进行曲线拟合,以计算出精确、合理的药动学参数。线性药动学参数的计算方法主要有:Simplex 法、高斯-牛顿迭代法、改良的高斯-牛顿迭代法如 Marquardt 法及 Hartley 法等。药效学模型包括线性模型、对数模型和 Sigmoid E_{max} 模型(Hill 方程)。对数模型常用于微生物测定,Sigmoid E_{max} 模型能够较好地描述多数 S 形量效关系。

目前国内外有多种计算软件可用于 PK-PD 模型研究,包括 NONMEM、Phoenix、S-ADAPT、PDx-MC-PEM、MONOLIX、WinBUGS、CAPP 和 PK-PD S2 等。这些软件的基本功能一般分为 3 个部分,即 PK 参数估算、PD 参数估算和图形显示。估算 PK-PD 参数的方法则有参数法、非参数药效模型法、非参数 PK-PD 模型法扩展的非参数法。这 3 种方法各有利弊,处理数据时可比较使用,如可用非参数法估算所得值作为初值,再用参数法进行拟合,求出 PD 参数[21]。

1. NONMEM 软件

非线性混合效应模型(nonlinear mixed-effect model, NONMEM)的概念最早于 1977 年由 Dr. Sheiner 等正式提出,随后又用 Fortran 语言编制了与之同名的 NONMEM 程序,为临床治疗药物监测和药物临床研究提供了强有力的工具,也是群体 PK-PD 研究中应用最为普遍的软件。该软件可以在 Microsoft Windows、UNIX 等多种环境下使用。在 Windows 系统中,原装的 NONMEM 需要在 DOS 窗口内运行,对于不熟悉 Fortran 语言命令语句的用户来说较为不便。近年来一些商业或免费的 NONMEM 辅助程序相继问世,可以在 Windows

环境中实现对 NONMEM 的控制。NONMEM 输出文件的结果为一组数字，较难直接看到关键结果，辅助软件（PDx-Pop、Pirana、PsN、WFN、ESN 等）整合了具有统计或作图功能的软件（Excel、S-plus、R 语言等），可以将结果以诊断图形式输出，使其更为直观易懂。NONMEM 软件已应用于治疗药物监测中个体化给药方案、新药研发中的药物评价、药物-药物相互作用、生物利用度、群体PK－PD等研究方面，该软件最大的优点是灵活，用户可根据自己需要编写程序，构建不同的模型。软件的价格也相对便宜，适合科研机构使用。不足之处在于需要初学者记忆一些 Fortran 语言的语法规则和代码，且目前未见统一的使用教材，只能参考软件提供的帮助文件进行学习，这也限制了该软件的普及。另外，软件本身只能输出数字，没有直观的图表，需要借助辅助软件输出图表以便于分析。该软件的使用在本丛书中的《群体药动学药效学分析进阶》一书中会有详细描述。

2. Phoenix 软件

Phoenix 是美国 Pharsight 公司的 WinNonLin 的升级版本，其中的 NLME（nonlinear mixed effects）模块是运用非线性混合效应模型化的方法进行群体PK 及群体 PK－PD 分析研究的工具。此模块可在 Windows 环境下运行，易学易用，对于多个和不同种类（连续型和非连续型）的协变量可按不同的加入方式逐一考核，最终选择最佳结果。且这一过程可智能化成批完成，不必逐一手动操作。其在进行群体分析时也可以解析各种相关因素对 PK 特征的影响，求出各亚群体的相应特征，从而可以预测药物体内行为及 PD 特征的可能分布。在给出群体参数值的同时，其同样也可求算出这些参数的个体间和个体内的变异性。此外，Phoenix 还有一个非常大的优点在于采用框图构建模型而不必写微分方程，只要搭建好模型，软件会根据模型自动生成相应的微分方程，对于模型中部分隔室赋值，用户可直接对微分方程初始值进行改动而不影响模型框架。软件的模拟功能还可对任何隔室的药物浓度进行准确预测。Phoenix是符合制药工业要求的标准软件，在非隔室模型分析（noncompartment analysis，NCA）生物等效性及 PK、PK－PD 模型化等非群体 PK 的研究分析中也占有重要位置。其动态内存管理模式可满足处理较庞大的数据及较复杂模型的需要。在工业药学界中 Phoenix 软件的应用最为广泛，一是由于其强大的功能，能够进行隔室分析、非隔室分析、生理 PK 分析、体内外相关性分析、群体PK 分析、群体 PK－PD 分析、数据的编辑和作图等，并能输出符合官方申报要求的文件。二是由于其界面友好、易学易用,经过数天的培训就能够掌握软件大部分的操作,对于用户设定的参数初值软件可以给出一个粗略的预测值,用户可结合实测值对参数初值进行调整,这大大节省了寻找参数初值的时间。不足之处在于该软件较为昂贵,需要每年缴纳使用费,为了节约费用,用户可选择性地购买需要的模块。虽然 NLME 模块采用非线性混合效应的核心算法,但在灵活性方面不如 NONMEM 软件。

3. S-ADAPT 软件

S-ADAPT 是由美国南加州大学发布的一款用 Fortran 95 语言编制的开源免费软件,核心算法为 MCPEM、随机逼近期望最大法(stochastic approximation expectation maximization, SAEM)和贝叶斯评估法。软件提供了几种界面类型,即相互作用命令行、相互作用菜单和脚本控制的界面。开源代码可在基于 Intel 的计算机、使用 Windows 操作系统、通过 Intel Visual Fortran compiler 或 Compaq Visual Fortran compiler 进行编译,也可用免费的 g95 在 Windows 环境下进行编译,但在 Intel Visual Fortran compiler 下编译的程序运算速度是最快的。S-ADAPT 软件是专门为 PK-PD 模型的高级用户设计的,提供了多种不同的算法可供选择,其还有大量的模拟工具,提供了强大的模拟和优化功能。该软件在整体功能方面可以和 NONMEM 相媲美,且由于是开源免费软件,使其吸引了不少用户。但对于初学者而言,软件提供了太多的选择,若对算法不精容易使人产生困惑。

4. PDx-MC-PEM 软件

PDx-MC-PEM 是由 Serge Guzy 编写并由美国 ICON 公司发布的一款群体分析软件,其使用蒙特卡罗参数期望最大算法(Monte-Carlo parametric expectation maximization, MCPEM)。该软件界面友好,类似于 PDx-POP(NONMEM 的接口软件),用户可选择模型库中的 PK 和 PD 模型,也可以自己构建 PK-PD 模型。当使用模型库中的模型时,并不需要 Fortran 编译器;但当用户自己构建模型时,则需要用到 Inter Fortran、Compaq Fortran 或 Gfortran 编译器(以上 3 种编译器均免费)。此软件还可提供常用的诊断图,模型化过程中可实时对目标函数值(OFV)与迭代次数之间的关系作图。PDx-MC-PEM 是基于 MCPEM 算法的群体分析软件,该软件没有线性估算步骤,适合对参数初值的初步估算。当其他群体分析软件对某一分析结果存在分歧时,可采用该软件进行分析,以确定群体参数的初值范围,目前该软件的应用并不广泛。

5. MONOLIX 软件

MONOLIX 软件是由法国 Mentre（INSERM and University Paris）和 MarcLavielle（University Rene Descartes and University Pairs-Sud）为首的 MONOLIX（MOdèles Non LInéaires à effets miXtes）组发布的开源免费软件，以非线性混合效应模型法进行群体分析。采用马尔可夫链-蒙特卡罗过程最大似然评估的 SAEM 法对 PK－PD 中的参数进行估算。考虑到有效和迅速收敛，随机逼近期望最大算法在每次迭代中为每个个体生成 1~5 个随机样本，一般要求进行 200 次迭代。此后，在后面的 300 次迭代之间，程序增加了随机样品的结果，这样就能得到更为精确的群体均值和个体间变异。用户需要为程序提供用户定义的 PK－PD 模型和数据文件，以供程序进行分析。MONOLIX 具有如下几部分功能：参数及其标准误的估算；提供模型选择的相关参数；提供多种诊断图；对模型进行模拟。但 MONOLIX 需要在 Matlab 环境中运行，这就要求用户熟悉 Matlab 语言，这对于没有计算机背景的人员来说存在一定困难。

6. WinBUGS 软件

BUGS 是 Bayesian Inference Using Gibbs Sampling 的缩写，是一种通过贝叶斯分析，利用马尔可夫链-蒙特卡罗（Markov chain Monte Carlo，MCMC）方法解决复杂统计模型的软件。此软件的运行以 MCMC 方法为基础，将所有未知参数都看作随机变量，然后对此种类型的概率模型进行求解，所使用的编程语言非常容易理解，允许用户直接对研究的概率模型作出说明。软件中的 MCMC 分析部分采用 Fortran 语言编写，相关的编程语言设计非常有效。BUGS 的主要目的是解决对完全概率模型的 MCMC 分析，包括用于计算机的各种操作平台。WinBUGS 是在 BUGS 基础上开发面向对象交互式的 Windows 软件版本，提供了图形界面，允许通过鼠标的点击直接建立研究模型。WinBUGS 是一款通用软件，可用于处理多阶段多层次的各种问题，当然也被引用到了群体 PK－PD 分析领域中。一个叫作 PKBUGS 的接口软件现在已经可以与 WinBUGS 连接，实现对 1、2、3 室 PK 模型的处理，自动生成模型文本，输入基本的协变量关系和构建数据结果。然而，对于更复杂的模型，仍需要用户自己输入，或从 PKBUGS 自带的模型中加以修改。WinBUGS 是一款统计分析的通用软件，对于处理 PK－PD 数据而言只是一个应用方面，软件及相关的编辑器目前均可免费下载。用户打开一个文档窗口，并在窗口中输入已存在的模型文件就可进入相应的模块,并会出现与模型相对应的数学公式,此后用户可继续输入数据并对模型参数赋初值。通过从菜单中选择命令,可实现对数据的处理工作。运算完成后,WinBUGS可输出包括个体样本值、个体参数、群体参数、统计摘要(均值、标准差和分位值)等在内的大量信息。软件同时还可以输出图表结果,个体样本值可以提供给其他软件作进一步统计之用。对于高级用户还需要学习Fortran语言和Pascal语言。

除了上述主要用于PK-PD研究的软件外,JGuiB、NPML、NLINMIX、MIXNLIN和PPHARM等软件也适用于群体PK-PD研究,只是相对以上软件来说其应用较少。

（二）建立PK-PD模型所需的人员配备

PK-PD模型的建立,是一个多学科专家协同合作的过程,在拟构建模型的初始,根据不同情况,可能需要药理学专家、数学模型专家、病理生理学专家及医学相关人员共同讨论分析,建立研究方案,收集数据,并通过预试验的结果验证模型的建立,并根据结果进行相应的调整,确定最终模型。

三、药动学-药效学模型和其他模型的衔接

PK-PD模型把药动学与药效学所描述的时间、药物浓度、药物效应三者间的关系有机地结合在一起进行研究,有助于更为全面和准确地了解药物的效应随剂量和时间变化的规律。PopPK-PD通过确定某个群体中变异的来源,然后通过建模量化每个协变量对PK或PK-PD参数的影响,来提供对特定群体中典型药物水平和药物效应(PK或PK-PD参数)的估计。生理药动学-药效学模型(PBPK-PD)则是利用PBPK模型,预测药效靶组织中药物暴露水平,并外推至各种不同情况(如不同剂量、给药途径及药物-药物相互作用等),再将靶组织中药物暴露水平作为输出而与PD模型相关联,选择合适的生物标志物或指标预测效应,建立靶组织中药物暴露量与效应的关系,能够更加准确地预测药物的效应经时过程。

PK-PD模型的研究已经逐步深入到对药物作用机制的研究,涉及生理、生化、药理、病理等各种机制,模型趋于复杂化和精细化,可根据药物的作用机制建立相应的模型。与传统的通过经验来建立模型不同,基于机制的PK-PD模型(mechanism-based PK-PD modeling)纳入了所观察到的药理效

应内在的生理学过程，将其抽象化并以数学符号来表达，这样在描述剂量-浓度-效应关系时更为准确和深刻，同时也提供了对药物效能和内在活性的基于浓度的评价，另外可通过改变相关参数数值引起的药效变化了解该参数的生理学意义。

四、面临的问题和挑战

从给药到产生药理效应需经历十分复杂的过程，这一过程中的许多步骤难以通过实验或临床试验重复出来，药物浓度与效应有时不同步，有些药物的剂量或药物浓度与效应之间无明确的关系，这些都使药效学研究难度增加。因此，在实际应用中要合理选择既有临床实际意义又能客观定量的药效学指标，然后再通过数学模型模拟描述药物体内浓度和效应之间的关系，这对于评估和理解药物浓度与效应之间的关系，提高治疗效果和减少不良反应具有重要意义。

无论是以机制为基础建立的模型还是描述性模型，在不同情况下（如不同的剂量方案和给药途径）必须全面检验这些模型是否合适。只有严格的确认才能确定药效学参数（如 E_{max}、EC_{50}）的非剂量和时间依赖性，在运用这些模型来预测结果之前要进行适用性的确认。

药动学概念适用于所有药物，而许多药物的药效学问题仅针对体内特定系统，如脑、肝或心血管系统。无论是大分子还是小分子药物，我们对于药动学机制的了解还在逐步深入。而且，由于机体内部系统的复杂性，很多的药效学机制和量化特征仍有待阐明。因此，虽然 PK－PD 模型的建立给新药研究带来了很多的便利，但仍然面临许多问题和挑战。具体包括：① 如何选择和确定合适的药效指标来评价药物的疗效，因为许多药物的效应在体内是无法直接定量测定的，常常需要借助于生物标志物，因此必须事先弄清楚这些生物标志物的变化与疾病状态和治疗进程之间的相关性，使研究更具有临床实际意义；② 如何进行具有多靶点和多组分特性药物的 PK－PD 研究，如中药的 PK和 PD 关系的研究；③ 如何确证建立的模型准确而且合理。由于 PK－PD 模型的研究尚未完全成熟，统一的确证方法还未实行标准化，如何验证模型的准确性和可靠性还需要进一步研究和更多的实践。

（吕　承，张　菁）

| 参考文献 |

[1] Krueger－Thiemer E. Dosage schedule and pharmacokinetics in chemotherapy[J]. J Am Pharm Assoc, 1960, 49(5): 311－313.

[2] Nelson E. Kinetics of drug absorption, distribution, metabolism, and excretion[J]. J Pharm Sci, 1961, 50(3): 181－192.

[3] Wagner J G. History of pharmacokinetics[J]. Pharmacol Ther, 1981, 12(3): 537－562.

[4] 邹宇,马晓星,丛欢. 药物学理论及新进展[M]. 北京：中国纺织出版社,2016.

[5] Derendorf H, Meibohm B. Modeling of pharmacokinetic/pharmacodynamic (PK－PD) relationships：concepts and perspectives[J]. Pharmacol Res, 1999, 16(2): 176－185.

[6] Meibohm B, Derendorf H. Basic concepts of pharmacokinetic/pharmacodynamic (PK－PD) modelling[J]. Int J Clin Pharmacol Ther, 1997, 35(10): 401－413.

[7] Derendorf H, Lesko L J, Chaikin P, et al. Pharmacokinetic/pharmacodynamic modeling in drug research and development[J]. J Clin Pharmacol, 2000, 40(12): 1399－1418.

[8] 苏乐群. 药效学与药动学诠释[M]. 北京：化学工业出版社,2008.

[9] Holford N H G, Sheiner L B. Understanding the dose-effect relationship[J]. Clin Pharmacokinet, 1981, 6(6): 429－453.

[10] Holford N H G, Sheiner L B. Understanding the Dose-Effect Relationship-Clinical Application of Pharmacokinetic-Pharmacodynamic Models[J]. AAPS J, 2011, 13(4): 662－664.

[11] Sheiner L B, Stanski D R, Vozeh S, et al. Simultaneous modeling of pharmacokinetics and pharmacodynamics：application to d-tubocurarine[J]. Clin Pharmacol Ther, 1979, 25(3): 358－371.

[12] 柳晓泉,陈渊成,郝琨,等. 药动学-药效学结合模型的研究进展及在新药研发中的应用[J]. 中国药科大学学报,2007, 38(6): 481－488.

[13] Dayneka N L, Garg V, Jusko W J. Comparison of four basic models of indirect pharmacodynamic responses[J]. J Pharmacokinet Biopharm, 1993, 21(4): 457－478.

[14] Tuntland T, Ethell B, Kosaka T, et al. Implementation of pharmacokinetic and pharmacodynamic strategies in early research phases of drug discovery and development at Novartis Institute of Biomedical Research[J]. Front Pharmacol, 2014(5): 174.

[15] Meibohm B, Derendorf H. Pharmacokinetic/pharmacodynamic studies in drug product development[J]. J Pharm Sci, 2002, 91(1): 18－31.

[16] Rajman I. PK－PD modelling and simulations：utility in drug development[J]. Drug Discov Today, 2008, 13(7－8): 341－346.

[17] 张忠亮,李强,杜思邈,等. PK－PD结合模型的研究现状及其应用于中医药领域面临的挑战[J]. 中草药,2013, 44(2): 121－127.

[18] Group B D W. Biomarkers and surrogate endpoints：preferred definitions and conceptual framework[J]. Clin Pharmacol Ther, 2001, 69(3): 89－95.

［19］Mager D E，Neuteboom B，Efthymiopoulos C，et al. Receptor-mediated pharmacokinetics and pharmacodynamics of interferon-β1a in monkeys［J］. J Pharmacol Exp Ther，2003，306(1)：262-270.

［20］Gobburu J V，Tenhoor C，Rogge M C，et al. Pharmacokinetics/dynamics of 5c8, a monoclonal antibody to CD154（CD40 ligand）suppression of an immune response in monkeys［J］. J Pharmacol Exp Ther，1998，286(2)：925-930.

［21］李新刚，卢炜，周田彦，等. 常用药动学-药效学分析软件与评价［J］. 中国药房，2014，25(37)：3541-3543.

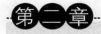

非临床药动学-药效学

第一节 体外药动学-药效学

一、概述

药动学-药效学研究探讨的是浓度-时间-效应三者的关系,其中体外PK－PD研究一般处于整个研究流程的早期阶段,用于初步评价药物的吸收、分布、代谢和排泄及其对药效的影响。也可在完成动物实验或临床试验,获得药物的PK数据后,开展更广泛的体外PK－PD实验,对难以实施临床研究的科学问题进行探究。与动物研究和临床研究相比,体外研究易于实施,具有成本效益,并且研究设计更加灵活,覆盖浓度范围广,从而对药物的PK－PD特征有更详细的表征。建立于实验基础上的PK－PD模型可描述药物浓度与效应的定量关系,进一步优化体内外研究方案设计。结合体外PK－PD实验及建模,有助于减少实验动物的消耗,减小临床试验的规模,符合伦理且具有经济学效益。体外研究的不足在于缺乏宿主的参与,仅能够评估药物本身的效应,而不能考虑宿主的免疫反应,这一点在解释结果时需要考虑。体外PK－PD研究领域主要涉及抗肿瘤药物、抗感染药物(尤其是抗菌药物)、心血管药物等,按研究对象分,可分为基于细菌的PK－PD研究、基于细胞的PK－PD研究及基于离体器官的PK－PD研究,本节将按照不同研究对象的体外PK－PD研究的设计与方法展开介绍。

二、一般考量

（一）药效学研究

药效学（PD）研究主要探讨药物剂量与效应之间关系及效应随时间变化的规律，根据药物类别的不同，选取合适的研究对象，如细菌、肿瘤细胞、离体组织、器官等，建立体外模型，常见的实验模型包括感染模型、肿瘤细胞模型、离体器官灌流模型等；药效学指标通常选取与药物直接作用相关的指标，如细菌或肿瘤细胞的数量、存活率，当难以获得直接效应指标时，可用间接效应指标代替，如对于心血管药物可选用血压、心率、心肌收缩力等。在设定给药剂量时，应参考临床拟应用剂量，适当拓宽。采样时间点的设计需保证能够较准确描述药效随时间变化规律，均匀分布在药物的吸收相（口服药物）、分布相和消除相。对于药效有延迟的药物，可适当延长取样持续时间。

（二）药动学研究

药动学（PK）研究主要探讨药物和（或）其代谢产物浓度随时间变化的过程。PK 研究可与 PD 研究同时进行，PD 样本可同时用于 PK 检测，也可以单独进行。采样时间点与 PD 研究类似，均匀分布在药物的吸收相（口服药物）、分布相和消除相，确保准确描述浓度变化特征。

药物浓度测定方法包括分光光度法、液质联用法和免疫学方法，其中液质联用因其灵敏度高，在小分子药物分析中应用较为广泛，而在大分子药物分析中 ELISA 法应用最为广泛。

三、基于细菌的药动学-药效学

本部分将从细菌药动学-药效学研究的共性问题及体外实验系统两方面展开介绍。

（一）基于细菌的药动学-药效学研究需考虑的共性问题[1]

1. 菌株选择

通常需选用 1 株标准细菌菌株，2~3 株对研究药物敏感程度有差异的临床菌株，如可能需考虑不同的耐药机制，菌株来源与药物的临床适应证相关，如医院获得性肺炎、血流感染、尿路感染等。

2. 细菌接种量

抗菌药物对细菌的杀菌活性受到初始接种菌量的影响,接种量需具有临床意义,一般接种量为 $10^5 \sim 10^6$ CFU/mL,高接种量可达 10^8 CFU/mL,取决于研究目的。如需考察各给药方案下细菌耐药性的发生发展,通常采用高接种量 10^8 CFU/mL。

3. 给药方案设计和耐药发生发展

实验设计包括不含抗菌药物的生长对照组及药物处理组。如为静态实验系统,给药组药物浓度通常根据药物对细菌的最低抑菌浓度(minimum inhibitory concentration, *MIC*)确定,如 1/2 *MIC* ~ 128 *MIC* 不等。如选用动态实验系统,可设计高、中、低剂量的给药方案。

研究持续时间取决于研究目的。对于药物的PK-PD指数相关研究,给药持续时间通常为 1~3 天,以 24 h 最为多见。部分细菌如结核分枝杆菌生长复制缓慢,培养时间相应延长。如研究不同给药方案下细菌耐药性的发生发展,给药持续时间应模拟临床上该适应证的疗程,通常至少持续 5~8 天,实际应用中空纤维系统的研究中多采用 7、10、14 天。

4. 药物浓度曲线

如可获得药物在感染患者的 PK 数据和蛋白结合率,应模拟药物在血浆或靶组织的游离浓度,因药物在健康人和患者中的 PK 特征不同,且感染状态可影响药物在靶组织如肺上皮细胞衬液、脑脊液中的浓度。

5. 药物浓度测定

无论使用何种体外系统,均需采用经验证的分析方法对模拟的药物浓度进行定量,以确保模拟的药物浓度的准确性。在做PK-PD分析时,实测药物浓度相比预测能提供更为准确的药物暴露特征。通过测定静态系统中药物浓度,可考察药物在实验温度及培养基环境中的稳定性。

6. 细菌定量

当研究目的包括对耐药性的考察时,需对细菌总量及耐药菌数量进行定量。将菌液涂布于不含抗菌药物的平板,可获得细菌总量。采用含抗生素平板筛选耐药菌,结合菌株 *MIC* 值,通常使用 3 *MIC* 和 5 *MIC* 浓度的含抗平板。无抗平板培养 24 h 后进行菌落计数,含抗平板通常需延长培养时间至 48 h 或 72 h。

7. 结果解释

结果解释需考虑药物的作用模式，是快速杀菌或是缓慢杀菌，以及实验终点（$\Delta\log_{10}CFU = 0$、-1、-2）与临床的相关性。通常对于一些非急性感染如非复杂性皮肤及皮肤结构感染、非复杂性尿路感染，以抑菌作用（$\Delta\log_{10}CFU = 0$）为终点，对于严重感染如导管相关性肺炎，以 $1\text{-}\log_{10}$ 或 $2\text{-}\log_{10}$ 菌落数降低为终点更佳。

（二）细菌体外实验系统的分类

根据实验过程中药物浓度恒定或是变化以及系统中是否存在细菌损失对体外系统进行分类，可将体外实验系统分为静态或动态系统，以及开放或闭合系统[2]。

1. 静态系统

静态系统构造简单，由单一的培养容器组成，容器内包含培养基、细菌和抗菌药物。实验过程中，容器置于 35℃ 或 37℃ 水浴振荡，确保均匀混合。静态系统中药物浓度保持恒定，培养持续时间通常较短，一般为 24 h，其间可重复取样，进行菌落计数。取样时间点可覆盖 0 h、1 h、2 h、4 h、6 h、8 h、10 h 和 24 h，通过绘制静态时间杀菌曲线，评价药物的杀菌作用。

2. 动态系统

相比于静态系统，动态系统更为复杂精细，不仅实现对培养基的即时更新，且可以模拟药物在人体的药代动力学变化，使实验体系更接近临床情况。实验中取样时间点设计与静态系统相同，可绘制动态时间杀菌曲线。

（1）稀释系统：该系统可模拟静脉注射、静脉滴注、持续输注和口服给药这几种给药方式，可模拟药动学特征符合一房室或二房室模型的药物，三房室模型更为复杂，模拟的可操作性降低，因此应用较少。

1）开放系统：开放系统中，培养基即时更新，同时细菌被稀释，在解释药物作用时应考虑在内。如图 2-1 所示为开放系统示意图[3]，细菌存在于中央室，直接在中央室中加入药物可模拟静脉注射，通过流速调节将不含药培养基泵入中央室，相同体积培养基被泵出，实现药物的消除。如模拟静脉滴注，需增加给药罐，药物加入给药罐，以一定流速泵入中央室，静脉滴注结束后关闭给药管路，打开稀释管路，模拟药物消除，如模拟口服给药，需在中央室前增加吸收室。

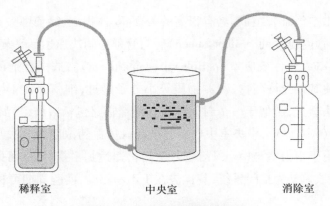

图 2-1　体外开放系统示意图

2）闭合系统：为防止细菌流失对结果的影响，可在中央室的出口处添加孔径为 0.45 μm 的滤膜，使之成为闭合系统，其余原理与开放系统相同。图 2-2 所示为用于模拟静脉滴注的闭合系统装置示意图，包括给药罐、消除罐、中央室、废液收集器等。该模型结构虽只有中央室一室，仍能够通过流速调节模拟符合二房室模型的药物。

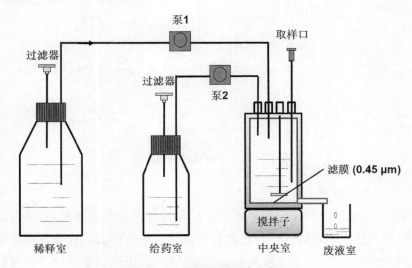

图 2-2　体外闭合系统示意图

（2）扩散/透析系统：最常用的扩散/透析系统是中空纤维系统[4]，该系统包括循环管路和稀释管路。循环管路由中空纤维筒（hollow fiber cartrige）、中央室、蠕动泵通过硅胶管连接，培养筒上端开口处用于接种细菌和实验取样,内部由中空纤维管组成,具有很高的表面积/体积比,能使中央室的液体流经中空纤维管内腔(hollow fiber lumen)后与管外空间快速达到平衡,管外空间相当于外周室或者称效应室(peripheral compartment)。选择合适的中空纤维管的孔径,使其仅允许药物、营养物质等小分子透过,细菌存在于中空纤维管外空间,无法透过,类似于一个封闭系统。稀释管路包括给药罐、消除罐、中央室及废液罐(图2-3),中央室中模拟药物在人体血药浓度的方法与上述闭合系统类似,由于中央室与中空纤维管外空间快速达到平衡,药物可即时作用于细菌。由于该模型为封闭系统,其优势在于不易污染,实验周期可长达数周。

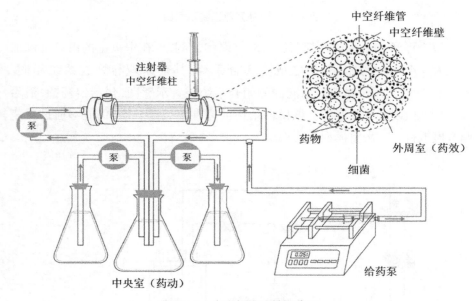

图2-3　中空纤维系统示意图

3. 生物被膜体外PK-PD系统

细菌生物被膜(bacterial biofilm, BF),是指细菌黏附于接触表面,分泌多糖基质、纤维蛋白、脂质蛋白等,将其自身包绕其中而形成的大量细菌聚集膜样物。生物被膜的形成会导致对药物敏感性降低,因此清除形成生物被膜的细菌所需给药剂量常高于浮游菌。生物被膜体外PK-PD研究的模型装置被称为CDC生物被膜反应器(CDC biofilm reacter, CBR),其由8根配有小圆片的聚丙烯棒、磁力搅拌棒等组成,生物被膜生长附着在小圆片上(图2-4)[5]。加药前需预先将含菌液的反应器置于37℃培养箱培养24 h,再使用流动的培养基孵育 16 h,使生物被膜形成。不同给药方案的模拟与前述类似。每个反应器允许设计 8 个取样时间点,每次取出 1 根聚丙烯棒,根据实验持续时间合理设计取样点,遵循前密后疏的原则。取样后将小圆片以生理盐水冲洗,去除浮游菌,超声后进行菌落计数,以生物被膜的细菌密度作为药效指标,评价药物对生物被膜的清除作用[6]。

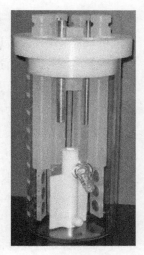

图 2 - 4   CDC 生物被膜反应器

（三）基于细菌的药动学-药效学研究的应用

基于细菌的 PK - PD 研究主要应用于抗菌药物对目标病原菌的体外药效评价,最佳给药剂量、频率的确定,联合用药方案的筛选及药物 PK - PD 靶值的制定,最终目标是实现给药方案的优化。

在一项体外 PK - PD 研究中[7],研究者采用中空纤维模型系统研究了多黏菌素 B 联合不同剂量美罗培南对碳青霉烯耐药鲍曼不动杆菌的体外抗菌活性。多黏菌素 B 给药剂量为首剂 2.22 mg/kg + 1.43 mg/kg q12 h.,美罗培南剂量为 2~8 g q8 h.,输注 3 h,起始细菌接种量为 10^8 CFU/mL。结果表明,2 g 美罗培南的联合用药方案下,细菌于 72 h 发生反跳,而增加剂量至 8 g 可完全杀菌,至 336 h 未检测到细菌生长。已有 PK - PD 模型定量描述药物的杀菌作用,模型证实在相同的杀菌效果下,多黏菌素 B 的加入能够显著降低所需美罗培南的药物浓度。因此在保证安全性的前提下,临床可考虑高剂量美罗培南联合多黏菌素 B 治疗碳青霉烯耐药的鲍曼不动杆菌感染。

四、基于细胞的药动学-药效学

（一）细胞模型[8]

体外细胞培养是临床前药物试验的一个重要组成部分。通常使用二维(two dimension, 2D)细胞培养模型,研究药物的吸收、分布、代谢和排泄。人结肠癌细胞(Human colon carcinoma, Caco - 2)用于药物吸收过程研究,犬肾细胞(Madin-Darby Canine kidney, MDCK - MDR1)通常用于药物分布研究,而肝细胞则用于药物代谢和排泄研究。

最佳的 2D 模型是原代细胞培养模型。然而,原代细胞不稳定,难以长期生存,应用并不广泛。永生细胞系即转化细胞可以反复传代,但一些特征与新分离的细胞不同,如转运体表达差异和功能丧失。标准培养方法(静态培养)会导致培养基的变化,这与培养基中营养的消耗和代谢废物浓度增加有关,需定期更新培养基,更好地模拟体内环境。相比于 2D 模型,三维(three dimension, 3D)模型为细胞生长环境提供了立体空间结构,更接近于体内生长状态,培养持续时间长。中空纤维系统可用于 3D 细胞培养,具有高密度培养细胞(10^8个/ml)、无须细胞传代、细胞存活率高、可连续培养数月等优势。在用于 PK-PD 研究时取样灵活,封闭系统也提高了生物安全性。

基于 3D 细胞培养技术的发展,器官芯片(organ-on-a-chip)在体外 PK-PD 研究方面也得到应用。器官芯片是一种微流控细胞培养设备,活细胞培养于不同的腔室,通过持续灌流模拟组织和器官水平的生理学状态。芯片上可模拟多细胞结构、组织间的接触、细胞微环境及血液灌流状态,这在传统的 2D 和 3D 细胞模型上无法实现,因此器官芯片模型最为接近生理状态,且实验所需的细胞量少,易于进行高通量筛选。将器官芯片与 PK-PD 模型相结合,有助于更准确地预测药物的 PK-PD 特征[9]。

（二）基于细胞的药效学研究

不同的细胞模型具有其对应的药效学指标,心肌细胞的主要药效学指标为心肌收缩力和舒张力,肿瘤细胞的主要药效学指标一般为细胞存活率,可采用 MTT 比色法测定。

模型的选择对于药物的细胞毒性和药效评价会产生影响。例如,曲伐沙星的毒性源于其对肝脏 Kupffer 炎性细胞以及内皮细胞和星状细胞的作用,在临床前研究中,肝细胞的 2D 单层培养并未发现毒性作用,3D 肝细胞培养中显示毒性增加。将抗肿瘤药物氟尿嘧啶分别在 2D 和 3D 模型中与人上皮癌细胞共同培养,结果显示在 2D 和 3D 模型中的细胞存活率分别为 5% 和 75%,这一现象与培养模型和药物的作用机制均相关。3D 模型中细胞聚集成球体,氟尿嘧啶进入球体中心受阻,因此细胞对药物更加耐受[10]。

（三）基于细胞的药动学研究

1. 药物吸收和分布

对口服药物而言,药物的吸收影响药物在体内不同部位的浓度。Caco-2

与小肠上皮细胞具有相似的特征,可用于评价细胞对药物的渗透性,以此反映药物的吸收。此外,Caco-2细胞表达药物转运蛋白如P-糖蛋白、多药耐药相关蛋白和乳腺癌耐药蛋白[11],能够模拟细胞外排效应。渗透性实验在Transwell微孔板(24孔或96孔板)中进行,孔结构包括Transwell小室、小室顶端、基底外侧、单层细胞和渗透膜,Caco-2细胞在Transwell的多孔聚碳酸酯膜上附着和增殖(图2-5)。当细胞培养至互相粘连时,从Transwell的小室顶端或基底外侧加入药物,分别于30、

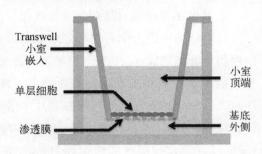

图2-5 Transwell模型示意图

60、90、120 min从对侧取样,测定药物浓度,计算药物两个方向的渗透率。渗透率=$(\Delta Q/\Delta t) \times [1/(A \times C_0)]$,$\Delta Q/\Delta t$($\mu mol/s$)为药物转运速率,$C_0$($\mu mol/L$)为加入药物的初始浓度,$A$为单层细胞的表面积[12]。

另一种常用的细胞系是MDCK细胞系。Caco-2细胞系在给药前至少需培养6~7天,而MDCK细胞生长和分化相对较快,只需培养2~3天。MDCK细胞转染后,表面的多药耐药蛋白MDR1可以模拟P-糖蛋白的外排活性。由于P-糖蛋白在MDCK-MDR1细胞中过度表达,因此,在体外模型中,MDCK-MDR1细胞系比Caco-2细胞系更适合于可能由P-糖蛋白介导转运的药物。Caco-2细胞和MDCK细胞系亦可用于血脑屏障(blood-brain barrier, BBB)转运的研究,从而对药物的分布过程进行评价[13]。

2. 药物代谢和排泄

肝脏对药物的代谢分为两个阶段:第一阶段由CYP450酶介导,第二阶段由生成的极性更大的代谢物介导,并有转移酶参与,如UDP-葡糖醛酸转移酶、谷胱甘肽转移酶、磺基转移酶或水解酶。可使用人或动物微粒体酶、原代肝细胞、肝细胞系或肝切片进行药物代谢研究。由于微粒体酶缺乏细胞膜,不能模拟膜转运体介导药物进入细胞,会使药物持续受到代谢酶的作用。肝切片的预期寿命短,永生化肝细胞系失去了表达某些蛋白质的能力。原代肝细胞保留了第一、二阶段代谢酶的活性,是体外代谢研究的首选细胞模型。

由于原代细胞的稳定性不如细胞系,为延长原代细胞可培养时间,使培养环境更接近体内,提出了"三明治"构型的3D肝细胞培养体系(Sandwich-

Cultured Hepatocytes，SCH)，使细胞培养于两层胶质之间，此方法下肝细胞可形成胆管。该模型维持了多数肝细胞膜转运体和 CYP 酶的功能，适用于研究药物的肝脏摄取和胆汁排泄[14]。

3. 器官芯片研究口服药物首过代谢

口服药物在进入全身循环之前被肠道和肝脏吸收和代谢，称为首过代谢。应用肠和肝细胞灌注共培养的动态微流控系统，可探究药物首过代谢特征。系统由细胞培养小室和微流控生物芯片组成。肠道细胞 Caco－2 和肝细胞 HepG2 分别在培养小室和微流控芯片中培养。通过蠕动泵进行细胞培养液灌注，模拟肠道和肝脏之间的血液流动。在培养液中加入药物后，药物首先通过 Caco－2 细胞层被吸收并转运到 HepG2 细胞，进而在肝细胞中被酶代谢。在不同时间点取细胞培养小室和基底层的培养液，测定原型药物及代谢产物的浓度，揭示药物的首过代谢过程。为进一步评价药物疗效，可使用 3 个隔室的器官芯片，分别用于培养肠道细胞、肝细胞和靶细胞，隔室之间通过微流控通道连接。药物经肠道细胞吸收，经肝细胞代谢进而作用于靶细胞，监测其对靶细胞的活性[15]。

4. 细胞及亚细胞内药物浓度的测定

许多药物的作用靶点位于细胞内，如 DNA、核受体、各种激酶、代谢酶等，代表药物有抗生素(阿奇霉素、莫西沙星)、抗疟药(氯喹)、抗癌药(多柔比星、紫杉醇、拓扑替康)等。这些靶点位于细胞内的药物，必须穿透多重生物屏障，与细胞内的靶点相结合才能发挥药效。细胞内药物的处置过程以及药物与靶点的结合是药物治疗效果的决定因素。针对靶点位于细胞内的药物，可建立数学模型定量描述药物在细胞和亚细胞内的吸收、转运、分布、代谢和排泄的动力学过程，阐明药物在细胞内的处置规律，科学地评价药物的药效。

中国药科大学王广基院士课题组提出的细胞 PK－PD 的研究模式 (图 2－6)[16]，包括全细胞水平 PK 研究、亚细胞水平 PK 研究、PD 研究、PK－PD 研究等。针对药物在靶细胞内代谢处置的各个环节，整合先进的现代分析技术和细胞分子生物学研究技术，破碎细胞、分离亚细胞器并联合高分辨率的质谱检测技术对细胞/亚细胞内的药物摄取、转运、代谢及外排动力学过程进行定量研究；联合荧光多重标记和活细胞成像技术，实时记录药物在细胞/亚细胞内的动态分布过程，进行半定量分析；在经典的房室模型的基础上联合药效学研究建立细胞PK－PD模型,定量揭示药物在靶细胞内的动力学过程及规律。这些技术在微观定量、实时成像及数学定量解析等方面相辅相成,将有助于筛选药物、评价药效及阐明药物的作用机制。

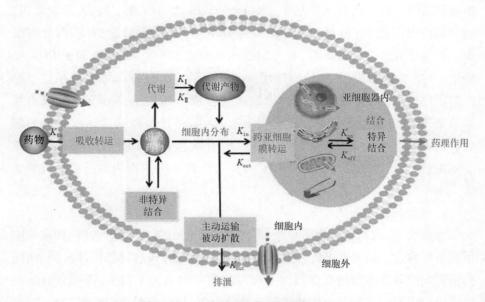

图2－6　细胞药代动力学研究示意图

K_{in}、K_{out}表征药物的摄取及外排速率常数;K_{on}、K_{off}表征药物胞内结合和解离速率常数;
K_I、K_{II}表征药物 I 相及 II 相代谢速率常数

(四) 基于细胞的药动学-药效学的应用

1. 肿瘤多药耐药逆转剂的开发

多药耐药(multiple-drug resistance, MDR)与肿瘤临床治疗密切相关,细胞药动学变化如细胞内药物累积减少、亚细胞再分布和外排增加影响靶部位药物浓度,从而影响疗效。MDR 与一些外排转运蛋白的表达上调直接相关,如P－糖蛋白(P-glycoprotein, P-gp)和多药耐药相关蛋白(multiple-drug resistance protein, MRP1)。这些外排转运体将药物分子泵出细胞,降低细胞内的药物浓度,进而使细胞对药物的敏感性降低,表现为耐药。这些转运体有非常广泛的底物特异性,影响药物的细胞内浓度,其在细胞核、线粒体和高尔基体等细胞器中的表达对药物的亚细胞分布产生影响。

一些外排转运体的底物抗癌药在肿瘤细胞敏感株和耐药株上的细胞内分

布具有显著的差异[17]。多柔比星(doxorubicin,DOX)是经典的 P-gp 底物,其靶点位于细胞核,细胞核内的药物浓度与其细胞毒性直接相关。研究发现,DOX 在敏感型乳腺癌细胞(MCF-7/S)和耐药型乳腺癌细胞(MCF-7/A)中的摄取动力学行为具有显著差异。MCF-7/S 摄取 DOX 速度较快,总量较多,细胞核内分布较多;而 MCF-7/A 摄取 DOX 速度较慢,总量少,核内分布很少。当给予人参皂苷 Rh2 后,在全细胞和亚细胞水平上,显著增加了 DOX 在 MCF-7/A 内的累积,细胞核内的增加最为显著,且呈时间、浓度依赖性。进一步研究发现,DOX 耐药细胞的细胞膜及核膜上高表达 P-gp 形成"双重屏障",降低 DOX 向细胞核转运的速度和程度,阻碍其有效到达细胞核内的靶点。而人参皂苷 Rh2 可克服"双重屏障"的阻碍,实现对 DOX 的增效作用。结合靶细胞 PK-PD 研究,定量揭示了人参皂苷 Rh2 增效作用的药动学贡献度为 78%[18]。

2. 纳米靶向制剂的设计

水溶性差、药动学行为不理想、毒副作用大是限制大多数化疗药物临床应用的主要因素。纳米制剂的开发可实现药物增溶,并通过延长循环时间、增强药物靶向性等改善药物在细胞水平或在体水平的动力学行为,进而有效解决临床应用限制的问题。以抗肿瘤药紫杉醇为例,相比于游离紫杉醇,紫杉醇聚合物胶束纳米制剂的胞内摄取程度大幅增加[19],其紫杉醇的胞质分布是游离紫杉醇给药后的 4 倍以上,而细胞核内浓度无明显差异,表明其具有很强的胞质靶向性。对药物纳米制剂进行细胞药代动力学研究,探讨其影响因素,不仅能较好预测和评价药物的疗效及毒副作用,阐明纳米制剂的作用特点,对纳米制剂的设计也具有重要的指导意义。

3. 指导临床联合用药

联合用药在临床上的应用相当普遍,主要是为了达到增效减毒的目的,然而在靶细胞层面的相互作用研究尚不多见。基于细胞药代动力学的相互作用研究将为临床合理的联合用药提供科学依据。恩替卡韦是抗乙肝病毒的一线药物,其抗病毒作用和选择性强,但临床长期使用有一定的肝损伤作用。甘草酸二铵是目前国内临床上常用的一类保肝药物,联合使用甘草酸二铵能显著增强恩替卡韦的疗效且减少肝损伤。细胞 PK 研究发现,甘草次酸和恩替卡韦联合给药后,细胞质及细胞核内恩替卡韦的药物浓度显著提高,与其在细胞内抑制病毒 DNA 的药理作用部位相一致,且亚细胞内药物浓度的增加与药效的增强成正比。提示甘草酸二铵可代谢成甘草次酸增加恩替卡韦在细胞内靶部位的分布,进而增强其抗病毒药效[16]。

五、基于离体器官的药动学-药效学

离体心脏灌流模型

离体器官PK-PD研究以心脏灌流模型(Langendorff)为代表(图2-7),该模型适用于心血管药物的筛选和研究,可直接观察药物对心脏功能和冠脉流量的影响,也可研究心肌代谢,分析冠脉流量与心肌代谢的关系[20]。

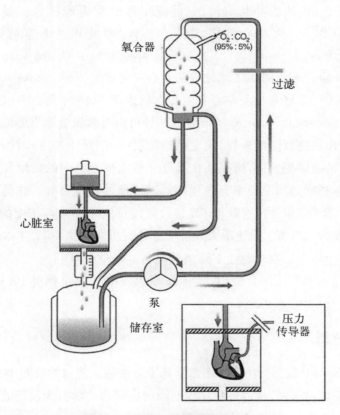

图2-7 离体心脏灌流装置示意图

离体器官来源可选用啮齿类动物如小鼠、大鼠、豚鼠,小型哺乳动物如兔,小鼠和大鼠实验成本低,兔冠脉插管相对容易,目前应用较多的是大鼠心脏灌流模型。Langendorff实验的灌流方式通常分恒流和恒压两种,研究心脏缺血时应采用恒压灌流法,测定药物对冠脉循环的影响时应采用恒流灌流法。不仅如此,通过对蠕动泵的精确反馈控制,目前已建立了恒压与恒流灌流结合模型,可实时进行转换和动态监测。

　　模型采用 Krebs-Henseleit(K－H)晶体液灌流(crystalloid perfusion), K－H 晶体液成分包括 NaCl、KCl、CaCl₂、MgSO₄、NaHCO₃、KH₂PO₄、葡萄糖、丙酮酸钠、牛白蛋白,维持生理 pH 7.4。溶液供以 95%氧气-5%二氧化碳,并维持在 37℃,模拟在体环境。灌流开始后,需经历 15~20 min 的平衡阶段,并获取各项指标基线值,用于后续药效学指标变化的分析,消除基线影响。灌流液由冠状动脉灌流心肌,从腔静脉端流出,此流出液的量为冠脉血流量(coronary blood flow, CBF)。从左心室插水囊或气囊,测量其左心室收缩压(left ventricular systolic pressure, LVSP)、左心室舒张末期压力(left ventricular end diastolic pressure, LVEDP),二者之差为左心室充盈压(left ventricular developed pressure, LVDP)。还可监测左心室内压变化速率(dp/dt)及心率(HR),冠脉血管阻力(coronary vascular resistance, CVR)可由冠脉流量除以灌流压力计算得到。对流出液进行密集采样,测定药物浓度,绘制药物浓度-时间曲线。以抗心律失常药胺碘酮为例,研究其在离体灌流大鼠心脏中的摄取和负性肌力作用,药效学指标选用左心室充盈压相对基线值的变化分数。获得浓度数据后首先通过药动学模型拟合获得 PK 参数值,进而建立效应与浓度的 S 形 E_{max} 模型,获得最大效应 E_{max} 及达最大效应一半时的药物浓度 EC_{50},在本例中,E_{max} 指胺碘酮产生的左心室充盈压下降值峰值占基线值的百分比[21],求得 E_{max} 为 37.7%, EC_{50} 为 0.53 μmol/L。有关于模型的具体介绍见体外 PK－PD 数据分析。

六、模型分析

　　体外 PK－PD 数据分析指采用数学模型方法建立药物的浓度-时间、效应-时间及效应-浓度关系,从而定量比较不同药物间药动学行为及药效差异。为后续体内外 PK－PD 研究、体外结果向体内的外推、疗效预测建立基础,期望减少对动物体内研究和临床研究的需求。

（一）药动学模型
药动学模型包括房室模型、非线性药动学模型、生理药动学模型、药理药动学模型、统计矩模型(非房室模型)等,其中最简单的 PK 模型形式是单房室或二房室模型,此类模型将机体虚拟为一个或两个没有生理学意义的相连的房室,药物的药动学过程符合质量平衡方程,通过方程描述在每个房室中药物浓度的变化。需事先通过模型拟合获得最佳房室模型结构,然后计算 PK 参数。

生理药动学(physiological based pharmacokinetics,PBPK)模型将机体划分为不同的部分,每个部分代表不同的器官。PBPK 模型与传统房室模型具有相同的原理,使用质量平衡方程描述药物浓度随时间的变化。随着器官芯片技术的发展,体外实验能够模拟的器官隔室增加,PBPK 模型将成为描述药物在多器官芯片系统中药动学特征的最具代表性模型[22]。

（二）药效学模型

PD 模型的形式往往取决于药物的作用机制。药理学效应是否可逆,是否浓度依赖,或者效应是否有时间延迟,都应该考虑并反映到模型中,以准确模拟药理学效应。除了基于机制的药效学模型,也可采用较为简单的经验性 E_{max} 模型,可表示为 $E(t) = E_{max} \times C(t)/[EC_{50} + C(t)]$。

（三）药动学-药效学模型

药物的药效学受药动学的影响,因此 PK 和 PD 模型经常结合使用。通常先通过体外实验获得靶部位的药物浓度,对于抗菌药物即为中央室药物浓度,对于作用于细胞的药物如抗肿瘤药物,根据靶部位的不同,可以是细胞内基质中的浓度,或者亚细胞中的浓度等,通过房室模型拟合获得药动学参数。不同类别的药物具有不同的药效学指标,如对于抗菌药物可为菌落数降低,对于抗肿瘤药物可为肿瘤细胞生长抑制率,对于抗心律失常药物可选用左心室充盈压的变化、心率等。采用经验模型或机制模型描述药物效应与药物浓度之间的关系,其中浓度表示为时间的函数,从而建立药物效应-时间关系。根据不同时间点的药效指标测量值,进行模型拟合,获得最大效应 E_{max} 和达最大效应一半时的药物浓度值 EC_{50},E_{max} 值越大,EC_{50} 值越小,表明药物疗效越强。获得模型估计值后,可以对不同给药方案的靶部位浓度、预期疗效进行预测,为进一步的体内外研究设计、体外结果的体内外推提供依据。

第二节　动物体内药动学-药效学

一、概述

动物体内 PK－PD 研究是指在动物体内进行药物的药动学和药效学实验，阐明其药动学特征，获得一定给药剂量范围内机体产生的效应，并通过建模将药动学和药效学数据结合，描述药物在动物体内暴露量-时间-效应三者之间的关系，用于模拟预测达到目标药理效应时所需的给药剂量或暴露量。相较于体外 PK－PD 研究，动物体内 PK－PD 研究充分考虑宿主因素，包括宿主和药物以及感染性疾病中宿主和病原体的相互影响。相较于人体 PK－PD 研究，动物体内研究成本较低，同时伦理受限较少，实际操作手段多样，可对给药方案进行灵活设计，并准确进行效应部位的采样和测定，对于涉及反应通路中多种生物标志物的病理模型，还可建立基于发病或治疗机制的 PK－PD 模型，帮助阐明疾病发生和药效反应机制。目前动物 PK－PD 研究较多应用于抗菌药物、抗肿瘤药物等研究中，尤其是抗菌药物，大量研究均证明了将动物 PK－PD 研究结果外推至人体的可行性[23]。利用相似性原理，可将动物研究的结果外推至人类。当种属间相似性较差时，动物体内 PK－PD 研究也存在一定的限制，如药物的处置与效应在动物和人体间存在种属差异。对于一些无法在动物中进行复制的人类疾病，或无合适可定量药效指标的病理模型，其对应的治疗药物也不适于进行动物 PK－PD 研究。

（一）动物

1. 实验动物选择

实验动物需要根据药物种类和对应病理模型进行选择，最常采用的为小鼠和大鼠，对于一些较复杂的模型如脑膜炎、心内膜炎等可采用兔。所用实验动物均需由具有实验动物生产许可证与合格证的单位提供，饲养于适宜的设备环境中。

2. 样本量计算

在独立的动物药动学实验中，动物数量通常要满足每个采样时间点至少获得 5 个重复样本。小鼠一般较难进行多点连续采样,使用数量较多,而对于较大型的动物如兔、犬等可进行连续采样,动物使用数量大大减少。

动物药效学实验中,除采用统计学方法进行样本数的计算外,还可以根据药理学专业中基本例数习惯确定。以药效标志物在体液中的浓度、特定部位病原体数量、病灶面积或体积等为观察指标时,需要获得至少 3 个重复数据。以存活率、治愈率等为观察指标时,小鼠、大鼠每组不少于 10 例。

(二) 研究药物

研究药物给药剂量应覆盖产生最小及最大药效的剂量范围,设计 4~5 个剂量组,相邻剂量间 2 倍或 4 倍递增。给药途径应尽量与临床给药途径相近。

(三) 常用病理模型

抗感染药物 PK - PD 研究应用多,方法比较统一,感染模型建立成熟。其他类药物可能根据其作用机制或靶标不同,采用的病理模型和研究方法多样[24, 25]。

1. 感染模型

多种动物感染疾病模型的建立为抗菌药物非临床药理学研究提供了有效手段。小鼠由于具有成本较低、可操作性强的优点,是最常用的感染模型实验动物。目前已报道的可用于 PK - PD 研究的动物感染模型包括大腿感染模型、肺炎模型、皮肤及软组织感染模型、脓毒症和腹腔感染模型、脑膜炎模型、尿路感染模型、心内膜炎模型等。尽管有许多与临床适应证一致的动物感染模型,但由于 PK - PD 研究所需动物数量较多,且通常要求有可便于定量的药效学指标,在实际应用中更多采用小鼠大腿感染模型和肺炎模型,抗真菌类药物常采用小鼠血流感染模型。肺炎以外的不同适应证靶值,可根据其感染严重程度从小鼠大腿模型中获得。例如,药物在皮肤及软组织感染中的靶值对应大腿感染模型中出现细菌生长抑制时的靶值,而在尿路感染中可对应细菌量降至基线值 1/100 时的靶值。此外,感染模型构建经常采用注射环磷酰胺获得的免疫抑制动物,增加建模成功率,并且尽量消除免疫作用对药效评价的影响。

抗菌药物肺组织穿透性使药物肺组织浓度和血药浓度存在差异,因此使用肺炎模型可以更准确地评价肺部感染治疗药物疗效。肺炎模型有多种细菌接种方法,以小鼠为例,包括经鼻滴入法、雾化吸入法、气管插管法、经皮穿刺法等。经鼻滴入法由于操作方便快捷、细菌接种效率高,且对动物损伤小,是目前小鼠及大鼠肺炎模型建立中最常采用的方法。

2. 癌症模型

癌症实验动物模型按照建模机制可分为自发性、诱发性、移植性、转基因或基因敲除及远处转移性等五大类。移植性是指将癌细胞或组织移植于实验动物后培养得到的模型,目前应用较广泛。以小鼠乳腺癌模型为例,可采用相对简单的同种移植法,即将体外培养的细胞或肿瘤组织块,接种至同系小鼠背部或者乳腺脂肪下。目前建立的常用细胞株有:BALB/c 小鼠来源的 4T1 和 TM40,C57BL/6 小鼠来源的 E0771,TA2 系小鼠自发 B 型乳腺癌细胞株 MA-737 等。异种移植模型是将已建立的人类乳腺癌细胞株或癌组织块移植于免疫缺陷动物体内,如裸鼠和严重联合免疫缺陷小鼠,难度相对较大。常用的人乳腺癌细胞株有 MCF-7、MDA-MB-231 和 MDA-MB-468 等。该模型可模拟人恶性肿瘤成瘤后过程,成瘤率高,建模周期短,均一性好,并且可在实验动物中连续移植,是抗癌药物筛选和药效研究的常用方法。

3. 心血管疾病模型

诱发性高脂血症动物模型:主要采用高脂饮食喂饲法,对大鼠进行高脂饲料喂养,于第六周禁食 12 h 后,采血检测其血脂水平,血脂含量较普通饲料喂养对照组小鼠升高并有显著差异即认为造模成功。

诱发性高血压大鼠模型:包括手术法和非手术法。手术模型是将动物麻醉后通过手术分离肾动脉,在近主动脉端用一圆形小环或夹子套住肾动脉使其变狭窄,也可采用腹主动脉缩窄法。采用不同方法达到不同狭窄程度,其发病程度和时间都有所区别,应根据实验需要灵活运用。非手术法主要包括药物诱导、饮食诱导和应激性高血压模型。常用诱导药物包括醋酸去氧皮质酮、血管紧张素Ⅱ和 NO 合酶抑制剂,饮食诱导是对动物进行高脂、高糖、高盐喂饲,应激法常采用的是电刺激。

4. 神经系统疾病模型

帕金森病动物模型:在药效学和药动学-药效学研究中多采用诱发性帕金森病动物模型,诱导剂包括利血平、6-羟基多巴胺(6-OHDA)和黑质选择性毒物 MPTP。以 MPTP 为例,模型组小鼠每天静脉注射 30 mg/kg,连续 5 天,以小鼠脑组织中多巴胺含量变化评价模型成功与否。

5. 内分泌系统疾病模型

糖尿病动物模型：自发性糖尿病动物模型是动物自然发生或通过遗传育种保留的糖尿病模型,常用的 1 型糖尿病模型动物包括 NOD 小鼠、BB 大鼠和 LEW.1NR1/ztm-iddm 大鼠,2 型糖尿病模型动物包括 KK 小鼠、ob/ob 小鼠、db/db 小鼠、NSY 小鼠、GK 大鼠和肥胖 Zucker 大鼠等,其中 ob/ob 小鼠和 db/db 小鼠也是自发性肥胖动物模型。诱发性 1 型糖尿病模型目前采用较多的是注射链脲霉素方法,动物以大鼠最为常用,注射后 72 h 血糖可稳定升高,并出现多食、多饮、多尿症状,检测血糖在 11.1 mmol/L 以上即可进行后续实验。建立诱发性 2 型糖尿病模型采用小剂量链脲霉素注射,随后高脂喂饲的方法,该方法实验周期短,成功率高,模型症状和发病机制与人类 2 型糖尿病十分相似。

二、药动学

动物体内药动学研究的目的是阐明药物在动物体内的吸收、分布、代谢和排泄过程,获得药物的基本药动学参数,揭示药物体内动态变化规律,帮助解释和评价其药效学结果[26, 27]。

（一）总体设计

1. 受试药物

受试药物应采用工艺相对稳定、纯度和杂质含量能反映临床试验拟用样品和（或）上市样品质量和安全性的样品,明确其来源、批号、规格、保存条件和配制方法等。药效学研究中所用药品尽量使用同一批次,避免不同批次杂质和药物含量差异影响药效学评估。

2. 动物种属

常用的动物有小鼠、大鼠、兔、豚鼠、犬、小型猪和猴等。药动学研究中动物选择一般原则如下：尽可能选择与药效学研究相同的动物;尽量在动物清醒状态下进行实验;最好从同一动物多次连续采样,减小不同个体带来的误差;新药药动学研究应选用两种或两种以上的动物,包括啮齿类和非啮齿类,注意雌雄动物兼用,口服药物研究不宜采用兔等食草类动物。

3. 疾病状态

疾病状态对药物在动物体内 PK 的影响根据疾病类型、药物类型等有所差异,如感染引起的炎症会改变药物的组织穿透性,肿瘤异质性特征会引起药物在瘤体内分布不均等。对于 PK 过程受疾病状态影响显著的药物,其临床前动物 PK 研究通常需要同时在健康动物和疾病动物中进行,可以采用 PBPK 模型对这种影响进行定量描述,预测不同严重程度疾病状态下的 PK 参数,更准确对药效学进行评价和解释。

4. 给药方案

动物体内药动学研究应设置至少 3 个剂量组,合适剂量最好根据预实验结果进行调整后确定,其中通常要求低剂量与动物最低有效剂量基本一致,高剂量接近最大耐受剂量,中、高剂量按一定比例增加,主要目的是考察在所设剂量范围内,药物体内过程是否具有线性药动学特征,以利于药效学和毒理学研究结果的解释和评价,为新药的进一步开发和研究提供依据。

一般情况下只需要进行单剂量给药的药动学研究,但对于半衰期长(给药间期短于 4 个半衰期)、有明显的蓄积倾向且临床需长期给药的药物,应考虑进行多剂量给药的药动学研究,以了解药物在体内的蓄积情况。

动物给药途径包括灌胃法、静脉注射、腹腔注射、皮下注射和皮内注射等。药动学研究中具体给药途径和给药方式,应尽可能与动物药效学研究和毒理学研究的给药途径一致,并考虑与临床给药方式的一致性。

5. 采样

一个完整的血药浓度-时间曲线应包括药物的吸收相、平衡相(峰浓度附近)和消除相,采样点在各相中应该均有分布。给药前需采集空白样品,吸收相包括 2~3 个时间点,对于吸收快的血管外给药药物,应尽量避免第一个点是峰浓度(C_{max}),在 C_{max} 附近需要 3 个时间点以尽可能保证 C_{max} 的真实性。整个采样周期应持续 3~5 个半衰期,或持续到血药浓度降至 C_{max} 的 1/20~1/10。采样中应注意采血途径和整个试验周期的采血总量不影响动物的正常生理功能和血液动力学,一般不超过动物总血量的 15%~20%。在同一个体中进行连续采样可减少个体间差异,但对于小鼠、大鼠等,需采用稀疏采样法。

(二)药物组织分布研究

药物组织分布试验一般选用大鼠或者小鼠,选择一个有效剂量后,分别于吸收相、平衡相和消除相各选取一个时间点采样,测定药物在不同组织中的浓度,以了解药物在体内的主要分布组织,尤其是药效学和毒理学靶器官的分布。组织分布实验中药物测定方法可以采用色谱法或放射性核素标记法,前者可以对药物浓度准确定量,但操作复杂,测定工作量大;后者可以简便快速显示药物组织分布情况,但无法准确定量,在实际研究中可以将两种方法结合使用,先用同位素标记法确定主要目标组织,再用色谱法准确定量。

药物 PK 研究通常直接测定血药浓度,而组织穿透性可能导致疾病部位药物浓度与血药浓度差异较大,因此测定组织药物浓度,确定药物组织穿透率对评价药物疗效和制定给药方案更具有参考意义。选择恰当的样本采集和处理方法,是获得准确组织药物浓度的关键。组织穿透率通常用组织和血液中药物暴露量的比值表示。

直接采集脏器进行匀浆是组织穿透性研究采样中最常用的方法,该法适用范围广,操作简单,但组织匀浆过程忽略了不同部位的药物浓度差异,导致所获药物浓度可能并不是病灶部位浓度。采集组织体液是一种更为准确的方法,如通过采集肺泡灌洗液,对其药物浓度进行校正后计算肺泡上皮细胞衬液浓度,采集脑脊液测定脑组织药物浓度等。近年来,微透析技术的发展使采集样品更真实代表采样点药物浓度,并且实现了动态连续采样,现已应用于脑组织、肺组织、皮肤和皮下脂肪组织、眼、骨骼肌等多个组织部位的药动学样本采集中。

(三)蛋白结合率测定

一些药物入血后会和血浆蛋白呈可逆性结合,而通常只有游离药物可以通过脂质膜向组织扩散,被肾脏或肝脏代谢,因此药物与蛋白结合会明显影响药物 PK 过程,降低药物在靶部位浓度。在 PK-PD 研究中,考虑蛋白结合率差异对于 PK-PD 靶值从动物到人体的转化也是十分必要的。

药物血浆蛋白结合率测定方法包括平衡透析法、微透析法、超滤法、超速离心法等。测定时可根据药物特点选择一种方法,进行至少 3 个药物浓度(包括有效浓度)的血浆蛋白结合率试验,以了解药物蛋白结合率可能存在的浓度依赖性特征和种属差异。

(四)样本浓度测定方法

相较于临床样品,动物 PK 样品存在样品类型多(血、粪便、尿液、各种组织等)、药物浓度低、干扰物质多、样品量少及个体差异大的特点。因此,必须建立灵敏、专一、精确、可靠的生物样品定量分析方法,并进行方法学验证,才能保证测定结果的准确性和可靠性,目前常用的主要有质谱法、免疫学方法、放射性核素标记法等。

（五）数据分析

获得动物生物样本药物浓度数据后,通常采用非房室模型进行药动学分析并计算获得 PK 参数,包括血药浓度-时间曲线下面积(AUC)、峰浓度(C_{max})和达峰时间(T_{max})、消除相半衰期($t_{1/2}$)、药物平均滞留时间(MRT)、表观分布容积(V_d)、清除率(CL)等,评价药物在动物体内吸收和消除规律。也可采用房室模型法以描述药时曲线细节。对于非同一个体连续采样的药动学数据,可采用群体药动学模型法减少个体间差异。如果测定了多个组织浓度,则可以开展 PBPK 分析。

判断药物是否具有线性药动学特征是动物 PK 数据分析的重要内容之一,有两种常用方法。一种方法是对 PK 参数(AUC、C_{max})均值和剂量进行线性回归分析,以相关系数 R^2 作为评价指标,R^2 越接近 1,即线性越好。该方法有一定的不足之处,R^2 不能代表回归程度,有可能出现 R^2 值为 1 但药物为非线性动力学的情况,同时对 R^2 值的大小并没有统一接受标准。另一种方法是 Power 模型法,将 PK 参数和剂量取对数值后再进行线性回归,若回归直线的斜率 β 的 95% 置信区间包含 1,则认为该药物具有线性动力学特征。该方法目前已经得到广泛接受,尤其是在人体 PK 线性特征分析中,同时该方法也对实验精度提出了更高的要求,因此对于个体间变异或误差较大的动物 PK 数据,可能不易得出线性动力学特征的结论。

三、药效学

动物体内药效学研究考察药物在疾病动物模型中产生的药理效应,表征药物作用的量效、时效关系,以预测新化合物对临床拟用适应证的有效性,阐明药物作用特点,为设计优化临床试验方案提供依据。

（一）动物模型选择

在动物体内评价药物药效,其根本目的是为人类疾病的预防和治疗提供依据,因此最好根据药物的临床适应证,选择能反映临床疾病病理和生理过程的动物模型。对于部分因种属差异无法在动物模型中复制或相关性不高的疾病,如特异性入侵人体免疫细胞的病原体感染,可考虑采用转基因动物或人源化动物模型。

(二) 试验设计原则

药效试验需满足对照、随机、重复的基本原则。对照组可根据药物作用和疾病模型特点设置自身对照或组间对照,其中组间对照符合平行对照的原则,最为常用。组间对照包括正常(空白)对照组、模型对照组和阳性对照组,对照组和实验组须符合一致性原则。随机即对实验对象进行用药、分组、化验等操作时,应尽量保证机会相等,以减少主观因素干扰。实验重复包括重现性和重复数,既要求实验结果精确可靠,也要求有足够的动物数或标本数,实验个体的测定指标变异越小,所需样本数越少。

(三) 给药方案设计

剂量的最终确定通常需要首先设计初步剂量范围,随后进行预实验确证。在药效学实验中,初步剂量设计可参考以下几种方法:① 无相应参考时,可首先选取一个较低的剂量,若未发现疗效,也未出现任何不良反应,进行 $2 \sim 4$ 倍量递增,观察动物的状态或药效指标变化,据此确定起效剂量;② 以文献报道的结构类似药物剂量作为参考;③ 以该药物在其他种属动物中的有效剂量进行换算;④ 在动物药效学实验之前,一般会进行急性毒性实验,可根据该药的毒性实验结果,取 LD_{50} 的 1/10、1/20、1/40 分别作为高、中、低剂量进行探索。最终选用剂量应能反映研究药物的有效剂量范围和量效/时效关系。实验中的给药途径以和临床用法相近最佳。

(四) 药效学观察指标

根据疾病模型和药物作用机制的不同,药效学观察指标主要可分为以下几类:① 常用生理指标,包括动物一般状态、血液学指标、组织病理检查等,在多数疾病模型中均需要进行观察;② 药效标志物在体液中的浓度,对肿瘤疾病模型、免疫系统疾病模型等较为适用,该指标要求能获得灵敏度和特异性均较好的标志物;③ 特定部位病原体数量,主要针对感染性疾病模型;④ 病灶面积或体积等观察指标,如皮肤感染模型中的感染面积、肿瘤模型中瘤体大小等;⑤ 存活率、治愈率等。

（五）药效学数学模型

传统的药效学模型认为药效变化和血药浓度变化是同步的，主要表征药物浓度与效应的直接关系。当药效为非时间依赖，且体系处于稳态下时，常用的 PD 模型有线性模型、对数线性模型、最大效应模型（E_{max} 模型）、Sigmoid E_{max} 模型。而在实际情况中，药物效应可能存在滞后，或具有时间依赖性，此时需要将 PK 和 PD 模型结合起来描述药物与效应间的相互关系，PK - PD 模型则是考虑了时间变量、滞后作用、病理机制、药物作用机制等因素的复杂性 PD 模型。

四、模型分析及实例介绍

（一）药动学-药效学数学模型

PK - PD 模型能反映药物效应随剂量或暴露量、时间的变化规律。表征作用部位药物浓度和效应的 PK - PD 模型可分为直接效应模型和间接效应模型。直接效应模型是指药物到达作用部位后可立即产生效应，无时间滞后，E_{max} 和 S 形 E_{max} 模型均属此类。而有些药物由于自身作用机制导致药物效应相对作用部位浓度存在明显的滞后，此时需要采用间接效应模型，如抗凝药华法林、降糖药胰岛素等。

E_{max} 模型是常用于剂量-效应关系分析中的非线性模型，源于 Hill 方程，表达式为：

$$R = E_0 + \frac{E_{max} \times D^N}{D^N + ED_{50}{}^N}$$

式中，R 表示药效，D 表示药物水平，包括给药剂量、药物暴露量和 PK - PD 指数等，E_0 表示药物水平为 0 时的基线效应，E_{max} 表示药物能达到的最大效应，ED_{50} 表示达到 $50\% E_{max}$ 时的药物水平，N 为曲线斜率，可以显示药效对给药量的敏感性。E_0、E_{max}、ED_{50} 和 N 是 E_{max} 模型的主要参数，该模型可以预测药物最大效应，ED_{90} 也是常用到的预测值，对评价药效具有实际应用意义[28]。

（二）抗菌药物

动物体内 PK - PD 靶值是剂量方案评价和药敏折点制定的必要依据，因此动物 PK - PD 研究在抗菌药物中应用广泛，其实验方案设计、模型建立手段、数据分析方法等也较为成熟。PK - PD 研究包括确定疗效相关 PK - PD 指数和获得 PK-PD 靶值两部分。

1. 确定 PK-PD 指数

一般根据抗菌药物类别、杀菌机制、抗生素后效应(PAE)长短、半衰期及药物消除可对 PK-PD 指数进行经验判断,半衰期长和 PAE 长的药物通常为浓度依赖性,以阻断细菌遗传物质功能为杀菌机制的抗菌药物,往往有较长的PAE,从而呈现浓度依赖性。

动物试验常用于抗菌药物 PK-PD 指数的验证。PK-PD 指数 AUC/MIC,C_{max}/MIC 和 $\%T>MIC$ 三者之间存在一定的共线性,单剂给药的剂量变化往往引起三个指数的同时改变,因此需要通过剂量拆分法拆解共线性,从而找出与抗菌效应最相关的指数。具体方法为:选择一株代表性菌株建立动物感染模型,标准株或临床株均可。将 4~5 种日剂量以 2~4 种给药频率(如 q24 h.、q12 h.、q8 h.、q6 h.)对感染动物进行治疗,根据不同给药方案的 PK-PD 指数值和体内抗菌作用对指数相关性进行评价。在获得药物血浆蛋白结合率的前提下,最好采用游离药物 PK-PD 指数 $fAUC/MIC$、fC_{max}/MIC 和 $f\%T>MIC$ 进行分析,因为游离药物与药效相关性更好。根据剂量拆分试验结果,绘制剂量-效应曲线可以对 PK-PD 指数的相关性进行初步判断。日剂量相同时,若增加给药频率,抗菌效果增强,提示 $\%T>MIC$ 相关,若减少给药频率,抗菌作用增强,提示 C_{max}/MIC 相关;若不同给药频率抗菌效果相近,只随日给药剂量的增加而增强,说明与 AUC/MIC 最相关。更准确的相关性判断方法为建立 E_{max} 模型,结合 PK 参数和受试菌株 MIC 值,获得不同给药方案的 PK-PD 指数值,用 E_{max} 方程对 PK-PD 指数和体内菌量变化量进行拟合,根据拟合相关系数 R^2 的大小评价不同指数相关性[29]。

2. 获得 PK-PD 靶值

抗菌药物动物 PK-PD 研究的最后一步是获得 PK-PD 靶值,即综合考虑药物对不同菌株的杀菌活性,计算能够达到抑菌作用($\Delta\log_{10} CFU = 0$)和杀菌作用($\Delta\log_{10} CFU = -1$、-2)时 PK-PD 指数的值。最常用的方法是采用 E_{max} 模型对不同给药方案下 PK-PD 指数和杀菌效果做拟合,获得 E_{max} 模型参数值后根据公式计算靶值。

影响药物靶值大小的因素较多,包括动物免疫状态、病原菌种类和耐药性、感染部位、蛋白结合率、实验剂量方案等。采用动物感染模型获得 PK-PD 靶值的实验过程与剂量拆分试验相似,主要是感染菌株和给药方案的不同。

剂量递增试验中,感染菌株需要至少3~5株,覆盖标准株和临床株,敏感株和耐药株,最好耐药株中还包含不同的耐药基因。给药剂量需设置4~6组,剂量范围覆盖最小及最大抗菌作用。根据剂量拆分实验的结果,或者已知抗菌药物PK-PD特征,采用一种给药频率即可。

3. 研究实例：德拉沙星在小鼠肺炎模型中的药动学-药效学研究[30]

德拉沙星为广谱喹诺酮类抗菌药,适应证为敏感菌引起的成人急性细菌性皮肤及皮肤结构感染,抗菌谱包括耐甲氧西林和甲氧西林敏感金黄色葡萄球菌、溶血葡萄球菌、无乳链球菌等革兰氏阳性菌,以及肠杆菌科革兰氏阴性菌。

（1）研究目的：获得德拉沙星在小鼠肺炎模型中的PK-PD靶值。

（2）研究方法及结果

1）感染动物模型建立：采用滴鼻法建立中性粒细胞减少小鼠肺炎模型,感染细菌包括金黄色葡萄球菌、肺炎链球菌和肺炎克雷伯菌各4株,每种细菌的不同菌株耐药性有所差异,且携带不同的耐药基因。接种菌液浓度为 $10^{8.0~8.4}$ CFU/mL,各株菌接种后对照组小鼠组织菌量在24 h后均可达1~2个以上 $\log_{10}$ CFU 生长。

2）药动学研究：在中性粒细胞减少肺炎小鼠中进行德拉沙星药动学研究,单剂皮下注射给药,给药剂量组为2.5 ~160 mg/kg。给药后24 h内按照不同时间点(1 h、2 h、4 h、6 h、8 h、12 h、24 h)采集小鼠血样,每个时间点采集3只小鼠。PK样品药物浓度采用 LC-MS/MS 法测定,利用非房室模型对血药浓度数据进行计算,获得德拉沙星小鼠体内 PK 参数 AUC、C_{max}、$t_{1/2}$。德拉沙星小鼠血浆蛋白结合率为97.6%,由此可获得其游离药物 PK 参数。用线性内插和外推法计算未测定剂量组的 PK 参数。

3）药效学研究：在各株菌感染小鼠体内均进行剂量递增实验,给药方案为日剂量 0.156~ 640 mg/kg,给药间隔为6 h。感染后2 h开始治疗,24 h后进行肺组织菌落计数。剂量-效应曲线结果表明,德拉沙星对研究中所采用的金黄色葡萄球菌和肺炎链球菌都有强大体内抗菌活性,对不同肺炎克雷伯菌抗菌活性根据其 MIC 值有所差异。

4）PK-PD分析：德拉沙星为喹诺酮类抗菌药,其杀菌模式为浓度依赖性,因此确定 AUC/MIC 为其疗效相关 PK-PD 指数。采用 E_{max} 模型对剂量递增实验中各给药方案的 PK-PD 指数和体内抗菌作用结果相关性进行拟合

（图 2-8），对金黄色葡萄球菌、肺炎链球菌和肺炎克雷伯菌，德拉沙星产生抑菌作用的靶值分别为 $fAUC/MIC$ = 1.42、0.56 和 40.3，降低一个 $\log_{10} CFU$ 的靶值分别为 $fAUC/MIC$ = 7.92、3.36 和 55.2。

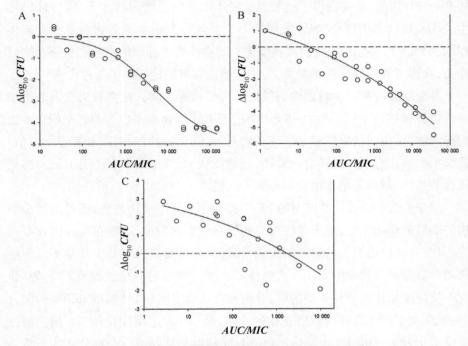

图 2-8　德拉沙星剂量递增试验结果 E_{max} 模型拟合曲线

A. 金黄色葡萄球菌；B. 肺炎链球菌；C. 肺炎克雷伯菌

（三）抗肿瘤药物

PK-PD 研究在抗肿瘤药物中的应用相对有限，没有统一的研究策略，其药效学指标多为肿瘤体积或生物标志物在体液中的浓度，大部分情况其 PD 不能单用简单的 E_{max} 模型描述。一项曲妥珠单抗 T-DM1 在小鼠乳腺癌模型中 PK-PD 研究中，研究者采用了与抗菌药物类似的研究方法，给药方案设计同样采用剂量拆分法和剂量递增法，以肿瘤体积为药效指标。考虑到肿瘤异质性的生理特征，首先建立了无药物干预下的肿瘤生长模型，体内肿瘤生长曲线在早期阶段为指数增长，随后呈线性增长，最终达到平台，该过程采用 Gompertz 模型描述。随后将药物作用以 E_{max} 模型的形式加入肿瘤生长模型方程,同时用信号转导模型描述给药与肿瘤反应间存在的滞后效应。剂量递增组中观察到了肿瘤抑制作用,剂量拆分组显示给药总剂量一定时,改变给药频率对肿瘤的抑制活性无显著影响,可采用 AUC 作为疗效相关指数。基于建立的 PK-PD 模型,最终获得了达肿瘤抑制作用时的血清药物水平,即肿瘤细胞生长率和死亡率相等,肿瘤体积保持不变。该研究建立了药物浓度和肿瘤体积间的 PK-PD 模型,有效预测和描述了动物模型中肿瘤的生长和抗癌药物的作用,获得了肿瘤抑制药物浓度,为临床给药方案制定提供了参考[31]。

肿瘤模型中另一个常用的药效指标为生物标志物。厄洛替尼在人非小细胞肺癌异种移植小鼠模型中 PK-PD 研究以 pEGFR 水平作为药效学研究的生物标志物,采用间接效应模型描述药物对 pEGFR 的抑制作用,获得了 IC_{50} 值,该结果与临床有效剂量具有一致性,同时发现 pEGFR 水平和肿瘤生长抑制呈线性关系,为阐明药物作用机制提供了依据[32]。

用于肿瘤 PK-PD 建模中的 PK 数据除了血浆中药物浓度,还可采用全肿瘤匀浆后的药物浓度,由于肿瘤组织的异质性生物特征,药物在瘤体内分布可能不均一,从而出现无法解释的无效情况,因此又发展出了基于肿瘤不同部位药动学数据进行建模的方法。吉非替尼在胶质母细胞瘤小鼠模型 PK-PD 研究中将肿瘤切片后分为 4 个区域,分别测定药物浓度和 PD 指标 pERK 抑制分数,发现在不同区域药物浓度变化达 3 倍,而 pERK 水平变化约 1.5 倍。通过免疫组化方法分析得出血脑屏障(BBB)完整性是脑肿瘤内药物分布的最重要决定因素,据此建立了以表征 BBB 完整性的 MPI 水平为协变量的 PBPK 模型,对各部分 PK 特征进行准确描述,随后和 PD 关联建立了局部 PBPK-PD 模型,该机制性 PK-PD 模型有助于理解肿瘤异质性特征,帮助准确评价和解释药效[33]。

（卞星晨,李　鑫,张　菁）

------ 参考文献 ------

[1] Rizk M L, Bhavnani S M, Drusano G, et al. Considerations for Dose Selection and Clinical Pharmacokinetics/Pharmacodynamics for the Development of Antibacterial Agents [J]. Antimicrob Agents Chemother, 2019, 63(5): e02309 - e02318.

[2] Nielsen E I, Friberg L E. Pharmacokinetic-pharmacodynamic modeling of antibacterial drugs[J]. Pharmacol Rev, 2013, 65(3): 1053 - 1090.

［3］ Velkov T, Bergen P J, Lora-Tamayo J, et al. PK－PD models in antibacterial development［J］. Curr Opin Microbiol, 2013, 16(5)：573－579.

［4］ Gumbo T, Hanna D, Romero K, et al. Hollow Fiber System Model of Tuberculosis (HFS-TB) as an in vitro preclinical tool for optimization of dose selection and drug regimen in anti-TB drug development［OL］. (2012－2－24) http://www.europa.eu/en/documents/other/dissier-submitted-qualification-opinion-vitro-hollow-fibre-system-model-tuberculosis-hfs-tb-en.pdf.

［5］ Stewart C R, Muthye V, Cianciotto N P. Legionella pneumophila persists within biofilms formed by Klebsiella pneumoniae, Flavobacterium sp., and Pseudomonas fluorescens under dynamic flow conditions［J］. PLoS One, 2012, 7(11)：e50560.

［6］ Parra-Ruiz J, Vidaillac C, Rose W E, et al. Activities of high-dose daptomycin, vancomycin, and moxifloxacin alone or in combination with clarithromycin or rifampin in a novel in vitro model of Staphylococcus aureus biofilm［J］. Antimicrob Angents Chemother, 2010, 54(10)：4329－4334.

［7］ Lenhard J R, Bulitta J B, Connell T D, et al. High-intensity meropenem combinations with polymyxin B：new strategies to overcome carbapenem resistance in Acinetobacter baumannii［J］. J Antimicrob Chemother, 2017, 72(1)：153－165.

［8］ Jaroch K, Jaroch A, Bojko B. Cell cultures in drug discovery and development：The need of reliable in vitro-in vivo extrapolation for pharmacodynamics and pharmacokinetics assessment［J］. J Pharm Biomed Anal, 2018(147)：297－312.

［9］ Bhatla S N, Iogber D E. Microfluidic organs-on-chips［J］. Nat Biotechnol, 2014, 32(8)：760－772.

［10］ Tung Y C, Hsiao A Y, Allen S G, et al. High-throughput 3D spheroid culture and drug testing using a 384 hanging drop array［J］. The Analyst, 2011, 136(3)：473－478.

［11］ Peng Y, Yadava P, Heikkinen A T, et al. Applications of a 7－day Caco-2 cell model in drug discovery and development［J］. Eur J Pharm Sci, 2014(56)：120－130.

［12］ Li H, Li J, Liu L, et al. Elucidation of the Intestinal Absorption Mechanism of Celastrol Using the Caco-2 Cell Transwell Model［J］. Planta Med, 2016, 82(13)：1202－1207.

［13］ Garberg P, Ball M, Borg N, et al. In vitro models for the blood-brain barrier［J］. Toxicol In Vitro, 2005, 19(3)：299－334.

［14］ Bi Y A, Kazolias D, Duignan D B. Use of cryopreserved human hepatocytes in sandwich culture to measure hepatobiliary transport［J］. Drug Metab Dispos, 2006, 34(9)：1658－1665.

［15］ Lee S H, Choi N, Sung J H. Pharmacokinetic and pharmacodynamic insights from microfluidic intestine-on-a-chip models［J］. Expert Opin Drug Metab Toxicol, 2019, 15(12)：1005－1019.

［16］ 倪苹,张经纬,刘嘉莉,等. 细胞药代动力学研究进展［J］. 药学进展, 2014, 38(12)：881－885.

［17］ Shen F, Chu S, Bence A K, et al. Quantitation of doxorubicin uptake, efflux, and modulation of multidrug resistance (MDR) in MDR human cancer cells［J］. J Pharmacol

Exp Ther, 2008, 324(1)：95 - 102.

[18] Zhang J, Zhou F, Wu X, et al. Cellular pharmacokinetic mechanisms of adriamycin resistance and its modulation by 20(S)-ginsenoside Rh2 in MCF-7/Adr cells[J]. Br J Pharmacol, 2012, 165(1)：120 - 134.

[19] Liggins R T, Burt H M. Polyether-polyester diblock copolymers for the preparation of paclitaxel loaded polymeric micelle formulations[J]. Adv Drug Deliv Rev, 2002, 54(2)：191 - 202.

[20] 张碧鱼,徐嘉雯,陈笑霞,等. 哺乳动物离体心脏灌流技术与仪器设备[J]. 实验室科学, 2015, 18(2)：172 - 175.

[21] Sermsappasuk P, Baek M, Weiss M. Kinetic analysis of myocardial uptake and negative inotropic effect of amiodarone in rat heart[J]. Eur J Pharm Sci, 2006, 28(3)：243 - 248.

[22] Miller P G, Shuler M L. Design and demonstration of a pumpless 14 compartment microphysiological system[J]. Biotechnol Bioeng, 2016, 113(10)：2213 - 2227.

[23] Ambrose P G, Bhavnani S M, Rubino C M, et al. Pharmacokinetics-pharmacodynamics of antimicrobial therapy：it's not just for mice anymore[J]. Clin Infect Dis, 2007, 44(1)：79 - 86.

[24] Zhao M, Lepak A J, Andes D R. Animal models in the pharmacokinetic/pharmacodynamic evaluation of antimicrobial agents[J]. Bioorg Med Chem, 2016：6390 - 6400.

[25] 施新猷,顾为望,王四旺,等. 人类疾病动物模型[M]. 2 版,北京：人民卫生出版社,2014.

[26] 王广基,刘晓东,柳晓泉. 药物代谢动力学[M]. 北京：化学工业出版社,2005.

[27] 国家食品药品监督管理总局. 药物非临床药代动力学研究技术指导原则,2014.

[28] Bonate P L. Pharmacokinetic-Pharmacodynamic Modeling and Simulation[M]. 2nd ed., Berlin：Springer, 2011.

[29] Vinks A A, Mouton J W, Derendorf H. Fundamentals of antimicrobial pharmacokinetics and pharmacodynamics[M]. Berlin：Springer, 2014.

[30] Lepak A J, Andes D R. In Vivo Pharmacodynamic Target Assessment of Delafloxacin against *Staphylococcus aureus*, *Streptococcus pneumoniae*, and *Klebsiella pneumoniae* in a Murine Lung Infection Model [J]. Antimicrob Agents Chemother, 2016, 60(8)：4764 - 4769.

[31] Jumbe N L, Xin Y, Leipold D D, et al. Modeling the efficacy of trastuzumab-DM1, an antibody drug conjugate, in mice[J]. J Pharmacokinet Pharmacodyn, 2010, 37(3)：221 - 242.

[32] Wu Q, Li M Y, Li H Q, et al. Pharmacokinetic-pharmacodynamic modeling of the anticancer effect of erlotinib in a human non-small cell lung cancer xenograft mouse model [J]. Acta Pharmacologica Sinica, 2013, 34(11)：1427 - 1436.

[33] Sharma J, Lv H, Gallo J M . Intratumoral Modeling of Gefitinib Pharmacokinetics and Pharmacodynamics in an Orthotopic Mouse Model of Glioblastoma[J]. Cancer Res, 2013, 73(16)：5242 - 5252.

临床药动学-药效学

第一节　健康受试者药动学-药效学

一、概述

健康受试者是指在新药上市前用健康机体进行一次或若干次试验,以评价研究药物安全性和药动学特点的人群。近年来,随着可供评价疗效的生物标志物数目的增多,越来越多的PK-PD试验在健康受试者中进行。

以健康受试者为研究对象进行单剂给药、多剂给药后药动学(pharmacokinetics,PK)研究,阐明不同剂量下的吸收、分布、代谢和排泄特征,是新药临床药动学的基本研究和制定临床试验给药方案的依据。综合药动学和药效学数据,构建PK-PD数学模型,可为Ⅱ、Ⅲ期临床试验适应证选择及给药方案设计提供依据。因此,在健康受试者中开展PK-PD研究具有重要意义。

健康受试者PK-PD研究特点:药动学是重要的考察内容,通常为密集采样。PD指标可以选择与药物作用机制有关的标志物,也可以是反映药物不良反应的指标。可以根据健康人PK-PD模型预测患者PK-PD,从而减少设计不周全的患者PK-PD研究,降低临床试验风险。不足在于:研究药物在健康受试者体内PK-PD特点与患者之间有一定差异,给药后有部分PD指标的变化仅在患者中体现,或仅能从体外或动物研究中获得。开展健康受试者PK-PD研究时需考虑到此点。部分药物PK-PD研究实例报道见表3-1。

表 3－1　健康受试者 PK－PD 研究实例报道

类　别	药物名称	PD 指标	参 考 文 献
升白细胞药	培非格司亭	中性粒细胞计数	Nakov R. Br J Clin Pharmacol, 2018[1]
抗病毒药	聚乙二醇干扰素 α－2a	2′, 5′-寡腺苷酸合成酶活性	Jung YS. J Pharm Sci, 2018[2]
抗血小板药	替卡瑞洛	血小板计数	Liu S. Eur J Clin Pharmacol, 2018[3]
抗肺纤维化药	GLPG1690	溶血磷脂酸	van der Aar E. J Clin Pharmacol, 2019[4]
高胆固醇血症治疗药	LY3015014	低密度脂蛋白胆固醇	Shen T. Pharm Res, 2017[5]
降糖药	埃格列净	24 h 尿糖分泌量	Dawra VK. Int J Clin Pharmacol Ther, 2019[6]
	γ-氨基丁酸	胰岛素,胰高血糖素	Li J, Front Pharmacol, 2015[7]
镇痛药	纳美芬	μ 阿片受体占有率	Kyhl LE, Br J Clin Pharmacol, 2016[8]

二、药动学

　　由于必须采用非侵入方法实施采样,临床药动学研究有两个假设前提。一是药物的作用强度与作用部位的浓度相关;二是药物作用部位的浓度与体循环药物浓度相关。一般情况下,只有这两个假设条件同时成立,才有必要进行临床药动学研究。研究药物及代谢物在健康受试者体内浓度随时间而变化的过程,建立适当的模型描绘观察值并预测任意给药方案下的药动学。健康受试者临床药动学研究一般在新药临床开发早期进行,目的是探讨药物在体内吸收、分布、代谢和排泄的特点。由于各种疾病病理状态均可不同程度地对药物药动学产生影响,因此常选用健康受试者作为其对照的药动学研究对象。如果试验药品的安全性范围较窄,试验过程中可能对受试者造成损害,伦理上不允许在健康受试者中进行试验时,可选用相应适应证的患者作为受试者,如抗肿瘤药物[9]。

　　健康受试者药动学研究包括单剂与多剂给药的药动学、进食对口服药物制剂药动学的影响。此外,生物利用度和生物等效性、药物相互作用研究、代谢产物药动学、物质平衡也属于药动学研究范畴。进行单剂给药药动学研究,旨在了解药物在人体内吸收速度和程度(血管外给药时)、系统清除率、半衰期、给药剂量与暴露程度之间关系等。获得药物单剂药动学研究结果后再进行多剂给药药动学研究,以了解重复给药后药物的吸收程度(血管外给药时)、药物达到稳态浓度的时间、药物在体内的蓄积程度等[10]。

（一）单剂给药药动学

采用非房室模型法分析数据时,应获得以下 PK 参数:达峰时间(T_{max})、血药峰浓度(C_{max})、药时曲线下面积(AUC_{0-t} 和 $AUC_{0-\infty}$)、表观分布容积(V_d)、消除半衰期($t_{1/2}$)、平均驻留时间(MRT)、清除率(CL)。如果为血管外给药,V_d 和 CL 应按生物利用度(F)校正。如果收集了尿样,根据尿药浓度数据估算药物经肾排泄的清除率(CL_r)和排泄总量。根据各剂量组试验结果 C_{max} 和 AUC 数据,分析药物是否具有线性动力学特征。主要 PK 参数(AUC 等)的个体差异较大者($RSD > 50\%$),提示必要时需作剂量调整或血药浓度监测;AUC 集中于高、低两极者提示可能有快代谢、慢代谢型的遗传性代谢差异[10]。

（二）多剂给药药动学

药物在临床上连续多次应用时,需明确多剂给药的药动学特征。选用一个或数个剂量进行试验,并根据单剂给药的消除半衰期确定给药间隔。应连续测定几次(一般为连续 3 天)谷浓度(给药前)以确定是否达到稳态浓度。本部分 PK 参数主要包括多剂给药后的稳态浓度(C_{ss})[包括峰浓度($C_{max,ss}$)、谷浓度($C_{min,ss}$)和坪浓度(C_{ss-av})],波动系数(DF),药物蓄积程度(R),以及稳态血药浓度-时间曲线下面积(AUC_{ss})、稳态清除率(CL_{ss} 或 CL_{ss}/F)和稳态分布容积(V_{ss} 或 V_{ss}/F)等。应与单剂给药 PK 参数进行比较,观察两者之间是否存在显著差异,特别是吸收、分布和消除等方面是否有显著改变。

（三）进食对口服药物制剂药动学的影响

许多口服药物制剂在消化道内的吸收速率和程度受食物影响,它们可能减慢或减少药物吸收,亦能促进或增加某些药物吸收。为了将这种影响最大化,试验餐一般为高脂、高热量配方。研究通常为单剂给药研究。分析数据时,应将高脂餐组与空腹组 PK 参数进行比较,重点观察暴露相关 PK 参数(C_{max}、T_{max} 和 AUC)的变化。

（四）代谢产物药动学

根据动物药动学研究结果或有关文献报道,如果药物主要以代谢方式消除,其代谢物可能具有药理活性或毒性作用,或作为酶抑制剂或诱导剂,影响药物作用时间或作用强度,或通过竞争血浆和组织的结合部位而影响药物的处置过程,则代谢物的药动学可能影响药物疗效和毒性。可以在母体药物临床药动学研究的同时考虑进行代谢物的药动学研究,以便更好地了解原型药物的作用、毒性、滞后作用及体内处置过程等特点。

（五）药物相互作用

两种或两种以上的药物同时或先后使用,可能在吸收、血浆蛋白结合、药酶诱导/抑制、同为转运体底物、竞争排泌或重吸收等方面存在相互影响,从而影响它们在体内的过程,进而影响各自疗效。因此,应根据需要进行药物相互作用研究,并尽可能明确引起相互作用的因素或机制。

三、药动学-药效学

（一）药效学指标分类和选择

药物效应指标分为三类:临床疗效(clinical response)、替代终点(surrogate endpoint)及生物标志物(biomarker)。临床疗效是指药物的临床效果。替代终点是指与临床终点事件有关的生物标志物,用于预测临床效果有效性。例如,收缩压作为卒中发生率的替代终点,无进展生存期为癌症总生存率的替代终点[11]。生物标志物是指可以标记系统、器官、组织、细胞及亚细胞结构或功能变化以及可能发生变化的生化指标。推荐选择替代终点或生物标志物用于健康受试者 PK - PD 研究。

开展健康受试者 PK - PD 研究时,需重点考虑所选 PD 指标药理基础及测定方法。选择 PD 指标时通常考虑以下因素:①与疾病的发病机制和进程的相关性;②与药物作用机制的相关性;③检测方法的可行性。PD 指标可以选择一个或多个,多个 PD 指标可以提供更大的信息量。既可以选择替代终点,也可以选择与安全性密切相关的 PD 指标[12]。表 3 - 1 展示了一些健康受试者 PK - PD 研究所选的 PD 指标。由表 3 - 1 可见,大部分 PD 指标均为与药物药理作用密切相关的生物标志物。如果药物作用靶点不在体内,可将体外活性作为 PD 指标。抗菌药物就属于此类,通常将最低抑菌浓度(MIC)作为 PD 指标,然后与 PK 结合开展 PK - PD 分析。

（二）药动学和药效学标本采集时间点设计

健康受试者 PK - PD 研究中,PK 标本采集时间点设计见表 3 - 2。

表 3 - 2　PK 标本采集时间点设计一览表

阶　段	采　样　方　法
单剂给药药动学	血标本：密集采样，采样点包括吸收分布相、平衡相（峰浓度）和消除相。吸收分布相至少 2～3 个点，平衡相至少 3 个点，消除相至少 6 个点。采样持续 3～5 个消除半衰期
	尿标本：给药前和给药后不同时间段，建议按等间隔回收率设置分段点
多剂给药药动学	血标本：① 首次给药，密集采样，吸收相、分布相和消除相分别采集数点；② 中间给药，稀疏采样，给药前采集谷浓度，给药结束后采集峰浓度；③ 末次给药，密集采样，采样方法同单剂药动学
	尿标本：首次给药和末次给药采集，包括给药前和给药后不同时间段

PD 标本采集时间点设计建议如下：

（1）PD 指标（如血糖）尽可能密集采样，此对于理解研究药物 PK－PD 行为很重要，也是后续开展群体 PK－PD 研究的出发点。如果 PD 指标来自循环系统，建议和 PK 一起采集标本。

（2）如果 PD 指标为质反应型、缓慢渐进型（如血脂改变、记忆力改变）或突发型（如呕吐），PD 指标收集时间点可与一定时间周期内稀疏 PK 采样点类似（如谷浓度）。

（3）如果 PD 指标随时间的变化明显与 PK 不同，其收集时间点可与 PK 采样不同步。

（4）为了更好考察 PK 和 PD 之间的关系，PK 和 PD 建议合在一起做，从同一受试者体内采样。

（三）健康受试者药动学-药效学研究实例

本部分简要介绍几类药物 PK－PD 研究方法及实例。

1. 抗菌药物

PK－PD 研究方法：收集临床分离的细菌，体外测定抗菌药物对细菌的 MIC。结合健康受试者 PK 数据计算 PK－PD 指数。如果研究药物为浓度依赖性，计算 AUC/MIC（药时曲线下面积与 MIC 比值）和 C_{max}/MIC（峰浓度与 MIC 比值）；如果研究药物为时间依赖性，计算 $\%T>MIC$（药物浓度高于 MIC 时间占给药间隔百分比）或 $\%T>C_T$（仅限于 β-内酰胺酶抑制剂，C_T 表示阈值）。采用蒙特卡洛模拟计算不同给药方案下抗菌药物 PK－PD 指数达标概率和累积响应百分率，优选给药方案。达标概率是指 PK－PD 指数在特定 MIC 水平下达到靶值的概率，靶值是指达到药理效应（如降低 1-log）所需的 PK－PD 指数值。累积响应百分率是指 PK-PD 指数达到靶值的百分率，数值上为 PTA 与各 *MIC* 分布频率之积的总和。

应用实例：以奈诺沙星注射液在健康受试者体内 PK-PD 研究为例[13]。奈诺沙星 PK 数据来自 500 mg、650 mg 和 750 mg 等剂量组，PD 数据来自该药对肺炎链球菌（2004~2005 年期间临床分离菌）的体外药敏结果。奈诺沙星为浓度依赖抗菌药物，采用体外 PK-PD 靶值 $fAUC_{0~24}/MIC = 47.05$ 开展蒙特卡洛模拟，结果显示，奈诺沙星各给药方案（500 mg、650 mg、750 mg，q24 h.）对肺炎链球菌 CFR 均在 99% 以上；当 $MIC \leq 0.722$ mg/L 时，各给药方案 PTA 均在 90% 以上。奈诺沙星对肺炎链球菌的 MIC_{90} 为 0.25 mg/L（CHINET 数据监测网），提示奈诺沙星治疗肺炎链球菌所致社区获得性肺炎可预期取得较好微生物学疗效。

2. 抗病毒药物

该类药物常见的药效指标为病毒滴度和持续病毒学应答，但在健康人 PK-PD 研究中，推荐选择与研究药物药理机制密切相关的酶的活性，如 RNA 聚合酶、DNA 多聚酶、逆转录酶、疱疹病毒解旋酶和 2′, 5′-寡腺苷酸合成酶（OAS）等。其中，OAS 是一种抗病毒酶，通过降解病毒和宿主 RNA 来抵抗病毒攻击，为抗病毒活性指标。可通过采集血液标本测定这些酶的活性。

应用实例：聚乙二醇干扰素 α-2a 是一种广谱抗病毒药物，用于治疗慢性乙型肝炎和慢性丙型肝炎。该药在体内可抑制病毒复制，并抑制细胞增殖。Jung YS 等[2] 开展了此药在韩国健康男性受试者的 PK-PD 研究，PD 指标为 OAS。结果显示，干扰素 α-2a PK 符合一室模型，吸收符合一级动力学。药物浓度与血清 OAS 活性的关系符合包含耐受房室的效应室模型。血清 OAS 活性基线水平与人体耐受性成反比：基线水平越低，耐受性越高。模型分析结果显示，最佳给药剂量应随 OAS 基线水平递减。当 OAS 基线水平高于 250 pmol/dL 时，聚乙二醇干扰素 α-2a 不再起作用。作者认为所建 PK-PD 模型可用于肝炎患者给药方案优化。

3. 心血管药物

由于该类药物作用靶点位于循环系统，因而常将血液中的生化标志物作为 PD 指标，开展 PK-PD 研究。

应用实例：替卡瑞洛（ticagrelor）为 P2Y12 受体拮抗剂，具有抑制血小板作用，临床上用于治疗急性冠状动脉综合征。Liu S 等[3] 开展了该药在中国健康受试者的群体 PK-PD 研究。14 名男性受试者口服 180 mg 药物后采集血液标本,测定替卡瑞洛及其活性代谢物 AR-C124910XX 浓度,以及血小板最大抑制率(PD 指标)。采用 PCR-直接测序法测定 *CYP3A4* 和 *CYP3A5* 基因型。结果显示,替卡瑞洛及其代谢物 PK 符合二室模型,吸收符合一级渐近吸收模型。药物浓度和血小板反应(即血小板抑制率)关系符合翻转模型(turnover model)。模拟结果提示替卡瑞洛 30 mg 维持剂量就可发挥预期的抗血小板效应。

4. 内分泌系统药物

该类药物 PD 指标的选择依赖于研究药物类别及其作用机制,可选的指标见表 3-3。如果 PD 指标来自循环系统,建议和 PK 一起采集标本;如果 PD 指标来自尿液,建议收集给药前和给药后不同时间段的尿液,作为 PD 标本。

表 3-3   内分泌系统药物 PK-PD 研究可采用的 PD 指标

类　　别	PD　指　标
降糖药	葡萄糖、胰岛素、糖化血红蛋白、胰高血糖素、游离脂肪酸等
骨质疏松治疗药物	尿羟脯氨酸、尿肌酐、C 端肽
皮质激素类药物	皮质醇、组胺、淋巴细胞、嗜碱性粒细胞
抗甲状腺药物	甲状腺素、三碘甲状腺原氨酸、促甲状腺激素

应用实例:γ-氨基丁酸(GABA)是一种功能性氨基酸,为抑制性神经递质。近年的研究发现,它可以促进胰岛素分泌,抑制胰高血糖素分泌,从而发挥降糖作用[14]。Li J 等[7]开展了该药在健康受试者体内 PK-PD 研究。12 名受试者单剂或多剂口服 2 g GABA,多剂给药时的频率为 1 天 3 次,持续 7 天。结果显示,GABA 快速吸收(达峰时间 0.5~1 h),半衰期为 5 h,多剂给药无蓄积。GABA 可显著提高血液中胰岛素水平(饥饿状态下升高 1.8 倍,进餐状态下升高 1.5 倍),在饥饿状态下还可升高胰高血糖素水平(升高 1.4 倍),且显著降低糖化白蛋白水平。

5. 镇痛药物

镇痛药物是一类缓解机体受到伤害性刺激后所产生反应的药物。开展该类药物在健康受试者中 PK-PD 研究的难点在于 PD 评价。表 3-4 列出了健康受试者 PK-PD 研究推荐采用的 PD 指标,建议根据药物作用机制及研究条件选择合适的 PD 指标。

类　　别	PD　指　标
主观指标	痛阈、耐痛阈(受试者事先给予热刺激、电刺激或冷压刺激等)
生理指标	潮气量、神经功能测定
生命体征	心率、血压、心电图
生化指标	儿茶酚胺、环磷腺苷、5-羟色胺、促肾上腺皮质激素、抗利尿激素等
其他指标	μ 阿片受体占有率

应用实例：纳美芬为吗啡受体阻断剂，对 μ 受体有很强亲和力，临床上用于逆转术后阿片类药物过度作用，避免引起疼痛。Kyhl LE 等[15]开展了此药在健康受试者体内 PK-PD 研究：首先将 9 项 Ⅰ 期临床健康受试者 PK 数据(共 243 名受试者)用于群体药动学建模；将另外 4 项 Ⅰ 期临床数据(85 名受试者)作为外部验证集。8 名受试者参加了影像学研究，提供了受体占有率数据。作者将这些数据合在一起，开展了 PK-PD 分析。结果显示，纳美芬 PK 符合二室模型，吸收符合一级过程，表观清除率 60.4 L/h，中央室分布容积 266 L。给予 20 mg 纳美芬 22~24 h 后，μ 阿片受体占有率仍能达到 60%~90%。作者认为，95%使用人群给予纳美芬后，μ 阿片受体占有率高于目标值的时间可维持 24 h，从而发挥其镇痛药效。

(四) 药动学-药效学分析

一般采用序贯法，先建立 PK 模型，再建立 PK-PD 模型。

PK 模型一般从一室模型、二室模型、三室模型或非线性模型中选取。如果为生物大分子药物，应考虑建立靶标介导的药物分布模型。如果药物有活性代谢物，或者代谢物 AUC 与原药 AUC 比值超过 10%，建议把代谢物也纳入 PK 分析。如果通过血管外给药，需关注吸收环节数学建模。由于 Ⅰ 期临床 PK 数据为密集采样，数据量较多，可开展经典药动学研究，也可开展群体药动学模型研究。模型建立方法见第 4 章。

根据 PD 曲线特点及研究药物作用机制构建 PD 数学模型。建模方法包括：① 经验建模法，如果药物效应与作用部位浓度直接相关，采用 E_{max} 模型或者 S 型 E_{max} 模型；如果药物效应变化明显滞后于浓度变化，尝试采用间接效应模型。② 基于机制的建模法，根据药理作用机制选用相应模块进行 PK-PD

模型构建。较常见的作用机制包括：慢受体结合、前体依赖的间接效应、信号转导、细胞/靶标/酶灭活、受体反向调节或脱敏等，描述这些作用机制的 PD 数学模型见第四章，此处不详述。

PK-PD 模型经过验证后可用于预测，如不同给药方案下 PK-PD 预测，以及特殊人群或患者人群 PK 和 PD 预测，为 II / III 期临床研究药方案设计和 PK-PD 采样设计提供依据。

第二节 患者药动学-药效学

一、药动学

临床治疗过程中，不同患者的病理生理特点不同，因此即使是针对同一种疾病的患者给予同一药物并且使用相同的剂量和给药方式，由于机体的吸收、分布、代谢和排泄能力不同，药物在血液及其他作用部位的浓度也可能会有较大差异。患者的个体差异更大，不可控因素更多，针对患者的 PK 研究及分析往往比健康人更为困难。本部分将从患者 PK 研究标本的分类及其特点、标本的测定方法、标本采集频率及时间 3 个方面对患者的 PK 研究进行简单介绍。

（一）患者药动学研究的标本类型及其特点

临床上通常按照标本的来源对标本进行分类，常见的标本有血标本、组织标本（如肝、肾、肺、脾、心、小肠等）、尿标本、唾液标本、粪标本、胆汁或腹水标本等，其他标本还有呼气气体、汗液、痰液、乳汁、前列腺液、脓液、毛发标本等。

针对患者 PK 研究的生物标本常具有以下特点：个体差异大，药物浓度低，需要使用特定的仪器进行测定；干扰物质多，如内源性物质和联合使用的药物对测定产生干扰，蛋白质结合类药物既测定游离药物浓度又要测定与蛋白结合的药物浓度，需要考虑代谢产物及其活性等；药物浓度随时间变化，药物在体内存在着 ADME 过程，并且各个代谢过程往往会同时进行；标本数量受到限制，只能针对符合要求的患者进行生物标本的采集，且每名患者中得到的标本量有限；标本不稳定，如尿标本收集后应及时送检，以免发生细菌繁殖、蛋白变性等。

对患者进行 PK 研究时,选择的标本需要具有代表性,根据研究目的选择合适的标本。如血标本可以反映药物浓度随时间的变化,与药物的疗效及不良反应紧密相关。尿液标本和粪便标本可以分别反映药物经过肾脏和肠道排泄的量,组织标本可以反映出药物的组织分布速度及在各组织中的浓度。肝肾功能异常患者应着重监测尿液和粪便中药物浓度,脑膜炎患者则应重点关注脑脊液中药物的分布情况[16]。

（二）患者药动学研究的标本测定方法

标本中药物浓度包括直接与药物效应相关的游离型药物浓度和与血浆蛋白结合的结合型药物浓度,实验中测定的多为二者之和,即药物的总浓度。对于药物代谢产物,应当对母体药物和已知或可疑的所有活性代谢产物进行分析,因为患者特殊的病理生理学特点可能会产生不同于 I 期临床研究中健康受试者的代谢产物,可参考临床前动物实验中确定的可疑毒性代谢物进行评估。对标本的具体处理方法主要取决于标本的来源及药物特性,常见的处理操作有：通过离心处理除去不溶微粒和部分生物大分子;通过沉淀处理的方法去除蛋白杂质;使用酸或者酶水解的方法将与蛋白结合的药物释放出来;通过萃取处理将样品浓缩,提高测定的灵敏度。

鉴于标本具有药物浓度低、干扰组分多、量少等特点,常常需要选择不同的方法和仪器或试剂盒对标本中药物含量进行测量,选择仪器或试剂盒时需要考虑其分离和定量能力。常用的方法有色谱法、毛细管电泳法和免疫法。

色谱法是既能分离又能定量的方法,气相色谱法适用于可以气化或经过处理后可以气化的药物,高效液相色谱法适用于本身具有紫外、荧光、电化学吸收的药物。质谱能为物质结构提供较多信息,因此色谱常联用质谱检测器进行分析,色谱质谱联用技术广泛用于分析药物在各种标本中的代谢产物,具有选择性强、灵敏度高的特点,其中液相色谱串联质谱（LC－MS/MS）特异性高、灵敏度好、分析时间短、开发方法简单,目前应用越来越多。

高效毛细管电泳法具有分离效率高、速度快、样品需求量少的特点,对于样品珍贵、标本量少、维生素及手性对映体药物等性质特殊或结构特异的药物的分离可以选用此种方法。

免疫法适用于激素、蛋白质、多肽类药物的定量测定。常用放射免疫分析法和酶免疫分析法。放射免疫分析法灵敏度高,检测限最高可达到 10^{-18} g;基于抗原-抗体免疫反应的原理,特异性强;利用试剂盒操作,操作简便。与放射性免疫分析相比,酶免疫测定标记的试剂比较稳定,没有放射性危害。从ELISA 试剂盒到半自动甚至全自动 ELISA 分析仪,检测技术正在逐步成熟。

(三)患者药动学研究的标本采集频率及时间

考虑到患者的病理特点、机体耐受能力、家属配合性及伦理学等多方面因素,对患者进行密集采样较为困难,因此常选用稀疏采样法。

群体药动学(population pharmacokinetics,PopPK)研究方法可以对大样本量的目标适应证患者稀疏血药浓度数据进行分析,特别适用于患者和特殊人群的 PK 分析,也能为这些特殊群体的给药方案设计提供依据[17]。PopPK 采样设计的策略有以下几种或为其中的组合:① 为受试者随机分配基于最佳设计(optimal design)方法得到的采样时间;单个受试者的样本数量和采样时间亦需基于最佳设计方法确定;② 每例受试者中获得两个或多个样本,总体样本合并使用时可覆盖整个给药间隔;③ 大部分受试者在指定时间点进行一次采样,通常为多次给药后给药前的谷浓度;④ 部分患者进行密集采样,有利于结构模型确立。

二、药效学

药物效应是药物临床观测中的重要内容,除了使患者受益的治疗作用外,还包括药物不良反应。相较于健康受试者,患者群体在疾病种类及其严重程度、对药物的敏感性及耐药程度、用药依从性等方面均有不同,因此个体差异更加明显,试验设计过程中需要考虑的因素也更加复杂。本节仅就患者临床试验中药效学指标获取过程中的重点问题进行讨论。

(一)药效学指标的选择

不同类型的患者应依据疾病的特点及患者的具体情况选用不同类型的疗效指标,常用的疗效指标包括生存状态及相关临床事件类指标、量表类指标、实验室检测类指标、组织病理学指标和影像学指标等[18-19]。

1. 生存状态及相关临床事件类指标

生存状态是指患者疾病的最终或影响患者生存的严重疾病状态结局,如死亡之前的生存期、出现影响生存质量较大的残疾、功能丧失和某些代表疾病严重发展和进展的重大临床事件等，主要包括死亡率、生存率、生存期及不可逆疾病和（或）严重的疾病状态的发生情况。该类指标一般是指疾病的最终结局和终末阶段，如癌症的总生存期和无进展生存期、急性心梗、脑卒中、终末期肾病、骨折发生率等，代表了疾病的严重恶化和进展，是患者和医生最为关心、最想避免的临床事件。因此，常用生存状态的改善来反映患者在药物治疗后的受益。

尽管生存状态及相关临床事件类指标容易观察，但在实际操作中往往需要进行更详细的定义。例如，脑卒中的判定需要确证是否出现神经功能缺损的症状、是否包括短暂性脑缺血发作和无神经功能缺损症状的腔隙性脑梗死等；终末期肾病如使用存在波动的血肌酐或肾小球滤过率值作为判断标准，实际操作中需要明确限定具体的测量时间范围、检测次数等。此外，需要特别注意与疾病变化不相关的因素对药效评价的影响，如患者的经济状况、患者心理素质等。

2. 量表类指标

量表是对患者病情的定量评估，其作为疗效评价指标十分普遍，常用的有患者报告的结局（patient-reported outcome，PRO）量表，临床医生观测的量表，认知、运动等绩效量表等。量表评价应该特别注意使用国内外公认、经过信度、效度和反应度等检测符合要求的量表，且量表的使用者往往需要经过正规的培训，以保证疗效观测数据的准确和完整。

量表使用过程中应当依照量表使用指南对合适的人群使用，包括患者的病情及疾病的分型、分类、分期等。此外，在执行过程中需要注意不同版本的量表的适应范围、测量条目、计分标准有一定差别，不能混用。对于使用日记等PRO量表者，应该注意避免患者凭记忆填补过去遗漏内容的情况。

3. 实验室检测类指标

生物标志物经常作为药物临床研究的有效性指标，可以客观地测量和评价正常的生物学过程、致病过程，以及对治疗干预的药理学反应。所选择的生物标志物可以是一种生理、病理、解剖特征，也可以是正常或异常的生物学功能或过程相关的某一方面的测量。往往通过试验或者仪器来测量，如糖尿病患者可以通过试验测量血糖水平，高脂血症患者可通过试验测量血脂中的低密度脂蛋白水平；高血压患者可以通过血压计直接测量血压高低等。

该类指标中生物标本的采集、保存、运输、检测、数据管理等要严格按标准操作规程执行。采集过程中应特别注意饮食、药物、运动、时间、生活状况等因素对生物样本检测结果的影响。保存和运输过程中要确保样本的稳定性,应尽快检测并严格规定最长保存时间和保存条件等。检测时应该注意生物标本、仪器、设备、方法、操作规程的一致性,必要时应固定检测人员。生物标本选择时应特别注意血清、血浆和全血不同。数据管理方面应注意正常和异常值判断标准的统一,尤其是在多中心临床试验中有利于数据的整合和进行统计分析。

4. 其他指标

组织病理学指标在临床中应用广泛,执行过程中需要制定组织病理学穿刺活检的质量控制标准或操作规范,对样本的提取时间、部位、大小、方向、次数等进行明确的规定,以尽量减少取样的误差,一般来说取样不能少于 3 个部位。

影像学指标也是临床试验中常用的临床疗效终点,常见的静态成像如 X 线、CT、MRI、眼底照片等,动态视频图像如胃镜、肠镜等。临床成像的采集、显示、归档、传输过程和结果均应该标准化和规范化。目前,结果的判断常以多数专家一致意见为主,当存在争议时,也可以组织相关领域专家组成盲态的独立终点仲裁委员会进行评判。近年来,人工智能机器阅读的准确性逐渐提高,未来如果能代替人工阅片,阅片的一致性也将提高。

(二) 试验时间的设计与选择

测定药物对患者的药物效应时,在时间方面也需要进行严格的试验设计。访视点是指受试者与研究者和(或)疗效指标评估、收集者等通过见面或其他方式的联系来收集或评估受试者相关指标信息的时间点。每个临床试验中所有访视点的整体安排称为访视时间框架,需要根据适应证、临床试验目的、观测指标特点、临床终点指标、药物作用特点等因素确定。

疗效指标的观测时间周期是指每次观察和测量疗效指标变化的时间间隔。设计观测时间周期时,应让观测时间周期与患者疾病相关指标的病理生理变化周期一致,如糖尿病患者的糖化血红蛋白、骨质疏松患者的骨密度等指标存在周期性变化,如果观测时间周期太短,则没有实际意义。如果使用量表进行药效学评估,选择的观测时间周期应与量表的要求一致,随意改变可能会影响量表的测量准确性。需要患者回忆过去一段时间内疾病发作频率、严重程度的临床试验应特别注意周期的选择不宜过长，否则可能会由于患者记忆模糊导致回忆不准确，也会由于增加患者的心理负担导致不合作的情况。除记忆因素外，观察时间周期太长会出现较多的不可控的情况，干扰试验结果。但并不是观测周期越短越好，还需要考虑临床实际的可操作性，如果观测过于频繁，如要求每天多次测量并记录可能会极大增加观测者的操作负担，出现大量的漏记情况，同样影响数据的准确性和可靠性。综上所述，观测时间周期的合理设计十分重要，需要根据实际情况进行选择。

如果每次疗效数据需要由研究者通过访视观测和记录，则观测时间周期与访视时间间隔一致。访视时间间隔的设计也需要考虑患者疾病类型、主要疗效指标、药物作用特点、具体给药方案等诸多因素，一般规定访视时间间隔应大于等于疗效指标的一次观测时间。每次访视时间间隔可以是相同的，也可以是不同的。例如，在药物作用后，评估患者疾病开始好转到痊愈的时间范围内可以设计较为密集的访视点，以提高临床试验的效能，疾病痊愈后则可以通过稀疏的访视点随访。

（三）其他需要考虑的问题

1. 基线测量

在许多临床试验中，药效学评价需要通过用药后指标和基线指标的组间比较来实现，因此往往需要对基线期疗效指标进行观测，如高血压患者的血压值、糖尿病患者糖化血红蛋白等。测量基线值之前，往往需要通过设计筛选期和导入期使受试者病情基本稳定、相关指标基线取值稳定可靠，以减少患者生活方式、心理因素、其他治疗药物等多种因素的影响。

有些疗效指标变异性较大和安慰剂效应明显时，为了保证基线数据的稳定性，减少纳入患者的安慰剂效应，提高临床试验效能，需要在反复多次观察后选取疗效指标较为稳定的患者进行随机分组。

2. 盲法要求

临床试验过程中，药效学指标的收集、制备、观测和判断都应该在盲态下进行。疗效指标的观测人员应不参与临床试验的其他过程，并尽量减少与其他参与者接触，以保持盲态。此外，为了保证增加药物疗效评价结果的稳健性，建议使用不同的药效学评价指标，并由不同的观测人员进行，不同药效学评价指标的结论一致可增加临床试验的可靠性。

三、药动学-药效学

可根据前述内容进行患者 PK 和 PD 研究的设计。PK 通常测定原药和活性代谢物(如有)浓度,PD 指标为疗效及与药理机制密切相关的生物标志物。如果开展患者群体 PK－PD 研究,除了收集 Ⅱ 期和 Ⅲ 期的 PK 和 PD 数据外,建议还收集 Ⅰ 期健康受试者数据。前者通常为稀疏采样数据,数据量相对较少;后者为密集采样数据,数据量较丰富。两者合并既扩大了数据量,还有助于确定结构模型,以及确认适应证病理对 PK 是否有影响。模型建立和验证完成后,可采用蒙特卡洛模拟技术优化给药方案。

应用实例[20]:重组人凝血因子Ⅶa(rFⅦa)是一款主要治疗血友病的抗凝药。以日本血友病患者为研究对象,作者 Shirahata A 等开展了一项 PK－PD 研究,这是一项多中心、开放临床试验。单剂给药有 8 例患者入组,给药剂量 120 mg/kg,PD 指标为 FⅦ-促凝活性(FⅦ:C)、活化部分凝血活酶时间(APTT)和凝血酶原时间(PT)。给药后 10 min,FⅦ:C 达到最大值,随后迅速降低,半衰期为 3.5 h。APTT 和 PT 迅速缩短,然后 24 h 内恢复。多剂给药有 10 例患者入组,给药剂量 86～120 mg/kg,PD 指标为止血效应和安全性。此阶段持续 24 周,rFⅦa 给药次数最多达到 85 次。有 58%(91/157)的出血事件有效,5 个出血事件(3.2%)无效。给药后 3 h,rFⅦa 有效率达到 90%,明显高于其他时间点。研究结论:rFⅦa 有效,耐受,可用于治疗血友病患者的出血事件。其余患者 PK－PD 研究实例见表 3－5。

表 3－5　患者 PK－PD 研究实例

类　别	研究药物	研究对象	出　处	备　注
消化系统药物	维多珠单抗	溃疡性结肠炎患者,克罗恩病患者	Rosario M. Aliment Pharmacol Ther, 2015[21]	群体 PK－PD 研究,使用 Ⅰ～Ⅲ期数据建模。PD 指标:黏膜地址素细胞黏附分子-1,用于反映整合素 α4β7 饱和水平
抗感染药物	左奥硝唑	厌氧菌导致的腹腔感染患者	Wu H. Clin Ther, 2018[22]	单中心,开放,多剂量研究。16 例患者入组,采用蒙特卡洛模拟计算 PTA 和 CFR
	利奈唑胺	脓毒症患者(伴随或不伴随肾替代治疗)	Ide T. Int J Antimicrob Agents, 2018[23]	群体 PK－PD 研究,27 名患者入组。建立二房室模型,然后基于 MCS,采用 CFR 和安全(谷浓度<7 mg/L)概率优化给药方案
	地瑞那韦依曲韦林	HIV－1 感染患者	Kakuda T. AIDS Res Treat, 2012[24]	用于治疗艾滋病,分别有 376 名/190 名患者数据用于地瑞那韦/依曲韦林 PK 建模。PD 指标:病毒应答率、安全性

续　表

类　别	研究药物	研究对象	出　处	备　注
心血管药物	替卡瑞洛	ST段未升高的心肌梗死患者	Holm M. Platelet, 2017[25]	前瞻性、单中心、观察研究。对照组为稳定冠状动脉疾病患者。40例患者入组，对照组20例。PK：原药和活性代谢物浓度；PD：治疗中血小板高反应性
	沃塞洛托	健康人+镰状细胞贫血患者	Hutchaleelaha A. Br J Clin Pharmacol. 2019[26]	首次人体试验，64名健康人和8名患者入组。PD指标：血红蛋白修饰水平、促红细胞生成素、运动试验、血液学参数。此药用于治疗镰状细胞贫血
	重组人凝血因子Ⅶa	日本血友病患者	Shirahata A. Int J Hematol, 2001[20]	多中心、开放临床试验。单剂：8例患者入组。PD：FⅦ：c、APTT、PT。多剂：10名患者入组。PD：止血效应和安全性。此药用于治疗血友病
	利伐沙班	急性冠脉综合征患者	Xu XS, et al. Br J Clin Pharmacol, 2012[27]	群体PK-PD研究，研究人群：健康人，全静脉血栓栓塞、深静脉血栓或心房颤动患者。2 290名患者数据用于分析。PD指标为PT,此药用于抗凝
	华法林	晚期恶性肿瘤患者	Tsimberidou AM. Mol Cancer Ther, 2011[28]	Ⅰ期试验，观察埃博霉素对华法林PK-PD影响。双中心药物相互作用研究。17例患者入组。抗凝PD指标为国际标准化比率。抗肿瘤PD指标为部分响应、疾病稳定等
皮肤病治疗药物	Brepocitinib	健康人+斑块性银屑病患者	Banfield C. J Clin Pharmacol, 2018[29]	随机、双盲、安慰剂对照、平行试验,54例健康人和30例患者入组。PD指标为干扰素诱导蛋白-10、高敏C反应蛋白、银屑病皮损面积和严重指数、安全性
神经系统药物	罗匹尼罗	泌乳素腺瘤患者	Liu S. Br J Clin Pharmacol, 2019[30]	5名女性患者入组。PD指标为催乳素水平（收集24 h内标本）。PK-PD数据采用非房室法和房室模型法分析
罕见病治疗药物	苔藓-α半乳糖苷酶A	法布里病（Fabry disease）患者	Hennermann JB. J Inherit Metab Dis, 2019[31]	Ⅰ期临床研究,6名患者入组。PD指标为血浆和尿液中酰基鞘醇三己糖和鞘氨醇三聚己糖苷浓度。此病为鞘糖脂类代谢疾病，药物可弥补体内α-半乳糖苷酶A缺乏

注：APTT活化部分凝血活酶时间，CFR累积响应百分率，HIV人类免疫缺陷病毒，MCS蒙特卡洛模拟，PT凝血酶原时间，PTA达标概率。

第三节　特殊人群药动学-药效学

用药中的特殊人群主要包括儿童（包括新生儿、婴幼儿）、妊娠期和哺乳期妇女、老年人、肝损伤者和肾损伤者等,这些特殊群体的生理特点不同于健康成年人,药物的体内过程会相应发生不同程度的改变,针对特殊群体开展 PK-PD 研究,对指导该群体的合理用药有重要意义。本节主要对儿童、老年人和肾损伤人群的 PK-PD 研究进行介绍。

一、儿童

(一)儿童生理和药动学特点

儿童人群是一个多样化的群体,年龄从 1 天到 18 岁,体重从不到 1 kg[32]到超过 70 kg。随着成长和器官系统的成熟,生理功能的变化会导致整个儿童期的药动学改变。不同年龄段许多解剖和生理因素决定了药物的药动学特征。儿童人群与成年人相比在生理上的差异会影响血浆或组织中药物的浓度。

与成年人相比,儿科人群主要有以下生理和药理学特点:① 新生儿、婴幼儿胃肠道发育不成熟、胃容积小、肠道相对较长、胃肠蠕动较慢,对药物吸收会产生影响;② 新生儿细胞外液相对成人容积较大,药物分布至细胞外液后浓度降低,排泄相对缓慢,半衰期延长;③ 新生儿血脑屏障功能低于成人,通透性大,使某些药物在脑脊液中的分布增加;④ 新生儿与婴儿体内总含水量高,脂肪与体重比例低于成人,可能会影响脂溶性药物的分布;⑤ 新生儿血浆蛋白结合力较成年人和年长儿弱,游离药物浓度较高,易分布进入组织;⑥ 儿童群体酶系统相对发育不足或缺乏,使某些药物的体内代谢过程发生重大变化;⑦ 儿童年龄越小,肾功能发育越不完全,主要经肾排泄的药物,其清除速率降低,全身药物浓度增加。

(二)儿童药动学研究

1. 研究设计

基于儿科群体的特殊性,进行临床研究设计时首要考虑的是保障受试儿童的安全,要符合伦理和科学的要求。进行研究设计时,应充分参考和应用已有的研究数据,如成人药动学研究数据,或者其他种族或国家地区儿童的药动学数据。对于成人 PK 研究显示线性药动学特征的药物,一般进行儿科患者单剂量的 PK 研究,必要时进行多剂量稀疏采样的群体药动学研究。反之,则应在儿科患者中进行单剂给药及多剂给药达稳态的完整 PK 研究,以考察药物吸收、分布和消除的任何非线性特征以及任何存在与作用持续时间相关的剂量差异。对于应用目标是儿科整体人群的药物，应在各个年龄组中进行研究以获取相应的药动学数据，一般按照成人、青少年、儿童、婴幼儿等年龄段顺序逐步进行，并密切监测其安全性。在研究中鼓励充分应用定量药理学手段，通过建立模型来预测药物的药动学行为，以支持儿科临床研究计划的设计和实施。

根据成人数据外推是估算儿童给药剂量的有效途径。在外推中，应主要考虑以下几点：① 成人和儿科人群目标适应证的病因、发病机制、疾病进程和预后转归是否相似；② 成人 PK 和 PD 的关系是否明确；③ 药物体内过程在成人和儿科人群间的差异的可能影响。

在使用国外儿科人群 PK 数据外推时，应先评价不同国家或地区的疾病流行病学、病因、发病机制和疾病进展预后等是否存在差异，在此基础上，评价国内外成年患者试验数据中，是否存在种族差异，包括是否存在临床药理学和治疗学等方面的差异，如在上述各方面差异性比较中有充分证据表明不存在显著差异，可以沿用国外儿科人群药物临床试验数据。

基于成人 PK－PD 与药理生理关联研究数据建立的群体 PK－PD 模型及生理药动学模型（PBPK）的应用，为确定儿科人群剂量提供了更多的支持和选择依据。

2. 研究方法

在儿科群体中进行药动学研究主要有两种：第一种是标准药动学方法，其研究设计与成人标准 PK 研究类似。然而由于伦理挑战、实际操作限制和儿童生长发育存在显著差异等，开展儿科人群全面 PK 研究的难度远高于成人。第二种是群体药动学方法，需纳入较多数量的受试者以保证足够的样本量，采用稀疏采样法，每名受试者仅需设计较少的采血点用于测定药动学指标，该方法更适用于儿科人群研究。采用此方法时，应注意考虑以下几点：① 尽量纳入能代表药物目标使用人群的人口统计学特征的研究人群；② 由于 PPK 研究存在较高的个体间差异，应科学设计临床样本的采样方案，以获得尽量多的研究信息；③ 可根据研究药物已有的成人或其他儿科人群 PK 数据进行外推，设计给药和采样方案。

3. 样本采集及分析

从伦理学角度考虑，尽量采用创伤少/无创的采样方法，设计合理的采样时间点和适宜的采血量。如果与全血或血浆水平的相关性已经得到证实，也可采用尿样及唾液样本等进行 PK 研究。建立样本分析方法时,除了一般的方法学考察要求,应力求建立高敏感度的分析方法,以尽可能减少用血量。

(三)儿童药动学-药效学研究

1. 抗菌药物

抗菌药物在儿童体内 PK-PD 研究有两种模式:① 收集目标适应证患者数据,开展临床试验研究。采用稀疏采样法收集血液 PK 标本。开展疗效评价(包括临床疗效和微生物学疗效),并研究药物对分离自临床病原菌的体外药效学。综合这些数据计算研究药物 PK-PD 指数,并分析与疗效相关性。如果 PK 标本较少,可额外收集其他儿童患者数据,用于 PK-PD 分析[33,34]。② 抗菌药物 PK 数据来自文献或药品说明书;PD 数据来自体外药效学研究,其中细菌由儿童患者临床分离;PK-PD 靶值通过文献报道获得。综合这些数据开展蒙特卡洛模拟分析,通过达标概率和累积响应百分率优化抗菌药物在儿童中的给药方案[35,36]。

应用实例:万古霉素是治疗耐药革兰氏阳性菌感染的常用药物之一。在一项成人和儿童临床观察性研究中,作者收集了成人和儿童 PK 数据、病原菌 *MIC* 数据,以及疗效数据。根据成人和儿童 PK 数据建立万古霉素 PPK 模型;还建立了万古霉素成人 PBPK 模型,模型评价通过后用于虚拟儿童人群,获得儿童 PBPK 模型。采用这两种模型预测万古霉素不同给药方案在不同年龄阶段儿童感染患者的 PK 参数,经蒙特卡洛模拟获得达标概率,据此推荐最佳给药方案:小于 12 岁儿童 60~80 mg/(kg·d),大于 12 岁儿童 50~60 mg/(kg·d),给药频率均为 q6 h. 或 q8 h.[37]。表 3-6 列出了抗菌药物在儿童中 PK-PD 研究实例。

表 3-6　抗菌药物在儿童体内 PK-PD 研究实例

类 别	研究药物	研究对象	出　　　处	备　　注
β-内酰胺类	头孢曲松阿莫西林/克拉维酸	中耳炎患儿	Beobide I. J Chemother, 2005[38]	在西班牙开展,PK 参数来自文献,PD 数据来自 SAUCE(2 个研究)
	头孢氨苄	骨关节感染儿童	Autmizguine J. Pediatr Infect Dis J, 2013[33]	12 名儿童参加本研究
糖肽类	万古霉素	MRSA 感染儿童	张宏亮. 中国药学杂志, 2017[36]	采用蒙特卡洛模拟技术开展 PK-PD 研究

续 表

类 别	研究药物	研究对象	出 处	备 注
大环内酯类	阿奇霉素	下呼吸道感染儿童	Liu S. J Antimicrob Chemother, 2018[39]	44 名儿童参加试验研究
		婴儿（呼吸道有解脲支原体定植可能者）	Marcela Merchan L. Antimicrob Agents Chemother, 2015[40]	15 名儿童参加试验,额外收集 25 名患儿数据用于群体建模
喹诺酮类	加替沙星	反复性中耳炎儿童	Rubino CM. Diag Microbiol Infect Dis, 2007[41]	多中心研究,187 名儿童参加试验,采用稀疏采样

注：MRSA 甲氧西林耐药金黄色葡萄球菌。

2. 其他类别药物

药物在儿童中的 PK-PD 研究也有两种模式：① 以适应证患儿或健康儿童为研究对象开展临床研究。采用稀疏法收集 PK 标本;同时开展药效评价, PD 指标包括疗效以及与研究药物作用机制密切相关的生物标志物。综合这些数据开展 PK-PD 分析[42]。如果 PK 标本较少,可综合其他儿童患者临床 PK 数据用于 PK-PD 分析。Somapacitan[43] 在儿童体内临床 PK-PD 研究采用了此方法。② 采用外推方法开展儿童 PK-PD 研究。儿童患者开展 PK 研究。然后收集成人 PK-PD 研究数据,包括前期工作,或者已发表的文献数据。综合这两方面数据,开展儿童 PK-PD 研究。依伐布雷定在儿童体内 PK-PD 研究用此模式[44]。表 3-7 列出了一些药物在儿童体内 PK-PD 研究实例。

表 3-7　儿童 PK-PD 研究实例

类别	研究药物	研究对象	出 处	备 注
呼吸系统药物	鲁玛卡托-依伐卡托（Lumacaftor-ivacaftor）	2～5 岁囊性纤维化儿童	McNamara J. Lancet Respir Med, 2019[45]	Ⅲ期临床研究。PD 指标：汗液氯离子、生长有关的参数、胰腺功能参数
	奥马佐单抗	严重哮喘患儿	Odajima H. Allergol Int, 2017[46]	药物为生物大分子。PD 指标包括哮喘控制,免疫球蛋白 E 水平
激素类药物	去氨加压素	夜遗尿儿童	Michelet R. Clin Pharmacokinet, 2020[47]	采用群体 PK-PD 方法（基于 1 个 PK 和 2 个 PK-PD 研究）
	MOD-4023	生长激素缺乏症儿童	Fisher DM. Horm Res Paediatr, 2017[48]	药物为长效 hGH-CTP。PD 指标：胰岛素样生长因子 1 和重组人生长激素
	Somapacitan	生长激素缺乏症儿童	Juul RV. Clin Pharmacokinet, 2019[43]	基于 3 个 Ⅰ 期试验的模型分析：支持 1 周给药 1 次,儿童和成人一起分析

类别	研究药物	研究对象	出　处	备　注
心血管药物	依伐布雷定	儿童患者	Peigné S. J Pharmacokinet Pharmacodyn, 2016[44]	采用 70 名儿童患者做 PK 研究,利用成人 PK-PD 做儿童 PK-PD 评价,药物用于抗心绞痛
	利伐沙班	静脉血栓栓塞儿童	Kubitza D. Thrombosis J, 2018[49]	Ⅰ期研究,儿童年龄为 0.5~18 岁,药物用于抗凝
	多巴酚丁胺	健康儿童	Berg RA. J Pharmacol Exp Ther, 1993[50]	做了 3 个剂量,PD 指标为血流动力学,包括收缩和舒张功能参数,药物用于治疗心力衰竭
神经系统药物	右旋美托咪定	接受门诊手术的儿童	Pérez-Guillé M. Anesth Analg, 2018[51]	群体 PK-PD 研究,药物为 α_2 肾上腺素受体激动剂,用于镇静
抗肿瘤药	拓扑替康	难治性实体瘤儿童	Tubergen DG. J Pediatr Hematol Oncol, 1996[52]	Ⅰ期试验和 PK-PD 研究
抗疟药	本芴醇	患疟疾的乌干达幼儿	Tchaparian E. J Infect Dis, 2016[53]	群体 PK-PD,此为临床试验研究

注:hGH,人生长激素;CTP,人绒毛膜促性腺激素 β 链的 C 端肽。

二、老年人

(一)老年人生理和药理学特点

老年人通常指年龄大于 65 岁的人群。与青壮年相比,老年人生理和药动学变化包括:① 消化道功能和组织形态发生改变,包括胃黏膜萎缩,胃酸分泌减少,胃肠道血流量减少,胃肠道黏膜和平滑肌萎缩等。这些变化导致口服药物的吸收速率和吸收程度降低,同时药物在胃肠道停留时间延长而进一步影响药物吸收。② 体内组成成分发生明显改变,全身含水量减少,脂肪组织含量增加,使脂溶性药物分布容积上升,水溶性药物分布容积下降。血浆白蛋白减少,药物游离浓度升高,对于蛋白结合率高的药物影响尤为明显。③ 肝组织减小和肝药酶活性降低,药物肝脏代谢清除减少,原药浓度增加,代谢物浓度降低。④ 肌酐清除率降低,肾清除功能减退,药物消除减慢,半衰期延长,也易发生药物蓄积中毒。

(二)老年人药动学研究

开展药物在老年人体内 PK 研究时,需注意两点:① 老年人不良反应发生率通常高于年轻人,为避免潜在的不良反应,通常开展单剂 PK 研究,而不开展多剂研究。② 以年轻人为对照开展药动学研究时，需注意匹配，即对药动学有潜在影响的因素（如性别）在两组中分布尽量均衡。一项左奥硝唑注射液在老年人药动学研究中[54]，采用了该研究策略：先入组老年人受试者（年龄60~80岁，男性体重≥50 kg，女性≥45 kg），开展PK研究；然后按性别匹配年轻受试者（年龄19~45岁，体重入选标准同老年人，体重指数19~24 kg/m²），开展PK对照试验。根据老年人与年轻人PK参数比值考虑是否调整给药方案，一般当其在老年人体内暴露量达到年轻人暴露量200%甚至更多时，应考虑调整方案，以避免潜在不良反应，调整方法包括降低剂量或延长给药间隔等。

（三）老年人药动学-药效学研究

预期研究药物主要在老年人群中使用，或者预期年龄对药物PK和（或）PD有显著影响时，应开展老年人PK-PD研究。研究通常为平行试验设计，同时招募老年人及相匹配的年轻人参加研究。PK检测对象为药物及活性代谢物（如果有）的浓度。PD指标一般选择与药理作用有密切关系的生物标志物，如肾素抑制剂PD指标为肾素，凝血酶抑制剂PD指标为活化部分凝血活酶时间，神经系统药物采用数字符号替换试验、视觉模拟量表等评价潜在药效。

应用举例：镇痛药ASP3662在开展老年人PK-PD研究时[55]，将11β-HSD1酶活性作为PD指标。这是一项单剂+多剂爬坡试验，研究人群包括老年人（非日本籍），以及年轻人（包括日本籍和非日本籍）。结果显示，单剂给药后ASP3662 PK为非线性，特别是低剂量，多剂达稳态时PK具有线性特征。给药后，11β-HSD1酶活性被抑制；多剂给药后PK和PD曲线出现分离，相关性降低。其他药物在老年人体内PK-PD研究实例见表3-8。

表3-8 老年人PK-PD研究实例

类别	研究药物	研究对象	出 处	备 注
抗菌药物	左奥硝唑	健康老年人和年轻人	Guo B. Clin Ther, 2017[54]	此药用于治疗厌氧菌感染
	加替沙星	呼吸道感染的老年患者	Niki Y et al. J Infect Chemother, 2008[56]	34名患者参加临床试验研究，PD指标包括临床疗效和微生物学疗效
	多立培南美罗培南	老年患者	Shino N. Japan J Nephrol Pharmacother, 2015[57]	根据PK-PD指数和蒙特卡洛模拟优化给药方案
镇痛药	ASP3662	健康老年人和年轻人	Bellaire S. Clin Transl Sci, 2019[55]	2个Ⅰ期临床研究。PD：11β-HSD1酶活性。此药为11β-HSD1酶抑制剂，用于镇痛

续　表

类别	研究药物	研究对象	出　处	备　注
心血管药物	布美他尼	老年患者和健康年轻人	Oberbauer R. Clin Pharmacol Ther, 1995[58]	采用交叉设计,每组 10 名。PK:测血和尿中药物浓度。PD:尿量、钠离子排泄分数。此药为利尿药,用于治疗水肿
	普拉格雷	日本老年人和年轻人	Hasunuma T. Clin Drug Invesig, 2017[59]	PK 包括活性代谢物 R-138727。PD 指标为 ADP 诱导的血小板聚集。47 人入组(老年人>75 岁,年轻人 45~65 岁)
	希美加群	老年人和年轻人	Johansson LC. Clin Pharmacokinet, 2003[60]	老年人包括男女,年轻人只有男性。PD 指标为活化部分凝血活酶时间。此药为口服凝血酶抑制剂
内分泌系统药物	Imarikiren	健康老年人和非老年人(均为男性)	Matsuno K. J Clin Pharmacol, 2018[61]	双盲,安慰剂对照,多剂 I 期研究,PD 指标为血浆肾素活性。此药为肾素抑制剂,用于治疗糖尿病肾病
神经系统药物	Avagacestat	健康老年人和年轻人	Dockens R. Clin Pharmacokinet, 2012[62]	剂量递增的多剂量研究。此药抑制淀粉样 β(Aβ)蛋白合成。PD 指标为脑脊液中 Aβ(1-38)、Aβ(1-40)和 Aβ(1-42)
	阿普唑仑	健康老年人和年轻人	Kaplan GB. J Clin Pharmacol, 1998[63]	单剂,双盲,交叉研究,每组 8 名。PD 指标为数字符号替换试验(DSST),脑电图。此药用于治疗焦虑和抑郁
	米库氯铵	老年人和成年人(均为患者)	ØStergaard D. Acta Anaesthesiol Scand. 2002[64]	每组 32 名。PK 包括原药和代谢物浓度。PD 为肌肉最大阻滞所需时间和恢复水平。此药为神经肌肉阻断剂,为肌松药
	阿莫伦特	健康老年人(男和女)	Hoever P et al. J Clin Psychopharmacol. 2013[65]	双盲,安慰剂对照,每组 12 名。PD 指标为自适应跟踪、眼跳运动、身体摆动、视觉模拟量表。此药用于治疗失眠

注:HSD 羟基类固醇脱氢酶。

三、肾功能不全者

(一)肾功能不全者药动学特点

肾功能不全主要影响药物在体内的清除过程,对主要经肾排泄的药物影响尤为明显。药物清除速率降低导致药物半衰期延长,血药浓度升高。同时,肾功能不全也会引起经肾排泄的代谢产物的累积。发生肾衰竭时,药物吸收速率和吸收程度也会降低。肾功能不全的患者,其分布容积可能因为水肿、脱水等发生相应的改变。肾功能不全引起的药物和代谢产物在体内积聚可能引起毒性反应。因此,针对肾功能不全者调整给药方案时应确保药物疗效和安全性。

（二）肾功能不全者药动学研究

1. 需要对肾功能不全者进行药动学研究的情况

① 肾功能不全可能明显地改变药物或活性代谢产物的 PK 特征。② 药物及其活性代谢产物的治疗指数窄，或药物及其活性代谢产物主要通过肾脏消除。

以下情况不需要进行肾功能不全者 PK 研究：治疗指数宽，主要通过肝代谢和胆汁排泄消除的药物和活性代谢产物；主要通过肺排泄的气态或挥发性药物和活性代谢产物；单剂给药的药物。

2. 研究设计

（1）肾功能测定：根据肾小球滤过率（eGFR）将肾功能分为 5 期，包括 1 期 $[>90 \text{ mL}/(\text{min} \cdot 1.73 \text{ m}^2)$，正常或升高]，2 期 $[60 \sim 89 \text{ mL}/(\text{min} \cdot 1.73 \text{ m}^2)$，轻度下降]，3 期 $[30 \sim 59 \text{ mL}/(\text{min} \cdot 1.73 \text{ m}^2)$，中度下降]，4 期 $[15 \sim 29 \text{ mL}/(\text{min} \cdot 1.73 \text{ m}^2)$，重度下降]，5 期 $[<15 \text{ mL}/(\text{min} \cdot 1.73 \text{ m}^2)$，肾病末期（end-stage renal disease，ESRD）]。

（2）试验人群：当药物的体内过程不受肾功能损伤影响或者治疗指数宽，无安全性顾虑时，可采用完整 PK 研究设计，为保证能够代表不同程度肾功能不全患者，应在 1~5 期中入选大约相同数量的对照组受试者和不同水平肾功能不全受试者，各个肾功能组年龄、性别、体重等相互之间应具有可比性。当有证据（例如群体药动学分析）认为肾功能损伤对 PK 的影响较小而不需要调整药物剂量时，可采用简化研究设计，只纳入正常肾功能和未进行透析的 ESRD 患者，若初步研究结果提示肾功能不全患者需要进行剂量调整，应继续进行全面 PK 研究。此外，对参加 Ⅱ 期和 Ⅲ 期临床试验的受试者进行群体药动学评价，可以评估肾脏功能对药物 PK 的影响。以上各研究设计中肾功能对照组的受试者应能代表研究药物的目标患者人群。如果不能入选目标适应证的患者，或者难以入选足够例数不同程度肾脏损害的受试者时，可以使用肾功能和其他因素诸如年龄、性别、种族和体重方面与目标适应证患者相当的健康志愿者。

（3）给药方案：当有证据显示研究药物及其活性代谢产物呈线性和非时间依赖 PK 特征时，可进行单剂量研究。单剂量研究中，肾脏功能一般不会明显影响药物的峰浓度，因此参与研究的所有患者通常都可以给予相同剂量的药物。当研究药物或其活性代谢产物呈非线性或者时间依赖型 PK 时，需要进行多剂量研究。多剂量研究中，为减少药物和代谢产物的蓄积，对于肾功能不全患者,应考虑随肾功能下降减少给药剂量和降低频次。同时,通常需要足够长的连续给药周期以便达到稳态,也可采用负荷剂量策略。

(4)样本采集:应对血浆或全血及尿液中的原药及活性代谢产物进行分析,采集血、尿标本的频率和时间应足够长,以便准确评估原型药物及活性代谢产物的相关药动学参数。对于肾功能不全患者,药物血浆蛋白结合率常常会发生变化,当血浆蛋白结合率表现为浓度依赖、或受代谢产物及其他随时间变化的因素影响时,需要测定每个样品中的游离药物浓度,否则,可从每位患者选取有限数量样品测定游离药物比例即可。

(5)透析对药动学的影响:透析可显著改变药动学特征,相当部分药物或活性代谢产物被透析清除时,需要调整给药剂量,如透析结束后给予补充剂量等。即使药物不是主要经肾脏途径消除,也有可能在透析过程中被排出。对可能用于接受透析治疗的 ESRD 患者的药物,应进行透析和非透析情况下的 PK 研究,以确定透析对药物及其潜在活性代谢产物清除的影响。透析患者 PK 研究可以与肾脏损伤患者 PK 研究整合在一起评估,也可以单独设计试验实施。通常只有在透析对药物或其活性成分消除无明显影响时才可以省略该部分研究。

3. 数据分析

(1)参数估算:对获得的血浆或尿中药物浓度数据进行分析,计算药物及活性代谢产物的药动学参数,包括 AUC、C_{max} 和 $t_{1/2}$ 等。

(2)药物 PK 与肾功能关系评估:建立肾功能指标与相关 PK 参数之间关系的数学模型,用于预测药物在不同肾功能不全患者中的 PK 参数,评价其 PK 特征。

(3)给药剂量推荐:基于肾功能与药物 PK 关系模型预测结果,推荐给药剂量,通常情况包括调整剂量、用药间隔或同时对两者进行调整,使药物及其活性代谢产物在肾功能不全患者中的药物浓度与正常肾功能者接近。

(三)肾功能不全药动学-药效学研究

以下情形建议开展肾功能不全 PK-PD 研究:① 药物主要经肾排出;② 目标适应证患者人群包含肾功能不全者;③ 疾病本身引起肾功能改变(如肾功能逐渐降低),可能影响药物 PK 和(或)PD;④ 药动学是影响药效学的主要因素。

开展肾功能不全者 PK-PD 研究时,研究对象包括肾功能不全者,以及肾功能正常的健康受试者(为对照组)。采用匹配策略(如根据年龄、性别和体重配对)入组健康受试者。建议事先采用定量药理学技术预测药物在肾功能不全者体内 PK 和 PD,然后根据结果选取肾功能不全达到特定程度的受试者进行临床验证,从而减少临床研究费用,加速试验进程。肾功能不全者 PK-PD 研究通常为单剂量、平行开放试验。

PK 指标通常为药物浓度。如果有代谢物,其浓度也应测定,特别是代谢物有活性时。PD 指标通常为反映药理作用机制的生物标志物,如抗凝药 PD 指标为 Xa 因子活性、凝血酶原时间和活化部分凝血活酶时间。抗痛风药 PD 指标为血清尿酸盐。

应用实例:奈诺沙星为无氟喹诺酮类药物,用于治疗社区获得性肺炎。收集奈诺沙星胶囊 I～III 期临床试验数据并建立 PPK 模型,通过模拟研究发现轻中度肾损伤对奈诺沙星 PK 影响不显著,只有重度肾功能损伤显著增加奈诺沙星浓度。然后以重度肾功能损伤者为研究对象开展临床 PK-PD 研究,对照组为肾功能正常的健康受试者。10 对受试者入组。单剂空腹口服 500 mg 奈诺沙星。研究结果显示,与健康受试者相比,奈诺沙星在重度肾损伤者中 $AUC_{0\sim72}$ 和 $AUC_{0\sim\infty}$ 分别增加了 93% 和 104%。PK-PD 分析结果显示,剂量减半,或者给药间隔延长至 48 h,均能降低奈诺沙星在重度肾损者体内的暴露,使 PK-PD 指数 $AUC_{0\sim24}/MIC$ 达标概率和累积响应百分率与健康受试者接近[66]。其他药物在肾损伤者 PK-PD 实例见表 3-9。

表 3-9 肾损伤者 PK-PD 研究实例

分类	研究药物	研究对象	出处	备注
抗菌药物	头孢洛扎/他唑巴坦	肾功能不全者,正常者及肾清除增强者	Xiao AJ. Infect Dis Ther, 2017[67]	肾损伤包括终末期肾病。采用蒙特卡洛模拟,PK-PD 指数:头孢哌酮 f%T>MIC,他唑巴坦 f%T>1 mg/L
风湿免疫类药物	非布索坦	轻、中度肾功能不全受试者和肾功能正常者	Hoshide S. Nucleosides Nucleotides Nucleic Acids, 2004[68]	单剂口服给药,PD 指标为血浆尿酸盐。此为抗痛风药,用于治疗高尿酸血症
	维立诺雷	肾功能不全的男性受试者(18～85 岁);血清尿酸盐:4.5～10 mg/dL)	Smith WB. Clin Drug Investig, 2018[69]	单剂量的 I 期试验。PK 为原药和主要代谢产物浓度。PD 为血清尿酸盐。此为选择性尿酸重吸收抑制剂,用于治疗痛风

续 表

分类	研究药物	研 究 对 象	出 处	备 注
心血管系统药物	替格瑞洛	重度肾功能不全者（$CL_{cr} < 30$）和肾功能正常者（$CL_{cr} \geqslant 80$）	Butler K. J Clin Pharmacol, 2012[70]	均为受试者。单剂量研究，PK 为药物+活性代谢物浓度。PD 为血小板聚集的最终抑制程度，此为抗血小板药，用于抗栓
	阿哌沙班	肾功能不全者和健康受试者	Chang M. J Clin Pharmacol, 2016[71]	单剂量研究。PD 指标为国际标准化比值、抗 Xa 因子活性。肾功能通过碘海醇清除率、MDRD 公式评价，此为抗凝药
	利伐沙班	轻、中度肾功能不全者和肾功能正常者	Moore KT. J Clin Pharmacol, 2014[72]	考察红霉素对利伐沙班 PK – PD 影响。PD 指标为 PT、APTT、肝素抗凝活性、Xa 因子活性，此药用于抗凝
内分泌系统药物	瑞格列净	轻、中度肾功能不全的糖尿病患者	O'Connor-Semmes R. Drug Metab Dispos, 2015[73]	此试验有对照受试者。单剂口服给药，PD 指标为尿糖分泌量，此药为 SGLT2 抑制剂，用于降糖
	埃格列净	肾功能不全的 2 型糖尿病患者和健康受试者（eGFR ≥ 90 mL/min）	Sahasrabudhe V. J Clin Pharmacol, 2017[74]	Ⅰ期开放研究，36 名受试者参加试验。PD 指标为 24 h 尿糖排泄量，此药为钠葡萄糖共转运体抑制剂，用于降糖
	托格列净	肾功能不全的 2 型糖尿病患者	Ikeda S. Drug Res (Stuttg). 2019[75]	2 项临床研究，包括单剂和多剂给药。PD 指标为 24 h 尿糖排泄量，此药为 SGLT2 抑制剂，用于降糖
	鲁格列净	肾功能不全的 2 型糖尿病患者	Samukawa Y. Clin Pharmacol Drug Dev, 2018[76]	单剂量、平行、开放、多中心研究。PD 指标为尿糖排泄量、血糖，此为 SGLT2 抑制剂，用于降糖
抗肿瘤药物	米伐木肽	轻、中度肾功能不全的成人受试者和健康受试者	Venkatakrishnan K. Br J Clin Pharmacol, 2014[77]	采取年龄、性别和体重配对健康受试者。33 名受试者参与研究。PK 测总浓度和游离浓度。PD 指标为 IL – 6、TNF – α、CRP

CL_{cr}：肌酐清除率；eGFR：估算肾小球过滤率；IL：白介素；TNF：肿瘤坏死因子；CRP：C 反应蛋白；MDRD：肾脏疾病饮食修正方程；SGLT：钠-葡萄糖协同转运蛋白；PT：凝血酶原时间；APTT：活化部分凝血活酶时间。

四、肝功能不全者

（一）肝功能不全者生理和药动学特点

肝功能不全时，下述生理功能发生改变：① 急性肝炎和肝实质损伤等使肝自身清除能力降低。② 肝硬化导致门静脉高压，形成侧支循环，使药物经肝代谢和解毒能力下降；门脉高压还导致胃肠道黏膜淤血、水肿伴慢性炎症增厚,降低口服吸收药量。③蛋白合成能力下降,使药物游离分数增多。④腹水导致细胞外液增多,水溶性药物分布容积增加。

（二）肝功能不全者药动学研究

1. 适用情形

药物经肝脏代谢和(或)排泄的量占原药或活性代谢物清除量相当大部分时(高于所吸收药物的20%),或研究药物治疗窗较窄时,推荐开展肝功能不全PK研究。下述情形不用开展肝功能不全PK研究:① 药物完全通过肾脏清除途径排泄;② 小部分药物(<20%)经肝脏代谢,且治疗窗较宽;③ 药物为气态或挥发性,且药物及活性代谢物通过肺部清除;④ 临床上仅单剂量使用。

2. 研究考虑要点[78]

（1）研究设计:如果要对各种程度肝功能不全制定给药建议,第一种说法是开展全面研究设计,在3个Child-Pugh分级(轻度、中度和重度)患者和对照组进行研究。每组至少6例。第二种方法是采用简化研究设计:根据Child-Pugh分类选择某一级别(通常为中度)患者开展肝功能不全PK研究。其中,肝受损(而不是其他基础疾病)是使Child-Pugh分级指标(胆红素、白蛋白、凝血酶原、肝性脑病及腹水)发生变化的原因。肝功能正常对照组应来自目标治疗患者,当难以入选足够例数不同程度肝脏损害的受试者时,可以使用在年龄、体重和性别等方面与患者相似的健康受试者。通常采用匹配原则入组对照组受试者。还应考虑其他可能显著影响药物PK的因素(如饮食、吸烟、喝酒等),并在入组时进行匹配。肝功能不全组和对照组至少各有8名受试者,以提供可评价的数据。

（2）给药方案:以下情形适合开展单剂量PK研究。① 通过单剂数据可准确预测原药及活性代谢物多剂PK;② 预计患者体内原药及活性代谢物PK为线性,不具有时间依赖性。如果已知药物及一种活性代谢物为非线性PK,或具有时间依赖性,应开展多剂量PK研究。对PK的评估宜在稳态时进行。肝功能不全PK研究所用剂量一般为临床给药剂量,如果顾虑血药浓度增加可能出现药物毒性,应降低肝功能不全患者给药剂量。

（3）样本采集和分析:血样采集持续时间需足够长,以确定原药及活性代谢物半衰期。与对照组相比,肝功能不全患者采血时间可能要延长。如果药物被肝脏大量摄取(摄取率>0.7)和具有高血浆蛋白结合率(游离分数<10%),建议

至少在血浆浓度谷值和峰值处测定游离药物比率。

（4）群体 PK 研究：如果 Ⅱ 期和 Ⅲ 期临床试验未排除肝功能不全患者，并在患者中采集了足够 PK 信息，可确定其 PK 特征，那么可采用群体 PK 研究评估肝功能改变（作为协变量）对 PK 的影响。需事先收集患者肝功能指标，如 ALT、AST、血清胆红素、白蛋白、凝血酶原时间、腹水或其他相似的肝脏指标。群体 PK 研究应包括以下特征：① 预先计划的对肝脏损伤影响的分析；② 对肝脏疾病严重性的评价；③ 足够数量患者和对肝功能范围的充分代表性；④ 在适当情况下测定游离药物浓度。

3. 数据分析

采用非房室和（或）房室模型方法计算药动学参数（如 AUC、C_{max}、总清除率、肾和非肾清除率、V_d、终末半衰期），评估肝功能不全对原药及活性代谢物 PK 的影响。采用线性或非线性模型探索肝功能指标（如肝血流量、白蛋白浓度、凝血酶原时间、Child-Pugh 总体肝损伤分级）与所选 PK 参数（如 CL、V_d、AUC）之间的关系。如果相关性依赖于分类变量（如 Child-Pugh），则采用连续变量回归法描述肝功能不全与 PK 参数关系。

与肝功能正常组相比，如果肝功能不全组 AUC 增加两倍或更多，应在药品说明书中进行剂量调整，通常为降低剂量或延长给药间隔。如果药物为前药，经肝脏代谢后才能发挥活性，可能需要增加给药剂量，或缩短给药间隔。如果 AUC 或 C_{max} 比值 90% 置信区间落入 80%~125% 范围，或者在肝功能不全 PK 研究开始前，基于研究药物［如剂量和（或）浓度-效应试验］已确定无影响范围，则可以得出肝功能不全对 PK 影响无临床意义的结论。

（三）肝功能不全者药动学-药效学研究

下述情形建议开展肝功能不全者 PK - PD 研究：① 药物主要经肝清除；② 肝功能对 PD 指标有明显影响；③ 肝功能不全者是适应证人群组成部分；④ 药动学是影响药效学的主要因素。

肝功能不全 PK - PD 研究一般为单剂量、开放试验，如果为多中心研究，采取平行组设计。研究对象一般为轻度肝功能不全者（Child-Pugh 评分 A 级）和（或）中度肝功能不全者（Child-Pugh 评分 B 级），对照组为肝功能正常者。由于肝功能受年龄、性别和体重等影响，因而通常采用配对原则，招募合格的肝功能不全受试者后，按年龄等因素配对原则入组肝功能正常受试者，以消除这些因素对肝功能的影响。轻度肝功能不全和（或）中度肝功能不全组至少入组6人，对照组（肝功能正常组）也需入组相同例数受试者。

PK指标一般为原药和代谢物（特别是有活性代谢物时）浓度。PD指标通常选择与药物作用机制密切相关的生物标志物。例如，抗凝血药PD指标通常为凝血酶原时间和活化部分凝血活酶时间；β受体阻滞剂PD指标包括心率、血压等；抗肿瘤药物PD指标选择肿瘤坏死因子等；抗痛风药PD指标一般为尿酸。

应用实例：罗沙司他是用于治疗慢性肾病所致贫血的药物。以中度肝功能不全者为研究对象（Child-Pugh评分7~9分）开展了PK-PD研究，对照组为肝功能正常者[79]。此为开放试验，受试者单剂口服100 mg，肝功能不全组和对照组分别于给药后144 h内和96 h内取血，测定血药浓度。PD指标为促红细胞生成素（EPO）。中度肝功能不全者和对照组各有8人入组。与对照组相比，罗沙司他在中度肝功能不全者体内$AUC_{0~\infty}$增加23%[比值的几何均值（GMR）为123%，90%置信区间（CI）86%~175%]，C_{max}降低16%（GMR=84%，90%CI 68%~104%），$t_{1/2}$延长（17.7 h vs 12.8 h）。EPO基线校正AUC降低31%（90% CI 29%~162%），E_{max}降低48%（GMR=53%，90% CI 29%~94%）。结果提示，中度肝功能不全引起的罗沙司他PK和PD变化无显著临床意义，轻、中度肝功能不全受试者不用调整罗沙司他给药方案。其他肝功能不全者PK-PD实例见表3-10。

表3-10　肝功能不全者PK-PD研究实例

类别	研究药物	研究对象	文献出处	备　　注
心血管药物	替格瑞洛	轻度肝功能不全者 肝功能正常者（均为健康受试者）	Butler K. J Clin Pharmacol, 2011[80]	轻度肝功能不全为Child-Pugh评分A级。此为单剂量研究，每组10名。PD指标为血小板聚集抑制百分比，此药用于抗凝
	罗沙司他	中度肝功能不全者 肝功能正常者（BMI、年龄和性别配对）	Groenendaal-van de Meent D. Clin Drug Investig, 2016[79]	单剂量，开放研究，每组8名。肝功能不全组Child-Pugh评分7~9分。PD指标为促红细胞生成素，此药用于治疗慢性肾病引起的贫血
	希美加群	轻中度肝功能不全者 肝功能正常者（年龄、体重、性别配对）	Wåhlander K. Clin Pharmacokinet, 2003[81]	非盲，非随机研究，每组12名。PK标本包括血和尿，PD指标为APTT、PT、末梢出血时间，此药用于抗凝
	依度沙班	轻中度肝功能损伤者 健康对照者（年龄、性别、体重配对）	Mendell J. J Clin Pharmacol, 2015[82]	开放，单剂量，I期临床研究。每组8~9名。PK为测原药和代谢物浓度。PD指标为PT、APTT、安全性，此药用于抗凝

续 表

类别	研究 药物	研 究 对 象	文献出处	备 注
心血管 药物	利伐 沙班	轻中度肝功能不全者 健康对照者 (按性别配对)	Kubitza D. Br J Clin Pharmacol, 2013[83]	单中心,非随机,非双盲研究,每组 8 名。PD 指标为 X a 因子活性抑制水平、 凝血酶和抗凝血酶活性、PT、APTT,此 药用于治疗静脉血栓
	瑞舒 伐他 汀	轻中度肝功能不全者 肝功能正常者 (年龄、体重、种族、性 别和吸烟史配对)	Simonson SG. Eur J Clin Pharmacol, 2003[84]	开放,非随机,平行试验,每组 6 名。多 剂量给药。PD 指标为低密度脂蛋白胆 固醇,此为降脂药,治疗高胆固醇血症 和血脂异常症
	兰地 洛尔	轻中度肝功能不全患者 健康受试者	Takahata T. Drugs R D, 2005[85]	开放,平行组试验,每组 6 名。PK 标本 包括血和尿。PD 指标为心率、血压,此为 β受体阻滞剂,治疗快速性心律失常等
抗肿瘤 药物	米伐 木肽	轻中度肝功能不全者 肝功能正常者 (年龄、体重、性别配对)	Venkatakrishnan K. Br J Clin Pharmacol, 2014[86]	单剂量研究,37 名参加试验(肝功能不全 者 17 名)。PD 指标为 IL - 6、TNF - α、 CRP,此药用于治疗非转移性骨肉瘤
	鲁索 替尼	肝功能不全者 肾功能不全者	Chen X. Clin Pharmacol Drug Dev, 2014[87]	开放,单剂量研究。PK 测原药和代谢 物浓度。PD:磷酸化信号转导和转录 激活因子 3(pSTAT3)。此药用于治疗 骨髓纤维化等
风湿免 疫类药 物	非布 索坦	轻中度肝功能不全者 肝功能正常者	Khosravan R. J Clin Pharmacol, 2006[88]	多剂量研究,PK 测定游离药物和活性 代谢物浓度。PD 为血清尿酸,此为抗 痛风药,治疗慢性高尿酸血症

注:PT 表示凝血酶原时间,APTT 表示活化部分凝血活酶时间,BMI 表示体重指数,IL 表示白介素,TNF 表示肿瘤坏死因子,CRP 表示 C 反应蛋白。

第四节 心脏安全性的药动学-药效学

一、概述

心脏安全性评价是创新药物研发过程中最重要的环节之一。许多非抗心律失常药物具有使心脏复极过程延长的不良作用,心电图上表现为 QT/QTc 间期延长,心脏复极延迟将导致发生心律失常的风险明显增高,最常见的是引发尖端扭转型室性心动过速(torsades de pointes, TdP)。以往认为 QT 间期延长是预测引发 TdP 的生物标志物,抑制内向延迟整流钾通道(Ikr)是药物引起 QT 间期延长的最常见的原因[89]。在欧美国家,药物导致潜在致命性心律失常风险增加已成为几乎所有治疗领域药物退出市场的最主要原因之一[90]。因此，人用药品注册技术要求国际协调会（ICH）颁布的《人用药物延迟心室复极化（QT间期延长）潜在作用的非临床评价指南》（S7B）及我国《药物QT间期延长潜在作用非临床研究技术指导原则》要求检测创新药物对hERG通道的阻断作用以评估该药物的心脏安全性。

由于QT/QTc间期延长可以提高发现心律失常的敏感性，因此，新药在上市前进行充分的安全性评价应包括详细描述其对QT/QTc间期影响的特点[91]，包括新药对QT/QTc间期的影响及对心血管不良事件的收集。因此ICH E14规定在临床试验初期，药物应进行临床心电图评价，尤其应包括一个单独的试验用以评价药物对心脏复极化的影响，即"QT/QTc的全面研究"（全面QT研究）。

全面QT研究的分析方法主要为时间点分析或者交叉联合检验（intersection-union test，IUT）[91]。随着模型模拟技术在新药研发中应用越来越广泛，浓度-效应（concentration-QT，C-QT）模型的分析方法在心脏安全性评价中越来越受重视。C-QT的优势在于其更侧重于药物延长QT间期的药理学基础，并且使得在非全面QT研究设计的试验中评价药物心脏安全性成为现实，进一步节省了新药研发的成本。心脏安全性PK-PD研究一般分为两类：① 开展全面QT研究，获得药动学和心脏安全性数据，开展PK-PD研究；② 在早期临床试验设计（耐受性、单剂PK、多剂PK和食物影响试验）中增加心脏安全性评价，结合浓度数据开展PK-PD分析。

二、研究设计及一般考量

（一）全面QT临床研究

全面QT（thorough QT，TQT）研究是指开展单独的试验评价药物对心脏复极化的影响。经典TQT研究设计多为自身交叉对照，包括4个剂量组，即安慰剂作为阴性对照组，莫西沙星作为阳性对照组，试验药物的治疗剂量组和超治疗剂量组。研究对象一般为健康受试者。超治疗剂量旨在预测目标患者人群高暴露量下（例如，合并使用CYP3A4抑制剂、肝肾功能不全、存在心脏疾病、接受高于临床处方剂量）QT间期的变化。

TQT试验设计的关键因素：① 受试人群，TQT试验应选择健康受试者，有些药物考虑到安全性或耐受性（如细胞毒性的抗肿瘤药）不能在健康受试者中进行时,可以选择患者作为受试者。② 样本量,计算样本量时最重要的问题是确定 QT 的变异性,假设研究药物可以延长 QT 间期 $2 \sim 3$ ms,把握度(power)设为 90%,在经过相关严格培训的临床中心,并通过有经验的 ECG 中心实验室分析测量,一般认为对一个交叉试验(或平行试验每组)来说,$32 \sim 48$ 例受试者样本量可接受[92]。③ 交叉/平行设计,TQT 试验可以采用交叉设计或平行设计。对于清除半衰期长,由于其他原因导致延迟效应(carryover effect)显著的药物以及试验中涉及多剂量或多个治疗组的研究,推荐平行设计。④ 基线的测量,基线校正可以减少个体间差异及由于昼夜效应等导致的差异。时间匹配基线(time-matched baseline)及给药前基线(pre-dose baseline)是 TQT 研究常用的 2 种基线方法。时间匹配基线将给药前一天作为基线日,收集与给药日完全相同时间点心电图作为基线。用药前基线是以每阶段给药前测量的心电图作为基线,在给药前采集多个时间点心电图。一般交叉试验设计采用的是给药前基线设计,平行设计试验采用的是时间匹配基线设计。⑤ 阳性对照药,TQT 试验中的阳性对照药应能延长 QT/QTc 间期超过 5 ms。阳性对照可以为药理性的或非药理性的(如深呼吸或体位变化等),最常用的阳性对照药物为莫西沙星。⑥ 超治疗剂量,由于患者本身有肝脏或肾脏疾病,或者合并用药之间的相互作用,在治疗剂量下,患者体内的药物暴露量与健康受试者可能不同。因此在健康受试者中,不仅需要评价新药的临床治疗剂量对 QT 间期的作用,同时也要评价超治疗剂量对 QT 间期的作用。一般超治疗剂量应是在最大耐受剂量范围内,同时相当于治疗剂量的数倍。但超治疗剂量设计不得太高,可能导致由于不良事件造成受试者脱落率过高,最终试验失败。⑦ 血样采集时间点,心电图采集和 PK 采样点应涵盖研究药物峰浓度(C_{max})及峰浓度前后的时间点。⑧ 心电图采集,QT 间期受许多因素影响,包括活动水平、体位变化、生理周期模式及食物消化等。因此心电图质量对于最终的结果至关重要,控制心电图的质量一方面需要经过训练的心电图医师,对于导联放置的部位进行把控[93];另一方面,在采集心电图的时间点,需保证受试者处于静息状态。至少保证在方案中规定的 5 min 时间窗内持续记录心电图,并且此时受试者保持静卧从而控制心电图质量。动态心电图监测能够输出重复性的心电图,并且具有最佳的信噪比,因此最好采用动态心电图[94]。

（二）早期临床试验开展心脏安全性药动学-药效学研究

由于 TQT 研究是一项耗时、费力和耗资的研究，根据当前的研究设计，每个研究中心电图数据集包含 2 425~14 128 个心电图，受试者的数量从 31 到 181 不等[95]。一项经典 TQT 研究根据其研究设计的复杂程度，需要花费 100 万到 300 万美元。由于 TQT 研究效益成本比低，因此如何在早期临床试验中结合 QT 研究以替代 TQT 研究方法成为研究的热点。在早期临床试验中开展心脏安全性研究的一个关键难点在于单剂量递增或者多剂量递增试验中样本量较小，采用传统的 TQT 研究时间点分析的方法存在效力不足的问题，为解决这个问题，开始探索 C-QT 模型在 I 期临床试验中评价药物心脏安全性的方法。2014 年，国际药品开发创新和质量联合会药理领导小组（The Clinical Pharmacology Leadership Group of the Consortium for Innovation and Quality in Pharmaceutical Development，IQ）和心脏安全研究联盟（the Cardiac Safety Research Consortium，CSRC）合作开展了一项早期临床试验评价药物对 QT 间期作用的研究，该研究选择了 6 个已上市且对 QT 间期作用明确的药物，其中 5 个药物轻度延长 QT 间期，1 个药物对 QT 间期无作用，模拟 I 期临床试验中的单剂剂量递增试验设计，每个药物组中，9 例受试者使用研究药物，6 例受试者使用安慰剂，每个药物包括低剂量组和超治疗剂量组[96]。研究结果发现，对于 QT 间期阳性研究药物，即使在低剂量水平，同样能检测到药物对 QT 间期的延长作用，而 QT 间期阴性研究药物在高于治疗剂量 6 倍的剂量水平下，药物对 QT 间期的作用为阴性[97]。该研究结果得到 FDA 认可，这项前瞻性的研究成为 I 期临床试验替代传统 TQT 研究的标志性试验。根据这一研究结果，2015 年 10 年 ICH E14 的 Q&A（R3）中提出浓度-效应分析，其中用于表征药物影响 QTc 的所有临床试验中的剂量组以及所有与 QT 间期相关的数据，可被用来作为替代时间点分析的方法，而且这些数据不需要来自专门的 QT 研究[98]。这也就为早期临床研究替代 TQT 研究提供了科学支持。

早期临床试验包括 I 期临床试验中安全性和耐受性、单剂 PK（包括食物影响试验）和多剂 PK 研究。早期临床试验结合大量高质量心电图可以作为 TQT 研究的替代方法，但是对早期临床的试验操作有很高的要求以保证数据的质量，避免假阴性结果，主要的技术要点包括：① 心电图质量，I 期临床试验结合动态心电图监测，可以作为评价药物对 QT 间期作用的方法。其技术要求同 TQT 研究，采用动态心电图监测可以提高试验的可行性，并且更能覆盖采集给药后的血药浓度峰值附近以及血药浓度较低时候的数据。尽可能保证 PK 血样的采集时间点同心电图采集时间点一致,需要注意的是 PK 血采集的时间点需要在心电图采集结束后,避免心率的波动。② 超治疗剂量,对于超治疗剂量的选择,可以是在 I 期临床试验中已经确定的最大耐受剂量(maximum tolerated dose, MTD);如果最大耐受剂量尚未确定,那么理想的超治疗剂量应该覆盖目标患者人群中可能达到的最大的暴露量。而在最大耐受剂量不可知的情况下,研究者经常会选择 3 ~ 5 倍治疗剂量作为超治疗剂量。③ 阳性对照,在 I 期临床试验中往往缺乏阳性对照组。研究发现进餐后 1 h QT/QTcB 间期延长,而餐后 2 h QTcB 回落到进餐前水平,而 QTcF、QTcI 在餐后 2 ~ 3 h 出现最大的降幅。因此,有研究建议将富含碳水化合物的食物用作评价 QT 研究的阳性对照[99]。也有研究在 I 期临床试验中加入莫西沙星作为阳性对照,以此来评估试验的敏感性[100-101],在目前尚没有明确的替代莫西沙星阳性对照的方法下,这种方法更能增加试验的可信度,并且 Shah 等[101]也比较了在 I 期临床试验中加入莫西沙星阳性对照的费用,是 TQT 研究费用的一半。

三、浓度-QT 间期模型分析

(一) 药动学数据分析

首先建立 PK 模型,特别是当 ECG 测定时间点和 PK 采样时间点不相同时,可通过药动学模型预测相应 ECG 测定时间点血药浓度,包括房室模型法和群体药动学模型法等,为后续建立 C-QT 模型奠定基础。

(二) QT 间期校正公式

由于 QT 间期与心率成反比,测得 QT 间期通常针对心率校正以确定是否 QT 间期相对于基线有所延长。常见的 QT 间期校正方法有 Fridericia 公式、Bazett 公式、study-specific、individual-specific。如果药物会引起心率的变化,那么校正公式选择不正确可能会得出错误的结果。分析 75 项已经发表的 TQT 研究结果发现,32 项(42.7%)采用 QTcF 公式,31 项(41.3%)采用 QTcI 公式,而 12 项(16.0%)研究采用 QTcS 公式作为主要的终点。如果药物能够改变心率,QTcI 确实可以作为推荐的校正方式,需要注意的是,此时 QTcI 的计算需要基于没有药物时的大范围心率变化,否则 QTcI 的结果较群体计算的方法更差。Bazett 公式校正心率可能存在校正过度和校正不足，所以也有研究不推荐 QTcB 作为主要的评价指标[92, 102, 103]。不同的校正公式的结果可能截然相反，因此需要根据研究药物的特点，选择合适的 QT 间期校正方法，更重要的是在分析计划中预先规定校正方法，可以减少偏倚[104]。

（三）药动学-药效学模型

通常来说，药物延长 QT 间期的机制是剂量或者浓度依赖性的，药物浓度和 QT 间期的关系对明确该药物延长 QT 间期的风险至关重要。根据 ICH E14 的指导，替代 TQT 研究包括评价药物浓度与 QT 间期的关系（PK－PD），或者在早期临床试验中收集高质量的心电图和相应的血药浓度[91, 105]。建立药物浓度－QT 间期的模型能够帮助预测药物在目标患者人群的 QT 间期延长的风险及对剂量调整进行指导，并且可以解释 TQT 研究中不确定的结果[91, 94, 106]。从公众健康的角度考虑，TQT 假阳性结果可能导致患者失去可能获益的药物的机会，模拟研究提出 TQT 研究中 IUT 分析方法的重要问题，可能导致很高的假阳性率，特别是效力不足的平行对照的研究设计。PK－PD 分析方法可以作为替代的方法评价药物的风险和利益。并且 PK－PD 方法能够在 TQT 研究为阳性的时候，提供药物对 QT 间期无作用的可靠证据。

在 I 期临床试验中，低剂量到最大耐受剂量的剂量递增试验提供了足够大的剂量范围，结合高质量的心电图采集，即使每个剂量组中样本量比较小，在检测药物对 QT 间期作用时，同样可以获得足够的效力[91, 94]。对于 C－QT 模型，最有效的方法是收集尽可能多的受试者的心电图，特别是在 I 期剂量递增试验中，收集从低剂量到高剂量的大范围数据。

多个 PD 模型用来评价药物浓度与 QT 间期的关系，从简单的线性模型到 E_{max} 模型，以及表征昼夜节律的模型。为了减少偏倚，需要在试验开始前预先指定用于模型选择和评估的标准。混合效应模型对于评价浓度－QT 间期关系较平均 QTc 变化更科学，特别是 PK 的变异较大时。多项研究表明，包含时间点、基线变化和研究药物相关截距等变量的线性混合效应模型［式（3－1）］的结果与传统 TQT 时间点分析方法结果一致。同样为了减小结果的偏倚，统计分析计划中需要提前规定模型的选择[107]。

PK－PD 数据分析结果可采取可视化图形表示。例如，ΔQTc－浓度相关性分析图、ΔQTc－时间曲线图等。

$$Y_{ijk}(\Delta\mathrm{QTc}_{ijk}) = (\theta_0 + \eta_{0,i}) + \theta_1 TRT + (\theta_2 + \eta_{2,i})\,C_{ijk}$$
$$+\,\theta_3(\mathrm{BASELINE} - \mathrm{MeanBASELINE}) + \theta_4\,\mathrm{TIME}_k + \varepsilon_{ijk}$$

$$(3-1)$$

公式中,因变量 $\Delta\mathrm{QTc}$ (公式中 Y_{ijk}) 即受试者 i 在治疗周期 j 第 k 个时间点的 QTc 相对于基线的变化;参数 θ_0 和 θ_2 分别是截距和斜率,C_{ijk} 是受试者 i 在治疗周期 j 第 k 个时间点的血药浓度;θ_1 是与研究药物相关截距的固定效应(安慰剂 = 0,MRX - I = 1);θ_3 是与基线变化相关的固定效应;θ_4 是与给药后时间相关的固定效应;$\eta_{0,i}$ 是受试者对截距的随机效应,$\eta_{2,i}$ 即受试者对斜率的随机效应;ε_{ijk} 是残差值。

(刘笑芬,吴俊珍,陈渊成,张 菁)

参考文献

[1] Nakov R, Gattu S, Wang J, et al. Proposed biosimilar pegfilgrastim shows similarity in pharmacokinetics and pharmacodynamics to reference pegfilgrastim in healthy subjects[J]. Br J Clin Pharmacol, 2018, 84(12): 2790 - 2801.

[2] Jung Y S, Chae D, Park K. Population PK - PD Model of Pegylated Interferon Alfa-2a in Healthy Korean Men[J]. J Pharm Sci, 2018, 107(12): 3171 - 3178.

[3] Liu S, Xue L, Shi X, et al. Population pharmacokinetics and pharmacodynamics of ticagrelor and AR-C124910XX in Chinese healthy male subjects [J]. Eur J Clin Pharmacol, 2018, 74(6): 745 - 754.

[4] Aar E V D, Desrivot J, Dupont S, et al. Safety, Pharmacokinetics, and Pharmacodynamics of the Autotaxin Inhibitor GLPG1690 in Healthy Subjects: Phase 1 Randomized Trials[J]. J Clin Pharmacol, 2019, 59(10): 1366 - 1378.

[5] Shen T, James D E, Krueger K A. Population Pharmacokinetics (PK) and Pharmacodynamics (PD) Analysis of LY3015014, a Monoclonal Antibody to Protein Convertase Subtilisin/Kexin Type 9 (PCSK9) in Healthy Subjects and Hypercholesterolemia Patients[J]. Pharm Res, 2017, 34(1): 185 - 192.

[6] Dawra V K, Liang Y, Shi H H, et al. A PK - PD study comparing twice-daily to once-daily dosing regimens of ertugliflozin in healthy subjects[J]. Int J Clin Pharmacol Ther, 2019, 57(4): 207 - 216.

[7] Li J, Zhang Z, Liu X, et al. Study of GABA in Healthy Volunteers: Pharmacokinetics and Pharmacodynamics[J]. Front Pharmacol, 2015(6): 260.

[8] Kyhl L E, Li S, Faerch K U, et al. Population pharmacokinetics of nalmefene in healthy subjects and its relation to μ-opioid receptor occupancy[J]. Br J Clin Pharmacol, 2016,

81(2)：290-300.

[9] 国家药品监督管理局. 化学药物临床药代动力学研究技术指导原则，2019.

[10] 国家药品监督管理局. 药物临床试验的一般考虑指导原则，2017.

[11] 孙宇昕，魏芬芳，杨悦. 美国 FDA 药品审评中替代终点开发与应用[J]. 中国药学杂志，2017, 52(5)：414-419.

[12] 国家药品监督管理局药品审评中心. 创新药物临床试验中临床药理学研究的一般考虑，2014.

[13] Wu X J, Zhang J, Guo B N, et al. Pharmacokinetics and pharmacodynamics of multiple-dose intravenous nemonoxacin in healthy Chinese volunteers[J]. Antimicrob Agents Chemother, 2015, 59(3)：1446-1454.

[14] 杨曦，刘玉洁，马慧娟. γ-氨基丁酸与糖尿病[J]. 国际内分泌代谢杂志，2017, 37(1)：45-47.

[15] Kyhl L E, Li S, Faerch K U, et al. Population pharmacokinetics of nalmefene in healthy subjects and its relation to μ-opioid receptor occupancy[J]. Br J Clin Pharmacol, 2016, 81(2)：290-300.

[16] 郭瑞臣. 临床药理实验方法学[M]. 北京：人民卫生出版社,2012：228-354.

[17] 李健，杨进波，王玉珠. 模型引导的药物开发在新药研发中的应用[J]. 中国临床药理学与治疗学,2020, 25(1)：1-8

[18] 刘炳林. 药物临床试验中有效性指标的分类[J]. 中国新药杂志,2016, 25(10)：1103-1107.

[19] 刘炳林，薛斐然. 临床试验中疗效指标观察与测量相关问题的考虑[J]. 中国新药杂志,2019, 28(24)：2939-2947.

[20] Shirahata A, Kamiya T, Takamatsu J, et al. Clinical trial to investigate the pharmacokinetics, pharmacodynamics, safety, and efficacy of recombinant factor VIIa in Japanese patients with hemophilia with inhibitors[J]. Int J Hematol, 2001, 73(4)：517-525.

[21] Rosario M, Dirks N L, Gastonguay M R, et al. Population pharmacokinetics-pharmacodynamics of vedolizumab in patients with ulcerative colitis and Crohn's disease[J]. Aliment Pharmacol Ther, 2015, 42(2)：188-202.

[22] Wu H, Xie S, Yu J, et al. Pharmacokinetics and Pharmacodynamics of Levornidazole in Patients With Intra- abdominal AnaerobicInfection[J]. Clin Ther, 2018, 40(9)：1548-1555.

[23] Ide T, Takesue Y, Ikawa K, et al. Population pharmacokinetics/pharmacodynamics of linezolid in sepsis patients with and without continuous renal replacement therapy[J]. Int J Antimicrob Agents, 2018, 51(5)：745-751.

[24] Kakuda T, Sekar V, Vis P, et al. Pharmacokinetics and Pharmacodynamics of Darunavir and Etravirine in HIV-1-Infected, Treatment-Experienced Patients in the Gender, Race, and Clinical Experience (GRACE) Trial[J]. AIDS Res Treat, 2012(2012)：186987.

[25] Holm M, Tornvall P, Westerberg J, et al. Ticagrelor pharmacokinetics and pharmacodynamics

in patients with NSTEMI after a 180 – mg loading dose[J]. Platelets, 2017, 28(7): 706 – 711.

[26] Hutchaleelaha A, Patel M, Washington C, et al. Pharmacokinetics and pharmacodynamics of voxelotor (GBT440) in healthy adults and patients with sickle cell disease[J]. Br J Clin Pharmacol, 2019, 85(6): 1290 – 1302.

[27] Xu X S, Moore K, Burton P, et al. Population pharmacokinetics and pharmacodynamics of rivaroxaban in patients with acute coronary syndromes[J]. Br J Clin Pharmacol, 2012, 74 (1): 86 – 97.

[28] Tsimberidou A M, Takimoto C H, Moulder S, et al. Effects of patupilone on the pharmacokinetics and pharmacodynamics of warfarin in patients with advanced malignancies: a phase I clinical trial[J]. Mol Cancer Ther, 2011, 10(1): 209 – 217.

[29] Banfield C, Scaramozza M, Zhang W, et al. The Safety, Tolerability, Pharmacokinetics, and Pharmacodynamics of a TYK2/JAK1 Inhibitor (PF-06700841) in Healthy Subjects and Patients with Plaque Psoriasis[J]. J Clin Pharmacol, 2018, 58(4): 434 – 447.

[30] Liu S, Hu C, Peters J, et al. Pharmacokinetics and pharmacodynamics of ropinirole in patients with prolactinomas[J]. Br J Clin Pharmacol, 2019, 85(2): 366 – 376.

[31] Hennermann J B, Arash-Kaps L, Fekete G, et al. Pharmacokinetics, pharmacodynamics, and safety of moss-aGalactosidase A inpatients with Fabry disease[J]. J Inherit Metab Dis, 2019, 42(3): 527 – 533.

[32] 李宗南,李辉. 中国不同胎龄新生儿生长参照标准的建立: 调查方案设计和标准研制方法[J]. 中国循证儿科杂志,2020, 15(4): 251 – 260.

[33] Autmizguine J, Watt K M, Théorêt Y, et al. Pharmacokinetics and pharmacodynamics of oral cephalexin in children with osteoarticular infections[J]. Pediatr Infect Dis J, 2013, 32 (12): 1340 – 1344.

[34] Liu S, Zheng Y, Wu X, et al. Early target attainment of azithromycin therapy in children with lower respiratory tract infections[J]. J Antimicrob Chemother, 2018, 73(10): 2846 – 2850.

[35] Beobide I, Canut A, Gascón A R, et al. Evaluation of antimicrobial treatments in children with acute otitis media in Spain: a pharmacokinetic-pharmacodynamic (PK – PD) approach [J]. J Chemother, 2005, 17(6): 628 – 635.

[36] 张宏亮,黄振光,丘岳,等. 药代动力学/药效动力学模型结合蒙特卡罗模拟优化儿童耐甲氧西林金黄色葡萄球菌感染的万古霉素给药方案[J]. 中国药学杂志,2017, 52 (3): 217 – 220.

[37] 沈凯. 基于建模和模拟技术研究万古霉素成人数据外推儿童治疗耐药革兰阳性菌感染给药方案及临床验证[D]. 复旦大学,2020.

[38] Beobide I, Canut A, Gascón A R, et al. Evaluation of antimicrobial treatments in children with acute otitis media in Spain: a pharmacokinetic-pharmacodynamic (PK – PD) approach [J]. J Chemother, 2005, 17(6): 628 – 635.

[39] Liu S, Zheng Y, Wu X, et al. Early target attaiment of azithromycin therapy in children with lower respiratory tract infections[J]. J Antimicrob Chemother, 2018, 73(10): 2846 –

2850.

[40] Marcela Merchan L, Hassan H E, Terrin M L, et al. Pharmacokinetis, microbial response, and pulmonary outcomes of multidose intravenous azithromycin in preterm infants at risk for ureaplasma respiratory colonization [J]. Antimicrob Agents Chemother, 2015, 59 (1): 570 – 578.

[41] Rubino C M, Ambrose P, Cirincione B, et al. Pharmacokinetics and pharmacodynamics of gatifloxacin in children with recurrent otitis media: application of sparse sampling in clinical development[J]. Diagn Microbiol Infect Dis, 2007, 59(1): 67 – 74.

[42] Odajima H, Ebisawa M, Nagakura T, et al. Long-term safety, efficacy, pharmacokinetics and pharmacodynamics of omalizumab in children with severe uncontrolled asthma [J]. Allergol Int, 2017, 66(1): 106 – 115.

[43] Juul R V, Rasmussen M H, Agersø H, et al. Pharmacokinetics and Pharmacodynamics of Once-Weekly Somapacitan in Children and Adults: Supporting Dosing Rationales with a Model-Based Analysis of Three Phase I Trials[J]. Clin Pharmacokinet, 2019, 58(1): 63 – 75.

[44] Peigné S, Fouliard S, Decourcelle S, et al. Model-based approaches for ivabradine development in paediatric population, part II: PK and PK – PD assessment [J]. J Pharmacokinet Pharmacodyn, 2016, 43(1): 29 – 43.

[45] Mc Namara J J, McColley S A, Marigowda G, et al. Safety, pharmacokinetics, and pharmacodynamics of lumacaftor and ivacaftor combination therapy in children aged 2 – 5 years with cystic fibrosis homozygous for F508del – CFTR: an open-label phase 3 study[J]. Lancet Respir Med, 2019, 7(4): 325 – 335.

[46] Odajima H, Ebisawa M, Nagakura T, et al. Long-term safety, efficacy, pharmacokinetics and pharmacodynamics of omalizumab in children with severe uncontrolled asthma [J]. Allergol Int, 2017, 66(1): 106 – 115.

[47] Michelet R, Dossche L, Van Herzeele C, et al. An integrated paediatric population PK – PD analysis of dDAVP: how do PK differences translate to dinical outcomes? [J]. Clin Pharmacokinet, 2020, 59(1): 81 – 96.

[48] Fisher D M, Rosenfeld R G, Jaron-Mendelson M, et al. Pharmacokinetic and pharmacodynamic Modeling of MOD – 4023, a long-acting human growth hormone, in growth hormone deficiency children[J]. Horm Res Paediatr, 2017, 87(5): 324 – 332.

[49] Kubitza D, Willmann S, Becka M, et al. Exploratory evaluation of pharmacodynamics, pharmacokinetics and safety of rivaroxaban in children and ado lescents: an EINSTEIN-Jr phase I study[J]. Thromb J, 2018(16): 31.

[50] Berg R A, Padbury J F, Donnerstein R L, et al. Dobutamire pharmacokinetics and pharmacodynamics in normal children and adolescents[J]. J Pharmacol Exp Ther, 1993, 265(3): 1232 – 1238.

[51] Pérez-Guillé M, Toledo-López A, Rivera-Espinosa L, et al. Population pharmacokinetics and pharmacodynamics of dexmedetomidine in children undergoing ambulatory surgery[J].

Anesth Analg, 2018, 127(3): 716 - 723.

[52] Tuberger D G, Stewart C F, Pratt C B, et al. Phase I trial and pharmacokinetics (PK) and pharmacodynamics (PD) study of topotecan using a five-day course in children with refractory solid tumors: a pediatric oncology group study.[J]. J Pediatr Henatol Oncol, 1996, 18(4): 352 - 361.

[53] Tchaparian E, Sambolot N C, Arinaitue E, et al. Population pharmacokinetics and pharmacodynamics of lumefantrine in young Ugandan children treated with artemether-lurnefantrine for uncomplicated malaria[J]. J Infect Dis, 2016, 214(8): 1243 - 1251.

[54] Guo B, He G, Wu X, et al. Clinical Pharmacokinetics of Levornidazole in Elderly Subjects and Dosing Regimen Evaluation Using Pharmacokinetic/Pharmacodynamic Analysis[J]. Clin Ther, 2017, 39(7): 1336 - 1346.

[55] Bellaire S, Walzer M, Wang T, et al. Safety, Pharmacokinetics, and Pharmacodynamics of ASP3662, a Novel 11β-Hydroxysteroid Dehydrogenase Type 1 Inhibitor, in Healthy Young and Elderly Subjects[J]. Clin Transl Sci, 2019, 12(3): 291 - 301.

[56] Niki Y, Yoshida K, Miyashita N, et al. Evaluation of clinical dosage of gatifloxacin for respiratory tract infections in elderly patients based on pharmacokinetics/pharmacodynamics (PK - PD)[J]. J Infect Chemother, 2008, 14(4): 296 - 304.

[57] Shino N, Uchida T, Yoshida M, et al. Development and evaluation of an optimized dosage regimen for carbapenems in elderly patients based on PK - PD parameters and Monte Carlo simulations[J]. Japanese J Nephrol Pharmacother, 2015(4): 21 - 30.

[58] Oberbauer R, Krivanek P, Turnheim K. Pharmacokinetics and pharmacodynamics of the diuretic bumetanide in the elderly[J]. Clin Pharmacol Ther, 1995, 57(1): 42 - 51.

[59] Hasunuma T, Fukase H, Miyazaki A, et al. Evaluation of the Pharmacokinetics and Pharmacodynamics of Prasugrel in Japanese Elderly Subjects[J]. Clin Drug Investig, 2017, 37(7): 679 - 685.

[60] Johansson L C, Frison L, Logren U, et al. Influence of age on the pharmacokinetics and pharmacodynamics of ximelagatran, an oral direct thrombin inhibitor[J]. Clin Pharmacokinet, 2003, 42(4): 381 - 392.

[61] Matsuno K, Tanaka S, Hashimoto T, et al. A Randomized, Single-Center, Double-Blind, Placebo-Controlled Multiple-Dose Phase 1 Study to Evaluate the Safety, Pharmacokinetics, and Pharmacodynamics of Imarikiren in Healthy Adult Nonelderly and Elderly Male Subjects[J]. J Clin Pharmacol, 2018, 58(11): 1516 - 1524.

[62] Dockens R, Wang J S, Castaneda L, et al. A placebo-controlled, multiple ascending dose study to evaluate the safety, pharmacokinetics and pharmacodynamics of avagacestat (BMS-708163) in healthy young and elderly subjects[J]. Clin Pharmacokinet, 2012, 51(10): 681 - 693.

[63] Kaplan GB, Greenblatt DJ, Ehrenberg BL, et al. Single-dose pharmacokinetics and pharmacodynamics of alprazolam in elderly and young subjects[J]. J Clin Pharmacol, 1998, 38(1): 14 - 21.

［64］ ØStergaard D, Viby-Mogensen J, Pedersen NA, et al. Pharmacokinetics and pharmacodynamics of mivacurium in young adult and elderly patients［J］. Acta Anaesthesiol Scand, 2002, 46(6): 684-691.

［65］ Hoever P, Hay J, Rad M, et al. Tolerability, pharmacokinetics, and pharmacodynamics of single-dose almorexant, an orexin receptor antagonist, in healthy elderly subjects［J］. J Clin Psychopharmacol, 2013, 33(3): 363-370.

［66］ Li Y, Lu J, Kang Y, et al. Nemonoxacin dosage adjustment in patients with severe renal impairment based on population pharmacokinetic and pharmacodynamic analysis［J］. Br J Pharmacol, 2021.

［67］ Xiao A J, Caro L, Popejoy M W, et al. PK - PD Target Attainment With Ceftolozane/ Tazobactam Using Monte Carlo Simulation in Patients With Various Degrees of Renal Function, Including Augmented Renal Clearance and End-Stage Renal Disease［J］. Infect Dis Ther, 2017, 6(1): 137-148.

［68］ Hoshide S, Takahashi Y, Ishikawa T, et al. PK - PD and safety of a single dose of TMX-67 (febuxostat) in subjects with mild and moderate renal impairment［J］. Nucleosides Nucleotides Nucleic Acids, 2004, 23(8-9): 1117-1118.

［69］ Smith W B, Hall J, Berg J K, et al. Effect of Renal Impairment on the Pharmacokinetics and Pharmacodynamics of Verinurad, a Selective Uric Acid Reabsorption Inhibitor［J］. Clin Drug Investig, 2018, 38(8): 703-713.

［70］ Butler K, Teng R. Pharmacokinetics, pharmacodynamics, and safety of ticagrelor in volunteers with severe renal impairment［J］. J Clin Pharmacol, 2012, 52(9): 1388-1398.

［71］ Chang M, Yu Z, Shenker A, et al. Effect of renal impairment on the pharmacokinetics, pharmacodynamics, and safety of apixaban［J］. J Clin Pharmacol, 2016, 56(5): 637-645.

［72］ Moore K T, Vaidyanathan S, Natarajan J, et al. An open-label study to estimate the effect of steady-state erythromycin on the pharmacokinetics, pharmacodynamics, and safety of a single dose of rivaroxaban in subjects with renal impairment and normal renal function［J］. J Clin Pharmacol, 2014, 54(12): 1407-1420.

［73］ O'Connor-Semmes R, Walker S, Kapur A, et al. Pharmacokinetics and Pharmacodynamics of the SGLT2 Inhibitor Remogliflozin Etabonate in Subjects with Mild and Moderate Renal Impairment［J］. Drug Metab Dispos, 2015, 43(7): 1077-1083.

［74］ Sahasrabudhe V, Terra S G, Hickman A, et al. The Effect of Renal Impairment on the Pharmacokinetics and Pharmacodynamics of Ertugliflozin in Subjects With Type 2 Diabetes Mellitus［J］. J Clin Pharmacol, 2017, 57(11): 1432-1443.

［75］ Ikeda S, Takano Y, Schwab D, et al. Effect of Renal Impairment on the Pharmacokinetics and Pharmacodynamics of Tofogliflozin (A SELECTIVE SGLT2 Inhibitor) in Patients with Type 2 Diabetes Mellitus［J］. Drug Res (Stuttg), 2019, 69(6): 314-322.

［76］ Samukawa Y, Haneda M, Seino Y, et al. Pharmacokinetics and Pharmacodynamics of

Luseogliflozin, a Selective SGLT2 Inhibitor, in Japanese Patients With Type 2 Diabetes With Mild to Severe Renal Impairment[J]. Clin Pharmacol Drug Dev, 2018, 7(8): 820 – 828.

［77］Venkatakrishnan K, Liu Y, Noe D, et al. Pharmacokinetics and pharmacodynamics of liposomal mifamurtide in adult volunteers with mild or moderate renal impairment[J]. Br J Clin Pharmacol, 2014, 77(6): 986 – 997.

［78］国家药品监督管理局药品审评中心. 肝功能损伤患者的药代动力学研究技术指导原则, 2012.

［79］Groenendaal-van de Meent D, Adel M D, Noukens J, et al. Effect of Moderate Hepatic Impairment on the Pharmacokinetics and Pharmacodynamics of Roxadustat, an Oral Hypoxia-Inducible Factor Prolyl Hydroxylase Inhibitor[J]. Clin Drug Investig, 2016, 36 (9): 743 – 751.

［80］Butler K, Teng R. Pharmacokinetics, pharmacodynamics, and safety of ticagrelor in volunteers with mild hepatic impairment[J]. J Clin Pharmacol, 2011, 51(7): 978 – 987.

［81］Wåhlander K, Eriksson-Lepkowska M, Frison L, et al. No influence of mild-to-moderate hepatic impairment on the pharmacokinetics and pharmacodynamics of ximelagatran, an oral direct thrombin inhibitor[J]. Clin Pharmacokinet, 2003, 42(8): 755 – 764.

［82］Mendell J, Johnson L, Chen S. An open-label, phase 1 study to evaluate the effects of hepatic impairment on edoxaban pharmacokinetics and pharmacodynamics [J]. J Clin Pharmacol, 2015, 55(12): 1395 – 1405.

［83］Kubitza D, Roth A, Becka M, et al. Effect of hepatic impairment on the pharmacokinetics and pharmacodynamics of a single dose of rivaroxaban, an oral, direct Factor Xa inhibitor [J]. Br J Clin Pharmacol, 2013, 76(1): 89 – 98.

［84］Simonson S G, Martin P D, Mitchell P, et al. Pharmacokinetics and pharmacodynamics of rosuvastatin in subjects with hepatic impairment[J]. Eur J Clin Pharmacol, 2003, 58 (10): 669 – 675.

［85］Takahata T, Yasui-Furukori N, Sakamoto J, et al. Influence of hepatic impairment on the pharmacokinetics and pharmacodynamics of landiolol hydrochloride, an ultra-short-acting beta1-blocker[J]. Drugs R D, 2005, 6(6): 385 – 394.

［86］Venkatakrishnan K, Liu Y, Noe D, et al. Pharmacokinetics and pharmacodynamics of liposomal mifamurtide in adult volunteers with mild or moderate hepatic impairment[J]. Br J Clin Pharmacol, 2014, 77(6): 998 – 1010.

［87］Chen X, Shi J G, Emm T, et al. Pharmacokinetics and pharmacodynamics of orally administered ruxolitinib (INCB018424 phosphate) in renal and hepatic impairment patients [J]. Clin Pharmacol Drug Dev, 2014, 3(1): 34 – 42.

［88］Khosravan R, Grabowski B A, Mayer M D, et al. The effect of mild and moderate hepatic impairment on pharmacokinetics, pharmacodynamics, and safety of febuxostat, a novel nonpurine selective inhibitor of xanthine oxidase[J]. J Clin Pharmacol, 2006, 46(1): 88 – 102.

[89] Finlayson K, Witchel H J, Mssulloch J, et al. Acquired QT interval prolongation and HERG：implications for drug discovery and development[J]. Eur J Pharmacol, 2004, 500(1-3)：129-142.

[90] 郭京川,李海燕. 创新药的心脏安全性评价与全面 QT 研究[J]. 中国药学杂志, 2012, 47(15)：1185-1188.

[91] Group I E W. The Clinical Evaluation of QT/QTc Interval Prolongation and Proarrhythmic Potential for Non-Antiarrhythmic Drugs (ICH E14)[EB/OL]. [2021-09-03]. https://database.ich,org/sites/default/files/E14_Guideline.PdF.

[92] 李凌艳,赵敏,王平,等. 莫西沙星在全面 QT 研究中的应用及特点[J]. 中国新药与临床杂志,2012, 31(4)：171-174.

[93] Johannesen L, Garnett C, Malik M. Impact of electrocardiographic data quality on moxifloxacin response in thorough QT/QTc studies[J]. Drug Saf, 2014, 37(3)：183-189.

[94] Darpo B, Garnett C. Early QT assessment—how can our confidence in the data be improved？[J]. Br J Clin Pharmacol, 2013, 76(5)：642-648.

[95] Shan R R, Morganroth J. Early investigation of QTc liability：the role of multiple ascending dose (MAD) study[J]. Drug Saf., 2012, 35(9)：695-709.

[96] Darpo B, Sarapan N, Garnett C, et al. The IQ-CSRC prospective clinical Phase 1 study："Can early QT assessment using exposure response analysis replace the thorough QT study?"[J]. Ann Noninvasive Electrocardiol, 2014, 19(1)：70-81.

[97] Darpo B, Benson C, Dota C, et al. Results from the IQ-CSRC prospective study support replacement of the thorough QT study by QT assessment in the early clinical phase[J]. Clin Pharmacol Ther, 2015, 97(4)：326-335.

[98] ICH. E14 Clinical Evaluation of QT/QTc Interval Prolongation and Proarrhythmic Potential for Non-Antiarrhythmic Drugs — Questions and Answers (R3) https：//database.ich.org/sites/default/files/E14_Q%26As_R3_Q%26As.pdf[2021-09-15].

[99] Taubel J, Fernandes S, Ferber G. Stability of the Effect of a Standardized Meal on QTc [J]. Ann Noninvasive Electrocardiol, 2017, 22(1)：e12371.

[100] Shah R R, Maison-Blanche P, Robert P, et al. Can an early phase clinical pharmacology study replace a thorough QT study? Experience with a novel H 3 - receptor antagonist/inverse agonist[J]. Eur J Clin Pharmacol, 2016, 72(5)：533-543.

[101] Shah R R, Maison-Blanche P, Duvauchelle T, et al. Establishing assay sensitivity in QT studies：experience with the use of moxifloxacin in an early phase clinical pharmacology study and comparison with its effect in a thorough QT study[J]. Eur J Clin Pharmacol, 2015, 71(12)：1451-1459.

[102] Vandenberk B, Vandael E, Robyns T, et al. Which QT correction formulae to use for QT monitoring[J]. J Am Heart Assoc, 2016, 5(6)：e003264.

[103] Darpo B. The thorough QT/QTc study 4 years after the implementation of the ICH E14 guidance[J]. Br J Pharmacol, 2010, 159(1)：49-57.

［104］ Garnett C, Bonate P L, Dang Q, Et al. Scientific white paper on concentration-QTc modeling［J］. Journal of Pharmacokinetics and Pharmacodynamics, 2017, 45(3): 383 – 397.

［105］ Rock E P, Finkle J, Fingert H J, et al. Assessing proarrhythmic potential of drugs when optimal studies are infeasible［J］. Am Heart J, 2009, 157(5): 827 – 836, 36.e1.

［106］ Garnett C E, Beasley N, Bhattaram V A, et al. Concentration-QT relationships play a key role in the evaluation of proarrhythmic risk during regulatory review［J］. J Clin Pharmacol, 2008, 48(1): 13 – 18.

［107］ Bloomfield D M. Incorporating exposure-response modeling into the assessment of QTc interval: A potential alternative to the thorough QT study［J］. Clin pharmacol Ther, 2015, 97(5): 444 – 446.

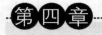

药动学-药效学数学模型

第一节 药动学模型

一、概述及分类

在 PK 研究中,常用房室模型(compartment model)描述药物浓度在体内的变化规律。房室模型理论是将机体视为一个系统,根据药物在体内各组织或器官中的转运速率,将转运速率相同或相似的组织或器官归纳为一个房室,从而将机体分为一个或若干个房室。

(一)线性药动学模型

线性药物动力学是指当给药剂量改变时,其相应时间的血药浓度与剂量成正比改变,且血药浓度-时间曲线下面积、多剂量给药的稳态浓度均与剂量成正比,且药物的半衰期不随剂量改变。常见的线性 PK 模型有一房室模型、二房室模型和三房室模型,具体信息见表 4-1。

(二)非线性药动学模型

当药物在体内的吸收、分布、代谢、排泄等任一过程涉及酶或载体的饱和性时,药物在体内的 PK 就随剂量或浓度的变化而变化,且血药浓度不再与剂量成正比改变,则该药物符合非线性 PK。

1. 非线性吸收

非线性吸收常发生在以主动转运机制为主的药物吸收过程中,而主动转

表 4 - 1　常见房室模型基本信息汇总

房室模型	房室模型结构图	PK 特点	血药浓度（对数）-时间曲线		
			静脉注射	静脉滴注	血管外给药（如口服）
一房室模型	静脉注射给药 X_0 → [$V,\ C_1$] k；血管外途径给药 X_a → k_a	药物快速分布到全身的体液和组织中，在体内达到动态平衡，并按一级动力学过程从体内消除	静脉注射给药血药浓度-时间曲线　$\dfrac{dx}{dt} = -k_e x$	静脉滴注给药血药浓度-时间曲线　$\dfrac{dx}{dt} = k_0 - k_e x$	血管外给药后血药浓度-时间曲线　$\dfrac{dx}{dt} = k_a x_a - k_e x$
二房室模型	静脉注射给药 X_0 ；血管外途径给药 X_a → 中央室 $X_1,\ V_1$ $\overset{k_{12}}{\underset{k_{21}}{\rightleftharpoons}}$ 外周室 $X_2,\ V_2$ ；k_{10} ；二房室模型	药物快速分布到血流丰富的组织并达到动态平衡，如肝、肾、心、肺等；而在另一些血流不丰富、药物转运速率较慢的组织器官中药物较慢达到动态平衡，如脂肪、皮肤、静止的肌肉等	静脉注射给药的血药浓度-时间曲线　$\dfrac{dx_1}{dt} = -(k_{10}+k_{12})x_1 + k_{21}x_2$	静脉滴注给药血药浓度-时间曲线　$\dfrac{dx_1}{dt} = k_0 - (k_{10}+k_{12})x_1 + k_{21}x_2$	血管外给药的血药浓度-时间曲线　$\dfrac{dx_1}{dt} = k_a x_a - (k_{10}+k_{12})x_1 + k_{21}x_2$

续 表

房室模型	PK 特点	房室模型结构图	血药浓度（对数）—时间曲线		
			静脉注射	静脉滴注	血管外给药（如口服）
三房室模型	药物快速分布到血流丰富的组织器官中，然后再以较慢的速度分布到一些组织器官中，最后以更慢的速度进入血流灌注更差的组织或器官，如骨髓，从而达到平衡状态		静脉注射给药的血药浓度—时间曲线	静脉滴注给药的血药浓度—时间曲线	血管外给药血药浓度—时间曲线

静脉注射：$\dfrac{\mathrm{d}x_1}{\mathrm{d}t} = -(k_{10} + k_{12} + k_{13})x_1 + k_{21}x_2 + k_{31}x_3$

静脉滴注：$\dfrac{\mathrm{d}x_1}{\mathrm{d}t} = k_0 - (k_{10} + k_{12} + k_{13})x_1 + k_{21}x_2 + k_{31}x_3$

血管外给药：$\dfrac{\mathrm{d}x_1}{\mathrm{d}t} = k_a x_a - (k_{10} + k_{12} + k_{13})x_1 + k_{21}x_2 + k_{31}x_3$

表中所示微分方程描述中央室药量（x 或 x_1）随时间的变化。

运又分为主动摄入和主动外排,当主动摄入的酶或载体达到饱和时,剂量增加后药物暴露量和峰浓度将不按比例缓慢增加;而当主动外排的酶或载体达到饱和时,剂量增加后药物暴露量和峰浓度将不按比例快速增加,如图 4-1 所示。

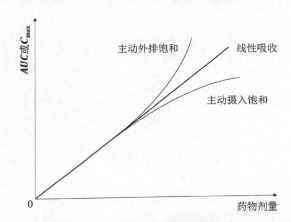

图 4-1　主动外排或主动摄入饱和时暴露量或达峰浓度与剂量关系

2. 非线性分布

药物分布受药物理化性质、血浆蛋白结合率、局部组织器官血流量等方面的影响,其中最主要因素为血浆蛋白结合率。下述四种情形将导致非线性分布[1]:① 血浆中药物量显著超过血浆蛋白可结合的量,血浆蛋白结合达到饱和;② 药物量超过转运载体数量,使出入组织的转运达到饱和;③ 药物在组织中与蛋白结合达到饱和;④ 其他药物与研究药物竞争载体系统。还有研究显示,替换药物溶媒后,相同剂量范围内不再出现非线性 PK,因此还需考虑制剂辅料对 PK 的影响[2]。仅有血药浓度数据时,通过建模区分这些情形比较困难,如果有一些生理数据纳入,通过建模找出非线性分布原因将更为容易。

3. 非线性代谢

由于药物代谢过程需要大量酶或者载体参与,药物对酶或载体的专属性一级酶或载体的有限性,让药物代谢过程常具有饱和性,此饱和过程可用米氏方程来表示。

$$-\frac{\mathrm{d}C}{\mathrm{d}t} = \frac{V_{\mathrm{m}}C}{K_{\mathrm{m}} + C} \qquad (4-1)$$

其中,C 为血药浓度,V_{m} 为酶促反应最大速率(浓度/时间);K_{m} 为米氏速率常数(浓度),定义为酶促反应达到最大速率一半时的血药浓度。

由米氏方程可见，当药物浓度较低时，$C \ll K_m$ 时，药物的消除为一级动力学，而当药物浓度较高时，$C \gg K_m$ 时，药物的消除为零级动力学。当药物浓度适中时，药物在体内的过程呈现含零级和一级的混合型，如图 4-2 所示。

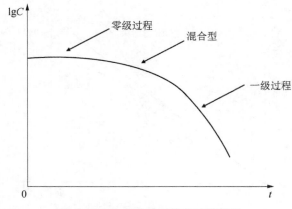

图 4-2　非线性代谢的药动学特征

药物非线性消除产生的原因可能为代谢过程中酶或载体的可饱和性，酶被抑制或诱导，以及肝血流量的变化，药物非线性消除存在以下特点：

（1）药物消除非一级动力学，遵从米氏方程。

（2）消除半衰期和消除速率不再为常数，而与初始剂量有关，且半衰期随剂量增大而延长。

（3）药物暴露量和血药浓度与剂量不成正比。

（4）药代动力学过程可能会受到合并用药的影响。

（5）代谢物的组成比例受剂量影响。

4. 非线性排泄

药物的排泄途径包括肾排泄和肾外排泄。肾排泄主要包含经肾小球滤过、肾小管重吸收及分泌等过程。肾外排泄包括：① 经胆汁和肠道排泄，最终以粪形式排出体外；② 通过汗液、泪液或乳汁排泄；③ 挥发性药物经肺排泄。通常经肾小管重吸收和分泌以及由转运体介导的胆汁排泄的饱和是引起药物非线性排泄的主要原因[3]。当排泄过程中的酶或转运体被饱和后，主要经肾分泌的药物清除率下降。此外，部分药物可能引起尿 pH 的变化，而肾小管对药物的重吸收呈 pH 依赖性。例如，水杨酸药物浓度增加时 pH 下降，重吸收增加。药物的肾排泄减少，呈现非线性排泄[4]。非线性排泄的 PK 模型可参考公式(4-1)建立。

（三）其他类型 PK 模型

1. 特殊吸收 PK 模型

如果药物通过血管外给药,需关注吸收环节数学建模。给药后短时间内,浓度能检测到且随时间推移迅速增加时,提示吸收没有延迟,可选用一级吸收、零级吸收和混合吸收模型(图4-3)。如果给药后短时间内浓度不能检测到,或者虽然能检测到但维持较低水平有一段时间时,提示吸收有延迟,可选用 T_{lag} 模型或渐进吸收模型(图4-4)。这些 PK 模型的模型结构及微分方程见表4-2。

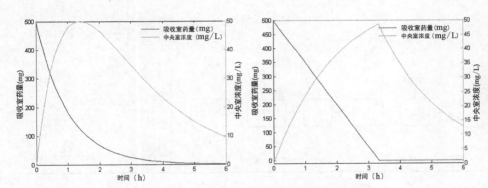

彩图4-3

图4-3　一级吸收(左)和零级吸收(右)药时曲线示意

红线表示中央室浓度(对应右纵坐标),蓝线表示吸收室药量(对应左纵坐标)(见彩图);
左图: $k_a = 1\,h^{-1}$, 右图: $k_a = 100\,mg/h$, 药物消除均符合一室模型, $k_e = 0.5\,h^{-1}$, $V = 5\,L$

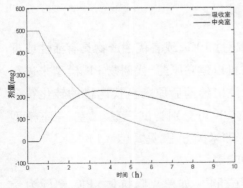

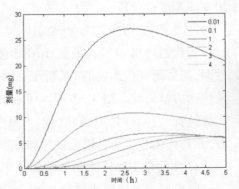

彩图4-4

图4-4　吸收具有延迟的药时曲线示意: T_{lag} 模型(左)和渐进吸收 PK 模型(右)

左图:黑色和红色表示中央室药时曲线和吸收室药时曲线;
右图:不同颜色表示渐进吸收房室模型数目,数目越大,吸收延迟越明显(见彩图)

表 4-2　特殊吸收情形下的 PK：模型结构及微分方程

类　型	模　型　结　构	微　分　方　程
零级吸收模型		$\begin{cases} \dfrac{dx_a}{dt} = -k_a \cdot Judge \\[2mm] \dfrac{dx}{dt} = k_a \cdot Judge - k_e \cdot x \\[2mm] Judge = \begin{cases} 1 & if\ x_a > 0 \\ 0 & if\ x_a = 0 \end{cases} \end{cases}$
T_{lag} 模型		$t < T_{lag}: \dfrac{dx_a}{dt} = \dfrac{dx}{dt} = 0$ $t \geqslant T_{lag}: \begin{cases} \dfrac{dx_a}{dt} = -k_a \cdot x_a \\[2mm] \dfrac{dx}{dt} = k_a \cdot x_a - k_e \cdot x \end{cases}$
渐进吸收模型		$\begin{cases} \dfrac{da_0}{dt} = -k_{tr} \cdot a_0 \\[2mm] \dfrac{da_n}{dt} = k_{tr} \cdot a_{n-1} - k_{tr} \cdot a_n \\[2mm] \dfrac{dA(1)}{dt} = k_{tr} \cdot a_n - k_a \cdot A(1) \\[2mm] \dfrac{dA(2)}{dt} = k_a \cdot A(1) - \dfrac{CL}{V} \cdot A(2) \end{cases}$

当药物在肠道过程中存在双吸收部位、肝肠循环或肠胃循环，或者药物制剂中由缓释和速释两部分组成，药物吸收可能会出现双峰现象，此时 PK 分析模型可结合药物在体内的生理学特点进行不同动力学模型分析，或者采用非房室模型进行分析。

2. 原药-代谢物药动学模型

当代谢产物 AUC 占原药 AUC 比例超过 10%，或者代谢产物具有活性或毒性时，需要研究代谢物的 PK 特征，此时可以建立原药-代谢物 PK 模型来进行药代动力学研究。图 4-5 展示了静脉注射给药后原药至代谢物的转化符合一级过程。拟合时，原药和（或）代谢物 PK 可分别尝试一室、二室、三室模型等，原药代谢转化还可以尝试饱和过程［即米氏方程，见式（4-1）］。

3. 靶标介导的药物分布模型（TMDD）

此模型主要适用于描述生物大分子药物（如单克隆抗体）PK，靶标为受体，如酶或细胞因子等。TMDD 是指药物与其药理学靶标位点以高度亲和性相结合，以至于影响到其 PK 特性的现象。当药物在高剂量或高浓度下具有线

$$\begin{cases}\dfrac{dX_1}{dt}=-\dfrac{(CL_1+Clnr_1)}{V_1}X_1-k_mX_1\\ \dfrac{dX_2}{dt}=k_mX_1-\dfrac{(CL_2+Clnr_2)}{V_2}X_2\\ \dfrac{dXU_1}{dt}=\dfrac{CL_1}{V_1}X_1\\ \dfrac{dXU_2}{dt}=\dfrac{CL_2}{V_2}X_2\\ X_{1,0}=Dose,\ XU_{1,0}=X_{2,0}=XU_{2,0}=0\end{cases}$$

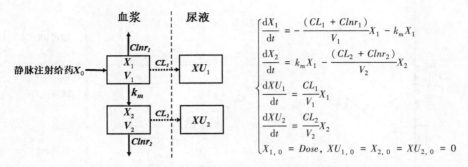

图 4-5　原药-代谢物综合 PK 模型(左)及微分方程(右)

(静脉注射给药;X_1: 血浆中原药量;X_2: 血浆中代谢物量;XU_1: 尿液中原药量;
XU_2: 尿液中代谢物量;k_m: 原药转化为代谢物的速率)

性 PK,而在低剂量或低浓度下具有非线性 PK 特性时,可以考虑可能存在 TMDD。一个代表性的 TMDD 模型结构及微分方程如图 4-6 所示。

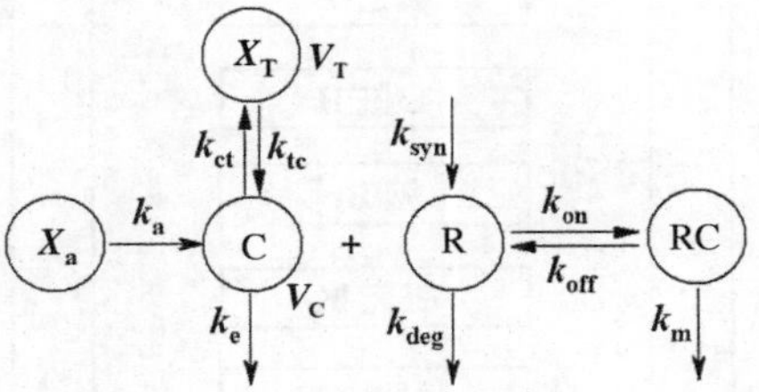

$$\begin{cases}\dfrac{dX_a}{dt}=-k_aX_a;\ X_{a,0}=F\cdot Dose\\ \dfrac{dC}{dt}=-(k_e+k_{ct})\cdot C+k_{tp}\dfrac{X_T}{V_T}-k_{on}\cdot C\cdot R\\ \qquad +k_{off}\cdot RC;\ C_0=0\\ \dfrac{dX_T}{dt}=k_{ct}\cdot C\cdot V_C-k_{tc}\cdot X_T;\ X_{T,0}=0\\ \dfrac{dR}{dt}=k_{syn}-k_{deg}\cdot R-k_{on}\cdot C\cdot R+k_{off}\cdot RC;\ R_0=\dfrac{k_{syn}}{k_{deg}}\\ \dfrac{dRC}{dt}=k_{on}\cdot C\cdot R-(k_{off}+k_m)\cdot RC;\ RC_0=0\end{cases}$$

图 4-6　靶标介导的药物分布模型(左)及微分方程(右)

(受试药物经血管外给药;X_a 吸收室药量,C 中央室浓度,X_T 外周室药量,
R 游离受体浓度,RC 药物-受体复合物浓度)

TMDD 模型对应的药时曲线如图 4-7 所示。药物浓度随时间的变化可分为四个阶段: A: 药物与靶标初始结合,并分布至外周室,因而浓度快速下降; B: 靶点饱和,药物消除主要通过与靶标无关的途径,因而按一级速率处置; C: 靶标不完全饱和,非靶标介导和靶标介导途径均参与消除,表现为混合速率非线性处置; D: 浓度较低,靶标不饱和,靶标介导的消除为消除主要途径,因而再次按一级速率处置。

4. 生理 PK 模型

生理 PK(PBPK)模型可通过结合人体特殊生理条件参数、药物作用机制

彩图4-7

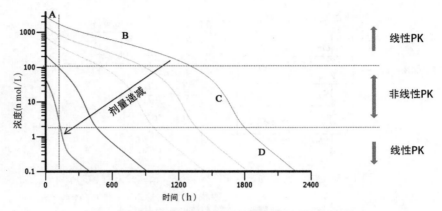

图4-7 靶标介导药物分布模型的药时曲线（见彩图）

和理化性质数据,在特殊生理状态下预测药物在体内的 PK 和 PD 特征。常用的生理条件参数有组织血流速度、酶/转运体表达、组织重量或大小、细胞百分比等;药物特异参数包含组织亲和力、蛋白结合率、膜渗透性等。生理 PK 模型分为两类,第一类为整体生理 PK 模型（whole body PBPK model）,如图 4-8 所示;第二类为简化生理 PK 模型（minimal PBPK model）,组织房室仅包括药物主要的代谢器官和靶器官。

二、药动学模型建立

最佳的房室模型中实测值能够均匀而随机地分布在房室模型拟合曲线两侧,且实测值与预测值的残差平方和（S）或加权残差平方和（S_w）能达到最小,同时能获得最低的 AIC。确立最佳房室模型的方法如下:

（一）血药浓度-时间散点图判断法
将给药结束后血药浓度（C）对时间

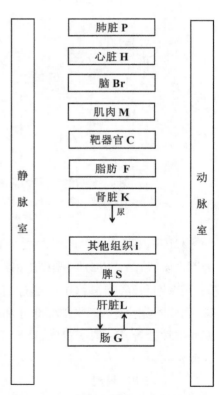

图4-8 整体生理 PK 模型示意图

(t)通过半对数坐标绘制出散点图,通过观察消除阶段的曲线形状进行估计,如消除阶段曲线为一条直线,则可初估为一房室模型,拟合双指数方程(表4-1),如消除阶段曲线呈现先快后慢的曲线,则初估为口服二房室模型,血药浓度-时间散点图法简单易操作,可作为房室模型预筛选,但拟合结果较粗糙,不够准确,需采用以下方法进一步确立最佳房室模型。

(二)基于统计量的判断法

1. 残差平方和或加权残差平方和判断法

将血药浓度-时间数据分别按一房室、二房室或三房室拟合,求出相应的血药浓度-时间方程式($C-t$方程式),然后按此方程式计算出不同时间点的预测值,预测值与实测值之差称为残差,通过计算残差平方和或加权残差平方和来确立最佳房室模型。残差平方和或加权残差平方和越最小者即为所求的房室模型。

在房室模型确立的过程中常对数据进行加权转化,常用的权重系数为1、$1/C$或$1/C^2$。同时在高低浓度相差较大的一组血药浓度数值中,经加权转化后的计算能更好地对低浓度数据进行模型拟合。当最高浓度与最低浓度比值超过1 000时,建议采用$1/C$或$1/C^2$进行加权。

2. 赤池信息判据(Akaike's information criterion,AIC)判断法

$$AIC = N\ln R_e + 2P \qquad (4-2)$$

其中,N为实验数据的个数,P是所选模型参数的个数,R_e是加权残差平方和。

AIC数值越小则认为该模型拟合越好。但使用AIC判断法时应充分考虑到不同的权重系数对结果的影响,不同权重下的AIC值不能直接比较。当血药浓度范围跨度较大时建议采用加权法估算PK参数,以减少低浓度数据估算的误差。

3. 拟合度 r^2

利用实测值与计算值,按照式(4-3)计算r^2,在各个拟合的房室模型中,r^2值最大的为最佳房室模型。

$$r^2 = \frac{\sum_{i=1}^{N} C_i^2 - \sum_{i=1}^{N} (C_i - \widehat{C}_i)^2}{\sum_{i=1}^{N} C_i^2} \qquad (4-3)$$

其中，C_i 为实测浓度，$\widehat{C_i}$ 为拟合浓度。

4. 模型拟合效果图诊断

除了根据 PK 参数及各种统计量外，根据图形也可以判断拟合结果好坏，如观察实测值与预测值的一致性、残差随时间展开图、残差与预测值关系图等。

(三) 房室模型建立注意点

1. 参数初值设置

预估药动学模型选定后，必须赋予参数初始值以不断拟合寻求最小 AIC，参数通过查询同类药物已有数据、文献、公式计算或非房室模型法来获得参数初值。例如，先通过非房室模型法得到清除率、表观分布容积、末端消除速率，将此分别作为房室模型参数 CL、V 和 k_e 初值。

2. 寻优界限的设置

PK 参数的寻优界限应设置合理，确保模型在一定范围内获取最佳拟合结果，上下限建议设置为模拟值的 2 倍和 1/2 倍。开展房室模型分析时，可进行数次迭代计算。例如，将某次参数寻优结果作为下一次参数寻优初值，然后开始参数寻优，如此循环往复。当参数估算结果十分接近参数寻优初值时，提示房室模型拟合达到终点。

(四) 房室模型分析常用软件

目前房室模型分析常用的软件有 Phoenix WinNonlin、DAS、Kinetica。

(五) 房室模型分析局限性

(1) 对数据量有要求：房室模型参数个数必须少于数据点数。例如，某个体药时曲线有 5 个点，那么房室模型参数最多 4 个，如果房室模型参数超过 5 个，将出现不定解。因而，开展房室模型分析要求药时曲线最好是密集采样。如果研究对象为稀疏采样，需将不同个体数据汇总到一起，当作一个个体，然后估算房室模型参数。

(2) 如果需分析协变量(如体重、年龄等)对 PK 参数的影响，要分两步进行：首先分析个体药时曲线，获得房室模型参数，然后开展房室模型参数与协变量相关性分析。此局限性可用群体 PK 模型法解决，详见本章第四节。

第二节　药效学模型

一、概述

药物进入机体后产生两个密切相关的动力学过程。一个即为前述的 PK，描述机体对药物的作用，即阐明药物在体内的吸收、分布、代谢和排泄的经时过程；而另一个则为药效学（pharmacodynamics，PD），描述药物对机体的作用，即药物效应随着时间和药物浓度改变的经时过程。

大多数药物在体内产生的作用是直接和可逆的，即当药物到达作用部位时即可产生药物效应，而当药物从作用部位消除时药物效应也随之消失，同时所产生的药物效应的大小与作用部位的药物暴露量存在一定的量效关系。

对于血液为作用部位的药物，或者血药浓度的变化与作用部位药物浓度变化一致的药物而言，常常可以观察到血药浓度与药物效应之间关系呈现 S 形曲线（图 4-9A），其形状与体外研究中的量效曲线形状基本一致，给药后血药浓度与药物效应随着时间呈现出一一对应的关系，因此可以将血药浓度与药物效应直接联系起来建立 PD 模型。

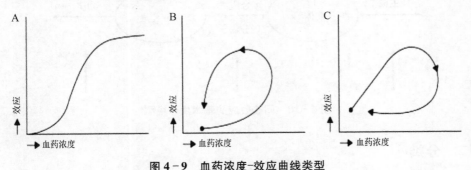

图 4-9　血药浓度-效应曲线类型

A. 血药浓度-效应 S 形曲线；B. 血药浓度-效应逆时针滞后曲线；C. 血药浓度-效应顺时针曲线

对于血药浓度的变化与作用部位药物浓度变化不一致的药物而言，由于血药浓度与作用部位药物浓度存在一个平衡过程，因此常常观察到血药浓度与药物效应之间关系呈现出明显的逆时针滞后环（图 4-9B）或者顺时针环（图 4-9C）。从图中曲线可以看出，给药后血药浓度与药物效应随着时间并不是严格的一一对应关系,前者效应的峰值明显滞后于血药浓度的峰值,说明效应室不在血液室;而后者中,与血药浓度上升期相比,血药浓度下降期内即使相同的血药浓度对应的效应明显减弱,说明药物在机体内可能出现了快速耐受。以上过程不能简单地将血药浓度与药物效应直接联系起来建立 PD 模型,但可利用作用部位与血药浓度的内在联系,间接建立血药浓度与效应之间的关系,Sheiner 等[5]即提出引入效应室,将效应室与中央室通过一级过程相连来建立 PD 模型。

但部分药物,其浓度与药物效应之间没有直接的量效关系,即使药物到达了作用部位,效应的产生也有一定的滞后。该类药物主要通过影响体内某种内源性物质的含量或活性,进而通过一系列的生理生化过程最终产生药物效应,该作用方式属于间接作用。华法林则是一种具有间接作用机制的药物的典型例子,它通过抑制合成凝血酶原复合物活性,产生抗凝血作用[6]。

通过间接机制产生药理作用的药物的基本生理模型见图 4 - 10[7]。其中药物通过影响反应变量(response variable)来影响药物效应。药物可以通过抑制或刺激产生反应变量的前体(precursor)的生成,或者抑制或刺激反应变量的合成/分泌及消除来影响药物的效应。因此,在建立 PD 模型时一般假设药物通过影响效应的产生和消除两种方式发挥药物效应。

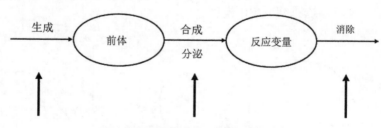

图 4 - 10　间接效应的基本生理模型

二、分类

对于药物产生的直接效应,目前常用的 PD 模型主要包括以下几种。

（一）线性模型

药物浓度 C 与药物效应 E 之间最简单的关系可以通过线性函数来描述:

$$E = S \cdot C \qquad (4-4)$$

其中 S 表示斜率。线性模型(linear model)假设药物浓度和效应之间呈线性和直接比例关系。该模型一般仅适用于浓度范围确定的情况,在实际情况很少采用。若存在给药前基础效应 E_0,则该模型还可以表示为:

$$E = E_0 + S \cdot C \qquad (4-5)$$

该模型参数 S 和 E_0 可以很容易地通过线性回归来估计,如图 $4-11$ 所示。一般假设基础效应为常数,但在某些情况下基础效应 E_0 也可能会随时间变化。该模型仅在效应浓度曲线的线性范围内有效,对超出观测范围的外推需谨慎。该模型能够预测给药前的基础效应是否为零,但不能预测药物的最大效应。

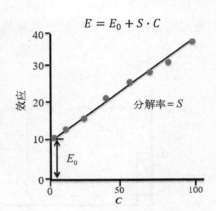

图 4-11　效应观测值和预测值 E 与浓度 C 的关系

图中 C 为药物浓度,E 为效应,E_0 为基础效应,S 为斜率,实心原点表示效应观测值,黑色实线表示效应预测值

(二)对数线性模型

当药物效应在较大的浓度范围内测量获得时,药物效应与浓度之间的关系可能呈现为曲线特征,但药物效应与对数转化的浓度或对数转化的效应与对数转化的浓度之间可能呈直线关系。可用如下公式进行描述。

$$E = S \cdot \ln C + I \qquad (4-6)$$

$$\ln(E) = S \cdot \ln C + I \qquad (4-7)$$

其中,I 为截距(一个经验常数)。对于对数函数,当浓度为零时无法估计药理作用,因此对数线性模型(log-linear model)不能预测药物的基础效应,除非对于内源性物质,可获得内源性物质的浓度 C_0。同时该模型不能用于预测药物的最大效应,但该模型能够预测最大效应的 20% ~ 80% 的药物效应强度。

(三)E_{max} 模型

E_{max} 模型是一种常用的模型,该模型根据配体和受体的结合推导而来,在数学形式上与米氏方程(Michaelis-Menten equation)表述一致。在描述配体和受体结合亲和力时，一般将其称作配体的效力，在受体结合实验中表达为 K_d。而对于与血浆或组织浓度相关的药物效应，则将此参数表示为 EC_{50}。如图 4-12A 和图 4-12B 所示，EC_{50} 为最大效应 E_{max} 一半时对应的药物浓度。类似地，EC_{20} 和 EC_{80} 分别表示产生 20% 和 80% 的 E_{max} 所需的药物浓度。浓度和效应之间的关系如图 4-12 所示（左图线性浓度坐标和右图对数浓度坐标）。通过将浓度对数转换，能更容易确定 EC_{50}。同时也更容易识别潜在的低基础效应，并且更容易以图形方式进行估算。

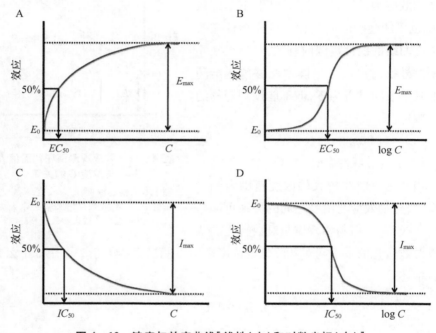

图 4-12　浓度与效应曲线［线性（左）和对数坐标（右）］

将两种化合物的亲和力进行比较，则 EC_{50} 值较低的化合物可以说是具有较高的亲和力。公式中的 E_{max} 参数称为功效参数，表示药物产生的最大效应。当基础效应 E_0 为零时，观察到的最大效应与药物产生的最大效应 E_{max} 一致。否则，观察到的最大效应则为 E_{max} 与 E_0 之和。

$$E = \frac{E_{max} \cdot C}{EC_{50} + C} \qquad (4-8)$$

对于观察到的效应随着浓度呈抛物线或曲线增加的药物（如激动剂），当

存在基础效应时,可采用如下公式进行描述:

$$E = E_0 + \frac{E_{\max} \cdot C}{EC_{50} + C} \qquad (4-9)$$

对于观察到的效应随着浓度呈曲线下降的药物(如拮抗剂),当存在基础效应时,可采用式(4-10)进行描述,浓度和效应之间的关系如图 4-12C 和图 4-12D 所示[线性浓度坐标(左)和对数浓度坐标(右)]。

$$E = E_0 - \frac{I_{\max} \cdot C}{IC_{50} + C} \qquad (4-10)$$

其中,$I_{\max}$ 参数也为功效参数,表示基础效应 E_0 与观察到的最大抑制效应之间的差值。当基础效应为零时,则观察到的最大效应与药物产生的最大效应 $I_{\max}$ 一致。否则,$I_{\max}$ 则为 E_0 与观察到的最大抑制效应之差。

$E_{\max}$ 模型最大的特点即为可以预测药物的最大效应,并同时可以提供两个 PD 参数,即药物的内在活性 $E_{\max}$ 和亲和力 EC_{50}。

(四) S 形 $E_{\max}$ 模型

S 形 $E_{\max}$ 模型是一种目前最为常用的 PD 模型,它其实是 $E_{\max}$ 模型的特殊形式,主要用于药物效应随浓度呈 S 形曲线变化时的 PD 研究。通过在公式中向普通 $E_{\max}$ 模型添加幂指数 n,可以如式(4-11)所示调节浓度效应曲线的陡峭度或斜率,从而获得更平缓或更陡峭的曲线。描述图 4-13 中不同曲线所示关系的方程一般被称为 Hill's 方程(希尔氏方程)或 S 形 $E_{\max}$ 模型。

$$E = \frac{E_{\max} \cdot C^n}{EC_{50}^n + C^n} \qquad (4-11)$$

式中,$E_{\max}$ 为药物产生的最大效应,EC_{50} 为产生 50% 最大效应时的药物浓度,n 为影响曲线斜率的陡度参数。当 $n=1$ 时,可简化为 $E_{\max}$ 模型。

幂指数 n 不一定具有直接的生物学解释,应将其视为原始 $E_{\max}$ 模型的扩展来调节曲线的陡峭度。指数值越大,EC_{50} 值周围的线越弯曲或越陡。如图 4-13 所示,当 $n<1$ 时,曲线较为平坦;当 $n>1$ 时,曲线变陡,如图中的实线的指数为 2,而虚线的指数为 5,两个函数的 EC_{50} 值相同。当 n 很大时,表明在一个很窄的浓度范围内,效应从无到有,将导致在一定浓度范围内完全或者根

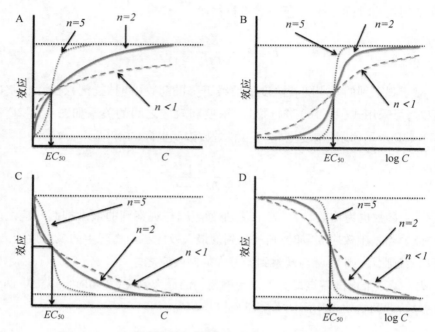

图 4 - 13　浓度与效应 S 形曲线［线性（左）和对数坐标（右）］

本没有效果。<1 的指数（例如 0.4）可能表明存在活性代谢产物和（或）多个受体位点。对于具有不同指数的曲线，亲和力 EC_{50} 和功效 E_{max} 相同。唯一的区别是曲线的指数 n，即曲线的陡度。

同理，观察到的效应随着浓度呈曲线下降的药物（如拮抗剂）的 S 形 E_{max} 模型可采用式（4-12）描述，浓度和效应之间的关系如图 4-13C 和图 4-13D 所示（左为线性浓度坐标，右为对数浓度坐标）。

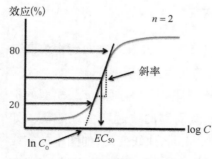

图 4 - 14　对数转化的药物浓度与
　　　效应 S 形 E_{max} 曲线

$$E = E_0 - \frac{I_{max} \cdot C^n}{IC_{50}^n + C^n} \quad (4-12)$$

此外，如图 4 - 14 所示，在效应与对数转化的浓度的 S 形曲线的中段，即药物的效应在其最大效应的 20%～80% 时，药物的效应与浓度之间呈现出近似直线的关系。

Hill's 方程在药理学中被广泛用于量

化药物的功能参数,也被用于生物化学的其他领域。Hill's 方程已被用来描述氧-血红蛋白结合的关系[8]。Hill's 方程也可用于描述剂量-效应关系,如离子通道开放概率(P-open)与配体浓度的关系[9]。

除了以上常见的 PD 模型外,PD 模型还包括更复杂的复合 E_{max} 模型、多重结合位点模型等,在此处不作赘述。

（五）间接效应模型

对于药物产生的间接效应,Jusko 等提出了 4 种基本的间接效应模型（indirect response model）,见图 4-15,可用于描述具有间接作用机制的药物的 PD 反应[10, 11]。

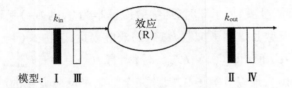

I. 抑制作用-k_{in}

$$\frac{dR}{dt} = k_{in} \cdot \left(1 - \frac{I_{max} \cdot C_p}{IC_{50} + C_p}\right) - k_{out} \cdot R$$

$$0 < I_{max} \leqslant 1$$

III. 刺激作用-k_{in}

$$\frac{dR}{dt} = k_{in} \cdot \left(1 + \frac{S_{max} \cdot C_p}{SC_{50} + C_p}\right) - k_{out} \cdot R$$

$$S_{max} > 0$$

II. 抑制作用-k_{out}

$$\frac{dR}{dt} = k_{in} - k_{out}\left(1 - \frac{I_{max} \cdot C_p}{IC_{50} + C_p}\right) \cdot R$$

$$0 < I_{max} \leqslant 1$$

IV. 刺激作用-k_{out}

$$\frac{dR}{dt} = k_{in} - k_{out}\left(1 + \frac{S_{max} \cdot C_p}{SC_{50} + C_p}\right) \cdot R$$

$$S_{max} > 0$$

图 4-15　四种基本间接效应模型

在没有药物存在的情况下,效应随时间的变化率可采用式（4-13）进行描述。

$$\frac{dR}{dt} = k_{in} - k_{out} \cdot R \qquad (4-13)$$

其中,k_{in} 表示效应产生的表观零级速率常数,k_{out} 表示效应消除的一级速率常数,效应 R 的初始值 $R_0 = k_{in}/k_{out}$。

当药物作用于机体时,图中模型 I 和 II 分别表示抑制药物效应的产生和消除的过程，其中抑制过程通过函数 $I(t)$ 进行描述，该函数可以采用 S 形模型，见式（4 - 14）。

$$I(t) = 1 - \frac{I_{max} \cdot C_p}{IC_{50} + C_p} \qquad (4-14)$$

其中，I_{max} 表示影响 k_{in} 或 k_{out} 过程的最大抑制作用，其始终小于或等于 1，即 $0 < I_{max} \leq 1$。IC_{50} 是在作用位点产生 50% 最大抑制作用的药物浓度。C_p 值为血浆药物浓度，由药物的 PK 决定。

模型 I 描述抑制 k_{in} 后的效应表达式，由式（4 - 14）可见，当血药浓度远大于 IC_{50} 值（即 $C_p \gg IC_{50}$）时，则有 $I(t) = 1 - I_{max}$。当 $I_{max} = 1$ 时，$I(t) = 0$。此时 k_{in} 乘以 0 等于 0，因此完全抑制了反应变量的产生。而当血药浓度远小于 IC_{50} 值（即 $C_p \ll IC_{50}$）且趋近于 0 时，药物效应基本为 0，则 $I(t) = 1$，此时，k_{in} 将恢复其原始值。模型 II 描述了抑制 k_{out} 后的效应表达式，由式（4 - 15）可见，当血药浓度远大于 IC_{50} 值（即 $C_p \gg IC_{50}$）时，则有 $I(t) = 1 - I_{max}$。当 $I_{max} = 1$ 时，$I(t) = 0$。此时 k_{out} 乘以 0 等于 0，因此完全抑制了反应变量的消除。而当血药浓度远小于 IC_{50} 值（即 $C_p \ll IC_{50}$）时，药物效应基本为 0，则 $I(t) = 1$，此时，k_{out} 将恢复其原始值。

图中模型 III 和 IV 分别表示刺激药物效应的产生和消除的过程，其中刺激过程通过函数 $S(t)$ 进行描述，见式（4 - 15）。

$$S(t) = 1 + \frac{S_{max} \cdot C_p}{SC_{50} + C_p} \qquad (4-15)$$

其中，SC_{50} 是在作用位点产生 50% 最大刺激作用的药物浓度。S_{max} 表示影响 k_{in} 或 k_{out} 过程的最大能力，S_{max} 可以是大于 0 的任意数值。

可以通过计算基线和效应曲线之间的面积（area between the baseline and effect curve，$ABEC$）来描述药物的总体效应，见式（4 - 16）。

$$ABEC = |\, R_0 \cdot t_r - AUEC_{0-t_r} \,| \qquad (4-16)$$

其中，R_0 为基线效应，$AUEC$（area under the effect time curve）是在 0 到 t_r 的时间间隔内效应时间曲线下面积，假设 t_r 趋于无穷大。

要为 PD 数据指定合适的模型，必须了解药物作用机制。然而，在机制尚不清楚的情况下，能够区分不同模型的实验设计将非常有用。此外，这些研究设计还可用于验证已知的药物作用机制,进而强化所提出模型的生物学合理性。上述四个间接效应模型中,模型Ⅰ和模型Ⅳ的效应曲线呈下降趋势,模型Ⅱ和模型Ⅲ的效应曲线呈上升趋势。如果药物导致反应变量较基线值下降,可以考虑采用模型Ⅰ和模型Ⅳ。同样,如果反应变量从基线值开始增加,则可以考虑采用模型Ⅱ和模型Ⅲ描述数据。

第三节 药动学-药效学模型分类

一、概述

传统的 PK 和 PD 研究假设作用部位的药物浓度和效应是一一对应的关系,通过这种直接的关系来获得 PD 参数。而在临床研究中有时无法直接测得作用部位的药物浓度,因此常常采用血药浓度来代替作用部位的浓度,即假设药物的效应直接与血药浓度有关。在实际用药中人们观察到药物的血药浓度和效应间常常并非简单的一一对应关系,如效应峰值出现的时间明显滞后于血药浓度达峰时间,说明药物的效应与血药浓度并不同步,有时血药浓度和效应之间的曲线呈现出逆时针滞后环,或者效应的持续时间明显长于其在血液中滞留的时间。针对上述药物效应滞后于血药浓度的现象,研究表明血药浓度无法代表作用部位药物浓度,药物作用的直接靶标是效应部位,通常指受体、酶和细胞膜等特异性超微结构[12]。所以在很多情况下不能用血药浓度简单地替代作用部位的浓度来反映药物的效应变化情况。

Sheiner 等[5]于 1979 年首次提出血药浓度与作用部位的药物浓度间存在一个平衡过程,这就造成了药物效应的变化滞后于血药浓度的变化。通过在传统的房室模型中引入一个效应室,将传统的 PK 和 PD 模型结合起来,构建了 PK 和 PD 结合模型,简称 PK - PD 模型。

常用的 PK 模型,如一房室、二房室和三房室模型,详见本章第一节。常用的 PD 模型,如线性模型、E_{max} 模型,详见本章第二节。本节主要介绍 PK - PD 结合模型。

二、分类

PK - PD 模型,通过在传统的房室模型中引入效应室,将传统的 PK 和 PD

模型结合起来,定量描述血药浓度与药物效应之间的内在联系,并获得描述该关系的 PK 和 PD 参数,进而通过这些参数反映药物浓度和药物效应在体内的动态变化规律,有助于临床治疗过程中药物浓度和效应的模拟,为临床合理用药提供重要的研究方法和理论依据。

PK-PD 模型的建立首先应了解药物在体内的起效方式和药物的作用机制,如直接效应或者间接效应;药物的作用是可逆的,还是不可逆的;同时还需考虑以何种方式将 PK 和 PD 联系起来,机制性 PK-PD 模型所包含的基本模块[13]见图 4-16。PK-PD 结合模型根据连接特征可划分为四种类型[14],见图 4-17。

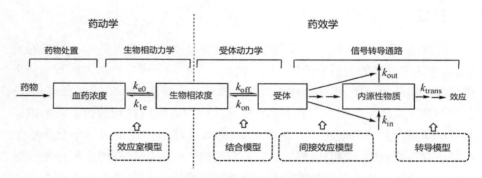

图 4-16 机制性 PK-PD 模型所包含的基本模块

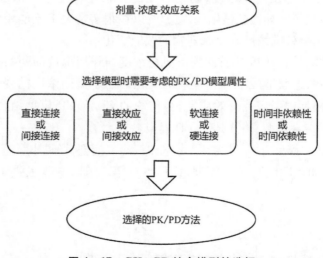

图 4-17 PK-PD 结合模型的选择

（一）直接连接和间接连接模型

本部分基于血药浓度与效应之间的关系（即血药浓度与效应的连接）划分为直接连接和间接连接。直接连接模型（direct link model）是将测定的血药浓度作为效应的药物浓度代入 PD 模型，将血药浓度与效应直接联系起来建立 PK‑PD 模型，见图 4‑18。该连接假设测定的血药浓度[即中央室（血液室）]与效应部位（效应室）的药物浓度迅速达到平衡，在这种情况下，浓度与效应的最大值将同时出现，效应浓度曲线不会出现滞后现象。Racine-Poon 等采用 S 形 E_{max} 模型直接将用于治疗季节性过敏性鼻炎的抗人体免疫球蛋白 E（IgE）抗体 CGP51901 的血清浓度与游离 IgE 的减少相连接[15]。

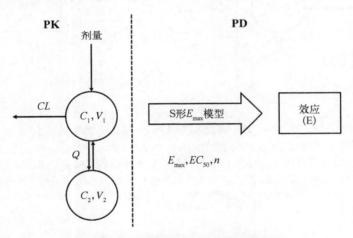

图 4‑18　直接连接 PK‑PD 模型示意图

图中 CL 表示清除率，Q 表示房室间清除率，V_1 表示中央室分布容积，C_1 表示中央室浓度，V_2 表示外周室分布容积，C_2 表示外周室浓度，E_{max} 表示药物产生的最大效应，EC_{50} 表示产生 50% 最大效应时的药物浓度，n 表示影响曲线斜率的陡度参数

但是，实际上许多药物观测到的血药浓度与效应之间存在时间滞后，因此该药物的浓度-效应关系无法通过直接连接 PK‑PD 模型来描述。在这种情况下，血浆浓度最大值出现在效应最大值之前，尽管血浆浓度降低，但效应强度可能会增加，并且可能持续到超过血浆中药物浓度无法检测到的时间，浓度观察值与观察到的效应之间的关系遵循逆时针滞后曲线。这种现象可能是由间接反应机制引起的，也可能是由血浆和作用部位的药物浓度之间的分布延迟引起的。后者可以采用间接连接模型（indirect link model）来描述，该模型引入一个效应室，将传统的 PK 和 PD 模型结合起来，见图 4‑19。效应室中的浓

度代表与血浆缓慢平衡的效应部位的活性药物浓度,通常通过 E_{max} 模型与效应相连,该模型假设效应室转运回中央室的药量可以忽略不计,且当药物在体内达到动态平衡时由中央室向效应室的清除率应等于由效应室向外的清除率。Woodworth 等[16]采用了这种类型的 PK－PD 模型描述胰岛素的降血糖作用。

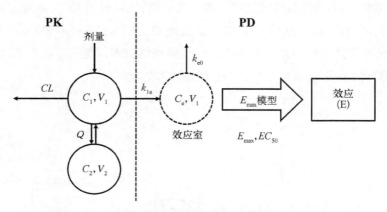

图 4－19　间接连接 PK－PD 模型示意图

图中 CL 表示清除率,Q 表示房室间清除率,V_1 表示中央室分布容积,C_1 表示中央室浓度,V_2 表示外周室分布容积,C_2 表示外周室浓度,C_e 表示效应室药物浓度,E_{max} 表示药物产生的最大效应,EC_{50} 表示产生 50% 最大效应时的药物浓度,k_{e0} 表示药物从效应室消除的一级速率常数,k_{1e} 表示药物由中央室向效应室转运的一级速率常数

（二）直接效应和间接效应

本部分基于药物效应与效应部位浓度的关系（即药物效应与效应部位浓度的连接）划分为直接效应和间接效应。依据所涉及的生理学机制,观测到的药物效应可直接与效应部位的浓度相连接,也可经过两步或多步效应的传递与效应部位的浓度相连接。

如果一个药物一旦到达作用部位即可产生相应的药效,药物的效应与效应室的浓度变化一致而无时滞时,该药物的作用方式属于直接作用,可以采用直接效应模型（direct response model）进行描述。如前所述的直接连接模型和间接连接模型均属于直接效应模型。

如果一个药物需要通过影响体内某种内源性物质的含量或活性,进而通过一系列的生理生化过程最终产生效应,则该药物的作用方式属于间接作用,该类作用的特点是其药效的产生与消除均有一个缓慢的过程,药物效应的变化将滞后于效应室的浓度的变化。此时出现的时滞与间接连接模型中出现的时滞所引起的原因不同,间接连接模型的时滞是由药物的分布导致的,而间接作用的时滞则是由于药物的作用机制导致的,两者原理不同,在选择模型时应注意区分。对于间接作用药物的PK-PD模型则可采用间接效应模型(indirect response model)进行描述,该模型一般假设药物通过影响效应的产生和消除环节两种方式发挥药效[17],见图4-20。Lin等[18]采用间接效应模型描述了胰岛素的降血糖作用,根据单通路假说,间接效应模型比间接连接模型对降血糖作用的拟合效果更佳。

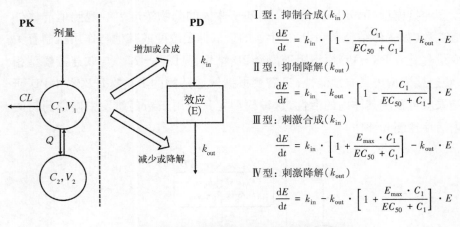

I型:抑制合成(k_{in})

$$\frac{dE}{dt} = k_{in} \cdot \left[1 - \frac{C_1}{EC_{50} + C_1} \right] - k_{out} \cdot E$$

II型:抑制降解(k_{out})

$$\frac{dE}{dt} = k_{in} - k_{out} \cdot \left[1 - \frac{C_1}{EC_{50} + C_1} \right] \cdot E$$

III型:刺激合成(k_{in})

$$\frac{dE}{dt} = k_{in} \cdot \left[1 + \frac{E_{max} \cdot C_1}{EC_{50} + C_1} \right] - k_{out} \cdot E$$

IV型:刺激降解(k_{out})

$$\frac{dE}{dt} = k_{in} - k_{out} \cdot \left[1 + \frac{E_{max} \cdot C_1}{EC_{50} + C_1} \right] \cdot E$$

图4-20　间接效应PK-PD模型示意图

图中 CL 表示清除率, Q 表示房室间清除率, V_1 表示中央室分布容积, C_1 表示中央室浓度, V_2 表示外周室分布容积, C_2 表示外周室浓度, C_e 表示效应室药物浓度, E_{max} 表示药物产生的最大效应, EC_{50} 表示产生50%最大效应时的药物浓度, k_{in} 表示效应产生的表观零级速率常数, k_{out} 表示效应消除的一级速率常数

(三)软连接和硬连接

根据临床或体外实验评价信息建立浓度与效应间的连接可以将PK-PD模型分为软连接和硬连接模型。软连接模型(soft link model)通常基于体内的药物浓度和效应观测数据,在模型拟合过程中采用双向信息流法,使PK和PD数据相连接,建立PK-PD模型,见图4-21。在建立模型过程中,不考虑药物的作用机制,仅应用效应室来解释浓度效应关系中的滞后现象。软连接方法具有一定的预测能力,在经过全面验证后可以外推至其他情况。

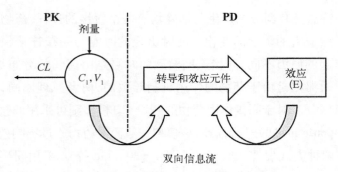

图 4 – 21　软连接 PK – PD 模型示意图
图中 CL 表示清除率，V_1 表示中央室分布容积，C_1 表示中央室浓度

　　硬连接模型（hard link model）则基于体内的药物浓度表观观测值与体外效应参数（如受体结合亲和力、抗生素的最低抑菌浓度或其他与作用机制有关的变量），建立 PK – PD 模型用于预测 PD 结果，见图 4 – 22。与软连接模型相比，硬连接模型更具有预测性，只需要根据候选药物的 PK 数据及体外 PD 研究结果就可预测其体内的活性，这种模型尤其适用于新药研发中候选药物的体内活性预测和评估。

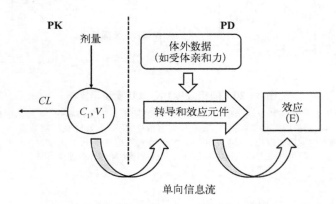

图 4 – 22　硬连接 PK – PD 模型示意图
图中 CL 表示清除率，V_1 表示中央室表观分布容积，C_1 表示中央室浓度

（四）时间非依赖模型和时间依赖模型

　　依据 PD 参数是否存在时间依赖性可以将 PK – PD 模型划分为时间依赖性模型（time-variant model）和时间非依赖性模型（time-invariant model）。对于多数药物，药物效应只取决于作用部位的药物浓度，PD 参数不随时间而变化，

药物效应的改变仅随效应部位浓度的改变而发生变化,即非时间依赖性,对于这类药物的PK－PD模型则可采用时间非依赖型模型(time-invariant model),大部分药物都遵循这一规律。

但对某些药物而言,其PD参数如E_{max}和EC_{50}呈时间依赖性变化,虽然效应部位的药物浓度没有变化,但药物效应仍随时间发生改变,此模型称为时间依赖性模型,见图4－23。这类药物常常具有增敏或耐受现象,药物在耐受和增敏时其PD参数均表现出时间依赖性,耐受性是由于受体数量或对受体的亲和力降低引起的,这两种情况都会产生浓度-效应关系中的顺时针曲线;而增敏会造成逆时针滞后现象。

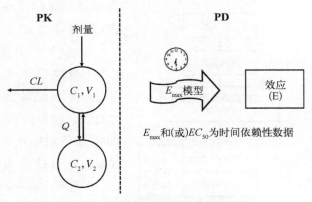

图4－23 时间依赖性PK－PD模型

图中CL表示清除率,Q表示房室间清除率,V_1表示中央室表观分布容积,C_1表示中央室浓度,V_2表示外周室表观分布容积,C_2表示外周室浓度,C_e表示效应室药物浓度,E_{max}表示药物产生的最大效应,EC_{50}表示产生50%最大效应时的药物浓度

第四节　药动学-药效学模型建立

一、概述

Mesterton-Gibbons[19]采用简单的"ABC"来描述建模过程。"A"代表假设(assume)。对于许多问题,一开始通常没有足够的信息来解决,因此从一开始就需要进行假设。这些假设可以是对采用的参数值的假设,对模型结构或分

布的假设（例如模型残差的分布）等。有时预测性差的模型可能根本不是模型差，而可能是因为模型假设是错误的。"B"代表借鉴（borrow）。很多情况下，都是在其他已知模型的基础上建立适合自身情况的模型。因此，可以从文献或者以前的经验获得模型的信息，然后作为评估的初始模型。"C"则为评价（criticize）所建立的模型及该模型基于的假设。如果模型不能满足需求，那么则回到"A"，修改原始假设，然后重新开始。

一个较复杂模型的建立过程如图4-24所示。一般过程可包括：① 分析问题；② 开展实验；③ 收集和整理数据，建立数据集；④ 建立模型；⑤ 模型拟合；⑥ 模型的选择与评价；⑦ 模型的验证；⑧ 模型优化及最终模型的确定；⑨ 模型结果的呈现与基于模型结果的沟通[20]。

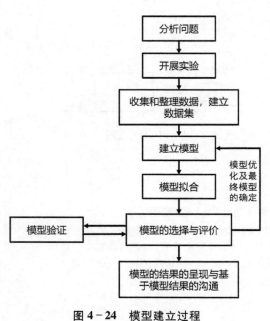

图4-24 模型建立过程

建立PK-PD模型的主要目的即为解决问题，因此需要分析问题来指导实验的设计和收集正确的信息和数据用于建立模型。同时，如何根据收集到的信息和数据建立合适的模型也尤为重要。本章节主要介绍采用非线性混合效应模型（nonlinear mixed effects models）方法描述同时收集了PK和PD数据的PK-PD模型的建立，即群体PK-PD（population pharmacokinetic-pharmacodynamic，PopPK-PD）模型的建立。

二、数据集构建和检查

PK-PD模型是基于数据所建立的模型，因此，收集整理数据，建立正确的数据集对模型的建立尤为重要。对于PopPK-PD数据集，可以预先规定好数据说明文件，然后再从纳入分析的各个研究数据库中提取相应的数据。

收集给药信息、PK采样信息和药物浓度信息，以及PD指标及其采样信息建立PopPK-PD基础模型。收集人口统计学信息、生理和病理相关的临床实验室检查指标等信息、合并用药、疾病相关因素等信息用于协变量探索性分析。对连续型变量,如年龄、身高、体重、药物浓度等数据,通过图表和描述性统计等方式检查数据分布的合理性。对离散型变量进行例数和百分比统计。必要时可对数据格式和数据类型进行转换。

建模分析前,可能需要对原始数据进行一定的处理。

对于低于定量下限的 PK 和(或)PD 数据,可以处理为缺失,可以处理为定量下限的一半或者 0,或者采用更为复杂的方法,如 M3 方法[21, 22],该法将所有低于定量下限数据都保留在数据集中,并增加一个分类变量以区分低于定量下限数据和其他有值数据。M3 法采用最大似然法对所有数据进行参数估计。

原始数据中还可能存在缺失数据:① 给药及采样信息缺失,若给药信息,比如给药时间、给药剂量、给药间隔等数据缺失或记录不正确,则该数据不纳入模型分析。若采样信息,比如采样时间等数据缺失或记录不正确,则该数据不纳入模型分析。② 浓度和 PD 指标信息缺失,一般缺失的浓度和 PD 指标信息不纳入模型分析。③ 协变量信息缺失,若某一受试者的所有协变量均缺失,则该受试者不纳入协变量分析;若某一协变量缺失的比例过大(比如大于10%),则该协变量不纳入模型分析。若某一连续型协变量缺失的比例较小(比如小于 10%),则缺失的协变量可以采用同一性别和(或)研究的均值或中位数填补。若某一离散型协变量缺失的比例较小(比如小于 10%),则缺失的协变量根据实际情况可采用其他或未知(other/unknown)填补或者将基于该协变量各类别的例数对该协变量进行重新分类。如果缺失的协变量是随时间变化的,则缺失的协变量可采用该时间点之前或之后的值填补。

此外,原始数据中可能还存在异常数据。可以先通过绘制散点图进行初步评价。在有充分证据证明数据存在错误的情况下可以在模型建立前即剔除。对于偏离较大的数据若无合理原因存在时一般不建议剔除。

在对原始数据进行上述过程的整理时,需根据药物的特征及实际数据的情况对数据进行清理。在对原始数据进行如以上过程的整理和筛查后,构建最终的数据集进行 PK-PD 模型的建立。

三、模型建立

通常,用于开发和评估 PD 模型的方法与用于 PK 模型的建立和评估的方法相似,除了在一些特殊情况可能会用到有别于 PK 模型的方法。随着 PK-PD 模型复杂性的增加,除了考虑模型运行的时间外,同时要考虑采用合适并可靠的估算方法。

PK-PD 模型的建立一般有以下两种方法：① 同时根据 PK 和 PD 数据拟合 PK 参数和 PD 参数(即"一步法")；② 序贯拟合 PK 参数和 PD 参数,即根据 PK 数据先建立 PK 模型估算 PK 参数,然后以 PK 参数或者暴露量相关参数估计值作为 PD 模型的输入值再建立 PD 模型估算 PD 参数(即"两步法")。序贯拟合的方法中一般有 3 种方式将 PK 和 PD 连接起来：

(1) 将 PK 参数个体估计值加入数据集中,PK 模型中参数固定为个体估计值,仅使用 PD 数据估算 PD 模型的参数。

(2) 将 PK-PD 模型中 PK 参数典型值固定,PK 数据不包含在数据集中,仅使用 PD 数据估算 PD 模型参数。

(3) 将 PK-PD 模型中 PK 参数典型值固定,但 PK 数据和 PD 数据同时包含在数据集中,同时使用两部分数据估算 PD 模型的参数。

有报道[23]对以上方法进行了比较,其中 PK 和 PD 模型参数同时进行拟合时,即"一步法",比较耗时,且当同时估算 PK 和 PD 参数时,由于需要拟合的参数数量较多,还可能会影响模型的稳定性。但该方法在收集的试验数据充分的情况下常被视为 PK-PD 建模的金标准,因该方法能够同时考虑 PK 和 PD 参数之间存在的相互作用。而"两步法"则更容易获得稳定且收敛成功的模型,且该模型运行的时间相比于"一步法"会更短。其中"两步法"中的第三种方法参数的估计值及其精密度与同时拟合方法产生的结果相似,且所需时间更短。但"两步法"在进行模型建立时,未考虑 PK 和 PD 参数之间的相关性,因此采用"两步法"建立模型后,也可采用同时拟合的方法再次估算参数进行比较。

在实际临床试验中,如果不能收集到充分的数据以支持同时拟合 PK 和 PD 参数时,通常采用序贯法进行 PK-PD 模型的建立。其中"两步法"中的第一种方法在实际中较为常用。

本章节主要介绍采用非线性混合效应模型方法建立群体 PK-PD 模型,群体 PK-PD 模型是对药物在人群中的 PK 和 PD 的研究,其中考虑了不同程度的变异性(个体间、个体内、场合间、残差等)。

非线性混合效应模型主要包括了两个组成部分：结构模型(包含或不包含协变量)和统计或方差模型。

（一）结构模型

建立群体 PK 模型的第一步是确定基础模型或结构模型,即在不包含协变量的情况下与观测数据吻合度最优的模型。根据已有经验,如果确定某一协变量对 PK 参数有明显的影响,可以将该协变量直接加入结构模型中构成基础协变量模型。例如,如果一种药物仅通过肾脏从体内清除,如拓扑替康或氨基糖苷类,那么肌酐清除率(CL_{Cr})可能与系统清除率高度相关,因此 CL_{Cr} 可以从一开始就纳入模型中。如果早前的研究已确定了结构模型,通常会以该模型作为初始模型进行模型的建立。在没有已知基础模型的情况下,可以尝试使用具有不同吸收过程(仅适用于血管外途径给药的药物)的多种结构模型,如一房室、二房室和三房室模型。一般可以通过药物的半对数药时曲线进行基础结构模型的初步判断,当半对数药时曲线的下降段呈直线关系时,可以选择一房室结构模型进行描述;当呈双指数函数特征时,可采用二房室结构模型进行描述。对于吸收模型,可选择一级吸收、零级吸收、滞后吸收等,同时也可采用更为复杂的吸收模型如零级/一级混合吸收、非线性吸收、双一级吸收等;对于消除模型,常见的包括一级线性消除和非线性消除模型。综合目标函数值(objective function value, OFV)、诊断图和参数稳定性等选定合适的基础模型。当基础模型建立好后,再考虑建立基础协变量模型。

而在建立 PK-PD 结合模型时,结构模型的选择可能更为复杂,根据 Mager 发表的综述[24], PK-PD 模型主要类型见表 4-3。PK-PD 模型的类型较多并且多数较为复杂,因此,在选择 PK-PD 模型结构时,需依据实际可获得的数据、数据的特征及药物效应的作用机制(非机制型、半机制型及机制型模型)来进行判断。

表 4-3 PK-PD 模型主要类型

类型	分类	描述公式	适用范围举例
可逆	直接效应模型	$E = E_0 + S \cdot C$ $E = S \cdot \ln C + I$ $E = \dfrac{E_{max} \cdot C^n}{EC_{50}^n + C^n}$	酶活性; 细胞活性,如血小板聚集; 快速翻转过程,如肌肉活性
	生物相分布	$\dfrac{dC_e}{dt} = k_{1e} \cdot C_p - k_{e0} \cdot C_e$	心血管效应; QT 间期延长
	慢受体结合	$\dfrac{dE}{dt} = k_{on} \cdot (E_{max} - E) \cdot C_p - k_{off} \cdot E$	离子通道结合模型

类型	分类	描　述　公　式	适用范围举例
可逆	间接效应	$\dfrac{dR}{dt} = k_{in} \cdot \left(1 - \dfrac{I_{max} \cdot C_p}{IC_{50} + C_p}\right) - k_{out} \cdot R$	抗凝剂（如华法林）；
		$\dfrac{dR}{dt} = k_{in} - k_{out} \cdot \left(1 - \dfrac{I_{max} \cdot C_p}{IC_{50} + C_p}\right) \cdot R$	胆碱酯酶抑制剂（如吡啶斯明）；
		$\dfrac{dR}{dt} = k_{in} \cdot \left(1 + \dfrac{S_{max} \cdot C_p}{SC_{50} + C_p}\right) - k_{out} \cdot R$	多巴胺拮抗剂；
		$\dfrac{dR}{dt} = k_{in} - k_{out} \cdot \left(1 + \dfrac{S_{max} \cdot C_p}{SC_{50} + C_p}\right) \cdot R$	β 受体激动剂（如特布他林）
不可逆	细胞或靶标失活	$\dfrac{dR}{dt} = g(R) - f(C) \cdot R$	化疗药物，如阿扎胞苷
	酶失活	$\dfrac{dR}{dt} = k_{in} - k_{out} \cdot R - f(C) \cdot R$	阿司匹林抗血小板作用
可逆/不可逆	信号转导	$\dfrac{dM_1}{dt} = (RC - M_1)/\tau \cdots \dfrac{dM_n}{dt} = (M_{n-1} - M_n)/\tau$	东莨菪碱和阿托品大鼠拟副交感神经活性研究；甲氨蝶呤的化疗效应
耐受	反向调节（counter-regulation）	$\dfrac{dM}{dt} = k_1 \cdot R - k_2 \cdot M$ $R_{net} = R - M$	硝酸甘油诱导的实验性心力衰竭血流动力学耐受
	脱敏	$\dfrac{dR_i}{dt} = k_d \cdot (R - R_i)$	G 蛋白偶联受体的脱敏
	向上/向下调节	$\dfrac{dR}{dt} = k_{in} \cdot \{1 \pm H_1(C_p)\} - k_{out} \cdot \{1 \pm H_2(C_p)\} \cdot R$	甲泼尼龙对糖皮质激素受体的作用
	前体耗竭	$\dfrac{dP}{dt} = k_0 \cdot \{1 \pm H_1(C_p)\} - (k_s + k_p \cdot \{1 \pm H_2(C_p)\}) \cdot P$ $\dfrac{dR}{dt} = k_p \cdot \{1 \pm H_2(C_p)\} \cdot P - k_{out} \cdot R$	抗精神病药物瑞莫必利的释放

（二）统计学模型

除了某个参数的总体均值的估计，人们对总体中个体受试者之间参数的变异性同样感兴趣。与不具有可变性的固定效应相反，这种变异性称为随机效应。

在群体分析中，通常有两个变异性来源：个体间变异性（between-subject variability，BSV）和残差变异性（residual variability，RV）。个体间变异是指不同个体之间参数的方差。残差变异则是观察到的数据中无法解释的变异。在 PK 相关的文献中有时还会遇到其他变异来源，如场合间变异（inter-occasion variability，IOV）。

　　通常根据数据的类型选择适合描述个体间变异的模型。由于 PK 模型参数总是大于零且通常属于右偏态分布，因此 PK 参数的个体间变异常采用指数模型进行描述，见式（4-17）。

$$P_i = \widehat{P} exp(\eta^{P_i}) \qquad (4-17)$$

其中，P_i 为个体 i 的参数预测值；$\widehat{P}$ 为参数的群体典型值；η^{P_i} 为个体 i 和群体参数的个体间变异，服从正态分布 $\eta \sim N(0, \omega^2)$，在 NONMEM 软件中由协方差矩阵 Ω（OMEGA）定义。如有必要，也可采用加和型和比例型进行描述。PD 参数同样可采用指数型［式（4-17）］、加和型［式（4-18）］和比例型模型［式（4-19）］进行描述。

$$P_i = \widehat{P} + \eta^{P_i} \qquad (4-18)$$

$$P_i = \widehat{P}(1 + \eta^{P_i}) \qquad (4-19)$$

　　由于许多因素的影响，个体受试者的 PK 在不同时间可能会发生变化。同一受试者在不同场景/时间也存在变异，这种变异通常认为反映了个体内变异，并且在表征不同场景下受试者的 PK 时，各情况下引入的变异都是随机的，被称为 IOV。模型中不考虑 IOV 可能会导致参数估计值出现偏差[25]。为了估计 IOV，需有足够的受试者在大于 1 个场景采样。如果每种场景下只有一个样本，则无法计算 IOV 的估计值。假设每个受试者在 k 个场合收集了 PK 数据，$j = 1, 2, \cdots, k$，则第 i 个受试者（P_i）的模型参数为

$$P_i = \widehat{P} exp(\eta^{P_i}) \qquad (4-20)$$

　　则模型参数为

$$P_i = \widehat{P} exp(\eta^{P_i} + \eta_1 OCC_1 + \eta_2 OCC_2 + \cdots + \eta_k OCC_k) \qquad (4-21)$$

其中，η_1 是场合 1 的变异导致的与总体平均值的偏差，η_2 是场合 2 的变异导致的与总体平均值的偏差，依此类推。如果在第 j 次采集样本，则 OCC_j 编码为 1，否则为 0。

　　由于个体内变异、模型错定、测量误差等导致的无法解释的任何变异都被归入残差变异中，阐明此变异的模型称为残差模型。残差越大且异质性越强，则在整个模型中考虑它的必要性就越大。对于残差变异，可选择加和型［式（4-22）］、比例型［式（4-23）］及混合型［式（4-24）］模型进行拟合：

$$C_{ij} = \widehat{C}_{ij} + \varepsilon_{a\,ij} \qquad\qquad (4-22)$$

$$C_{ij} = \widehat{C}_{ij}(1 + \varepsilon_{P\,ij}) \qquad\qquad (4-23)$$

$$C_{ij} = \widehat{C}_{ij}(1 + \varepsilon_{P\,ij}) + \varepsilon_{a\,ij} \qquad\qquad (4-24)$$

其中，C_{ij} 是第 i 个患者的第 j 个血药浓度观测值；$\widehat{C}_{ij}$ 是第 i 个患者的第 j 个血药浓度的模型预测值；$\varepsilon_{P\,ij}$ 和 $\varepsilon_{a\,ij}$ 分别为比例型和加和型残差，均服从正态分布：$\varepsilon \sim N(0, \sigma^2)$，在选择残差模型时，通常会使用似然比检验（likelihood ratio test，LRT）和拟合优度图，尽管后者对于检测拟合的微小改进可能不敏感。经常采用的一种策略是在整个模型开发过程中使用混合型模型（比例+加和型模型），然后查看残差模型是否可以简化。

（三）协变量模型

以上基础结构模型和随机效应模型确定后的模型则为最终基础模型，在基础结构模型和随机效应模型确定后，考察协变量对药物 PK 和 PD 行为的影响。协变量可包括人口统计学因素、生理生化指标、病理因素、生活习惯等。通常，内在因素不会在短时间内发生变化或根本不发生变化，而外在因素在研究过程中可能会发生多次变化。其中，代谢表型虽然为内在因素，但由于某些外部抑制剂的存在，受试者可以从正常或快速代谢者转变为慢代谢者。协变量通常可以分为连续变量（如年龄）、二分变量（如性别）或多分变量/分类变量（如种族）。

对于连续型协变量，通常采用线性、分段线性、指数或幂函数方式进行描述。选择何种函数进行描述常取决于所采用的建模方法。

$$P^* = \theta_1 + \theta_2 \times (Cov_i) \qquad\qquad (4-25)$$

$$P^* = \theta_1 + \eta_i \times \theta_2 \times Cov_i + (1 - \eta_i) \times \theta_3 \times Cov_i$$
$$(若\ Cov_i < N,\ \eta_i = 1,\ 否则\ \eta_i = 0) \qquad (4-26)$$

$$P^* = \theta_1 \times e^{\theta_2} \times Cov_i\ 或\ P^* = \theta_1 \times e^{\theta_2} \times (Cov_i/Cov_{pop}) \qquad (4-27)$$

$$P^* = \theta_1 \times (Cov_i)^{\theta_2} \qquad\qquad (4-28)$$

其中，P^* 是群体参数，Cov_i 为第 i 个个体协变量，N 为协变量分段值，n_i 为第 i 个个体指示变量（取值 0 或 1）。Cov_{pop} 表示协变量群体值，θ_1 和 θ_2 是协变量与群体参数关联的比例常数或指数参数。在建模过程中，连续型协变量如年龄和体重等的中位数作为其参考值,以使相关参数定义在观测值范围内,从而增加参数估计的精确度。

对于分类型协变量,可采用以下公式进行描述:

$$P^* = \theta_1 + \theta_2 \times (Factor) \qquad (4-29)$$

$$P^* = \theta_1 \times (1 + \theta_2 \times Factor) \qquad (4-30)$$

$$P^* = \theta_1 \times \theta_2^{Factor} \qquad (4-31)$$

其中,以性别为例,"$Factor$"是判断受试者性别的指标,其值为 0 或 1 时表示该受试者为女性或者男性。

可选的协变量模型包括但不限于以上列举的模型,最终应根据协变量作图结果以及该协变量的类型选择最合适的模型进行协变量分析。对最终协变量模型进行评价和优化后得到最终模型。

常见的协变量筛选方法见表 4-4。其中向前纳入和向后剔除法(stepwise covariate modeling, SCM)运用较多。应用向前纳入法逐一将协变量加入模型每个参数中考察 OFV 的改变情况。每个待考察的协变量逐一引入模型后,模型中保留 OFV 下降最显著的协变量后进行第二轮筛选,以此类推,直至筛选出所有使得 OFV 下降大于 3.84(χ^2, $P < 0.05$,该统计量可根据实际数据情况进行选择)的协变量。将所有有显著性影响的协变量保留在模型中,最终得到全量回归模型。

表 4-4 常见协变量筛选方法

方　法	定　　义	优　　点	缺　　点
FME (包含所有协变量的完整模型估计)	同时估计所有预定义的感兴趣的协变量并进行推断	单次运行模型 结果易于解读 一步即可获得最终模型	需仔细筛选拟纳入考察的协变量
SCM (逐步筛选协变量模型)	向前纳入(forward inclusion)和向后剔除(backward elimination)法	概念简单 可通过 PsN(Perl-speaks-NONMEM)实现,操作较为容易	存在选择偏移 多重比较并且未校正 必须在最终模型之前生成完整的协变量模型
WAM (Wald 近似似然比检验)	全量模型拟合计算所有可能约束模型的近似 LRT。根据 NONMEM 模型拟合的 10~15 个最可能的模型的最大(实际)SBC 选择最终模型	运行次数更少	在最终模型之前需要一个完整的协方差模型和一个协方差矩阵

方　法	定　义	优　点	缺　点
GAM （广义相加模型）	个体参数估计值（经验贝叶斯估计）在协变量上回归使用广义线性加性模型	概念简单 可通过 R 软件实现，操作较为容易	收缩 未考虑协变量相关性 对时间依赖性协变量拟合较为困难
Lasso （套索算法）	全称 least absolute shrinkage and selection operator；所有协变量必须标准化以使均值为 0，标准差为 1	基于小样本量数据集上获得的协变量模型优于 SCM 法	对于样本量较大数据集无优势

采用向后剔除法建立最终模型。从全量回归模型中依次剔除一个协变量，以考察此协变量存在的必要性。若剔除某协变量后，模型 OFV 增加大于 $6.63(\chi^2, P < 0.01$，该统计量根据实际数据情况进行选择)，表示该协变量的存在具有显著意义，应保留在模型中，否则应从模型中剔除。

第五节　药动学-药效学模型评价

一、概述

模型评价通常是对模型本身及其预测结果进行一系列的测试来证明模型的可靠性和可预测性。模型评价的程度往往取决于建模的目的。如果只是简单地描述一组数据的特征，则采用的模型评价方法通常较少，但是如果模型是用于预测，则通常会采用更全面的方法对模型进行评价。一个模型无法适用于所有场景，但是可以评价模型是否适用于特定的场景。尽管存在许多模型评价方法，但是没有一种方法可以简单地得出"通过"或"失败"的结论。绝大多数评价方法都具有一定的主观性，因此需要正确的选择方法和解读结果。

根据 McLeod 的报道[26]，可以基于以下几个方面对模型的可靠性和预测性进行考量：① 模型对既往系统的重现程度；② 模型行为与现有理论的符合程度；③ 模型预测的准确程度；④ 模型被其他建模者所接受的程度；⑤ 模型被使用者接受的程度；⑥ 采用相反的假设，假定相反的关系并赋予相反的模型参数值，模型产生相反结果的程度。

模型的评价贯穿于模型的建立和模型应用的整个过程,目前有很多常用的模型评价方法,如基于预测的评价方法(prediction-based diagnostics)、基于残差的评价方法(residual-based diagnostics)、基于贝叶斯估算的评价方法[empirical Bayes estimates(EBE)-based diagnostics]及基于模拟的评价方法(simulation-based diagnostics)[27]。以上方法均属于图形法(graphical displays approach),图形结合统计学方法是最广泛使用的模型评价方法,图形工具因其直观、形象,可形象地描述模型预测能力和目前模型可能的缺陷,成为最强有力的评价方法之一[28]。除此之外,常用的方法还包括重新抽样法(resampling approach),重新抽样法通常包括刀切法(Jackknife approach)和自举法(bootstrap)。以上所述的图形法和重新抽样法均基于用于模型建立的原始数据集,因此属于内部评价方法,除此之外,还可以将收集的数据拆分为模型建立数据集和测试数据集。测试数据集通常用于外部评价。数据拆分是一种强大的模型评估方法。但是,在决定采用数据拆分方法之前,应考虑数据丢失对模型检测协变量关系的能力及获得足够精密度的估计参数的潜在影响[29]。

二、常用评价方法

(一)图形法

1. 基于预测的诊断图

基于预测的诊断图包括实际观察值(dependent variable,DV)对群体预测值(population prediction,PRED)的散点图(DV vs PRED);实际观察值对个体预测值(individual prediction,IPRED)的散点图(DV vs IPRED)以及个体药时曲线预测拟合图(individual concentration-time)[30]。

(1)实际观察值 vs 群体预测值:实际观察值对群体预测值的散点图(DV vs PRED)可以用于直观地评价群体预测值能否很好地描述数据的集中趋势(如图4-25A所示)。若模型的群体预测值与观察值之间具有较好的相关性,趋势线同对角线接近,说明模型能较好地描述集中趋势;若群体预测值存在较大的系统偏差,不能较好地描述数据特征,则提示需要进一步优化或改进结构模型或者统计学模型。

群体预测值的趋势线是否同对角线接近,除了与模型结构有关外,还同时取决于其他许多因素,如个体间变异、残差变异及数据删失等。此外,群体预

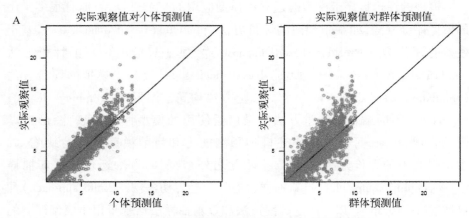

图 4 - 25　实际观察值与群体预测值和个体预测值

测值的趋势线没有考虑误差的异方差性,也未考虑数据是否来源于不同个体。因此,应谨慎使用以及谨慎评价该诊断图的结果。

（2）实际观察值 vs 个体预测值:实际观察值对个体预测值的散点图(DV vs IPRED)可以用于直观地评价个体预测值能否很好地描述数据的集中趋势,各数据点在对角线附近的离散程度反映了未解释的残差变异(如图 4 - 25B 所示)。采用该诊断图进行模型评价时,每个个体的数据应包含足够多的信息以估算模型参数值。当个体均为稀疏数据时,个体预测值可能会向实际观测值趋近,而呈现出过度拟合的现象[31],即呈现出个体预测值与实际观察值十分吻合的假象。因此,在采用实际观察值 vs 个体预测值诊断图表进行模型评价之前,先关注残差变异的收缩值(shrinkage)的大小,当残差变异的收缩值较小时,采用该诊断图进行模型的评价才能更可信。

由于实际观察值-个体预测值诊断图仅能反映残差变异的大小,而协变量则是用于解释参数的个体间变异,因此对于包含协变量效应的最终模型,该诊断图不能提供关于协变量的拟合信息,且基础模型和最终模型的个体预测值会显示出较高的一致性,文献报道[30]该诊断图更适合用于评估基础模型。

（3）个体药时曲线预测拟合图:个体药时曲线预测拟合图将纳入模型分析的每个个体的实际观察值、群体预测值及个体预测值同时呈现在一张图上进行比较,可以直观地评估模型对每个个体数据的拟合优劣程度,如图 4 - 26 所示。

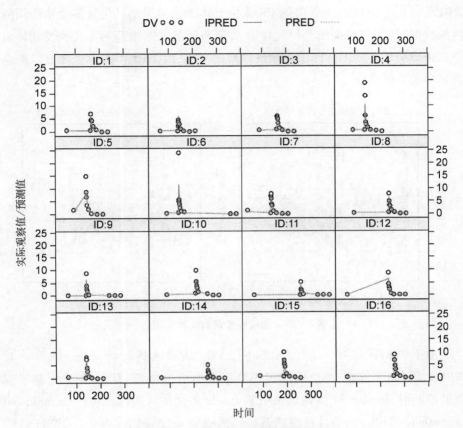

图 4-26 个体药时曲线预测拟合图

2. 基于残差的诊断图

尽管前述基于预测的诊断图可用于评价模型的预测偏差,但基于残差的诊断图能够显示出不同结构和统计学模型的特性,因此其可以更直接地评估前述的预测偏差(即系统偏差)。为了更为充分地评价模型的适用性,在模型评价中可以更加重视基于残差的诊断方法。

(1)加权残差 vs 时间:加权残差(weighted residuals,WRES)与影响结构模型的自变量的关系图(如图 4-27 所示)对于识别可能的结构模型的错定很有帮助,诊断图中应包括 $y = 0$ 的参考线及局部加权回归(locally weighted regression)平滑曲线。对于 PK 模型,时间(TIME)是关键的自变量,其可以是最近一次给药后相对时间(time after dose,TAD),亦可以是试验中首剂给药后的持续时间。当时间的跨度较大时,可考虑将时间对数转换进行考察,即

WRES vs log(TIME)；当收集的 PK 采血样本为密集采血且包含多个给药间隔内的数据时(如在多剂给药研究中首次给药后及末剂给药后采集密集 PK 血样)，可以分成不同的时间段绘制该诊断图，且采用 TAD 作为横坐标可以提高该模型的分辨率。

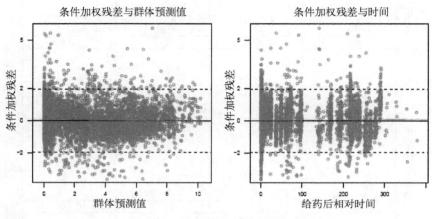

图 4-27　加权残差与时间和预测值

由于 WRES 采用一阶(first-order，FO)估算法进行计算时，该算法对 WRES 的计算不准确，可能引起对模型拟合的错误判断，因此，在采用基于残差的诊断时，Hooker 等[32]建议采用基于一阶条件估算法(first-order conditional estimation，FOCE)的条件加权残差(conditional weighted residuals，CWRES)替代 WRES；当采用个体间变异和个体内变异交互作用的一阶条件估算法(first-order conditional estimation with interaction method，FOCE-I)时，CWRES 与 TIME 的关系图仍然很有用，但同时也可以考虑采用个体间变异和个体内变异交互作用的条件加权残差(conditional weighted residuals with interaction，CWRESI)。当 WRES 或 CWRES 或 CWRESI 随时间的变化趋势不明显，CWRES 值大多数分布于±4 之间，且较为均匀地分布在 $y=0$ 参考线左右时，可以说明模型能较好地拟合观察值。

(2)加权残差 vs 预测值：加权残差与预测值的散点图同样可用于模型的评价(如图 4-27 所示)。如前所述，CWRES 或 CWRESI 对群体预测值(PRED)的散点图(CWRES vs PRED & CWRESI vs PRED)相比于 WRES 与 PRED 的散点图更优，当群体预测值的范围较宽时，可考虑将群体预测值进行对数转化后再进行考察，即绘制 CWRES vs log(PRED)。诊断图中应包括

$y = 0$ 的参考线及趋势线。当 CWRES 或 CWRESI 随群体预测值的变化趋势不明显,CWRES 值大多数分布于 ±4 之间,且较为均匀地分布在 $y = 0$ 参考线左右时,可以说明模型能较好地拟合观察值。

此外,绝对个体加权残差(absolute individual weighted residuals,|IWRES|)对个体预测值(IPRED)的散点图(|IWRES| vs IPRED)也常用于识别残差模型的错定,诊断图中同样应包括 $y = 0$ 的参考线和趋势线。当随着个体预测值的变化,趋势线无明显变化趋势时,说明残差模型的设定是相对合理的。

(3)加权残差直方分布图或 Q - Q 图:加权残差(CWRES 和 IWRES)的直方分布图可以用于评估残差的分布特征(图 4 - 28),即残差是否服从以 0 为中心的单峰对称分布,在 CWRES 的直方分布图中,偏态分布可能会体现得更加明显。当条件加权残差服从正态分布时,其直方分布图中核密度曲线与正态密度曲线应相似。另外,Q - Q 图(quantile-quantile plot)也可用于描述残差(IWRES)的分布,当残差服从正态分布时,则数据点应分布在参考线($y = x$)附近。值得注意的是,当残差的收缩值增加时,IWRES 分布与正态分布的偏差也会增加。

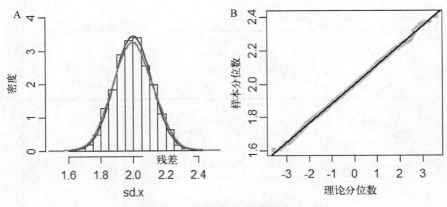

图 4 - 28　加权残差分布图或 Q - Q 图

3. 基于经验贝叶斯估计的诊断图

贝叶斯估计(Bayesian estimation)是一种数据分析方法,可以将先验信息(如群体 PK 模型及其参数)与现有数据进行结合,以改善对个体建模过程的理解。在给定一个个体的数据和所假设的先验群体模型前提下,贝叶斯估计可以估算适合这一个体的最可能的参数值。

对某个参数基于经验贝叶斯估计的诊断依赖于其个体间变异。各个参数估计值是根据先验的群体参数、残差分布及个体数据通过贝叶斯方法进行估算获得的。

（1）个体间变异（η）和残差变异（ε）的收缩：个体间变异的收缩（η - shrinkage）描述了贝叶斯估算的方差趋向于 0 的现象，即估算的个体参数值趋向于群体均值。类似地，当数据较为丰富时，个体加权残差（individual weighted residuals，IWRES）近似服从于标准正态分布 $N(0,1)$，而随着数据量的减少，IWRES 的分布逐步趋近于 0，这一现象称为残差变异的收缩（ε - shrinkage）。由于收缩现象不仅影响基于经验贝叶斯估计的诊断图评价结果的可靠性，同时还影响其他一些相关性关系分析，如协变量与暴露-效应之间的关系。因此，在采用基于经验贝叶斯估计的诊断图进行评价时，应关注参数的收缩值及仔细评估收缩对所做推论结果的影响。当收缩值较高时，绘制的个体预测参数或 η 值间的关系及其与协变量的关系可能会掩盖真实的关系，显示出不真实的形状或原本不存在的关系[33]。图 4 - 29 显示了不同收缩值时参数间相关性，图 4 - 30 显示了不同收缩值时 η 值与协变量间的关系。该研究显示当收

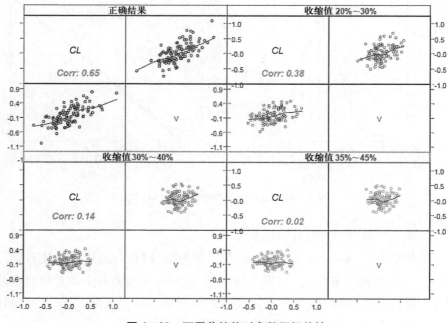

图 4 - 29　不同收缩值时参数间相关性

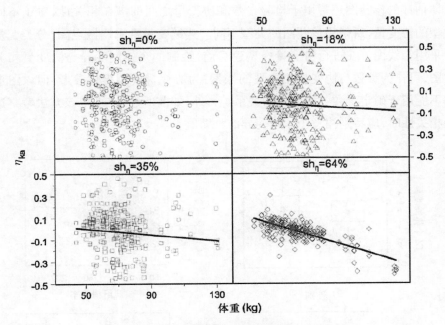

图 4 - 30 不同收缩值时 η 值与协变量间的关系

缩值大于 20% 时,基于经验贝叶斯估计的诊断具有一定的局限性,应谨慎解读。当对具有不同设计的研究进行分析时,有时仅一部分数据包含有关特定参数的大量信息,在这种情况下,通过研究或 PK 设计对数据进行分层并计算出不同分层群体的收缩值可能是有用的。但某些模型由于数据的自身属性,其参数的收缩值较大,但基于预测目的的不同,有时并不影响模型的整体评价。

(2) 参数与个体间变异(η)的散点图(scatter matrix plot of parameters and ETAs):在模型建立过程中,需要考察参数间的相关性以指导模型结构的构建。各参数间相关性可通过绘制参数间相关性图或者个体间变异相关性矩阵式散点图(如图 4 - 29 所示)。在协变量模型构建过程中应充分考虑这些相关性。如前所述,在采用该方法考察这些相关性时,应特别注意参数的收缩值。

(3) 个体间变异直方分布图和 Q - Q 图(histogram and quantile-quantile plot of ETAs):个体间变异直方分布图和 Q - Q 图对于评估参数正态性假设和所选参数变异的适当性非常有用。

(4) 个体间变异与协变量相关性图(ETAs versus covariates):基于经验贝

叶斯估计的诊断图还常用于检验参数和协变量之间的潜在相关性,对于不同类型的协变量,所采用诊断图的类型不同。连续变量常采用散点图,分类变量常采用箱线图。在进行协变量模型建立前,绘制的个体间变异与协变量相关性图,可作为参数与协变量相关性的探索,为协变量模型提供参考,但该图形并不能用于确定参数与协变量的关系。另外,如前所述,在采用该方法考察这些相关性时,应特别注意个体间变异的收缩值。

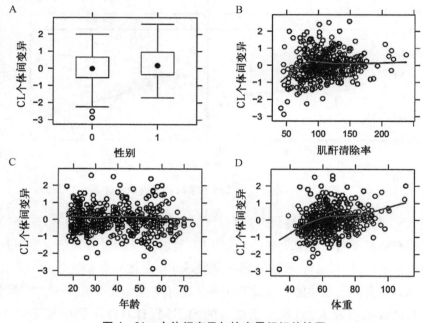

图 4-31 个体间变异与协变量间相关性图

4. 基于模拟的诊断

基于模拟的诊断可以通过模拟生成新的数据集来评估模型的拟合优度,然后评估当前模型与模拟数据。这些方法有助于评估当前模型是否充分描述了观测数据,以及该模型是否可用于预测。基于模拟的诊断包括多种方法,应用于解决不同的问题。本次主要介绍以下两种常用的方法。

（1）可视化预测检验(visual predictive check, VPC)：VPC 是现在较为广泛使用的一种模型评估方法,可以直观地评价当前模型对观察数据的描述程度。VPC 是基于模拟的诊断,其将模型模拟数据的均值和特定分位数（如 5% 和 95%）及其置信区间与观测数据的均值和相应分位数进行比较来评价模型。

如果模型充分描述了数据的特征,则模拟和观察数据的均值和百分位数应比较接近。VPC 示意图见图 4-32。

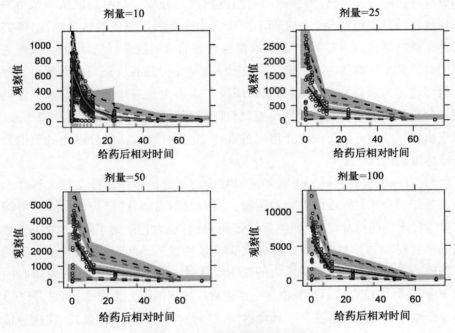

图 4-32　可视化预测检验示意图

VPC 的步骤一般包括如下过程:首先根据建模数据集的结构(给药信息、采样信息及协变量信息)、所选择的模型及模型参数估计值(THETA、OMEGA 和 SIGMA)生成模拟数据集;计算模拟数据集在各个时间段的中位值或平均值及重要的百分位数(如 2.5%、5%、10%、90%、95% 和 97.5% 等),并与根据建模数据集计算的中位值或平均值及相同的百分位数进行比较,通常通过绘制观察数据(DV 与 TIME)及观察数据平均值或中位值与每个时间段模拟数据的分位数绘制图形来完成此操作。

在采用 VPC 作为诊断方法时,需注意以下几个方面。

1) VPC 模拟时常采用 1 000 次模拟,但 VPC 的模拟次数的选择常取决于评价的目的。若需要达到更高的准确度时,则需要更多的模拟次数。值得注意的是,VPC 模拟的次数不应由模型的复杂程度决定(假设模型需要大量时间来估计参数)。

2) 时间段(bin)的划分。通常观察值的分布(此处为浓度观测值)随时间变化,不通过划分时间段进行结果展示,仅基于模拟数据的预测间隔的图形将显示不规则且不稳定的结果,从而导致对模型的判断变得困难。因此,可采用划分时间段的方式,将较为接近的时间点数据划分成一个时间段从而来帮助图形解释。对于包括多个研究而不同研究中采血时间点不一致的情况,即需要将采样时间划分为若干个时间段,根据划分的时间段进行统计分析,以避免不同时间采血样本量的不均衡。但是时间段的划分是否合适对是否能合适评价模型也尤为重要。一般,在每个时间段中需要大量观察值才能准确估计其真实分布。在划分时间段时尽可能地将时间相近的观测值划分到一组中,或体现出相同或接近趋势的观测值划分在一个时间段内,不同分段内的数据分布量尽可能接近。

3) 百分位数的选择。观察和模拟数据的百分位数的选择在很大程度上取决于每个合并时间段的观察数据量。模型的不同部分(结构、变异等)可能需要通过不同的百分位数(预测置信区间)进行最大程度地了解,并取决于数据的丰富程度[34]。通常,选择 90% 或 95% 预测置信区间,但预测置信区间的选择取决于划分的每个时间段内的观测点数量。如果观测数量少(每个时间段 10~20 个),VPC 显示观测值超出预测置信区间的能力会降低;例如,只有 1 或 2 个浓度点可能会落在 90% 预测区间范围外(5~95 百分位数)。在这种情况下,选择较低的百分位数范围更合适,如 80% 预测置信区间(10~90 百分位数)。如果观察值的数量很大(每个时间段大于 100 个),则 90% 预测区间的任一侧会有 5 个观察值落在该区间外。当仅有少量浓度数据超出该预测区间范围时,分析人员在解释 VPC 时应谨慎。建议仅在每个时间段中有大量观测值(> 200 个)时使用 95% 预测区间。

4) 预测校正的可视化预测检验(pcVPC, prediction-corrected VPC):对大量协变量进行分层可能会影响 VPC 的诊断价值。在这种情况下,可以考虑使用"预测(PRED 校正)"VPC,它通过对每个时间段中的中位数独立变量(例如,TIME)进行典型预测来标准化每个时间段中的观察值和模拟值[35]。当模型中包含协变量时,建议使用经过 PRED 校正的 VPC。值得注意的是,PRED 校正将丢失 y 轴(纵坐标)的原始比例;即类似于浓度数据的剂量归一化。

VPC 结果展示时,通常以时间作为横坐标,药物的浓度作为纵坐标,图中常包括实际观测浓度数据、实测数据的均值/中位值和特定百分位数的浓度时间曲线,以及模拟数据的均值或中位值、特定百分位数浓度时间曲线及相应分位数预测置信区间。对于多剂给药且采集了不同访视时间的浓度数据时,以首次给药后时间作为横坐标时,有时不能很好地展示药时曲线形状,此时,可以将最近一次给药后相对时间(time after dose,TAD)作为横坐标;当然也可以根据访视(occasion)进行分层展示。当浓度范围较广时,为更清楚地展示低浓度数据结果,也常将纵坐标进行对数转化。对于观察数据量较大的分析,实测值在图中大量重叠以至于无法很好地识别 VPC 结果,此时,可将图中实测值进行隐藏,读取并比较图中实测值与观测值的均值/中位值及特定百分位数结果。此外,对于模型结果中存在重要显著协变量(常见的如受试者类型、性别、给药方式、场景单多次给药),或者包括较大范围剂量数据(特别在该剂量范围内药物的暴露量不成剂量比例化关系时),VPC 结果图常按重要的协变量或者剂量进行分层显示,以更好地展示结果进而评价模型。

(2)正态预测分布误差(normalized prediction distribution error,NPDE):1998 年,Mesnil 等提出了预测偏差(prediction discrepancies)的概念,将其定义为一个观测点在其预测分布中的百分位数[36]。理论上,对于一个正确的模型,预测偏差应当服从在[0,1]上的均匀分布,因此可以进行相应的统计学检验。然而预测偏差没有考虑同一个体内不同观测点间的相关性,从而导致犯第一类错误的概率增加[37]。其后 Brendel 等[38]对预测偏差进行了优化,不但去除了同一个体内不同观测点相关性的影响,还进行了标准正态化处理,提出了 NPDE 的概念。理论上 NPDE 应服从标准正态分布,从而可以进行相应的统计学检验。NPDE 为基于模拟的模型评价方法,通过可视化检验(图 4-33)和统计学检验考察标准化预测误差的分布。对于进行了 n 次(一般可采用 1 000 次或更多次模拟[39])模拟得到用于计算 NPDE 的数据集,可绘制:① NPDE-标准正态分布 Q-Q 图;② NPDE 直方图;③ NPDE 对自变量作图;④ NPDE 对预测得到的因变量作图进行可视化检验。

同时根据 NPDE 服从正态分布的性质,可计算表征其分布的 NPDE 的均值、方差、偏度和峰度,对于正确的模型,以上四个参数相应值应分别为 0、1、0、0,进而可以进行相应的统计学检验。采用 Wilcoxon 符号秩检验来检验 NPDE 的均值与 0 差异是否有统计学意义($P>0.05$),采用 Fisher 检验来检验 NPDE 的方差是否与 1 的差异有统计学意义($P>0.05$),采用 Shapiro-Wilks 正态分布检验来检验 NPDE 的分布与正态分布的差异是否有统计学意义($P>0.05$)。

NPDE 作为基于模拟的一种评价模型的方法,其可进行相应的统计学检

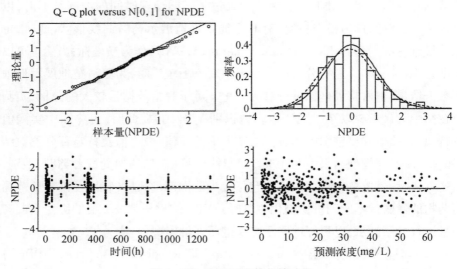

图 4-33　NPDE 可视化检验图

验,可以给出较为明确的模型评价标准;对于采血时间不同的多剂量给药试验,NPDE 不易受试验设计的影响,能较好地对模型做出评价。NPDE 是基于每个观测点拟合情况的模型评价方法,不考虑观测值的变化过程,因此不易受到试验设计的影响。目前 Comets 等[39]制作了可在 R 软件平台中直接调用的 NPDE 加载包,可用于计算 NPDE 及用于统计学检验,但该 R 软件的 NPDE 加载包不能进行模拟,因此模拟仍需要通过 NONMEM 等软件实现。

（二）重新抽样法

重新抽样法是验证模型适宜性和稳定性的重要方法,通常包括刀切法和自举法。刀切法是将现有数据进行随机分割,用产生的若干个子数据来分别评价模型,如果模型在若干个子数据均适用,则判断模型稳定性较好。但刀切法因为简单基于原始数据的分割,所有子数据是原始数据的一部分,即使模型出现偏差,有时也容易掩盖模型的缺陷,在应用时需要特别注意。自举法通过从原始数据中反复抽样,通常 1 000 次或者 2 000 次,比较参数的平均值、标准差和 95% 置信区间,验证所建立模型的稳定性和准确性[40]。以上两种方法中自举法准确度更好,也更为常用,但自举法不能反映模型对研究数据的拟合优度及模型的预测性能。自举法通过反复抽样（一般抽样次数为 1 000 或者更多),计算参数的均值或中位值及 95% 置信区间,并与最终模型参数结果进行比较,验证所建立模型的稳定性,同时可以计算模型成功估算率,即收敛成功的次数占总抽样次数的比例,用于评价模型的稳健率,稳健率越高表明模型稳定性越好。自举法可分为非参数法(non-parametric bootstrap)和参数法(parametric bootstrap)两种类型,参数和非参数自举法均可用于从其各自的分布中生成样本。参数方法需要完整的参数模型(如具有群体参数变异和残差的 PK 模型),而非参数方法仅需要原始数据集。其中较为常用的是非参数自举法。非参数自举法的流程图见图 4-34。当模型较为复杂,运行一次时间较长时,采用自举法进行模型的验证将十分耗时,此时该方法可能不宜使用。

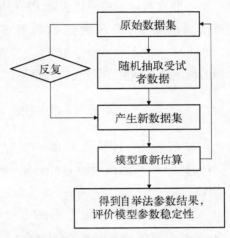

图 4-34   非参数自举法流程图

(三) 外部验证

外部验证(external validation)将一部分数据用于建立模型,然后将模型应用于其他数据集以进行预测,比较模型预测值和观测数据,以评估模型性能。内部验证和外部验证过程的本质区别在于用于模型预测的数据集。

在外部验证数据选择之后完成模型预测性能的评估。Sheiner 和 Beal[41] 提出了通过简单计算统计数据来评估模型预测性能的方法。通过在验证数据集中比较基于模型的预测值和观测值,可以评估和总结在所有数据中模型的偏差和精度。测定偏差的一种典型方法是采用式(4-32)计算预测误差(predictive error, PE_j):

$$PE_j = Pred_j - Obs_j \qquad (4-32)$$

式中,$Pred_j$ 为第 j 个预测值,Obs_j 为第 j 个观测值。

很显然,PE 有正值也有负值,分别表示预测值比实测值更大或者更小。一般来说,平均预测误差(mean prediction error, MPE)是模型预测总偏差的度量,也就是对数据集中每个观测值计算出来的 PE 取均值。与对 PE 本身的解释相似,正的 *MPE* 表示对观测结果的预测平均偏高,而负的 *MPE* 表示对数据集中数值的预测平均偏低。*PE* 的计算既可采用模型中的群体预测值,也可采用个体预测值。

一般有两种方法可以去除 *PE* 中的正负号,从而通过典型偏差的大小来了解预测的精度,即预测值偏离有多远。一种方法为计算绝对预测误差(absolute prediction error, *APE*)。与 *PE* 类似,绝对预测误差表征了基于模型预测的精度和准确度,同样可以根据群体或个体预测值来计算,计算公式如下:

$$APE_j =| \ PE_j \ | \qquad (4-33)$$

与 *PE* 一样,计算数据集中所有 *APE* 的平均值,即平均绝对预测误差(mean absolute prediction error, *MAPE*)能显示模型预测的平均准确度或精确度。

另外一个去除 *PE* 正负号的方法是先取 *PE* 的平方,然后再计算平均值。*PE* 平方的均值即为均方误差(mean squared error, *MSE*),计算公式如下:

$$MSE = \frac{1}{N} \sum_{j=1}^{N} (PE_j^2) \qquad (4-34)$$

为表示精度,有时计算的相关统计量是均方根误差(root mean square error, *RMSE*),计算方法如下:

$$RMSE = \sqrt{MSE} \qquad (4-35)$$

RMSE 可能比 *MSE* 更容易理解,因为它是以预测值和观测值的单位表示的。此外,这些统计量通常以百分比的形式报告。如式(4-36)说明了平均绝对误差百分比的计算:

$$MAPE = \frac{1}{N} \sum_{j=1}^{N} \left[(Pred_j - Obs_j) / Obs_j \times 100 \right] \qquad (4-36)$$

当表示为百分数时,此类统计量更容易理解,即加入根据群体预测值计算出的 *MAPE* 为 21%,根据个体预测值计算出的 *MAPE* 为 13%,则可以说模型预测的典型值误差平均在观测值的 21%之内,平均的个体预测值误差处于观测值的 13%之内。

第六节　药动学-药效学模型模拟

药动学-药效学模型有多种用途,基于PK-PD模型的模拟是其中的重要用途之一。根据建立的PK-PD模型及获得的模型参数,在临床上可以用于模拟不同给药方案下随着时间变化的药物的血药浓度及效应指标,从而指导临床试验中给药方案的选择;同时可以模拟重要因素(模型中显著协变量)在不同取值时,药物的PK和PD行为,以考察和比较该重要因素对药物PK和PD行为的影响,如不同肾功能程度的药物暴露水平的模拟;此外,还可以采用模型模拟以设计稀疏采血时间点等。本章节主要引用已发表的文献中模型模拟的案例来举例模拟的实际应用。

一、不同给药方案的模拟

基于PK-PD模型,可模拟在临床试验中未采用的给药方案下药物在体内的血药浓度及效应的变化情况,从而指导临床试验中给药方案的选择。Hayes等[42]即基于PK-PD模型模拟了艾曲波帕(eltrombopag)在化疗引起的血小板减少的肿瘤患者中该药物的不同给药方案,以帮助选择合适的给药方案。

艾曲波帕是一种小分子血小板生成素受体(thrombopoietin receptor, TPO-R)激动剂,通过选择性地结合于血小板生成素受体跨膜区,激活TPO-R依赖的信号转导通路,刺激巨核细胞(一种骨髓干细胞,可产生血小板)增殖和分化,促进血小板的生成。艾曲波帕给药后采用一级线性消除二房室模型(模型固定效应参数包括 K_a、CL、V_c 和 V_p)描述艾曲波帕在体内的PK特征,而PD部分通过4个生理房室来描述,包括1个生成骨髓祖细胞的房室(BM1),2个分化成熟的渐进房室(BM2和BM3),以及1个血小板所在及凋亡的外周血房室(P)。通过线性函数描述艾曲波帕血药浓度促进血小板前体(骨髓巨核细胞)生成的效应过程,具体PopPK-PD结构模型示意图见图4-35。

该研究采用建立的PK-PD模型模拟了3种不同给药方案(给药方案A、B和C)下三个周期(21天为1个周期)血小板时间曲线,具体给药方案如下:

A方案:化疗前10天,每日1次,口服艾曲波帕50 mg、100 mg、200 mg(每个周期的第-10~-1天)。

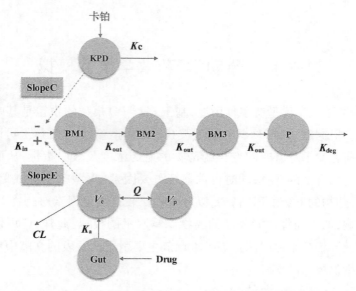

图 4-35　艾曲波帕 PopPK-PD 结构模型示意图

　　B 方案：艾曲波帕 50 mg、100 mg、200 mg，化疗后 10 天，每日 1 次（每个周期第 2~11 天）。

　　C 方案：艾曲波帕 50 mg、100 mg、200 mg，化疗 5 天前和化疗后 5 天给药（第-5 天~-1 天和第 2~6 天；化疗当天不给药）。

　　模拟人群的人口统计学信息，艾曲波帕第 1 周期的给药剂量及基线血小板数据均来自建模数据集中受试者，这些受试者特征被重复 100 次，形成了 17 200 名受试者。采用群体 PK 和 PK-PD 模型的固定效应和随机效应来模拟上述每一剂量和方案的艾曲波帕 3 个 21 天化疗周期内的血小板计数。对于每个方案，计算所有受试者每天血小板计数的中位数和 80% 预测区间。本研究还模拟了同一给药方案 3 种给药剂量（75 mg、150 mg 和 300 mg）及两种血小板基线（100 or 150 Gi/L）下的血小板时间曲线。

二、重要协变量对效应影响的模拟

　　基于 PK-PD 模型可以模拟重要因素（如模型中显著协变量）在不同取值时，药物体内暴露量或者药物效应的差异，以考察和比较该重要因素对药物 PK 和 PD 行为的影响。文献报道[43] 则建立了利奈唑胺（linezolid）的 PK-PD 模型以考察其暴露与不良事件血小板减少症（thrombocytopenia）的发生率之间的相关性。连接利奈唑胺 PK 与 PD 的模型结构见图 4－36。该研究中采用一房室结构模型描述利奈唑胺的 PK 行为,采用 PK－PD 模型描述血小板在体内的生理过程。该过程包括:① 增殖过程(proliferation),在祖细胞中增殖;② 成熟过程(maturation),在模型中采用 3 个转运隔室进行描述;③ 降解(degradation);④ 体内调节(homeostatic regulation)。其中,K_a 为吸收速率常数,V_d 为表观分布容积,CL 为清除率;C_p 为利奈唑胺的血浆浓度;K_{prol} 为祖细胞增殖速率常数;K_{tr} 为转运速率常速;K_{circ} 为循环系统中血小板降解率常数;MTT 为平均驻留时间;$Circ_0$ 为基线血小板;γ 为反馈参数(feedback parameter)。

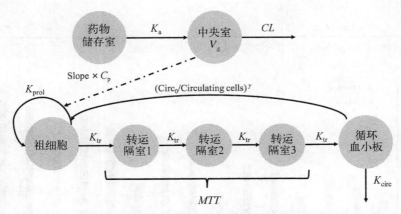

图 4－36　利奈唑胺 PK－PD 结构模型示意图

该研究基于建立的 PK－PD 结果模拟并比较了 600 mg 和 300 mg,每天 2 次,每次静脉输注 1 h 两种给药方案下(每次模拟包括 1 000 例受试者),不同肾功能患者中(肌酐清除率 CL_{cr} 分别为 100 mL/min、50 mL/min、30 mL/min 和 10 mL/min)达到 $AUC/MIC > 100$ 的患者比例及血小板减少症的不良事件发生率。对当前整个实际数据进行随机抽样,获得模拟患者的背景数据。采用 S－PLUS 和 NONMEM 分别进行随机抽样和蒙特卡洛模拟。MIC 值根据前期报告设置为 2 μg/mL。结果分别见表 4－5 和图 4－37。从结果可知,600 mg 每天 2 次,每次静脉输注 1 h 给药方案在不同患者中基本能达到 $AUC/MIC > 100$;而在 $CL_{cr} > 50$ mL/min 患者中 300 mg 每天 2 次,每次静脉输注 1 h 的给药方案达到 $AUC/MIC > 100$ 的患者比例明显降低。另一方面,600 mg 每天 2 次,每次静脉输注 1 h 给药方案血小板减少症发生的风险($100×10^3$/L)显著较高(超过 30%)，尤其是在肾功能损害者($CL_{cr} \leqslant 30$ mL/min)或严重肝硬化(Child Pugh C 级)的患者中。

表 4 - 5 　模拟的不同程度肾功能患者不同利奈唑胺给药方案下达到 $AUC/MIC > 100$ 的患者比例

CL_{cr} (mL/min)	CIR	不同剂量(mg/d)下达到 $AUC/MIC > 100$ 的患者比例(%)	
		1 200	600
100	No	87.1	24.2
50	No	99.5	67.6
30	No	100	90.9
10	No	100	100
100	Child-Pugh C 级	99.9	90.9

注：$MIC = 2.0$ μg/mL。CL_{cr}表示肌酐清除率，CIR 表示肝硬化。

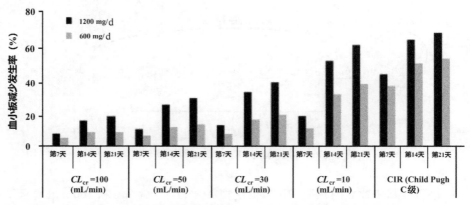

图 4 - 37 　模拟的不同肾功能患者不同利奈唑胺给药方案下血小板减少症发生率
注：CL_{cr}表示肌酐清除率，CIR 表示肝硬化

三、采样设计的模拟

　　PK - PD 模型可以应用于研究设计的各个方面，如可以用来探索信息最丰富的采样计划，每个个体采取的样本量及纳入研究的样本量。Sherwin 等[44]开发了一种最佳的稀疏采样设计以评估丙泊酚在母胎羊模型中的 PK。该研究采用三房室模型来描述 PK，第三室代表胎盘隔室。最初，根据先前公开的文献建议进行 13 次采样。通过最佳设计，确定了 9 个最佳采样时间，分别在5 min、15 min、25 min、65 min、75 min、100 min、110 min、150 min 和 180 min。所

需的最小采样次数为 7,但是由于给药方案的复杂性,最终决定采取 9 个样品。
该研究通过最佳设计预测的模拟浓度与实际浓度较为一致,见图 4 - 38。该案
例表明了 PK 模型在确定最佳采样时间点方面的应用。

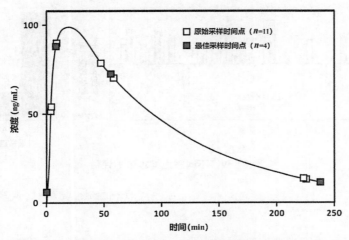

图 4 - 38　优化的采样设计与原始采样药时曲线模拟结果比较

　　而对于临床试验,必须在临床试验中确定最佳的采样时间。在最佳的时
间采集血清样品可以从试验中得出更多的 PK 信息。另外,将需要抽取的样本
量减少可以降低试验成本、减轻患者负担,同时也提高了临床的可操作性。最
佳设计可以帮助确定何时需要采集样本以充分描述研究中药物的 PK。

　　对于儿童临床研究,由于研究中纳入的儿童样本量有限,且由于伦理原因
在儿童受试者中进行密集采血难以实施,因此采用 PK - PD 模型进行建模与模
拟对药物在儿童临床研究的开展,以及药物在儿童中的应用均有较大的帮助。
Roberts 等[45]对采用了儿科 PK - PD 研究的最佳设计方法和概念进行了综述。
其中,Stass 等[46]模拟评价了 19 名 A 型血友病儿童,单剂大剂量静脉输注重组
人凝血因子Ⅷ后采血点的设计。该研究中用药后采集了 10 个血液样本,对其
进行了分析以确定重组人凝血因子Ⅷ的浓度。根据最佳设计理论,3~6 个采
样点即足以准确地确定给药方案,而无须承担 10 次连续抽血的负担。如
图 4 - 39 中所示,图 A 比较了使用 5 次与 6 次采样时间的各个 AUC 估算的准
确性。另外,在图 4 - 39B 中显示了将采血样本数量从 5 个减少到 3 个的结
果,当样本量从 5 个减少到 3 个时,估计的分布中心体积的平均误差显著增

加。这样的分析量化了不同采样结果带来的偏差，研究人员可根据自身可以接受的不精确度选择何种采样设计，在同时兼顾伦理等限制及科学的需求的情况下建立适合于 PK 分析预期目的的最佳采样设计。

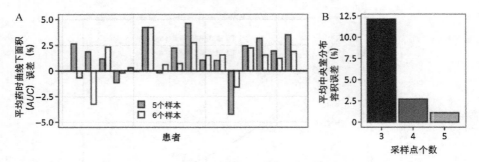

图 4 - 39 不同采血样本量的评估

（何金杰，杨琬秋，武晓捷）

参考文献

[1] Shimizu M, Ohota T, Kishida M, et al. Nonlinear pharmacokinetics of aprindine in guinea pigs[J]. Drug Metab Pharmacokinet, 2002, 17(4): 292 - 299.

[2] Sparreboom A, Van Teilingen O, Nooijen W J, et al. Nonlinear pharmacokinetics of paclitaxel in mice results from the pharmaceutical vehicle Cremophor EL[J]. Cancer Res, 1996, 56(9): 2112 - 2115.

[3] Morrissey K, Stocker S, Wittwer M, et al. Renal transporters in drug development[J]. Annu Rev Pharmacol Toxicol, 2013(53): 503 - 529

[4] Morris R C. Renal tubular acidosis, mechanisms, classification and implications[J]. N Engl J Med, 1969, 281(25): 1405 - 1413.

[5] Sheiner L B, Stanski D R, Vozeh S, et al. Simultaneous modeling of pharmacokinetics and pharmacodynamics: application to d-tubocurarine[J]. Clin Pharmacol Ther, 1979, 25 (3): 358 - 371.

[6] Nagashima R, O'Reilly RA, Levy G. Kinetics of pharmacologic effects in man: the anticoagulant action of warfarin[J]. Clin Pharmacol Ther, 1969, 10(1): 22 - 35.

[7] Sharma A, Jusko W J. Characteristics of indirect pharmacodynamic models and applications to clinical drug responses[J]. Br J Clin Pharmacol, 2015, 45(3): 229 - 239.

[8] Hill A V. The possible effects of the aggregation of the molecules of haemoglobin on its dissociation curves[J]. J Physiol, 1910, 40(supplement): iv - vii.

[9] Ding S. Single Channel Properties of P2X2 Purinoceptors[J]. J Gen Physiol, 1999,

113(5): 695 - 720.

[10] Dayneka N L, Garg V, Jusko W J. Comparison of four basic models of indirect pharmacodynamic responses[J]. J Pharmacokinet Biopharm, 1993, 21(4): 457 - 478.

[11] Sharma A, Jusko W J. Characterization of four basic models of indirect pharmacodynamic responses[J]. J Pharmacokinet Biopharm, 1996, 24(6): 611 - 635.

[12] Derendorf H, Lesko L J, Chaikin P, et al. Pharmacokinetic/pharmacodynamic modeling in drug research and development[J]. J Clin Pharmacol, 2001, 40(12 Pt 2): 1399 - 1418.

[13] Cavero I. Using pharmacokinetic/pharmacodynamic modelling in safety pharmacology to better define safety margins: a regional workshop of the Safety Pharmacology Society[J]. Expert Opin Drug Saf, 2007, 6(4): 465 - 471.

[14] Meibohm B, Derendorf H. Basic concepts of pharmacokinetic/pharmacodynamic (PK - PD) modeling[J]. Int J Clin Pharmacol Ther, 1997, 35(10): 401 - 413.

[15] Racine-Poon A, Botta L, Chang T W, et al. Efficacy, pharmacodynamics, and pharmacokinetics of CGP 51901, an anti-immunoglobulin E chimeric monoclonal antibody, in patients with seasonal allergic rhinitis[J]. Clin Pharmacol Ther, 1997, 62(6): 675 - 690.

[16] Woodworth J R, Howey D C, Bowsher R R. Establishment of Time-Action Profiles for Regular and NPH Insulin Using Pharmacodynamic Modeling[J]. Diabetes Care, 1994, 17(1): 64 - 69.

[17] Derendorf H, Meibohm B. Modeling of Pharmacokinetic/Pharmacodynamic (PK - PD) Relationships: Concepts and Perspectives[J]. Pharm Res, 1999, 16(2): 176 - 185.

[18] Lin S, Chien Y W. Pharmacokinetic-pharmacodynamic modelling of insulin: comparison of indirect pharmacodynamic response with effect-compartment link models[J]. J Pharm Pharmacol, 2002, 54(6): 791 - 800.

[19] Mesterton-Gibbons M. A concrete approach to mathematical modelling[M]. Redwood: Addison-Wesley, 1989.

[20] Bonate P L. Pharmacokinetic-Pharmacodynamic Modeling and Simulation[M]. 2nd ed. Berlin: Springer, 2011.

[21] Beal S L. Ways to Fit a PK Model with Some Data Below the Quantification Limit[J]. J Pharmacokinet Pharmacodyn, 2001, 28(5): 481 - 504.

[22] Byon W, Fletcher C V, Brundage R C. Impact of censoring data below an arbitrary quantification limit on structural model misspecification[J]. J Pharmacokinet Pharmacodyn, 2008, 35(1): 101 - 116.

[23] Zhang L, Beal S L, Sheiner L B. Simultaneous vs. Sequential Analysis for Population PK - PD Data I: Best-Case Performance[J]. J Pharmacokinet Pharmacodyn, 2003, 30(6): 387 - 404.

[24] Mager D E. Diversity of Mechanism-Based Pharmacodynamic Models[J]. Drug Metab Dispos, 2003, 31(5): 510 - 518.

[25] Karlsson M O, Sheiner L B. The importance of modeling interoccasion variability in

population pharmacokinetic analyses［J］. J Pharmacokinet Biophar, 1993, 21（6）：735 - 750.

［26］ Mcleod J. Computer modeling and simulation：principles of good practice［M］. La Jolla：Society for Computer Simulation, 1982.

［27］ Byon W, Smith M K, Chan P, et al. Establishing Best Practices and Guidance in Population Modeling：An Experience With an Internal Population Pharmacokinetic Analysis Guidance［J］. CPT Pharmacometrics Syst Pharmacol, 2013, 2（7）：1 - 8.

［28］ 张弨, 单爱莲. 群体药代动力学的验证和仿真［J］. 中国临床药理学杂志, 2013, 29（12）：883 - 886.

［29］ Food and Drug Administration. Draft Guidance for Industry：Population Pharmacokinetics, 2019.

［30］ Byon W, Smith M K, Chan P, et al. Establishing Best Practices and Guidance in Population Modeling：An Experience With an Internal Population Pharmacokinetic Analysis Guidance［J］. CPT Pharmacometrics Syst Pharmacol, 2013, 2（7）：1 - 8.

［31］ Savic R M, Karlsson M O. Importance of Shrinkage in Empirical Bayes Estimates for Diagnostics：Problems and Solutions［J］. AAPS J, 2009, 11（3）：558.

［32］ Hooker A C, Staatz C E, Karlsson M O. Conditional weighted residuals（CWRES）：a model diagnostic for the FOCE method［J］. Pharm Res, 2007, 24（12）：2187 - 2197.

［33］ Mould D R, Upton R N. Basic Concepts in Population Modeling, Simulation, and Model-Based Drug Development-Part 2：Introduction to Pharmacokinetic Modeling Methods［J］. CPT Pharmacometrics Syst Pharmacol, 2013, 2（1）：e38.

［34］ Wilkins J, Karlsson M O, Jonsson E N. Patterns and power for the visual predictive check. PAGE15（2006）Abstract 1029（2021 - 09 - 01）. https：//www. page-meeting org/？abstract = 1029.

［35］ Bergstrand M, Hooker A C, Wallin J E, et al. Prediction-corrected visual predictive checks for diagnosing nonlinear mixed-effects models［J］. AAPS J, 2011, 13（2）：143 - 151.

［36］ Mesnil F, Mentré F, Dubruc C, et al. Population Pharmacokinetic Analysis of Mizolastine and Validation from Sparse Data on Patients Using the Nonparametric Maximum Likelihood Method［J］. J Pharmacokinet Pharmacodyn, 1998, 26（2）：133 - 161.

［37］ Mentré F, Escolano S. Prediction discrepancies for the evaluation of nonlinear mixed-effects models［J］. J Pharmacokinet Pharmacodyn, 2006, 33（3）：345 - 367.

［38］ Brendel K, Comets E, Laffont C, et al. Metrics for external model evaluation with an application to the population pharmacokinetics of gliclazide［J］. Pharm Res, 2006, 23（9）：2036 - 2049.

［39］ Comets E, Brendel K, Mentré F. Computing normalised prediction distribution errors to evaluate nonlinear mixed-effect models：The npde add-on package for R［J］. Comput Methods Programs Biomed, 2008, 90（2）：154 - 166.

［40］ Ette E I. Stability and performance of a population pharmacokinetic model［J］. J Clin

Pharmacol, 1997, 37(6): 486 - 495.

[41] Sheiner L B, Beal S L. Some suggestions for measuring predictive performance [J]. J Pharmacokinet Biopharm, 1981, 9(4): 503 - 512.

[42] Hayes S, Mudd P N, Daniele Ouellet, et al. Population PK - PD modeling of eltrombopag in subjects with advanced solid tumors with chemotherapy-induced thrombocytopenia [J]. Cancer Chemother Pharmacol, 2013, 71(6): 1507 - 1520.

[43] Sasaki T, Takane H, Ogawa K, et al. Population pharmacokinetic and pharmacodynamic analysis of linezolid and a hematologic side effect, thrombocytopenia, in Japanese patients [J]. Antimicrob Agents Chemother, 2011, 55(5): 1867 - 1873.

[44] Sherwin C, Ngamprasertwong P, Sadhasivam S, et al. Utilization of Optimal Study Design for Maternal and Fetal Sheep Propofol Pharmacokinetics Study: A Preliminary Study [J]. Current Clin Pharmacol, 2014, 9(1): 64 - 69.

[45] Roberts J K, Stockmann C, Balch A, et al. Optimal design in pediatric pharmacokinetic and pharmacodynamic clinical studies [J]. Paediatr Anaesth. 2015, 25(3): 222 - 230.

[46] Stass H. Determination of minimal sampling time points for reliable pharmacokinetic evaluation of recombinant factor VIII - an exploratory population pharmacokinetic analysis in paediatric patients suffering from severe haemophilia [J]. Haemophilia, 2006, 12(4): 50 - 55.

生物大分子药物药动学-药效学

第一节　生物大分子药物药动学

　　生物大分子药物是以分子量不同的多肽到大分子蛋白质为基本构成的生物制品,狭义上说生物大分子药物主要分为两类: ① 重组蛋白类或重组多肽类药物,包括抗体(包括单抗、抗体偶联药物、双特异性抗体、Fc 融合蛋白、抗体片段等)药物、细胞因子药物、激素药物等。② 重组核酸药物,包括寡核苷酸药物、DNA 疫苗等。目前已上市的生物大分子药物主要用于治疗癌症、人类免疫缺陷病毒性疾病、心血管疾病、自身免疫性疾病、遗传性疾病等。

　　生物大分子药物具有优良的靶向性、高特异性、生物活性及免疫原性,其最大的特点是能对疾病的致病机制发挥药效,而不易引起与传统小分子药物相关的副作用,对使用传统小分子药物治疗效果不佳的患者,可有效改善治疗效果。生物大分子药物与传统的小分子药物在理化性质、生物性质上的不同,使其在体内的药动学过程也存在很大差别。生物大分子药物由于其体积较大,膜通透性相对较差,在胃肠道条件下不稳定,因此肠外给药是最常见的给药途径。生物大分子药物皮下或肌内注射药动学多具有淋巴管的对流传输,分布容积有限,靶点介导的药物处置(target mediated drug disposition, TMDD)等非线性消除特点。但每种大分子药物又有其各自的特点。

　　多肽是指分子质量小于 10 kDa 的 50 个氨基酸以下的化合物,与大分子蛋白质或小分子药物相比,多肽具有独特的药动学特征。未经修饰的多肽通常会发生广泛的蛋白水解,导致较短的血浆半衰期。由于其低渗透性和对分解代谢的敏感性,治疗性多肽药物通常口服生物利用度非常有限,大多通过静脉、皮下或肌肉途径给药,此外也可以使用其他途径,如鼻腔给药。分布过程主要由扩散和次级的对流外渗共同驱动。依赖于多肽的大小,分布容积通常不大于细胞外体液的体积。蛋白酶和肽酶在人体内无处不在,因此蛋白水解降解并不局限于经典的消除器官。由于多肽通常可以被肾脏自由过滤,因此肾小球滤过和随后的肾脏蛋白水解代谢有助于消除治疗性多肽。虽然小肽通常具有有限的免疫原性,但已有报道多肽治疗超敏反应中形成抗药抗体的情况。

重组细胞因子的 PK 特征受许多变量的影响:内源性物质、循环中的可溶性受体和细胞相关受体、细胞因子抗体等。因此,细胞因子 PK 建模可能涉及能够表征这些非线性过程和由此产生效应的复杂模型。

单克隆抗体分布的速度和进程非常缓慢,取决于组织内的渗出、特定组织内的分布和降解。消除主要是通过分解多肽和氨基酸发生。已经有研究阐述了主要涉及单抗药物消除的人体组织,可能涉及全身多种细胞。单抗药物可以针对许多可溶性或膜结合的靶点,因此单抗药物可能通过多种机制起作用,从而发挥其药理作用。靶向可溶性抗原的单克隆抗体通常表现出线性消除,而靶向膜结合抗原的抗体通常表现出非线性消除,主要原因是 TMDD。由于单抗药物种属间靶向亲和力和丰度的不同,单抗药物在 PK 和 PD 方面的种属差异需特别关注。单抗药物的 PK – PD 模型已用于加速单抗药物及其衍生物的开发,并用于帮助选择合适的给药剂量及方案。

虽然已有数学模型帮助解释了生物大分子的药动学和药效学性质,但仍然需要更复杂的模型来提高对其与免疫系统的药动学过程和药效相互作用的理解。在生物大分子药物的生理药动学(PBPK)模型中需要考虑一些关键的附加特征,包括新生儿 Fc 受体(the neonatal Fc receptor,FcRn)结合、TMDD 和淋巴流动。一些模型已经部分或全部描述了这些特征,PBPK 模型在生物大分子药物方面将越来越显示其重要作用。

本章根据生物大分子药物的分类,重点介绍蛋白质和多肽药物、细胞因子药物、核酸药物、单克隆抗体药物的 PK – PD 研究。

第二节 多肽类和细胞因子类药物药动学-药效学

蛋白质重组技术的发现揭示了蛋白质作为治疗药物的独特性。蛋白药物从相对较小的多肽,逐渐扩大到包括单克隆抗体、细胞因子、替代酶,以及近年来的一系列多样化的蛋白质产品。这些蛋白质产品包括基于生物学和药理学原理设计出的抗体衍生物(如纳米抗体、单链抗体)、双特异性抗体、抗体-药物结合物及治疗性蛋白药物与天然和非天然分子的融合物。蛋白质疗法的多样性导致临床开发中的蛋白药物数量随之增加。目前世界各地有400多种蛋白药物正在进行临床试验,治疗领域包括癌症、免疫性疾病和传染病。值得注意的是,蛋白药物上市率并不高,只有12%的品种进入临床研发并上市。上市率低的原因可能各有不同,但主要原因是缺乏疗效。要优化疗效,需要保障有足够的药物被输送到效应靶点。事实上,提高临床成功率的一个关键因素就是确认作用部位有足够的药物暴露。为了实现这一目标,有以下几种方法:① 直接测量效应部位的浓度(通常在人体上不容易实现);② 假设效应部位的药物与血液室处于平衡状态;③ 使用非临床吸收、分布、代谢和排泄(ADME)数据来得出预估数据;④ 使用机制性的数学模型来表征和预测药物在组织中、效应位点及与药理受体的复合体中的作用时间-进程关系。以上方法需要开展 PK－PD 研究。本节介绍蛋白药物中占主要部分的多肽和细胞因子药物的 PK 及 PK－PD 特征。单克隆抗体药物由于其特殊的重要性,将在第四节单独介绍。

一、多肽类药物

多肽药物的特点是少于 50 个氨基酸、分子质量小于 10 kDa。与蛋白药物相比,多肽药物具有更高的单位质量活性、更好的组织穿透性、更低的免疫原性发生率,以及更低廉的制造成本。与小分子药物相比,多肽药物具有更高的效力、更好的选择性和特异性,较低的脱靶毒性和较低的药物相互作用发生率。然而,多肽药物药动学特征也存在一些问题:极容易被蛋白酶水解,在几分钟内迅速从体循环中清除。多肽与小分子药物相比分子质量大,溶解度可变,代谢稳定性差,导致多肽药物口服生物利用度普遍较低。目前正通过多肽修饰技术努力克服这些问题。本节主要介绍治疗性多肽药物的药动学特征,改善其药动学特性的策略,以及其 PK－PD 相关性的特点。

（一）治疗性多肽药物的药动学特征

1. 吸收

（1）肠外给药：目前,治疗性多肽药物最常见的给药途径是静脉给药,以避免肝脏和胃肠道酶的系统前代谢，实现 100% 生物利用度。与静脉给药相似，皮下或肌内注射可避免肝脏或胃肠道酶的降解。然而，由于组织间隙中的蛋白酶或肽酶仍然存在系统前降解，导致皮下和肌肉给药的生物利用度降低。皮下或肌肉给药后的全身生物利用度差异很大，从 20% 到 100% 不等。给药部位的淋巴流量和血灌流量存在局部差异，因此注射部位可能会影响治疗性多肽药物的药动学。

皮下和肌肉内吸收动力学高度依赖于分子量。该给药途径，多肽药物可以通过毛细血管或淋巴管进入体循环。通过淋巴系统吸收药物的比例通常随着分子质量的增加而增加，并且可以构成大分子质量蛋白药物吸收的主要方式。皮下注射后，1 kDa 以下的药物主要通过毛细血管吸收，而大于 16 kDa 的蛋白质则主要通过淋巴系统吸收。由于大多数多肽药物的分子质量在 1~10 kDa，多肽吸收可能是淋巴系统和血管的联合吸收过程，但淋巴系统的对流传输吸收通常是许多肽药物的主要吸收过程。

当吸收过程慢于消除过程时，皮下或肌肉内给药可能发生"反转（Flip-flop）"药动学。这种情况下，限速步骤是吸收相而不是消除相，浓度-时间曲线的消除相是由限速步骤决定的，因此，与静脉给药相比，肌肉或皮下给药后的 Flip-flop 药动学可以延长药物的全身暴露时间，延长消除半衰期，获得更长的药效学效果。

（2）口腔、吸入、鼻内和经皮给药：由于侵入性给药不便，治疗性多肽药物已经尝试选择非侵入性给药途径（包括口服、舌下、肺部、鼻内和经皮给药）。多肽药物非侵入性给药的主要障碍是对生物屏障的渗透性差，导致生物利用度低。当分子质量超过 700 Da 时，通过非侵入性给药途径给药的生物利用度急剧下降。低疏水性药物才能通过被动扩散渗透上皮细胞而被吸收。否则，不通过被动的跨细胞渗透，而是通过细胞旁路吸收，该吸收途径仅针对小于 200 Da 的小分子化合物。然而，治疗性多肽分子质量通常大于 700 Da，并且带多电荷亲水性强，因此口服或其他非侵入性给药途径吸收面临了极大的挑战。

虽然口腔和舌下只有 200 cm² 左右的表面积，但有丰富的毛细血管和淋巴管。多肽口腔给药的主要优点是绕过肝脏代谢和胃肠道降解，直接吸收进入循环系统。主要的缺点有口感不佳和药物长时间滞留在口腔的不便。

由于肺部可供吸收的表面积大（约 100 m²）、给药部位血运丰富、多肽吸入给药具有避免肝脏代谢首过效应的优点。吸入给药，比口腔给药吸收达峰更早,尤其适用于需要快速起效的药物。另外,肺泡衬液层、肺泡巨噬细胞和肺泡上皮是多肽的吸收屏障,会阻碍多肽渗透到体循环,影响细胞摄取或启动降解。由于很难重复地将药物输送到肺部以实现全身吸收,因此吸入给药存在挑战。目前还没有上市的吸入性多肽药物。

鼻腔给药具有与吸入给药相似的优点,包括可供吸收表面积大、绕过系统前代谢和药物吸收速率快。鼻腔上皮也有很高的渗透性,允许较高分子质量(阈值约 1 000 Da)药物渗透。然而,即使鼻腔给药可以避免肝脏首过代谢,但由于鼻黏膜腔及黏膜腔内的上皮细胞也存在代谢酶,多肽鼻腔给药的生物利用度仍然很低。此外,与肺部相比,鼻腔的吸收表面积要小得多,为促进吸收需要加入表面活性剂,这可能产生局部毒性,限制了鼻腔给药的应用。不过鼻腔给药为口服吸收效率低下的小肽分子提供了一条有前途的非侵入性给药途径。已上市的经鼻给药多肽药物包括 Miacalcin(鲑鱼降钙素)、Synarel(促性腺激素释放激素激动剂)和去氨加压素合成类似物(desmopressin/1-desamino-8-D-arginine vasopressin, DDAVP)。

经皮给药的主要优点是药物持续释放到体循环,减少了肝脏和胃肠道的首过代谢,以及患者使用方便性和依从性好。主要缺点是皮肤屏障极大地抑制了大多数亲脂分子的渗透,因此这种给药途径只适用于一小部分药物。经皮给药尤其适用于极低剂量下持续释放到循环中的多肽药物。已被开发的经皮给药治疗性多肽药物包括促性腺激素释放激素类似物和抗利尿剂。

口服给药具有方便和患者依从性更高的优点。然而,胃肠道具有强大的生理障碍,给口服治疗性多肽带来了挑战,导致口服多肽的生物利用度很差,仅为 1%~2%或更少。目前已上市的口服多肽药物仅有索马鲁肽(Rybelsus)。

2. 分布

多肽的大小介于小分子药物和大分子蛋白质之间,扩散和对流都参与了多肽的分布,相对贡献取决于多肽的大小和结构。多肽的分布体积通常很小,并且局限于细胞外空间。多肽药物静脉给药时,通常可观察到双指数血药浓度-时间曲线。中央室表观分布容积(V_1)通常为 3~8 L,略大于血浆体积,主要分布在肾和肝脏等毛细血管膜通透性好的器官和组织间隙。外周隔室代表灌注不充沛的器官间质空间。稳态表观分布容积(V_{ss})通常与细胞外液体积(70 kg 个体约 15 L)相当。与内源性蛋白的结合也是影响治疗性多肽分布的重要因素。

3. 代谢与消除

治疗性多肽通常与内源性多肽代谢消除途径相同,代谢产生的氨基酸存储在内源氨基酸池中重新利用合成蛋白质/多肽。由于血液、肝脏、肾脏和小肠含有大量蛋白酶和肽酶,这些器官可能是蛋白酶水解的重要部位。由于血液中蛋白质的降解,多肽的清除率可能超过心输出率。

对大多数多肽来说,非代谢消除途径可以忽略不计,如肾脏或胆汁排泄。一般情况下,小于 10 kDa 的多肽可以被肾脏的肾小球滤过后在近端小管细胞的刷状缘膜上水解。多肽药物肾清除率接近肾小球滤过率。然而,许多多肽的半衰期很短(约 10 min),可能是肽酶快速水解的结果,而不是肾脏清除的结果。但对蛋白水解有抵抗的多肽,肾脏清除可能是主要的清除机制。肝脏代谢不是大多数多肽消除的主要途径,但可能是小肽药物的代谢途径。细胞内摄取通常是其限速步骤。对于疏水性强的多肽,摄取机制是被动扩散和载体介导的摄取相结合。

影响包括多肽在内的生物大分子药物分布和排泄特有的药动学特征是靶点介导的药物处置(在第四节将介绍),正是与靶点的高亲和力使生物大分子药物具有以药物-靶点复合物消除的非线性药动学特征。许多多肽类药物可以与其受体结合,通过受体介导的摄取和随后的细胞内代谢消除。由于受体数量有限,药物结合和摄取可以在治疗浓度下达到饱和,因此,常观察到剂量依赖的非线性药动学特征。

(二) 治疗性多肽的免疫原性

免疫原性是指药物引发免疫反应的能力。免疫原性是蛋白类药物等生物大分子药物的一个重要问题,在多次或长期给药后往往会产生抗药抗体(anti-drug antibody,ADA)。ADA 的形成不仅可以改变甚至消除药物的生物活性(中和抗体),还可以改变其药动学特征,可能引发如超敏反应等安全性问题。发生交叉反应的中和抗体,不仅抑制药物的药效,而且抑制其内源性类似物,产生免疫复合物介导的毒性。分子质量小于 4 000 Da 的小肽通常免疫原性发生率低。降低多肽免疫原性发生率的方法包括避免氨基酸序列中有抗原序列和糖基化或聚乙二醇化结构修饰。

目前改善多肽药动学性质的策略包括氨基酸替代、肽链末端的修饰、二硫键、聚合物共轭、与抗体 Fc 部分的偶联、白蛋白融合等以延长多肽药物的消除半衰期。

（三）治疗性多肽的药动学-药效学相关性

PBPK 模型中应考虑治疗性多肽药物药动学特点。① 对于包括多肽在内的生物大分子药物,跨细胞膜通透性很低。因此,亲脂性和电荷等理化性质对多肽体内处置预测用处不大。不能由血药浓度很好地预测靶细胞内药物浓度。② 淋巴系统在多肽的吸收和处置中起着重要作用。对于分子质量较大的多肽通过对流分布,表观分布容积有限。③ 多肽药物常与某些内源性蛋白结合,这可能会影响处置,建模时应予以考虑。例如,带有抗体 Fc 区的修饰多肽与 FcRn 相互作用,这对它们的分布和清除有很大的影响。④ 靶点介导也可能参与多肽处置,这将影响其分布、清除和药效。

PK-PD 模型发展趋势是从经验模型向基于机制的模型转变。由于多肽药物的作用机制比较清楚。因此,基于机制的 PK-PD 模型易于用于多肽药物。与经验模型相比,基于机制模型最大的优点是提高了模型外推到其他临床适应证,以及从临床前预测临床阶段的预测能力。

由于多肽药物起效通常与复杂的内源性调节过程相关,解释耐受和反馈现象的间接效应模型已被用于几种多肽药物的 PK-PD 关系描述。例如,池/前驱模型将间接效应模型与容量限制的前驱房室相结合。治疗性多肽的池/前体模型应用的例子是促性腺激素释放激素(gonadotropin-releasing hormone, GnRH)拮抗剂 Degarelix。细胞内睾酮释放到血浆,血浆的睾酮被血浆 Degarelix 浓度所抑制是 S 形 E_{max} 模型。在相应的 PK-PD 模型中,增加了代表细胞内睾酮的房室,用来解释睾酮血浆浓度上升到基线浓度以上的反馈效应。在半机制模型中,使用前体依赖的房室模型来描述通过调节垂体黄体生成素的释放,描述 Degarelix 对血浆中睾酮的影响。

具有调节剂诱导的负反馈模型已用来描述多肽 PK-PD 相关性的耐受现象,包括 Tabimorelin、Peginesatide 和生长激素释放肽。对于 Tabimorelin, PD 模型是调节剂,可用来表征耐受性的变化[1]。药物浓度增加会刺激调节剂的产生。调节剂增加时,通过增加药物反应损失率来抵消药物效应。对于 Peginesatide 网织红细胞的适度耐受和反弹现象通过血红蛋白负反馈调节模拟[2]。

细胞寿命模型和细胞转运模型已被广泛用于描述造血生长因子类似物多肽的暴露-反应关系。这些模型是基于细胞群落顺序成熟和寿命驱动的细胞周期药物效应调节细胞生长过程的生理 PK-PD 模型。该模型的基本结构是一系列通过细胞传输率链接网络化模式连接的隔室。细胞寿命模型已经应用于 PEG - TPOm 等多肽药物的 PK - PD 模型。

与许多生物大分子药物相似,治疗性多肽常会与靶点特异性结合后降解和消除,呈现靶点介导的药物处置特征。此时需要建立药动学、靶点动力学及其相互作用的综合 PK - PD 模型。Wang[3]等描述了相互依赖的 PK - PD 模型结构。基于 TMDD 和细胞寿命前室结构,构建了健康受试者单次静脉或皮下注射罗米普西汀后的平均血药浓度(PK 数据)和平均血小板计数(PD 数据)的 PK - PD 模型。基于该模型验证了罗米普西汀的暴露和血小板反应均依赖于剂量和基线血小板计数。该模型提供了罗米普西汀 PK - PD 相互作用的机制解释,并指导给药方案的制定[3]。

二、细胞因子类药物

细胞因子(cytokines, CK)是由多种淋巴细胞、单核-巨噬细胞及基质、内皮细胞和成纤维细胞产生的一类小分子物质,其本质为多肽。按其功能及与免疫学的关系可分为:① 具有抗病毒活性的细胞因子,如干扰素(interferon, IFN);② 具有免疫调节活性的细胞因子,包括白细胞介素(interleukin, IL)类的 IL - 2、IL - 4、IL - 5、IL - 7、IL - 9、IL - 10、IL - 12 等,以及转化生长因子(transforming growth factor 13, TGF 13);③ 具有炎症介导活性的细胞因子,包括以肿瘤坏死因子(tumor necrosis factor, TNF)及 IL - 6 和 IL - 8 为代表的结构相似的小分子趋化因子;④ 具有造血生长活性的细胞因子,包括 IL - 3、集落刺激因子(colony-stimulating factor, CSF)、促红细胞生成素(erythropoietin, EPO)、干细胞因子(stem cell factor, SCF)和白血病抑制因子(leukemiainhibitory factor, LIF)等。

(一) 与受体、细胞和肿瘤结合的影响

细胞因子皮下注射给药会在注射部位发生蛋白酶降解。因此,通过皮下注射重组细胞因子的生物利用度一般小于 70%。在吸收到体循环后,抗细胞因子抗体、受体拮抗剂、可溶性受体和循环系统的蛋白酶都可能阻止细胞因子到达其靶细胞或组织。在与细胞表面受体相互作用之前,可溶性受体可与体内蛋白信使结合,抑制信使作用。用拮抗剂阻断细胞表面受体和使用下调细胞表面受体的化合物也可能抑制细胞因子的活性。

细胞因子在造血细胞及身体的其他部位产生。研究表明,中性粒细胞减少症会促进细胞因子产生。然而,在中性粒细胞减少时,中性粒细胞上的细胞因子受体也会减少。这可能会改变细胞因子的消除。已有报道含有细胞因子受体细胞的刺激产生与重组产物清除加快之间的关系。

已发现血液中有许多不同类型的分子可以附着在细胞因子上,这些分子统称为细胞因子结合蛋白。这些分子既包括可溶性细胞因子受体,也包括抗细胞因子抗体。在某些情况下,细胞因子结合蛋白可以充当储存库,延长细胞因子在体循环时间。反之,也可以作为清除细胞因子的机制。

CSF 的受体密度既是细胞特异性的,也是成熟度特异性的。一般认为,较小的 CSF 受体占位率即可充分刺激造血细胞。因此,药效学相关性模型建模最好采用 AUC 或超过某浓度维持时间,而不选用最大浓度为建模参数。因为最高浓度对于与毒性有关的内源性分子的产生密切相关。外源性细胞因子的暴露量可能会改变该细胞因子受体或其他细胞因子受体的调节作用,这也就解释了协同或拮抗效应。而抗细胞因子抗体可以帮助稳定血浆中的细胞因子,这也取决于抗体的数量和类型。阻断细胞表面受体的受体拮抗剂和下调细胞表面受体的化合物也可能抑制细胞因子的活性。与细胞因子抗体相比,可溶性受体往往表现出更高的结合亲和力,消除半衰期也更短。

IL-2、生长激素和干扰素等具有天然的结合蛋白,可能需激活、转运和调节来发挥功能。这些结合蛋白可能是该类蛋白质药物药动学处置的重要决定因素。外源蛋白都有可能引起免疫原性反应。在这种反应中产生的抗体可能导致蛋白质功能的显著失活。现有描述细胞因子(如 CSF)处置的数据几乎都是在免疫受损或接受细胞毒性化疗的患者中收集的。这些状态对重组细胞因子免疫应答的影响尚不清楚,然而,已有研究表明,这些患者体内产生的抗药抗体对细胞因子的反应降低,并改变其药动学特征。

许多生物大分子药物的药理剂量往往会产生远远超过正常生理条件下观察到的血药浓度所产生的药效。然而,在某些情况下,内源性细胞因子水平接近于药物给药所达到的水平。该情况下消除相半衰期难以确定。持续低浓度的药理学原因可能不是由于消除,而是由于内源性刺激药物从受体或组织库中解离延长的结果。各种病理疾病状态(如白血病)和药物(如 CSF)可改变内源性细胞因子的处置,如"细胞因子风暴"的产生。此外,还应考虑细胞因子浓度可能有昼夜节律带来的影响。

（二）给药途径的影响

重组蛋白给药途径的变化常常会导致生物活性的改变。由于许多重组蛋白的血清 $t_{1/2}$ 相对较短，皮下或肌肉给药吸收是 AUC 曲线的重要决定因素。根据受体相互作用理论，这类药物的临床结果是可预测的。生物效应可能因给药途径的不同而不同，如 IFN-α 和 IL-2，需要充分考虑药物的最终生理效应，这仅适用于长期低浓度可产生临床获益的情况。皮下注射 CSF 生物利用度较低，皮下制剂产生的高渗透压可以增加淋巴吸收[4]。皮下注射可能比静脉注射产生更好的临床疗效，原因可能是皮下给药使得体内药物浓度持续更久。

（三）细胞因子的药动学-药效学模型

细胞因子 PK-PD 建模通常需要新的数据分析方法来描述细胞因子与内源性蛋白的复杂相互作用。这些过程大多数都是非线性的。一项 G-CSF 临床研究的 PK-PD 相关性分析[5] 使用 Sigmodial 模型，用最大和最小 G-CSF 清除率、ANC50（G-CSF 清除率为最大清除率的 50% 的中性粒细胞数）斜率因子的方程描述 Sigmodial 曲线形状。生物大分子药物给药和产生药理效应往往存在延迟。通常以效应室模型和间接效应模型两种方式建模。

1. 效应室模型

用效应室或"链接"模型研究重组人卵泡刺激素（recombinant follicle-stimulating hormone，rFSH）及其对卵巢反应标志物的影响[6]。效应室模型提供了良好的标记物数据拟合，可用于设计和改变 rFSH 的给药方案以优化疗效。

2. 间接效应模型

间接效应模型也很适合描述生物大分子药物的药效学，具有优于效应室模型的优点。Jusko 和 Ho 等[7] 提出了 4 个间接模型来描述血药浓度和响应之间存在延迟的 PK-PD 相关性。这些基本的间接反应模型将药物效应与内源性物质的抑制或刺激联系起来。与效应室模型相比，间接响应模型的主要优点是包含生理学产生或损失参数，比药物分布常数或连接常数（K_{eo}）更接近于真实世界的应用。此外，间接效应模型可能对剂量变化不敏感，并为多个剂量给药方案提供更精准的拟合。间接反应模型已被用来描述 IL-2 的 PK 及 IL-2 可溶性受体（sIL-2γ）和 TNF-α 的产生。该模型可以用来准确地描述药物治疗过程中细胞因子的相互作用。

（四）药物-细胞因子相互作用

已有文献描述了细胞因子对肝脏细胞色素 P450 酶（cytochrome P450 proteins，CYP）药物代谢的影响。某些促炎细胞因子，如 IFN、TNF、IL－1 和 IL－6 对特定的同工酶有抑制作用，因此可能改变此途径代谢的药物浓度。在急性炎症过程中，如创伤、手术或移植器官的急性排斥反应，这些细胞因子的产生会增加。

肝酶系统的体外研究表明，不同的细胞因子可以抑制 CYP 同工酶的活性。人肝癌细胞暴露于 IL－6 后，编码 CYP3A 的 mRNA 显著减少[8]。IL－6 在大鼠肝细胞中也显示出对 CYP2B 的抑制活性。此外也已证实 IL－1b 在大鼠体外肝细胞的 CYP4A 的活性抑制作用是呈剂量依赖型的。

细胞因子对药物代谢抑制的临床表现已有报道。Chen 等[9]报道急性反应期间细胞因子对药物浓度的影响。6 例接受环孢素治疗并接受骨髓移植的患者 IL－6 浓度迅速升高，并在移植后 10 天左右达到峰值，环孢素浓度增加了 3 倍，环孢素代谢物增加了 2 倍。研究人员推测，在急性期反应期间，内源性 IL－6 的升高可能抑制了 CYP3A 的活性，导致环孢素代谢的抑制，从而增加了其血药浓度。也有报道[10]由于颞叶切除术后内源性 IL－6 水平的上升导致卡马西平浓度增加。7 名患者在基线，术后第 1 天至第 5 天、第 14 天和第 30 天采集血浆样本。IL－6 浓度呈上升趋势，术后第 1 天最高，第 3 天降至基线水平。虽然可能有其他因素，但癫痫手术后卡马西平浓度升高可能是 IL－6 抑制肝脏代谢的结果。现有数据表明许多细胞因子具有改变代谢酶活性的能力。因此在临床研究中，有必要对其机制和临床效果进行更多的研究。

（五）递送和剂型

重组细胞因子给药通常是通过肠外途径，因为胃酸能降解大部分蛋白质。近年来的研究使细胞因子药物递送更加实用和方便。重组细胞因子的雾化给药已经进行了动物和临床试验。在动物体内，与气管内给药相比雾化 rhG－CSF 给药后，支气管巨噬细胞中的峰浓度更高。此外，在人肺癌患者进行的 I 期临床研究显示，雾化 rh－IFNγ 的安全性、药动学和耐受性良好。

细胞因子在皮肤和眼科疾病都有局部给药的剂型研究。IFN－α 霜已被用于生殖器疱疹，INF－γ 凝胶用于宫颈上皮内瘤变。体外皮肤研究确定细胞因子脂质体制剂可以促进皮肤吸收。细胞因子也可以作为滴眼液使用，

IFN-α的静脉制剂已经成功地应用于眼部,用于治疗睑板上皮发育不良。

脂质体递送细胞因子可作为药物剂型和疫苗佐剂。脂质体包埋可以增加细胞因子清除率、减少给药频率。例如,聚乙二醇制剂可用来延长细胞因子的系统消除半衰期。此外,脂质体通过淋巴系统摄取和被巨噬细胞代谢的特点可以实现定向区域治疗,减少全身毒性。这种将细胞因子运送到免疫系统细胞的载体机制在疫苗的研发中也非常重要。

第三节 核酸药物药动学-药效学

寡核苷酸(oligonucleotides,ON)和修饰的 mRNA 药物在治疗具有挑战性的疾病方面有巨大的潜力,并正在扩大到全身和慢性疾病领域,如癌症和各种心血管疾病。先进的药物输送方式或配体-药物结合物可实现"正确的剂量到正确的靶点",从而提高疗效和安全性。ON 药物在调节生物靶点方面已显示出巨大的潜力。反义寡核苷酸(antisense oligonucleotides,ASO)和小干扰 RNA(siRNA)通过与 mRNA 互补配对的 Watson-Crick 碱基特异性地抑制基因表达,从而阻止编码疾病相关蛋白的表达。相反,诸如抗 microRNAs(Anti-miRs)之类的 ON 可以抑制 miR,并恢复 mRNA 的蛋白表达从而调节基因通路而不是单个靶点。ON 也被用于剪接校正,以防止错误的剪接或重定向剪接。核酸类药物已经成功研发了几种基于 ON 的药物,包括 ASO、Anti-miR、miR-mimic、siRNA、适配体(aptamer)、修饰 mRNA(modified mRNA),具体分类及其特点见表 5-1。

表 5-1 核酸类药物分类汇总表

ON 类型	ON 长度	单/双链	靶 点	主要作用方式
ASO	12~20	单	mRNA	RNA 酶 H1 降解 mRNA
Anti-miR	20~25	单	miRNA	抑制调节机制恢复蛋白质翻译
miR-mimic	20~25	双	RISC 复合体	抑制 mRNA 转运
siRNA	20~25	双	RISC 复合体	mRNA 表位的降解
Aptamer	15~60(最多 200)	单		
Modified mRNA	大于 1 000	单	核糖体	蛋白质翻译增加

天然 ON 是极性强、带多电荷阴离子大分子，ADME 性质较差，细胞穿透性差，容易被核酸酶降解，与靶点 mRNA 亲和力适中。天然 ON 通过肾脏和肝细胞表面消除受体从循环系统清除。因此，为了成功地开发基于 RNA 的药物，需要克服细胞摄取和内含体逃逸的障碍、防止核酸酶介导的降解、抑制免疫激活，并延长未经修饰的核苷酸在体循环中的存在时间（从几秒或几分钟延长到几小时或几天）。因此，ON 必须通过适当的化学修饰或保护才能成药。虽然单链修饰的 ON 可以直接给药，但 siRNA 和修饰的 mRNA 通常需要保护性制剂。已尝试的剂型包括聚合物、脂质、多肽、抗体和寡核苷酸适配子，以应对核苷酸药物体内递送的挑战。目前临床和非临床研究最多的是 siRNA 脂质体（lipid Nanoparticle，LNP）制剂。然而，由于脂质体制剂序列模体与病毒和微生物颗粒可能存在相似序列，会激活免疫系统引起全身炎症反应。为进一步提高稳定性、安全性和有效性，更多递送方式将应用到核酸药物研发。

本节重点介绍反义寡核苷酸、结合反义寡核苷酸和修饰 mRNA 在 ADME、PK－PD 方面的研究进展和挑战。

一、体内处置

ON 药物最常见的给药途径是静脉及皮下注射。在大多数情况下，药物以盐溶液给药，递送到特定组织靶向摄取。ON 从胞外空间进入细胞质，才能到达细胞质基质或者细胞核中的靶点。两个关键因素决定了 ON 细胞质中的生物利用度：① 在血液和组织中广泛表达的高活性核酸酶介导的快速降解。② 细胞膜阻碍了带多电荷 ON 分子向细胞质的被动扩散。单链和双链 ON 通过一条或几条内吞途径进入细胞，其中通过网格蛋白小窝和脂筏状结构途径摄取研究最为充分。进入细胞质后，ON 大部分在内含体，只有极少部分会释放到细胞质或细胞核。通过与 mRNA 结合发挥药理作用。

组织摄取 ON 可能是不均匀的。在肝脏中，ASO 在胆管上皮细胞的吸收低于肝细胞和非实质细胞。低剂量时非实质细胞的总浓度通常高于肝细胞的总浓度。而高剂量时肝细胞内的总浓度与非实质细胞内相似。在肾脏中，ON 主要分布于皮质，而肾小球和髓质收集小管的摄取率较低。此外，血浆蛋白结合（PPB）对肾脏的分布也有影响：PPB 越低，肾脏吸收越好。ON 的 PPB 程度是分布和肾排泄的重要影响因素。硫代磷酸（phosphorothioate，PS）ASO 与血浆蛋白广泛结合，多数情况下血浆结合率大于 85%。其主要与白蛋白结合，在

较小程度上与 α-巨球蛋白结合,基本不与 α_1-酸性糖蛋白结合。只有当血浆浓度过高时,PPB 才会饱和。据报道,种属间的 PPB 近似,小鼠的结合程度最低。较低的 PPB 将主要导致在肾脏清除率高。相比之下,由于全身代谢或肾脏排泄,未改变剂型和未修饰的 siRNA 与血浆蛋白的结合程度较低,并且血浆清除率更高。

糖蛋白受体(asialoglycoprotein receptor,ASGPR)介导地靶向递送 ON 至肝细胞是目前对于特定的细胞类型提高递送能力的成功案例。ASGPR 于肝细胞基底外侧膜上高表达,不同种属序列保守,可快速内化再循环。ASGPR 的最佳结合配体是一种以半乳糖残基或 N-乙酰氨基半乳糖(GalNAc)为末端的三触角结构。当与配体结合后,配体-受体复合物通过网状蛋白介导的内吞作用内化运输到核内体。核内体膜的低 pH 导致配体-受体解离,从而使 ASGPR 迅速返回质膜。GalNAc 已广泛应用于 siRNA、ASO 和 Anti-miR 的剂型改造,ON-GalNAc 偶联可增强肝细胞摄取。

ON 通常表现多房室 PK 特征,从血浆到组织分布要几小时到几天,消除半衰期长达几周。初始阶段约占总 AUC 面积的 80%,对于未结合的 ON 由肝脏和肾脏的显著摄取决定,而不是由系统清除。ON 缓慢分布回循环系统的机制尚未完全阐明,可能的解释是通过早期核内体循环回到细胞表面或最终通过细胞凋亡形式完成。因此,多房室 PK 特点主要是由于跨膜转运进入细胞、肝肾蓄积高、代谢率低和药物从组织释放回循环缓慢所共同导致的。对于大多数 ASO,人体消除半衰期在 10~35 天,而对于其他 ON(例如 siRNA),消除半衰期则根据化学修饰差异而有很大不同。非临床数据显示,ON 呈现非线性 PK 特征。非线性特征在血浆中可能不太明显,在组织中十分显著。非线性处置的机制是由组织摄取饱和引起的,并在高剂量时变得更为明显。

二、生物转化

ON 的主要代谢方式是核酸酶水解磷酸二酯(phosphodiester,PO)或 PS 骨架,产生截短或碎片化的寡聚体和单核苷酸。核酸外切酶去除末端核酸,而核酸内切酶在中心位置裂解 ON 链。一旦被核酸内切酶切割,ON 片段可以被核酸外切酶从其暴露的未修饰末端进一步降解。引入化学修饰的核酸与未修饰的对应物相比,提高了代谢稳定性。虽然天然 ON 的血浆半衰期只有几秒到几分钟,但一些修饰的 ON 可以循环数周甚至数月。这得益于它们对核酸酶代谢的抵抗力增加和具有更高的 PPB。然而太高的代谢稳定性是不可取的，因为 ON 药物最终必须离开体内。然而，ON 药物的限制性末端代谢仍然可能发生。通过这种代谢，核酸按序列顺序移除，特别是从早期仅 PS 修饰的 ON 中。在这种情况下，重要的是要考虑到 ON 合成模式会产生缺少 1~2 个核苷酸的杂质。由于代谢物或杂质可能与靶点相互作用的亲和力较低，并且考虑到提高代谢稳定性的化学修饰已经越来越成功，通常可能的代谢物的量也很少，因此对 PK－PD 关系的影响有限。ON 代谢物可能会与其他 mRNA 靶点结合，并干扰其他蛋白质表达。这种干扰的程度不容易预测，将取决于代谢物的浓度、长度和序列，以及其意外与 mRNA 靶序列的匹配（或失配）概率。这些复杂的关系最好通过数据库搜索与代谢物序列相匹配的潜在靶点，并辅之以体外研究来评估这些脱靶效应的可能性。如果人体内研究表明潜在靶点或脱靶相互作用，应该进一步研究代谢率和代谢产物，以确认 ON 人体代谢物在动物种属中的暴露，并深入了解最终代谢物对 PK－PD 的影响。

核酸酶的表达无处不在。假设这些酶在不同组织中的表达是不同的，关于核酸内切酶和核酸外切酶的讨论中可以看出，这些同工酶家族表现出不同的底物特异性。因此对于候选 ON 而言，整体器官匀浆可能比组织切片更适用于药物代谢的体外研究。鉴于核酸酶介导的代谢会通过或多或少的直接磷酸酯水解作用而产生截短的代谢产物，单个代谢产物的量可能取决于酶动力学和组织分布等因素，因此种属之间可能存在差异。

ON 药物从血浆中迅速分布到组织中，导致其组织中暴露比血浆中高数百甚至数千倍。血浆不是确认代谢物充分暴露的最佳基质。动物研究可以组织取样进行代谢分析，但受试者或患者的常规活检可能很难完成。然而，代谢物的血浆分析可以与尿液分析互相佐证。PS－ON 给药后的血浆谱一般包括 PS－ON 的母药及从末端清除一个或几个核酸的代谢物。相比之下，尿液图谱多呈现肾脏过滤最小的碎片，而较长链代谢物和母药丰度较低。因此，游离的 ON 药物只占药物相关物质的一小部分，通过分析血浆和尿液可以更完整地表征在动物和人体中的代谢物。

偶联修饰的 ON 药物可以提高细胞对药物的摄取，增加活性 ON 在药理靶点的暴露。偶联结合物由三部分组成：摄取增强剂、连接体和活性 ON。增强剂是亲脂性的天然内源性化合物，如胆固醇和脂肪酸，它们可以增加膜的通透性。或者利用受体特异性摄取的方法，如构建针对 ASGPR 的 GalNAc 结合物。

这些内源性的通透性增强剂在结合物经代谢后被释放,它们在体内的代谢通常没有安全问题。连接体成分可能是内源性的也可能不是。需根据情况判断是否需对连接体进行专门的代谢研究。

三、药物-药物相互作用

已开展临床研究目标人群中 2′-核糖修饰的 PS ASO 联合用药之间潜在的药物-药物相互作用(drug-drug interaction, DDI),但目前为止还没有临床相关的 PK 相互作用的报道[11]。此外,早期仅用 PS 化学修饰的 ASO 也证明了临床上不存在相互作用。临床数据表明 ASO 不被传统的药物代谢酶(如 CYP450)代谢,因此不与被这些或其他此类代谢酶清除的小分子药物相互作用。

使用 9 个摄取和外排转运蛋白(PGP、OAT1、OAT3、OCT1、OCT2、OATP1B1、OATP1B3、BCRP 和 BSEP)体外试验研究转运蛋白的相互作用。结果表明[12],2′-核糖修饰的 PS ASO 既不是转运体的底物,也不是转运体的抑制剂,因此 ASO 与小分子在转运体水平上没有相互作用。对于 4 个 2′-核糖修饰的 PS ASO,包括一个 GalNAc 结合物也有类似的结果:这 4 个化合物都不是这 9 个转运蛋白的底物,同时也不是显著的抑制剂。如前所述,ON 在肝脏和肾脏中明显的非线性分布模式,从 DDI 的角度来看,可能不会影响单药治疗与小分子药物联合治疗的效果。然而,今后预期治疗方式是结合多种 ON 治疗,理论上这可能导致 ON-ON-DDI,因为组织摄取的竞争导致靶器官中的浓度低于预期。同时可以推测核酸酶水平上的代谢相互作用会导致高于预期的浓度。因此,可能需要利用 PD 靶点参与的生物标志物评估 DDI。

四、药动学-药效学

在基因治疗过程中,血浆中质粒 DNA 或寡核苷酸浓度可能与发挥作用的细胞核或细胞质中的浓度有很大的不同。为了更好地理解 PK 和 PD 之间的关系,有必要提出细胞内 PK 的新概念,强调基因转录的最终功效。

虽然受体介导的内吞作用是实现选择性细胞靶向的重要策略,但质粒 DNA 必须从内含体释放到胞质中,以避免溶酶体的降解。因此,胞内膜是质粒 DNA 在细胞内运输以便高效转染的第一道屏障。大多数病毒,如流感病毒或腺病毒,已经发展出复杂的机制从溶酶体逃逸。质粒 DNA 一旦脱离核内体,需要考虑其在胞质中的稳定性。因为质粒 DNA 容易被胞质中的 DNA 酶水解，所以在质粒 DNA 进入胞质之前必须加以保护。在大多数情况下，质粒 DNA 与阳离子脂质体或耐 DNA 酶的聚合物缩合在一起以增加稳定性，控制质粒 DNA 与阳离子脂质体或聚合物的解离对提高质粒 DNA 的核传递和转基因表达具有重要意义。如果解离太快，大部分质粒 DNA 就会被降解。如果解离速度太慢，则可能导致细胞核内转录因子的可及性受损，表达降低。第二个屏障是核膜，它由双脂质膜组成，胞质与细胞核之间的转运受核孔复合物（nuclear pore complexes，NPC）调控，限制了分子质量大于 40~45 kDa 物质的被动扩散。质粒 DNA 通常大于这个阈值，因此质粒 DNA 的核易位受到严格限制。一般认为，有丝分裂过程中核膜消失时，游离质粒 DNA 可以进入细胞核。

（一）核酸类药物的细胞内药动学

图 5-1 描述的核酸类药物的细胞内动力学模型分析了限速过程并优化了质粒 DNA 递送的细胞内运输过程。动力学建模能够预测多种参数变化对基因表达的影响。Varga 等从文献中收集了动力学参数，并报道了一个综合动力学模型[13]。该模型预测了核酸类药物载体的聚合物长度对转基因表达的影响。该模型通过聚合物的长度成功预测了实验观察到的双相基因表达效率。但由于缺乏质粒 DNA 在每个亚细胞室中分布的定量检测方法，该模型没有提供足够的信息。因此，评价质粒 DNA 在细胞内分布的动力学具有重要意义。已报道用共聚焦激光扫描显微镜追踪转染质粒的动力学并观察其快速核

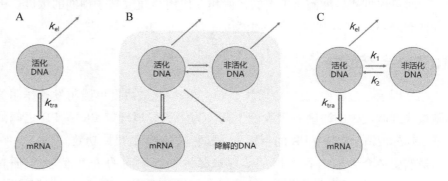

图 5-1　细胞核内转基因表达药动学-药效学模型

A. 最简单药动学-药效学模型，假设 DNA 和 mRNA 的数量正相关；B. 外源性 DNA 细胞核内处置模型，假设活性 DNA 房室和非活性 DNA 房室；C. 基于 B 所示的细胞核内处置简化的药动学-药效学模型

传递[14]。随后建立了三维定量分析系统,利用共聚焦激光扫描显微镜同时分析质粒 DNA 在核内体和(或)溶酶体、细胞质和细胞核中的分布情况。利用该系统,比较了不同转染质粒 DNA 的胞内处置情况。细胞内转运的动力学分析令人满意地解释了基因表达的顺序。这些动力学分析从动力学的角度阐明了限速步骤,并提出了新的基因转运机制。此外,定量动力学分析为优化基因传递系统的细胞内运输提供了有用的策略。

(二)核酸类药物的药动学-药效学研究

1. 最简单的药动学-药效学模型

进入细胞核后,携带目标基因 DNA 的处置取决于 DNA 的来源——来自哪种类型的 DNA。一般来说,插入宿主基因组的转基因能维持很长一段时间。然而,也不能排除外源 DNA 的整合可能诱发癌变的可能性。相比之下,从促进癌症的角度来看,存在染色体外 DNA 片段的 DNA 更安全,因此临床上首选外源 DNA。然而,随着细胞分裂和降解,拷贝数会减少,质粒转基因在较低水平上整合到宿主基因组中。因此,基因的表达是短暂的。

一般认为,转录(mRNA)的总量取决于细胞核中外源 DNA 的数量。假设每个 DNA 分子在转录过程中都作为模板具有相同的转录效率。基于这一假设,DNA 的数量与 mRNA 的数量之间存在直接的线性关系,如图 5-1A 所示。这是最简单的细胞核中转基因表达的 PK-PD 模型。消除常数 k_{el} 代表外源性 DNA 在细胞分裂时的分裂速率和核酸酶的降解速率。PD 参数 k_{tra} 代表转录效率。根据这个模型,基因进入细胞核的效率(外源 DNA 的数量)似乎是转基因表达的唯一决定因素。

2. 基于细胞核内处置的药动学-药效学模型

为了深入了解核酸类药物的细胞内处置过程,不仅需要优化基因的细胞核内传递,还需要优化进入细胞核后的转录过程。为了简化,假设在 PK-PD 模型中存在两种外源 DNA 分子:一种是被转录的"活性 DNA",另一种是转基因表达被抑制的"非活性 DNA"。如前所述,由于细胞核酸酶降解外源 DNA 和细胞分裂,质粒上的转基因表达是短暂的。质粒 DNA 在分裂细胞中主要存在于细胞质,甚至在细胞核内微注射后也是如此,这表明在分裂时外源性 DNA 被排除在外。因此,除了降解外,还必须考虑从细胞核中排除外源 DNA 及在细胞分裂时因分裂而丢失 DNA 的问题。

基于这些因素,外源性 DNA 的细胞核内处置可描述为图 5 - 1B。为了简化 PK - PD 模型,只考虑活性 DNA(或非活性 DNA)的减少。图 5 - 1C 显示了外源性 DNA 简化后的 PK - PD 模型。消除常数 k_{el} 表示外源 DNA 的降解速率、分裂和从细胞核中消除的速率。

常数 k_1 和 k_2 分别表示 DNA 从活性状态到非活性状态和从非活性状态到活性状态各自的转化效率。DNA 结构和甲基化对表达的影响可以看作是 k_1 与 k_2 的比值的变化。这种影响也可能是消除常数 k_{el} 降低的结果。目前,在活性和非活性 DNA 房室中 DNA 数量难以测量。然而,从活性到无活性、从无活性到有活性状态转化效率的分子机制,将有助于建立方法来估计活性和无活性房室中 DNA 数量。提高细胞核转录效率对于开发用于临床应用的非病毒载体系统也很重要。为此,有转录活性的 DNA(分子在活性 DNA 房室)的细胞核内处置应被适当调节。在图 5 - 1 所示的模型中,常数 k_1、k_2 和 k_{el} 是决定疗效的关键参数(相应的 mRNA 和治疗蛋白的量)。外源 DNA 的这种"受控细胞核内处置"可能通过改变 DNA 结构和碱基修饰完成。

第四节　单克隆抗体药动学-药效学

抗体是由 B 淋巴细胞分化形成的浆细胞合成的免疫球蛋白(immunoglobulin, Ig)。机体受到某个抗原刺激后,大量的 B 淋巴细胞会参与免疫反应,从而产生多种多样的抗体,这样的"抗体群体"被称为多克隆抗体。通过分子生物学手段则可得到由单一 B 细胞克隆产生的高度均一的抗体,称为单克隆抗体(单抗,monoclonal antibody, mAb)。单抗与靶点的结合具有极高的特异性和亲和力,预示其具有良好的药效和安全性。IgG 是最常见的免疫球蛋白,占血清总免疫球蛋白水平的 70%~80%。根据其内部结构和抗原差异,IgG 亚类可分为 4 个主要子类(也被称为亚同种型):IgG1、IgG2、IgG3 和 IgG4。免疫球蛋白分子的分子质量约为 150 kDa,由两个重链(约 50 kDa)和两个轻链(约 25 kDa)通过多肽铰链区和硫桥连接而成,形成由两个 Fab(抗原结合片段)结构域和一个 Fc 结构域组成的 Y 型蛋白(图 5 - 2)。Fab 结构域识别抗原的位点称为互补决定区(complementarity determining region, CDR),由 6 个 CDR 形成的空间结构构成一个接触表面,它与抗原表位相对应,也被称为抗原决定簇,可以与抗体相结合。目前开发的单抗药物基本上都是 IgG1、IgG2 和 IgG4 这 3 种类型。

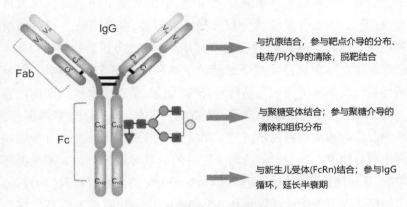

与抗原结合,参与靶点介导的分布、电荷/PI介导的清除,脱靶结合

与聚糖受体结合;参与聚糖介导的清除和组织分布

与新生儿受体(FcRn)结合;参与IgG循环,延长半衰期

图 5-2 抗体结构和对 PK 的影响

1986 年,FDA 批准全球首个治疗性单抗莫罗单抗-CD3(muromonab-CD3)上市。截至 2020 年 4 月,FDA 累计批准 90 款抗体药物。按照单克隆抗体的人源化程度,单克隆抗体可以分为四类:鼠源性单克隆抗体、嵌合性单克隆抗体、人源化单克隆抗体和全人源单克隆抗体。不同人源化程度的单抗,有着不同的生理特性,对应着不同的药动学特征。一般情况下,随着人源化程度的增加,单抗半衰期延长,免疫原性减弱。

一、药动学

与小分子药物相比,单克隆抗体分子质量大,极性强,血管通透性差,靶点的结合具有极高的特异性和亲和力,因此,单克隆抗体在体内的吸收、分布、代谢及排泄的过程中与小分子药物相比均存在较大差异,具有非线性代谢、靶点介导处置(TMDD)、较长的半衰期等药动学特征。

(一) 吸收

单克隆抗体由于分子尺寸大,膜通透性相对较差,在胃肠道条件下不稳定,口服生物利用度极低。目前已上市的该类药物给药方式均为肠外给药,大多是静脉注射,给药后药物较快到达全身各部位。单克隆抗体药物也可以通过皮下或肌内注射给药。除了传统的血管外给药途径,单抗药物玻璃体内注射在眼科治疗方面也取得可喜成绩(例如,雷珠单抗)。

单抗分子质量在 150 kDa 左右,主要通过淋巴系统对流传输机制吸收。相比于小分子化合物通过毛细血管扩散吸收,单抗从皮下注射部位通过淋巴对流的吸收过程进入血管系统的分布过程比较缓慢,有报道皮下或肌肉给药后单抗的达峰时间为 2~14 天,吸收速度比其他生物大分子药物要慢得多。

已有数据显示单抗药物皮下给药的生物利用度在 52%~80%。影响进入全身循环系统前消除的因素包括胞外降解(例如,蛋白质水解)、细胞内吞速率(例如,受体介导的内吞、液相内吞)及新生儿受体(FcRn)介导再循环速率。这些影响因素的精确机制尚不清楚。单抗药物的剂量和浓度也可能影响血管外给药生物利用度。在注射部位给予更高的剂量可以饱和进入系统循环前水解蛋白酶,从而能提高生物利用度。但是由于 IgG 的溶解度有限(100 mg/mL),单抗药物每次皮下或静脉注射量在 2.5~5 mL,这意味着不可能通过皮下或肌内注射途径单次给予大剂量单抗药物。

(二) 分布

单克隆抗体在体内的分布特征和机制与小分子化合物有很大不同。小分子化合物的分布方式主要是扩散和转运体介导的摄取和外排,速率较快,有多种组织和器官分布形态的可能。单抗难以通过扩散的方式从血液进入组织,主要是通过细胞旁路转运或跨细胞转运从血液分布到外周组织,速率较慢,分布往往局限于血浆和组织间隙。

细胞旁路转运是指单抗通过血管内皮细胞旁孔的对流运输进入组织间质。细胞旁路转运是单抗从血管进入间质空间的主要途径。对流的分布速度取决于液体从血液到组织流体运动的速率、血管内皮细胞旁路孔隙的大小和形态(筛分效应)以及单抗的大小、形状和电荷。

单抗的跨细胞转运主要是通过细胞内吞实现。其可能发生在血管或细胞间隙中,包括 3 种不同类型:受体介导的内吞作用、吞噬作用、液相吞饮作用(即细胞从周围的液体空间摄取蛋白质)。受体介导的内吞作用既可以通过Fcγ 受体,也可以通过与细胞表面抗原结合而内化。几乎所有细胞都会发生吞噬/液相吞饮,液相吞饮被认为是单抗进入内皮细胞的重要途径。一旦单抗进入细胞内,就进入 FcRn 介导的再循环途径,该途径或将单抗运送到细胞间隙,或将单抗运回血管内。这种循环途径也被称为 FcRn 介导的细胞转运。

抗体进入组织后的分布主要由对流和与细胞结合决定,扩散也起一定作用。由于淋巴管的直径远大于细胞旁孔直径,单抗的淋巴引流速率大于细胞旁运动的穿透速率。因此,进入组织的单抗通过淋巴对流迅速排出,间质组织中的单抗浓度低于血液中的浓度。

单抗与靶点之间的相互作用也会影响药物的分布。外围组织中较高的可结合靶点密度和靶细胞更紧密的结合限制了单抗更深地渗透到组织中,从而导致有限的分布(即结合位点屏障)。肿瘤治疗中的主要挑战之一是治疗性蛋白有效穿透肿瘤的能力有限而产生临床耐药性。在实体肿瘤中,这种分布取决于肿瘤的结构及单抗的特性。肿瘤对单抗摄取不佳的因素在于肿瘤中血运不丰富,单抗扩散速率缓慢,以及需要经过较长的扩散运输距离。与完整单抗相比,抗体片段的分布受到的限制较小。通过去除 IgG 的全部或部分 Fc 区,产生了一系列的抗体片段(如 Fab、单链片段变量 scFv)。这些抗体片段具有更好的组织穿透性,可以更好地克服血液-组织和结合位点的障碍,并更深入地渗透到组织中。

抗体的总体组织分布程度用稳态表观分布容积(V_{ss})来描述。使用非房室模型或房室模型(主要是二房室模型)分析的单抗 V_{ss} 有一个假设的前提,即药物在消除部位和在循环系统中的浓度处于快速的平衡中,因此 V_{ss} 与消除速率无关。但单抗与小分子药物不同,由于分子大、靶点结合亲和力高,单抗很可能在外周组织中有显著的消除作用,其组织/血浆浓度可能不会快速平衡。其结果是计算出来的 V_{ss} 低于真实值。目前已上市单抗药物的 V_{ss} 大多在 $0.04\sim0.12$ L/kg 的范围内,提示抗体分子在体内组织分布在有限的空间。对于具有高靶点结合亲和力、高组织结合能力和靶点介导消除途径的单抗,V_{ss} 值低估可能会超过 10 倍。因此,PK 研究得到的 V_{ss} 值本身可能具有局限性,需要结合消除机制和局部浓度检测对抗体组织分布做出正确的判断。

(三)代谢与排泄

与主要通过肝脏代谢和肾脏/胆汁排泄清除的小分子药物不同,IgG 的清除主要通过细胞内的分解代谢(例如蛋白质降解)进行。抗体通常有两种不同的分解代谢途径,Fc 受体介导的消除和靶点介导的消除。

Fc 受体介导的消除是线性(一级)非特异性的。因为 Fc 介导的消除是内源性 IgG 和外源性治疗 IgG 单抗共同消除途径。与靶点介导的消除不同,通过此途径不受单抗与其靶点相互作用的影响。参与该消除通路的受体主要有两类：FcRn 受体和 Fcγ 受体。

FcRn 受体在 IgG 清除中起保护作用。通过液相吞饮进入核内体的 IgG 与 FcRn 受体结合起到保护 IgG 的作用，免于溶酶体降解。当 IgG 浓度增加到饱和现有 FcRn 受体的水平时，较高比例的 IgG 将被转运到溶酶体并在溶酶体中降解，因此 IgG 的清除率将会增加。事实上，IgG 与 FcRn 结合亲和力的差异导致了 IgG 单抗的消除半衰期的差异。例如，IgG1、IgG2 和 IgG4 的 $t_{1/2}$ 相似，约为 21 天。IgG3 的 $t_{1/2}$ 较短，约为 7 天。不同种属的 IgG 与人 FcRn 具有不同的亲和力。其半衰期也有差异。已报道 IgG 单抗在人体的半衰期随着人源化程度的增加而延长：完全啮齿动物抗体 < 啮齿动物/人嵌合体 < 互补决定区（CDR）嫁接人源化抗体 < 全人抗体。虽然 FcRn 可能会饱和而导致消除速率下降，但治疗性单抗的常用剂量（大多数在数百毫克）不太可能使人内源性血清 IgG 浓度（约 5 g/L，总共 50~100 g）显著增加到饱和 FcRn 的水平。因此，通过 FcRn 循环的治疗性单抗消除通常是呈线性的。

与 IgG Fc 区结合的另一类受体是 Fcγ 受体，有 3 种亚型：FcγRⅠ、FcγRⅡ 和 FcγRⅢ。不同 Fcγ 受体亚型有不同的细胞分布位置、特异性和不同的 IgG 亚型亲和力。Fcγ 受体对可溶性 mAb-抗原免疫复合物的清除有重要作用。目前尚不清楚 Fcγ 受体介导清除精确的作用机制。

靶点介导的消除（TMDD）涉及单抗与其药理靶点之间的相互作用。靶点介导消除包括受体介导的内吞作用，mAb 与细胞表面受体（如 Fcγ）的结合触发 mAb-受体复合物的内化和随后的溶酶体降解。靶点介导的消除也可能不涉及细胞表面受体，可溶性靶点与两个或两个以上抗体结合而形成庞大的免疫复合物，可导致抗体的吞噬和快速清除。

细胞表面表达的靶点数量有限，因此靶点介导的消除是可饱和的。该消除途径的可饱和性导致许多单抗呈现非线性消除特征。受体的浓度、分布及受体内化和转化速率决定了抗体靶点介导消除的程度。因为这个通路是饱和的，所以可能比 Fc 受体介导的消除更重要。

mAb 结构设计导致靶点数目的改变，不可避免地会改变其在靶点介导的消除过程中的清除率，因此单抗的 PK 特征可能是时间依赖性的。目前，TMDD 药物处置模型常用于描述单抗药物的 PK 和 PK-PD 相关性。典型的模型方程包括对游离药物浓度、靶点浓度和药物-靶点复合物浓度的描述。

免疫原性产生的抗药抗体(ADA)会引起单抗药物消除速率的增加或者降低。单抗人源化程度决定了其免疫原性的发生概率,免疫原性与 mAb 外源序列的比例有关。一般而言,免疫反应的影响与抗体的人源化程度成反比。影响免疫原性发生率的其他因素包括治疗时间、剂量和给药途径。随着给药时间的延长,免疫发生率增加。临床数据表明免疫原性随着剂量的增加而降低。然而,这一现象可能是因为样品中存在较高浓度的药物影响检测 ADA 的能力。通过皮下注射和肌内注射的免疫原性发生率可能比静脉给药更高,这可能是由于在皮肤和黏膜上皮中存在的吞噬细胞和 NK 细胞负责最初级的先天免疫反应。

二、药效学

治疗性单抗药物的药理作用包括直接机制(如诱导凋亡、抑制增殖、阻断生长因子或生长因子受体、干扰血管生成)或间接机制[如抗体依赖的细胞毒性(antibody-dependent cell-mediated cytotoxicity, ADCC)、补体依赖性的细胞毒性(complement dependent cytotoxicity, CDC)、抗独特型抗体复合物的形成等]。

单克隆抗体药物用于靶向多种药理靶点。mAb 的药理作用可以直接通过与靶分子或其受体结合来破坏配体-受体相互作用所产生的生物学效应,或者mAb 可以与细胞表面的蛋白质结合,然后通过抗体的 Fc 部分激活免疫系统,从而导致细胞的破坏。免疫系统的激活依赖于与其他蛋白质的相互作用。单克隆抗体免疫治疗作用的重要靶点包括细胞因子和生长因子阻断、TNF-α、IgE、血管内皮生长因子、受体阻断和受体调节、淋巴细胞功能相关抗原 1、IL-6、IL-2 受体、表皮生长因子、人表皮生长因子受体 2、CD20、CD4 等。

三、模型分析

(一)非房室和房室药动学模型

mAb 的浓度-时间分布特征可用非房室和房室模型分析。皮下或肌内注射给药时,相比于非房室模型,更典型地描述 mAb 药动学的房室模型为二房室模型,其中中央室为线性消除。但这些模型不能揭示 mAb 体内处置过程的机制。

由于 mAb 与靶点的高亲和力,许多 mAb 呈现非线性药动学。为了处理这种非线性,通常采用两种方法。第一,在线性消除的基础上引入参数 K_m 和 V_{max}

描述可饱和的消除途径或者采用基于机制的 PK 模型用于描述靶点介导的药物处置现象。第二，假设消除只发生在中央室的二房室模型和非房室模型，当周边组织也发生消除时，这两种模型都可能低估 mAb 在组织中的真实分布程度，非房室模型分析低估 V_{ss} 的程度越大，从周围组织中消除的比例越大。

（二）基于机制的药动学-药效学模型

机制模型的优势是通过数学模型真实地描述生物学和药理学过程，从而理解药物的有效性和安全性。生物药开发可以根据靶点作用机制开发候选药物。因此，最常用的基于机制的模型是同时描述药物处置和靶点抑制的动力学模型。

由于 mAb 与靶点的高亲和力，mAb-靶点复合物形式降解是许多 mAb 化合物的清除途径之一。已上市的单抗药物，有一半药物在体内浓度低于阈值时表现出非线性的 PK 特性。因此首先需要研究影响药物清除率的靶点容量，即 TMDD。由 Levy 首先提出 TMDD 来描述这种清除方式，随后 Mager 和 Jusko[15] 第一次引入 TMDD 药动学模型。TMDD 模型用房室模型（通常包括一房室或二房室）来描述化合物的线性消除和分布。此外，药物的非线性 TMDD 处置特征由游离靶点的合成和降解速率常数、药物-靶点复合物形成的结合常数（K_{on}）、药物-靶点复合物的解离常数（K_{off}）和药物-靶点复合物消除的内化/降解速率常数（K_{int}）表征。使用 TMDD 模型描述 mAb 非线性药动学优点是：① 能够深入了解抗体-靶点的相互作用，有助于作用机制理解。② 将从文献或检测的靶点浓度和合成/降解速率的信息与体外测量的靶向亲和力信息相结合，预测 TMDD 可能的影响。从 PD 角度看，TMDD 也是以靶点浓度-时间曲线来描述靶点抑制最常用的 PK-PD 模型。由于抗体药物典型的经验 PK 模型包含中央室清除的两室模型，因此完整的 TMDD 模型用数学方程描述如下：

$$V_C \frac{\mathrm{d}C}{\mathrm{d}t} = \text{Input} - (K_{12} + K_{el}) \times V_C \times C$$
$$+ K_{21} \times X_T - K_{on} C \times R + K_{off} RC \qquad (5-1)$$

$$\frac{\mathrm{d}X_T}{\mathrm{d}t} = K_{12} \times V_C \times C - K_{21} \times X_T \qquad (5-2)$$

$$\frac{\mathrm{d}R}{\mathrm{d}t} = K_{syn} - K_{deg} R - K_{on} C \times R + K_{off} \times RC \qquad (5-3)$$

$$\frac{\mathrm{d}RC}{\mathrm{d}t} = K_{\mathrm{on}}C \times R - (K_{\mathrm{int}} + K_{\mathrm{off}}) \times RC \qquad (5-4)$$

其中,C 是游离药物浓度;V_C 是中央室分布体积;K_{12} 和 K_{21} 分别是从中心室到周边室迁移速率常数;X_T 为外周室游离药物的量,K_{el} 为中央室药物消除速率常数,K_{syn} 和 K_{deg} 分别为受体/配体的合成和降解速率常数;K_{on} 和 K_{off} 是药物与靶点结合和解离速率常数,K_{int} 是药物-靶点复合物的内化速率常数。

目前已有各种完整 TMDD 近似的简化 TMDD 模型。其中包括准稳态模型(QSS)、快速结合模型(RB)、Wagner 近似模型和 Michaelis-Menten 近似模型(MM)。这些衍生模型的优点是减少了参数的个数,降低了微分方程的刚度。简化 TMDD 模型有一些特定的假设。例如,QSS 模型假设与药物解离/分布/消除和药物-靶点/靶点消除这些过程相比,药物-靶点结合过程足够快 $[K_{\mathrm{on}}C \times R - (K_{\mathrm{int}} + K_{\mathrm{off}}) \times RC = 0]$。RB 模型假设 K_{int} 值可以忽略不计 $[K_{\mathrm{on}}C \times R - K_{\mathrm{off}} \times RC = 0]$。Wagner 假设靶点总浓度是常数($R + RC = A$ 固定值),因此可以简化为用一个方程描述靶点浓度。当游离药物浓度远大于靶点浓度或药物结合饱和药物-靶点复合物为恒定值时,MM 模型与 QSS 模型近似。目前有文献建议根据实验结果做出适当的假设,来使用最简化 TMDD 模型。

(三)基于生理药动学模型

目前许多应用于小分子生理药动学(PBPK)模型的原理也被应用于 mAb 建模。然而,与小分子药物相比,单抗需要特别考虑,包括 FcRn 介导的结合及体内再循环、TMDD 和淋巴转运,这些特殊过程在药物的吸收和处置中发挥关键作用。第一个单抗 PBPK 模型是由 Covell 等[16]在 1986 年提出的 IgG1 及其 F(ab')$_2$ 和 Fab'片段在小鼠体内处置模型,该模型由六种器官(肝、胃肠道、肺、脾、肾和血浆)和三个拟合参数组成。该模型假定抗体在器官中的摄取是通过扩散和(或)对流发生的。Baxter 等的 PBPK 模型还包括一个肿瘤室来解释特定的 mAb 与靶器官的结合,提出跨毛细管交换的双孔模型来解释药物从血管到间质的移动,模拟了单克隆抗体在小鼠体内的分布。利用该模型可以模拟完整 IgG、Fab'和 F(ab')$_2$ 片段的药学。

使用 PBPK 模型描述 mAb 的药动学的优势包括:① 通过考虑 mAb 处置的基本生理过程,外推以预测在这些过程改变情况下(例如在疾病状态下)药物处置。② 可以模拟药效靶标所在器官中的 mAb 浓度,并与药效学模型结合来预测安全有效的给药方案。③ 能够使用 PBPK 模型，考虑不同种属血流、器官大小和组成、药物分布和清除的不同，来进行 mAb 不同种属间的外推。

单抗 PBPK 模型的进一步发展是解释 FcRn 介导的体内再循环机制对单抗药动学的影响。Hansen 和 Balthasar 发表了机制模型，该模型包含中央和核内体房室，解释了 FcRn 介导的再循环对核内体中 IgG 清除的保护作用。描述 IgG 在大鼠和小鼠体内的药动学[17]。第一个"全身"PBPK 模型包含 FcRn 对 IgG 处置的作用[18]，用于描述 mAb 和 $F(ab')_2$ 片段的 PK 特征。在该模型中，IgG 的分解代谢仅定位于皮肤、肌肉和肝脏，FcRn 作为对抗溶酶体在皮肤和肌肉中降解的保护机制。2007 年，Garg 和 Balthasar[19] 发表了一个基于 FcRn 的单抗 PBPK 模型。该模型的特点包括通过对流运输和内吞作用模拟 IgG 摄取，所有组织均考虑 FcRn 的影响，并将每个器官划分为血管、核内体和间质三个亚室。该模型对野生型和 FcRn 基因敲除小鼠的 mAb 药动学特征提供了很好的预测。

Shah 和 Betts[20] 发表的 PBPK 模型由 15 个组织组成，包括组织和肿瘤房室。每个器官分为血细胞亚室、浆细胞亚室、内皮细胞亚室、间质亚室和细胞亚室。用来自四个不同种属（小鼠、大鼠、恒河猴和人类）的数据进行了验证。

目前，从机制上讲大多数模型考虑了 mAb 通过液相吞饮作用进入核内体空间，以及 FcRn 在核内体空间内对 IgG 分解代谢的再循环/保护作用。虽然这些模型能够很好地预测 mAb 在动物和人类中的药动学，但传统的 TMDD/PBPK 模型存在一些局限。首先，对于中央室药物浓度，目前的 PBPK 模型不能区分是否到达某特定部位。其次，传统模型不能识别遵循特定递送路径的药物，而药物的递送路径对预测疗效非常重要。为了克服上述模型的局限性，近年来在方法学上取得了新的进展。新的定量方法模型可以模拟药物在人体某些器官内之间的转移路线和评估作用部位的停留时间数据，从而提出药物作用机制的新观点，从而极大地增强现有 TMDD/PBPK 模型的预测能力。

（四）经验和半机制模型

经验暴露-响应模型由于其实用性被广泛使用。由于药物与其靶点结合后其下游作用机制尚不清楚。用于小分子药物的经验暴露-响应模型可以直接用于描述大分子药物的生物学效应。

PK-PD 模型可通过模拟优化给药方案选择和试验设计。如图 5-3 所示,PK-PD/临床响应建模和模拟循环是Ⅰ～Ⅲ期临床试验高质量设计决策的迭代方法。描述疾病进展的模型在某种意义上是经验性的。例如,疾病发展模型假设肿瘤早期生长速率是指数型,晚期生长速率为线性。这种模型假设纯粹是因为对肿瘤生理学和其生长相关的生物学转化了解有限。许多建模假设是以观察现象为基础,而不是建立在对机制的充分理解上。这些模型已经被用来对不同治疗领域的大小分子药物PK-PD特征进行模拟。

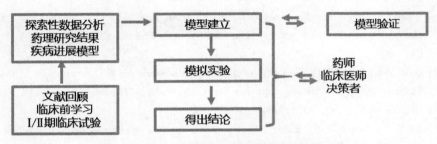

图5-3 PK-PD临床响应模型与循环模拟过程

(车津晶)

参考文献

[1] Agerso H, Ynddal L, Sogaard B, et al. Pharmacokinetic and pharmacodynamic modeling of NN703, a growth hormone secretagogue, after a single po dose to human volunteers[J]. J Clin Pharmacol, 2001, 41(2): 163-169.

[2] Woo S, Krzyzanski W, Duliege A M, et al. Population pharmacokinetics and pharmacodynamics of peptidic erythropoiesis receptor agonist (ERA) in healthy volunteers [J]. J Clin Pharmacol, 2008, 48(1): 43-52.

[3] Wang Y M C, Krzyzanski W, Doshi S, et al. Pharmacodynamics-mediated drug disposition (PDMDD) and precursor pool lifespan model for single dose of romiplostim in healthy subjects[J]. AAPS J, 2010, 12(4): 729-740.

[4] Bocci V, Carraro F, Zeuli M, et al. The lymphatic route. VIII. Distribution and plasma clearance of recombinant human interleukin-2 after SC administration with albumin in patients[J]. Biotherapy, 1993, 6(1): 73-77.

[5] Kearns C M, Wang W C, Stute N, et al. Disposition of recombinant human granulocyte colony-stimulating factor in children with severe chronic neutropenia[J]. J Pediatr, 1993, 123(3): 471-479.

［6］ Loumaye E, Campbell R, Salat-Baroux J. Human follicle-stimulating hormone produced by recombinant DNA technology: a review for clinicians［J］. Hum Reprod Update, 1995, 1 (2): 188-199.

［7］ Jusko W J, Ko H C. Physiologic indirect response models characterize diverse types of pharmacodynamic effects［J］. Clin Pharmacol Ther, 1994, 56(4): 406-419.

［8］ Fukuda Y, Ishida N, Noguchi T, et al. Interleukin-6 down regulates the expression of transcripts encoding cytochrome P450 IA1, IA2 and IIIA3 in human hepatoma cells［J］. Biochem Biophys Res Commun, 1992, 184(2): 960-965.

［9］ Chen Y L, Le Vraux V, Leneveu A, et al. Acute-phase response, interleukin-6, and alteration of cyclosporine pharmacokinetics［J］. Clin Pharmacol Ther, 1994, 55(6): 649-660.

［10］ Gidal B E, Reiss W G, Liao J S, et al. Changes in Interleukin-6 Concentrations following Epilepsy Surgery: Potential Influence on Carbamazepine Phannacokinetics［J］. Ann Pharmacother, 1996, 30(5): 545-546.

［11］ Yu R Z, Geary R S, Flaim J A D, et al. Lack of Pharmacokinetic Interaction of Mipomersen Sodium (ISIS 301012), a 2'-—O-Methoxyethyl Modified Antisense Oligonucleotide Targeting Apolipoprotein B-100 Messenger RNA, with Simvastatin and Ezetimibe［J］. Clin Pharmacokinet, 2009, 48(1): 39-50.

［12］ Yu R Z, Warren M S, Watanabe T, et al. Lack of interactions between an antisense oligonucleotide with 2'-O-(2-methoxyethyl) modifications and major drug transporters ［J］. Nucleic Acid Ther, 2016, 26(2): 111-117.

［13］ Varga C M, Hong K, Lauffenburger D A. Quantitative analysis of synthetic gene delivery vector design properties［J］. Mol Ther, 2001, 4(5): 438-446.

［14］ Kamiya H, Fujimura Y, Matsuoka I, et al. Visualization of intracellular trafficking of exogenous DNA delivered by cationic liposomes［J］. Biochem Biophys Res Commun, 2002, 298(4): 591-597.

［15］ Mager D E, Jusko W J. General pharmacokinetic model for drugs exhibiting target-mediated drug disposition［J］. J Pharmacokinet Pharmacodyn, 2001, 28(6): 507-532.

［16］ Covell D G, Barbet J, Holton O D, et al. Pharmacokinetics of monoclonal immunoglobulin G1, F(ab')2, and Fab' in mice［J］. Cancer Res, 1986, 46(8): 3969-3978.

［17］ Hansen R J, Balthasar J P. Pharmacokinetic/pharmacodynamic modeling of the effects of intravenous immunoglobulin on the disposition of antiplatelet antibodies in a rat model of immune thrombocytopenia［J］. J Pharm Sci, 2003, 92(6): 1206-1215.

［18］ Ferl G Z, Wu A M, DiStefano J J. A predictive model of therapeutic monoclonal antibody dynamics and regulation by the neonatal Fc receptor (FcRn)［J］. Ann Biomed Eng, 2005, 33(11): 1640-1652.

［19］ Garg A, Balthasar J P. Physiologically-based pharmacokinetic (PBPK) model to predict

IgG tissue kinetics in wild-type and FcRn-knockout mice [J]. J Pharmacokinet Pharmacodyn, 2007, 34(5): 687 – 709.

[20] Shah D K, Betts A M. Towards a platform PBPK model to characterize the plasma and tissue disposition of monoclonal antibodies in preclinical species and human [J]. J Pharmacokinet Pharmacodyn, 2012, 39(1): 67 – 86.

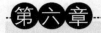

中药药动学-药效学

　　以中国传统医药理论指导采集、炮制、制剂,说明作用机制,指导临床应用的药物,统称为中药。本章主要从以下 3 个方面描述了中药药动学-药效学:① 中药药动学,阐明了中药药动学的定义,即借助动力学原理和现代分析手段,在中医理论指导下,研究中草药活性成分、组分、单方和复方在体内吸收、分布、代谢和排泄的动态变化和规律,及其体内时-量或时-效关系,并用数学方程和药动学参数定量描述的一门学科;同时从研究的意义和研究的内容及研究的方法和研究的挑战四个方面进行中药药动学的介绍;② 中药药动学-药效学实验研究,主要从方法学角度介绍如何开展中药 PK-PD 实验研究,主要包括研究目的及分类,以及具体的研究方法,如研究指标的选择,给药策略的考虑,研究对象的选择,研究 PK 和 PD 采样设计等;③ 中药药动学-药效学模型,主要介绍中药 PK-PD 模型研究,首先介绍中药 PK 模型,包括单成分和多成分药动学模型介绍,其次介绍中药 PK-PD 模型,分为单组分单靶点 PK-PD 模型、多组分多靶点 PK-PD 模型及其他模型,同时根据文献发表案例结合实际数学公式和原理,希望为读者拓宽研究思路。

第一节　中药药动学

一、定义

　　中药药动学是借助动力学原理和现代分析手段,在中医理论指导下,研究中草药活性成分、组分、单方和复方在体内吸收、分布、代谢和排泄的动态变化规律,以及其体内时-量或时-效关系,并用数学方程和药动学参数定量描述的一门学科。

二、研究意义及内容

（一）研究意义

1. 阐明和揭示中药作用物质基础及作用机制

中药能够产生药理作用或疗效,其作用可能来自本身存在的化学物质,或组方配伍后产生的新物质,或通过机体作用产生的代谢物等。研究中药体内过程的动态变化规律,有助于找到发挥药效的物质,阐明中药起效机制。

2. 为中药复方组方原理提供科学依据

药对是中药复方配伍中应用的最小单元,是中医临床常用的相对固定的两药味的配伍组合。药对的配伍机制多从药物相互作用角度解释,机制包括代谢类型、竞争靶点类型、竞争蛋白结合类型等。开展中药 PK 相互作用研究,有助于阐释药对配伍原理,以及中药复方配伍机制。以代谢类型为例,甘草中的甘草次酸可以诱导 CYP2C19,甘草酸能够抑制 CYP3A4。假设某一中药毒性成分被 CYP2C19 代谢,该毒性成分与甘草合用,甘草通过加快其消除发挥减毒作用;假设某一药效成分被 CYP3A4 代谢,该成分与甘草合用,甘草可通过减慢其代谢而延长其药效作用[1]。该案例很好地解释了甘草作为"使药"的作用,即降低毒性、增强药效。

3. 为设计及优选中药给药方案提供基础和依据

长期以来,中药多以经验用药或辨证用药为主,多数缺乏药动学研究资料的支持。通过中药药动学研究,有助于明确其有效成分在体内吸收、分布、代谢和排泄过程的动态变化规律,并获得药动学参数。利用既得参数结合建模和模拟等技术,可以科学拟定给药剂量、给药间隔、给药方式及确定疗程,从而提高临床整体治疗水平。

（二）研究内容

1. 有效成分药动学研究

有效成分指能用分子式和结构式表示的单体化合物,并在中药材或中成药中起主要药效的化学成分,又称为活性成分。有效成分 PK 研究是指从中药中提取、分离和纯化而得到的有效成分,经结构鉴定后作为单体给药,研究其体内过程,以及药物浓度与药效之间的关系。本法关键在于建立灵敏度高、专属性强的分析方法，同时应考察不同剂量对药动学的影响，如果有种属差异，建议多选几种动物开展 PK 研究。本法不足之处在于，当成分众多、药效物质基础不确切时，采用有效成分法很难选择合适的指标性成分。

2. 有效部位药动学研究

当中药或中药提取物中一类或几类化学成分含量达到总提取物 50% 以上，且这些化学成分被认为是有效成分时，这一类或几类成分混合体被认为是有效部位，如总黄酮或总皂苷等，此情况常采用以下两种方法开展 PK 研究：

（1）化学测定法：给药后测定代表性化学成分在血浆或其他标本中的动态变化，并求出药动学参数。

（2）生物测定法：适用于有效成分不明者。此时可将药物效应当作药动学指标，开展 PK 研究。如陈皮总碱注射液用升压作为药效指标进行药动学研究。

3. 中药复方药动学

中药复方是指两味或两味以上药味组成，有相对规定性的加工方法和使用方法，针对相对确定的病证而设的方剂。中药复方药动学研究内容包括：

（1）生物效应药动学：中药不经抽提分离，给药后采用生物测定法获得其表观药动学参数，考察药效成分在体内的动态变化规律，用药动学参数解决有效性问题。与此类似，可采用毒理效应法测定其药动学参数，获知毒性成分在体内的动态变化规律。

（2）效应成分药动学：给予中药复方后，测定有效成分在血浆或其他标本中的经时变化过程，并计算药动学参数。有效成分可以是单个，也可以是多组分，采用后者可以更客观反映中药整体药动学，对临床用药具有实际指导意义。研究标本为血浆时，此法又称为血清药理学方法。

（3）化学成分药动学：生药中有效成分经提取、分离和纯化后得到化学结构明确的单体，给药后测定其血药浓度，求出药动学参数。

可根据具体情况确定研究重点，从中药整体出发应主要研究生物效应药动学，从有效成分角度出发应进行效应成分药动学和化学成分药动学研究。

三、研究方法

（一）中药体内活性成分测定方法简介

常用方法包括比色法、分光光度法、色谱法、质谱法、免疫测定法和微生物学测定法。其中，色谱法和质谱法原理、特点和在中药研究中的应用见表 6-1。对于复杂有机化合物,通常将色谱法与质谱法相结合,前者可对有机化合物实施有效分离,并进行定量分析,后者可进行定性分析,因而色谱法-质谱法联用是复杂化合物高效的定性定量分析手段,在中药药动学研究中应用较多。

表6-1 各类色谱法和质谱法的原理、特点和应用

名 称	原 理	优点和缺点	中药研究中的应用
薄层色谱法	各成分对同一吸附剂吸附能力不同,流动相流过固定相,各成分分离	高效、快捷、方便和经济。生物高分子分离效果不理想	薄层吸附层析应用较多
气相色谱法	气体为流动相,固定相与试样中各组分作用力不同,故流出时间不同	效能高、灵敏度高,选择性强,分析速度快	主要用于挥发性成分和生物碱类
高效液相色谱法	类似于气相色谱法,流动相为液体	高压、高速、高效、高灵敏度,柱子可反复使用。有柱外效应	适用于有机化合物,特别是高沸点、大分子、强极性和热稳定性差的化合物
质谱法	利用电场和磁场将离子分离后进行检测	可用于纯物质鉴定,包括化学式、结构和分子量等。常与色谱法联用	中药化学成分分析和PK研究中应用较多

用于药动学研究的被测成分应具备以下特征:① 能代表复方的主要药效成分,是药物的质控指标;② 能被吸收入血,具有可检测性;③ 在靶器官内有较高的分布;④ 体内浓度与复方药效在时间上有密切联系等。

通过测定浓度开展药动学研究时,要求分析方法具有高灵敏度、高通量,能够对中药多组分同时定量。当高效液相色谱法、气相色谱法等方法难以检测目标成分含量时,可考虑采用液相色谱-质谱串联技术,实现低含量成分的浓度检测。

(二) 中药药动学研究方法

目前采用的方法主要为体内浓度法,测定中药或复方中有效成分在血液、尿液或其他组织中浓度,获得药物浓度-时间数据,然后通过非房室模型分析、房室模型分析和生理药动学模型分析,计算药动学参数,阐明被测成分在体内的动态变化规律。此法适用于效应成分明确的中药或中药制剂药动学研究,也是评价中药药动学特征最常用、最准确的一种方法。此法对新药开发、中药作用机制阐明及临床合理用药具有重要参考价值。体内浓度法对分析方法的要求见"中药体内活性成分测定方法简介"。

当有效成分不明确、有效成分复杂或缺乏微量定量检测方法时,可考虑以

生物效应为指标开展 PK 研究,此方法称为生物效应法[2]。例如,淫羊藿 PK 参数以超氧化物歧化酶升高量为指标获得[3]。感兴趣的读者可查阅文献。

（三）中药药动学研究新技术与新方法

1. 多成分整合药动学

此概念由王广基教授课题组首次提出[4]。根据 AUC 值定义各组分血药浓度权重系数（即 $AUC_{单成分}/AUC_{总和}$）,将各组分浓度乘以权重系数,然后进行加和,获得整合血药浓度-时间曲线后,进而得到整体 PK 参数。如李晓宇等以三七总皂苷为研究对象,建立了基于 AUC 自定义权重系数的整体 PK 模型,发现整合浓度-药时曲线符合灌胃或静脉给药规律[5]。

2. 指纹图谱药动学

中药指纹图谱是指中药材或中药制剂经适当处理后,采用一定的分析手段,得到能够标示其化学特征的色谱图或光谱图。指纹图谱药动学是指借助于动力学原理和现代分析手段,对中药指纹图谱定性定量解析后,将可知化学成分指纹和体内代谢过程从数量上联系起来,分析中药活性成分、有效部位、单味中药和中药复方在体内的动态变化规律和量效关系。研究当归多糖不同时间的血清指纹图谱,采用欧氏距离反映指纹图谱中各特征值,用此度量图谱间的差异,发现当归多糖给药后 60 min 欧氏距离达到最大值[6]。此从整体角度反映了中药吸收和代谢的过程。

3. 与网络药理学相结合的药动学

网络药理学是指在"疾病-基因-靶点-药物"相互作用网络基础上分析基因网络库、疾病网络库和药物网络库等信息,结合实验得到的谱图数据,利用软件揭示疾病-靶点蛋白、靶点蛋白-药物及药物-药物等相互关系,观察药物对疾病的作用[7]。

4. 证治药动学

证治药动学包括复方效应成分药动学和辨证药动学。前者指方剂的药物配伍（君臣佐使）显著影响彼此在体内化学成分的 PK 参数,组方原则和剂量改变引起 PK 改变,进而影响其疗效和毒副作用;后者指药物在不同证者体内药动学参数有显著差异,该差异影响疗效和毒副作用,通过辨证施治、按证调整处方后,此差异可减少或消失。分析对象既可以是源于中草药的化学成分单体或西药单体;也可以是单味中药"小复方",还可以是 2 味或 2 味以上的大复方。痰瘀互结型冠心病大鼠体内证治药动学研究结果显示,与正常组相比,丹参素在冠心病大鼠体内峰浓度增加,达峰时间缩短,药时曲线下面积增加,提示丹参素在冠心病大鼠体内生物利用度增加[8]。

5. 血清药理学

血清药理学是由日本学者田代真一提出的研究方法[9]。该方法是将动物灌服给予中药或复方制剂后,在一定时间内采集血液、分离血清,将其作为药源开展体外药效试验。该方法在一定程度上有助于揭示中药及其复方在胃肠内处置过程中活性成分转化与改变,为复方 PK 研究奠定了基础。此方法优点:① 排除中药制剂各种影响因素(如 pH)对实验的干扰;② 灌胃后不同时间点采集的血清反映了机体内血药浓度及其变化;③ 实验结果与在体实验较为一致。局限性:① 血清中药物浓度增加与给药剂量不成正比;② 较难制定恰当的采血时间;③ 仅适用于通过血清发挥药效的中药[10]。

6. 胃肠药动学

胃肠药动学研究中药有效成分在胃肠道内溶出、吸收、代谢的动力学及其影响因素,寻找各效应成分之间拮抗或协同的规律,阐明其在胃肠内的药动学变化[11]。中药胃肠 PK 着重解释胃肠道环境(如 pH、肠道细菌、消化酶等)对药动学的影响。有学者认为,中药胃肠 PK 应建立规范化技术方法和应用领域,以测定整体动物的药理作用或采用中药血清药理学作为研究方法,用数学公式推导复方效应成分在胃肠道内的综合变化模式,尤其关注治疗消化道疾病方剂胃肠药动学研究的特殊性[12, 13]。丹参酮ⅡA 吸收机制研究结果显示,该药在大鼠胃肠道的吸收存在饱和,提示其转运机制属于主动转运或易化扩散[14]。

7. 时辰药动学

中药时辰药动学是指在自然昼夜的条件下,在同一天的不同时间点进行给药,获得药物"浓度-时间"方面的信息,并由此计算出 PK 参数。该学说使得 PK 研究更加精细化,能更真实地了解药物的体内过程及其时辰药效现象。由于药物作用时间节律与机体内在生物规律的客观性,进行中药时辰药动学研究是科学的、必要的。

四、研究挑战

1. 难以认识中药整体观

中药药效是多种化学成分相互作用产生的综合效果,这些成分相互协同或拮抗，从而产生中药药理作用。中药制剂成分复杂，绝大多数有效成分不明确或干扰因素太多，缺乏体内微量定量分析方法。辨证论治、君臣佐使是中医用药精髓，因而整体观是中草药药理研究一大特点，也是中药 PK 研究应遵循的指导思想。离开中医药整体观，追求西药化，将使中药 PK 研究路子越走越窄。采用毒理、药理效应法研究中药 PK 正是整体观的体现[15]。

2. 研究方法具有困难性

随着现代医学日新月异的发展，传统中药必须实现现代化才能适应时代的步伐，因而需采用现代科学化的研究方法。此方法的特点是着重于微观。然而，中药发挥作用是多种成分共同完成的，因此研究方法还需兼顾整体，即具有宏观性。对于中药 PK 研究，鼓励工作者提出适用于中药 PK 的新理论、新方法，如证治 PK、辨证 PK 和复方散弹理论等，血清药理学也为开展中药 PK 研究提供了新思路。

3. 难以完整分析中药作用的物质基础

已有资料表明，许多中药的已知化学成分在体内转运过程中会发生较大变化，但该成分并未产生药效作用，也不能在生物体内被测出。被认为是指纹成分的化合物的作用和转运过程也是如此。无论是单味中药还是中药复方，均是含有大量化学物质的巨大复方，且每一成分含量极微。这导致发挥药效的物质其体内过程与药效关系均难以阐明。中药处方的变异性和机体状态的变化，进一步给中药物质基础研究带来许多问题。

4. 难以全面阐述中药作用科学内涵

众多中药复方虽然临床疗效确切，但长期临床应用过程中是按中医理论和经验用药的，对其作用机制的内涵以及与物质基础的关系（尤其是从 PK 角度开展研究）的总体认识还比较薄弱。通过对中药体内过程动态变化的研究可以阐明其作用机制，以及对中药传统理论赋予现代科学解释。

第二节　中药药动学-药效学实验研究

一、研究目的及分类

中药 PK 研究目的是阐述机体对中药各成分的处置特点，中药 PD 研究主要考察中药对机体的作用特征(如药效随时间的变化特点)。开展中药PK-PD研究,有助于了解中药各成分浓度、药效和时间之间的关系,为阐明中药药理作用物质基础、中药作用科学内涵提供参考。

按阶段分,中药PK-PD研究可分为体外、动物和临床PK-PD研究;按研究药物可分为单体成分、有效部位、单味药和复方药物PK-PD研究。

二、研究方法

(一)研究指标的选择

1. 药动学指标

所选PK指标应该是研究药物中的主要活性成分及其他代表性成分。如果该成分有活性代谢物,可将其作为PK指标。当代谢物AUC占原药AUC比值超过10%时,建议列为PK测定指标。

2. 药效学指标

中药PK-PD研究中,药效学指标的选择应遵循以下原则:

(1)指标具有特异性,能反映研究药物的功能主治;如果确定特异性指标存在困难,可以用一组指标弥补。

(2)指标是客观的,可以连续测定。

(3)所反映的药物效应是可逆的:药物到达作用部位后产生药理效应;从作用部位消除后,所产生的药理效应也随之消失。

(4)药物作用强度与作用部位药量存在一定量效关系。

(5)药效指标变化对浓度相对敏感,且可重复。

如果研究目的是通过PK-PD研究探讨中药药理机制,还可以考虑测定若干与研究药物适应证有关的生物标志物。例如,肌钙蛋白T或肌钙蛋白I可作为心肌损伤(中医称为"真心痛")的生物标志物。

如果所研究中药的适应证为某种症候时,在开展临床PK-PD研究时,应根据研究目的确定主要疗效指标和次要疗效指标[16]。

(二)给药策略

1. 受试药物的考虑

为充分考察中药PK-PD,建议按如下分组开展PK-PD研究:单体成分组、有效部位组、单味药物组、复方药物组[17]。此分组可以说明单体成分以外的其他成分或药味对该成分 PK 的影响，以及对 PD 的影响。

对于复方药物，除了全方外，建议通过下列方法改变研究药物内各成分比例，以考察中药各成分 PK 和 PD 之间相互作用。

（1）成分外加法：在全方的基础上添加某种成分（如代表性成分或主要活性成分），观察 PK 变化和 PD 变化。例如，为考察丹参注射液主要水溶性成分之间的药动学相互作用，在丹参注射液组基础上设立了 4 个外加组，依次外加丹参素、丹酚酸 A、丹酚酸 B 和原儿茶醛，使其剂量提高至丹参注射液组的 10 倍[18]。

（2）成分剔除法

1）采用免疫法等手段，剔除研究药物中某一成分，然后开展 PK - PD 研究。例如，用免疫亲和色谱法依次特异性剔除四逆散中代表性成分柴胡皂苷、芍药苷、柚皮苷或甘草酸，观察剔除后活性的改变，从而理解这些成分在全方中承担的角色[19, 20]。

2）为了考察未知成分对 PK 和 PD 的影响，可将已知成分单体按全方中的配比重新组合，然后给药，观察 PK 和 PD 变化。

（3）拆方法

1）撤药分析法：在全方基础上，撤出一味或一组药物。

2）分组法：此法基于中医理论，分组原则包括君臣佐使、性味关系、功效或药对等。根据其中一种原则分组即可[21]。

3）基于数理原理的拆方：如在均匀设计法所得分组基础上开展 PK - PD 研究。正交设计法由于实验次数较多，工作量太大，PK - PD 研究中不太推荐。

2. 给药剂量

PK - PD 研究中，建议设 2 个或多个剂量组，尽量反映量效和（或）时效关系。大动物（猴、犬）实验或特殊情况下，可适当减少剂量组。剂量选择应合理，过低难以显示药效，过高可能引起中毒反应。可参考以下方式选择给药剂量[22]：

（1）根据临床用量计算。动物研究：有长期大量临床用药经验的中药，可根据人用量的数倍至几十倍，用作动物试验剂量，可根据人用剂量按公斤体重（g 或 mg 生药/kg 体重）折算动物用量。粗略的等效倍数为 1（人）、3（犬、猴）、5（猫、兔）、7（大鼠、豚鼠）、10~11（小鼠）。开展临床 PK - PD 研究时，根据临床用药经验确定给药剂量。

（2）根据体表面积估计剂量。原理：药物剂量与动物个体的体表面积成正比。每只动物剂量（单位：mg/只）的计算公式：$D_b = D_a \times (K_b/K_a) \times$

$(W_b/W_a)^{2/3}$，其中，D 表示剂量，K 表示体型系数（小鼠 0.089 9，大鼠 0.086，豚鼠 0.092，兔 0.101 4，猫 0.108 6，犬 0.107 7，猴 0.118，人 0.105 7），W 表示体重，下标 a 和 b 表示动物种属。此法适用于安全系数小的药物，如抗癌药、强心苷等。根据此法所得剂量又称临床"等效"剂量，指根据体表面积折算法换算同等体表面积（m^2、cm^2）单位时的剂量。计算结果合理性是相对的，因为动物和人的耐受性、反应性不尽相同。

（3）根据半数致死量（LD_{50}）计算。能够测出 LD_{50} 者，可用其 1/40、1/30、1/20、1/10 等相近剂量，作为摸索 PK-PD 试验研究剂量的基础。

（4）根据文献估计剂量。文献中相似药物的用量，若处方相似，提取工艺相似，可作为参考，估计出研究药物的合理剂量范围。

（5）一般情况下，PK-PD 研究所用的最高剂量应低于长期毒性试验的中剂量或低剂量。特殊情况下，试验剂量可适当提高，但不应超过长期毒性试验高剂量，如抗肿瘤中药。

（6）根据预试验确定剂量：建议通过预试验，摸索到能出现药效的适宜剂量范围，然后再确定正式试验的剂量。

3. 给药方式

开展 PK-PD 研究时，建议尽量采用治疗性给药方式。治疗性给药指先造动物病理模型，然后给药并观察药物的治疗作用；治疗性给药在临床上指患者给予研究药物，故此符合实际情况，更为合理。有些中药起效缓慢，作用缓和，或指标迅速出现作用而持续时间短，此时需多次给药，才能显示药效。对于一次性给药或造模后给药，短时间内观察难以获得预期结果者，建议采用预防给药（先给药若干天或若干次，使药物在体内达到有效浓度后再造模型）开展 PK-PD 研究。给药次数、给药间隔和疗程应合理，使之充分显示药效，有利于准确评价研究药物的有效性[17]。

4. 给药途径

不同给药途径对药物作用、作用强度和时间，以及体内过程等有很大影响。因此开展动物 PK-PD 研究时，给药途径应尽可能与临床相同。有时动物实验采用临床相同的给药途径确有困难者，根据具体情况采用其他给药途径进行试验。所研究的中药为粗制剂时，不宜静脉给药，建议采用皮下、肌内或腹腔注射等途径。用大鼠或小鼠进行连续多次或长期静脉注射或静脉输注给药时，困难较大，可酌情改为皮下、肌内或腹腔注射（有刺激性者不宜进行腹腔注射)，或换用大型动物(如猴、犬等)。因特殊情况采用不同于临床给药途径进行试验时，应认真分析试验结果，排除可能存在的干扰因素及假象，充分估计不同给药途径可能产生的影响，正确判断试验结果。

（三）研究对象的选择

1. 动物 PK-PD 研究

（1）研究动物的选择：动物 PK-PD 研究应采用病理模型动物，以同时考察药物浓度和药物效应随时间的变化。在 PK 研究中，可同时选用健康动物作为对照开展试验，以了解病理状态对研究药物 PK 的影响。本部分首先阐述如何选择实验动物，然后简要介绍病理模型动物制作思路和方法。

应选择对实验敏感的动物，且该动物与人体结构、功能、代谢相似，年龄状态相似，群体分布相似，健康状态或疾病特点也相似。实验动物是否易得，经济，是否便于操作和饲养也需考虑。例如，家兔对体温变化灵敏，适用于发热解热等实验；镇咳药和支气管扩张药首选动物为豚鼠。不同品系动物对药物的敏感性不一样，应选择符合实验要求的品系。实验动物应选用符合等级要求的健康动物，并有供应单位合格证。通常选用性成熟动物，一般雌雄各半。雌性动物有性周期活动，导致一些生理指标出现周期变化，因此有些实验除了必须用雌性外(如热板法测痛阈)，可以只选雄性动物。数量方面，每组动物数应符合统计学要求，一般不少于 6 只。

（2）动物模型制作方法[23, 24]

1）模拟中医传统病因建立动物模型：依据中医传统理论研制开发"纯"中医病证动物模型，一般不与现代医学疾病模型相等。如根据中医"恐伤肾"原理，采用猫吓孕鼠法得到子代先天肾虚模型；用睡眠剥夺的小站台法模拟中医理论的"惊"和"劳"病因，建立大鼠心虚证模型。常见的中医"证"动物模型制作方法见表 6-2。

表 6-2 常见的中医"证"动物模型制作方法

类 型	造 模 方 法
阴 虚、阳虚证	皮质激素造模(如大鼠给予氢化可的松)、甲状腺激素造模(如小鼠灌胃 0.9 mg/kg 三碘甲状腺氨酸钠)
气虚证	多次放血法(如家兔每日耳静脉放血 10 mL)、强迫运动造模(如大鼠连续游泳 2 周)

类　型	造　模　方　法
血虚证	失血法(小鼠减尾失血 0.5 mL)、溶血法(如大鼠皮下注射 2%乙酰苯肼)
脾虚证	苦寒药伤脾胃造模(如长期服用大黄)、饮食失节造模(如小鼠饲喂甘蓝)
肾虚证	雄性激素造模(如幼龄雌性大鼠皮下注射丙酸睾酮)、腺嘌呤造模(如大鼠喂养 0.5%腺嘌呤饲料 1 个月)
血瘀证	肾上腺素造模(大鼠每日皮下注射 0.1%肾上腺素,再浸入冰水 5 min,共 3 天)、热毒亢盛造模(如家兔注射大肠埃希菌内毒素)

此类模型优点:从中医发病学原理出发,模型病因、症状、客观指标和药物反证比较一致,实验结果与中医理论较吻合,有利于揭示中医"证"的实质,验证并探讨中药疗效和机制。缺点:大多数"证"的实质仍是一个未知数,所复制出的动物模型很难反映"证"的全貌和本质;基于中医病因学说复制动物模型的方法只能从某一角度塑造模型,起因不同,病理变化仍可能存在差异,且此方法所得动物模型的稳定性也存在欠缺。

2) 按西医病因复制动物模型:在特定的化学、生物、机械和物理致病因素作用下,通过改变生理状况复制出动物模型。造模时重视动物组织、器官或全身病理损害。例如,静脉注入 10%高分子右旋糖酐引起大鼠微循环障碍,从而复制"血瘀"动物模型。

优点:模型建立方法比较成熟,是目前应用最广泛的形式。实验结果可靠,重复性好,与现代医学研究结果有可比性。缺点:与中医传统病因不太符合,使中药药效研究缺乏辨证施治,不利于中药药效本质研究,仅可用于中药理论研究和解释。

3) 依据中西医结合病因学说塑造动物模型:既运用中医发病学说,又考虑西医致病原理,将现代医学的人类疾病动物模型与中医证候动物模型嫁接,建立病证结合动物模型。例如,家兔禁水、禁食 18 h,然后给予呋塞米利尿脱水,造成"阴津亏虚"状态,然后注射大肠埃希菌内毒素以致"热盛",完成温病阴虚热盛模型的制作。

优点:吸取中西医在造模方面的成功经验,发挥各自对某些病证产生的致病特色,既与中医理论相联系,又与西医学某些疾病比较一致,有利于中西医结合理论研究深入发展。缺点:中医和西医是两个不同的医学体系,两者之间接触点发现得不多,故模型制作难度较大,应用也较少。

上述 3 种造模方法各有特色，应根据实验目的与要求进行取舍应用。每种造模方法都与特异病理变化相关联，都只反映临床病理一个方面。如果条件允许，多采用几种模型，得到更有力、更可靠的研究结论。

2. 临床 PK – PD 研究

（1）适应证选择：应围绕待研究中药的功能主治或主要功效选择适应证。所研究的中药为证候类时，临床研究分 3 种模式：① 单纯中医证候研究模式：选择符合某个中医证候诊断标准的适应人群进行研究；② 中医病证结合研究模式：在符合某一中医疾病诊断标准的基础上，选取该病的某一证候进行研究；③ 中医证统西医病研究模式：在同一证候下选择至少 3 个不同西医疾病来进行研究。无论何种研究模式，证候类中药新药应对所研究证候的变化规律及相关西医疾病所处特定阶段要有明确界定。

（2）研究人群选择

1）诊断标准：临床试验设计时应根据所确定的适应证，分别列出西医、中医诊断标准及中医证候辨证标准，并注明诊断标准的来源。诊断标准原则上要公认、先进和可行。

2）入选标准：是指纳入合格受试者应具备的条件。包括：① 西医疾病诊断标准，病情与病程的分期、分型、分级标准或规定；② 中医疾病与证候诊断标准；③ 相关实验室指标和治疗情况的具体要求；④ 对年龄、性别、婚姻状况的规定；⑤ 对职业、居住地、个人嗜好状况的规定；⑥ 受试者知情同意并签署知情同意书的规定等。

根据临床试验目的选择合理的入选标准。对于证候类中药，制定纳入标准时还应考虑实施过程，包括受试者在病情、病程等基线一致性方面的规定。建议纳入基础治疗和症候表现基本稳定的患者，对基础治疗处于动态调整阶段的患者不宜纳入。纳入西医疾病时，应注意把握证候与西医治疗之间的关系。

3）排除标准：是指不应纳入试验的各种受试者情况，目的在于排除这些情况对研究结论的影响。内容包括：① 患者同时患有其他可能影响对目标适应证的诊断与疗效判断的疾病、证候或合并症者；② 已接受有关治疗，可能影响对有效性、安全性指标评价者；③ 伴有可能影响疗效指标与安全性指标观测、判断的其他生理或病理状况，如月经期，或有心、脑、肝、肾及造血系统等严重原发性疾病者；④ 可能处于高风险的人群，如孕妇、未成年人、高龄患者、过敏体质或既往有受试药物或其所含成分的不良反应史者、病情危急而有意外事件发生可能者、或疾病晚期患者。除非是出于临床研究目的需要;⑤ 不合作者,如不愿意接受研究措施或因患有精神等疾病不能合作者;⑥ 依从性差,或因某种原因不能按期随访者。

对于证候类中药,应排除影响目标证候诊断或证候疗效判断的其他证候的人群。应基于受试者安全性角度考虑排除标准。应排除通过改善症状可能导致掩盖病情进展的情形,以及排除服药后发生严重后果或加速疾病进程的特定人群。

开展中药临床研究时还应制定退出试验标准和剔除病例标准,读者可查阅《中药新药临床研究一般原则》[25]及其他相关文献[26]。

（四）采样设计

1. 药动学采样

（1）密集采样法:单剂药动学一般采用密集采样法,以获得完整的药时曲线;开展多剂药动学研究时,一般首次给药和末次给药后实施密集采样,首次和末次给药之间安排谷浓度和(或)峰浓度的采集。

（2）稀疏采样法:是一种稀疏采集若干点的方法,由于采样点数少,顺应性较好,在患者药动学研究中应用广泛。本法包括基于经验的稀疏采样法和基于先验信息的稀疏采样法(待研究药物事先被研究过时)。后者可通过 D 优化法、多元线性回归法和基于最大后验贝叶斯的有限采样法开展[27]。

本部分详细内容可参见第二章和第三章。

2. 药效学采样

PK-PD 研究中,药效学指标采样方法建议如下:

（1）事先查询 PD 指标和疾病模型相关资料,获得预期的 PD 变化曲线。然后根据该曲线设置 PD 采样点,在变化较明显的地方多设置采样点,以较好地描述 PD 指标随时间的变化特征。

（2）在 I 期临床试验阶段,对于 PD 数据(如血糖)尽可能进行密集采样,这对于理解待研究药物 PK-PD 行为很重要,也是后续开展群体 PK-PD 研究的出发点。在 II 期和 III 期临床试验中,在患者人群中开展 PD 稀疏采样比较符合实际情况,需考虑的因素主要包括采样次数、采样时间、每个受试者标本数量和受试者例数等[28]。

（3）为考察 PD 指标随时间变化的过程,需设置一系列时间点进行 PD 采样,其收集时间点可与 PK 类似,如血糖、QT 间期和血压等。由于 PD 指标可能呈现非线性特征,并且可能伴有耐受、反跳、滞后、日间节律、进食影响等现象,如果 PD 曲线出现了这些现象,这对明晰研究药物作用机制、靶点病理生理特征及疾病进程对 PD 的定量具有重要意义。

(4)如果 PD 指标为质反应型(如感染被治愈、细菌被清除)、缓慢渐进型(如血脂改变、记忆力改变)或突发型(如肌腱断裂),PD 指标收集时间点可与一定时间周期内稀疏 PK 采样点类似(如谷浓度)。

(5)如果为预防给药,建议首次给药前(即基线)、造模前(药物给药达稳态时)采集 PD 标本,并在造模后采样实施 PD 观测。

(6)如果 PD 指标随时间的变化明显与 PK 不同,其收集时间点可与 PK 采样不同步。中药可能经常出现此种情况：PK 变化较快,PD 变化较慢。在此情形下,给药后首先重点观察 PK 变化,然后侧重观察 PD 变化。

(7)当 PK 和 PD 采样总点数密集时,为了减轻采样对受试者或动物的伤害,推荐稀疏采样。

(8)为了更好考察 PK 和 PD 之间的关系,PK 和 PD 建议合在一起做,从同一受试者或研究动物体内采样。

第三节　中药药动学-药效学模型

一、药动学模型

(一)单成分药动学数学模型

如果 PK 曲线符合线性特征(半对数坐标图显示消除阶段曲线为直线或下凹),可以从一室模型、二室模型或三室模型中选取。如果 PK 曲线半对数坐标图显示曲线末端消除相具有上凸特征,可选用非线性模型进行拟合,即消除过程符合米氏方程的 PK 模型。

如果药物通过血管外给药,需关注吸收环节数学建模。给药后短时间内,浓度能检测到且随时间推移迅速增加时,提示吸收没有延迟,可选用一级吸收、零级吸收和混合吸收模型。如果给药后短时间内浓度不能检测到,或者虽然能检测到但维持较低水平有一段时间时,提示吸收有延迟,可选用 T_{lag} 模型或渐进吸收模型。

本部分内容可进一步参考本书第四章。

（二）多成分药动学数学模型

1. 整合药动学模型

这是一种将多个成分 PK 数据整合为单个成分 PK 数据的方法。原理：首先根据 AUC 计算权重系数，对浓度数据加权后进行加和，获得整合浓度。计算公式如下：

$$
\begin{cases}
CI_j = \sum_{i=1}^{n} C_{ij} \times W_i \\
W_i = \dfrac{AUC_i}{\sum_{i=1}^{n} AUC_i}
\end{cases}
\qquad (6-1)
$$

其中，CI_j 表示第 j 个时间点整合浓度，C_{ij} 表示第 i 个成分在第 j 个时间点的浓度，W_i 表示第 i 个成分的权重，n 表示成分总数，AUC_i 表示第 i 个成分的 AUC。优点：简化了中药 PK 数据分析难度，可采用常规技术分析整合 PK 数据。缺点：此方法"偏爱"浓度较高的组分；对于浓度较低的组分，其在整合浓度中的体现将打折扣；无法体现药效活性强弱对整合 PK 的影响。此法已应用于莪术油[29]、黄连解毒汤[30]、白芷[31]和黄蜀葵花[32]等中药 PK 研究。

2. 总量统计矩法

统计矩是描述变量分布和形态特点的一组度量，其定义为变量 x 的 n 次方与概率密度函数 $f(x)$ 之积的积分 $\left[\int_{-\infty}^{+\infty} x^n \cdot f(x) \cdot \mathrm{d}x \right]$。$n = 0，1，2$ 时，分别称为零阶矩、一阶矩和二阶矩，其中一阶矩和二阶矩等价于数学期望和方差。本部分首先介绍单个成分统计矩公式，然后推广至多个成分统计矩计算公式，此适用于中药复方药动学研究。

（1）单个成分统计矩

1）零阶矩：零阶矩是指 AUC，即：

$$
AUC = \int_{-\infty}^{+\infty} f(x) \cdot \mathrm{d}x = \int_{0}^{+\infty} c \cdot \mathrm{d}t
\qquad (6-2)
$$

其中，c 表示浓度，t 为时间。当单一成分 PK 符合一室模型时，有：

$$AUC_1 = \frac{x_{1,0}/V_C}{k} \qquad\qquad (6-3)$$

其中，$x_{1,0}$ 表示剂量，V_C 为分布容积，k 为消除速率。将其推广至线性乳突模型（含 1 个中央室，其余均为外周室，它们只与中央室以一级过程相互连接），则有：

$$AUC_{r_i} = \int_0^\infty \sum_{i=1}^{r_i} M_i e^{-\alpha_i t} \mathrm{d}t = \sum_{i=1}^{r_i} \frac{M_i}{\alpha_i} \qquad\qquad (6-4)$$

其中，α_i 表示幂指指数，M_i 表示 r_i 室模型第 i 项指数项前面的系数。当成分 PK 具有非线性，能用米氏方程表示时，有：

$$AUC_{\text{非}} = \int_0^\infty c_{\text{非}} \, \mathrm{d}t = \int_{c_0}^0 \left(-\frac{k_m + c}{V_m} \right) \mathrm{d}c = \frac{c_0}{V_m} \left(k_m + \frac{c_0}{2} \right) \qquad\qquad (6-5)$$

其中，c_0 表示初始浓度，V_m 表示浓度最大变化速率，k_m 为米氏常数。

2）一阶矩：为 $AUMC$，即 $(t \times c)$ 对 t 作图所得曲线下面积：

$$AUMC = \int_{-\infty}^{+\infty} x \cdot f(x) \cdot \mathrm{d}x = \int_0^\infty t \cdot c \cdot \mathrm{d}t \qquad\qquad (6-6)$$

药动学中，一般据此计算 MRT，考察药物分子平均驻留时间：

$$MRT = \frac{AUMC}{AUC} = \frac{\int_0^\infty t \cdot c \cdot \mathrm{d}t}{\int_0^\infty c \cdot \mathrm{d}t} \qquad\qquad (6-7)$$

当药物 PK 符合一室模型，有：

$$MRT_1 = \frac{\int_0^\infty t \cdot c_1 \cdot \mathrm{d}t}{\int_0^\infty c_1 \cdot \mathrm{d}t} = \frac{-\dfrac{c_0}{k^2} e^{-kt}(kt+1) \mid_0^\infty}{-\dfrac{c_0}{k} e^{-kt} \mid_0^\infty} = \frac{1}{k} \qquad\qquad (6-8)$$

药物 PK 符合 r_i 室线性模型时，有：

$$MRT_{r_i} = \frac{\int_0^\infty t \cdot \sum_{i=1}^{r_i} M_i e^{-\alpha_i t} \cdot \mathrm{d}t}{\int_0^\infty \sum_{i=1}^{r_i} M_i e^{-\alpha_i t} \cdot \mathrm{d}t} = \frac{\sum_{i=1}^{r_i} \dfrac{M_i}{\alpha_i^2}}{\sum_{i=1}^{r_i} \dfrac{M_i}{\alpha_i}} \qquad\qquad (6-9)$$

如果药物 PK 符合 Michaelis-Menten 模型,有:

$$MRT_{非} = \frac{\int_{c_0}^0 c_{非} \dfrac{\dfrac{c_0 - c_{非} + k_m \ln(c_0/c_{非})}{V_m} \cdot \dfrac{k_m + c_{非}}{-V_m c_{非}} dc_{非}}{\dfrac{2k_m c_0 + c_0^2}{2V_m}}}{} = \frac{2c_0^2 + 9k_m c_0 + 12k_m^2}{V_m(12k_m + 6c_0)}$$

$$(6-10)$$

3)二阶矩:二阶中心矩通常表示方差,即:

$$\int_{-\infty}^{+\infty} [x - \mu(x)]^2 \cdot f(x) \cdot dx = \int_0^\infty (t - MRT)^2 \cdot c \cdot dt \quad (6-11)$$

药动学中,一般用此计算平均驻留时间方差,即 VRT:

$$VRT = \frac{\int_0^\infty (t - MRT)^2 \cdot c \cdot dt}{AUC} = \frac{\int_0^\infty t^2 \cdot c \cdot dt}{AUC} - MRT^2 \quad (6-12)$$

在中药复方 PK 中,VRT 用于描述各成分 MRT 的离散状态,刻画体内药物总浓度在时间上的集中趋势。当药物 PK 符合一室模型时,有:

$$VRT_1 = \frac{\int_0^\infty (t - MRT)^2 \cdot c_1 \cdot dt}{\int_0^\infty c_1 dt} = \left(\frac{1}{k}\right)^2 \quad (6-13)$$

当药物 PK 符合 r_i 室线性模型时,有:

$$VRT_{r_i} = 2 \frac{\sum_{i=1}^{r_i} \dfrac{M_i}{\alpha_i^3}}{\sum_{i=1}^{r_i} \dfrac{M_i}{\alpha_i}} - MRT_{r_i}^2 \quad (6-14)$$

当药物 PK 符合非线性模型且可用米氏方程描述时,有:

$$VRT_{非} = \frac{2c_0^4 + 20k_m c_0^3 + 85k_m^2 c_0^2 + 180k_m^3 c_0 + 144k_m^4}{36V_m^2(2k_m + 6c_0)^2} \quad (6-15)$$

(2)多个成分统计矩:假设中药复方由 n 个单体成分构成,其中 m 个成分 PK 符合线性药动学,第 i 个成分符合 r_i 室线性模型。S_1 个成分符合非线性药动学，S_2 个成分 PK 不规则，不能用常规 PK 模型表述（如多峰现象）。该中药复方总量零阶矩（即 $AUC_\text{复}$）按如下公式计算：

$$AUC_\text{复} = \int_0^\infty \sum_{i=1}^n c_i \mathrm{d}t = \sum_{i=1}^m \sum_{j=1}^{r_i} \frac{M_{i,j}}{\alpha_{i,j}} + \sum_{l=1}^{S_1} \frac{2\,k_\text{m} c_{0,l} + c_{0,l}^2}{2V_{\text{m},l}} + \sum_{q=1}^{S_2} \int_0^\infty c_{\text{非规},q} \mathrm{d}t$$

$$(6-16)$$

其中，$c_{\text{非规},q}$ 表示第 q 个 PK 特征不规则成分的药物浓度。

中药复方总量一阶矩为平均驻留时间，为各成分总体均值，计算公式如下：

$$MRT_\text{复} = \frac{\int_0^\infty c_\text{复}\, t \mathrm{d}t}{\int_0^\infty c_\text{复}\, \mathrm{d}t} = \frac{\int_0^\infty \sum_{i=1}^m \sum_{j=1}^{r_i} M_{i,j} e^{-\alpha_{i,j}t} t \mathrm{d}t + \int_0^\infty \sum_{l=1}^{S_1} c_{\text{非},l} t \mathrm{d}t + \sum_{q=1}^{S_2} \int_0^\infty c_{\text{非规},q} t \mathrm{d}t}{\int_0^\infty \sum_{i=1}^m \sum_{j=1}^{r_i} M_{i,j} e^{-\alpha_{i,j}t} \mathrm{d}t + \int_0^\infty \sum_{l=1}^{S_1} c_{\text{非},l} \mathrm{d}t + \sum_{q=1}^{S_2} \int_0^\infty c_{\text{非规},q} \mathrm{d}t}$$

$$= \frac{\sum_{i=1}^n MRT_i \cdot AUC_i}{\sum_{i=1}^n AUC_i}$$

$$(6-17)$$

中药复方总量二阶矩（$VRT_\text{复}$）计算公式如下：

$$VRT_\text{复} = \frac{\int_0^\infty (t - MRT_\text{复})^2 c_\text{复}\, \mathrm{d}t}{\int_0^\infty c_\text{复}\, \mathrm{d}t} = \frac{\sum_{i=1}^n (MRT_i^2 + VRT_i) \cdot AUC_i}{\sum_{i=1}^n AUC_i} - MRT_\text{复}^2$$

$$(6-18)$$

由公式可以看出，总量零阶矩（$AUC_\text{复}$）为单个成分零阶矩（AUC_i）之和。总量一阶矩（$MRT_\text{复}$）为单个成分一阶矩（MRT_i）对零阶矩的算术平均值。总量二阶矩（$VRT_\text{复}$）为单个成分一阶矩平方与二阶矩（VRT_i）之和对零阶矩的算术平均值，再与总量一阶矩平方之差。

当中药复方通过静脉注射给药时，总体表观消除速率（$k_{\text{复},\text{iv}}$）和表观消除半衰期（$t_{1/2\text{复}}$）计算公式分别为：

$$k_{\text{复},\text{iv}} = 1/MRT_{\text{复},\text{iv}} \qquad (6-19)$$

$$t_{1/2\text{复}} = 0.693/k_{\text{复},\text{iv}} \qquad (6-20)$$

总体表观清除率($CL_复$)按下式计算：

$$CL_复 = \frac{X_{0,复(iv)}}{AUC_复} = \frac{X_{0,复(iv)}}{\sum\limits_{i=1}^{m}\sum\limits_{j=1}^{r_i}\dfrac{M_{i,j}}{\alpha_{i,j}} + \sum\limits_{l=1}^{s_1}\dfrac{2k_m c_{0,l} + c_{0,l}^2}{2V_{m,l}} + \sum\limits_{q=1}^{s_2}AUC_{非规,q}}$$

$$(6-21)$$

总体表观分布容积($V_复$)可按下式计算：

$$V_{d,复} = \frac{CL_复}{k_复} = \frac{X_{0,复(iv)} \cdot AUMC_复}{AUC_复^2}$$

$$= \frac{X_{0,复(iv)} \cdot \left[\displaystyle\int_0^\infty \sum\limits_{i=1}^{m}\sum\limits_{j=1}^{r_i} M_{i,j}e^{-\alpha_{i,j}t}t\mathrm{d}t + \int_0^\infty \sum\limits_{l=1}^{s_1} c_{非,l}t\mathrm{d}t + \sum\limits_{q=1}^{s_2}\int_0^\infty c_{非规,q}t\mathrm{d}t\right]}{\left[\displaystyle\sum\limits_{i=1}^{m}\sum\limits_{j=1}^{r_i}\dfrac{M_{i,j}}{\alpha_{i,j}} + \sum\limits_{l=1}^{s_1}\dfrac{2k_m c_{0,l} + c_{0,l}^2}{2V_{m,l}} + \sum\limits_{q=1}^{s_2}\int_0^\infty c_{非规,q}\mathrm{d}t\right]^2}$$

$$(6-22)$$

中药复方多次给药后总量 PK 参数[如坪浓度($\overline{c_复}$)、稳态药时曲线下面积($AUC_{复,ss}$)、稳态分数($f_{复,ss}$)、生物利用度($F_复$)和平均吸收时间($MAT_复$)]计算公式具体内容请参阅贺福元等的报道[33]。

此方法给出了多个成分共同存在时总量 PK 参数的计算公式,特点是建立了单个成分 PK 参数(房室模型法)与总量 PK 参数(非房室模型法)之间的关联。虽然计算公式复杂,但编制为计算机程序后,将显著方便此法在中药 PK - PD 研究中的应用。此法应用已有多篇报道,如肉桂[34]、祛瘀清热颗粒[35]、养阴通脑颗粒[36]、麻黄汤[37]和补阳还五汤[38]的药动学研究等。

二、药动学-药效学模型

根据待研究中药成分和 PD 指标数量,这里分为两部分进行介绍,每个部分的模型构建思路侧重点各有不同。

(一) 单组分单靶点药动学-药效学数学模型

单组分单靶点药动学-药效学数学模型主要适用于单个成分单个 PD 指标的数学模型研究,建模方法包括经验建模法和基于机制的建模法。

1. 经验建模法

当药物效应与作用部位浓度直接相关，即药物到达作用部位后立即产生效应，没有时间上的滞后时，可采用 E_{max} 模型和 S 形 E_{max} 模型进行描述。如果药物到达作用部位后不能立刻产生效应，与浓度变化相比存在明显滞后，可尝试采用间接药效学模型。

此部分内容可进一步参阅本书第四章。

2. 基于机制的建模法

待研究成分药理作用机制较清楚时，可以根据其作用机制特点选择对应 PK-PD 模型进行描述。目前常用的 PK-PD 模型类型参见第四章表 4-3。不清楚待研究成分的药理作用机制时，可以根据该成分 PK 和 PD 曲线特征，结合同类成分已有的作用机制报道，尝试第四章表 4-3 中的相应模型结构。模型拟合效果较好时，其模型结构提示该成分可能属于对应的药理作用机制。

（二）多组分多靶点药动学-药效学数学模型

1. 人工神经网络模型

（1）模型介绍：人工神经网络（artificial neural network，ANN）是一种模拟生物神经元功能，按拓扑结构组织起来的自适应非线性信息处理系统，其基本单元为神经元，如图 6-1 所示。神经元收集各来源输入信号 x_i 后进行加权运算（权重用 w_i 表示），形成的信号 u 超过阈值 θ 时将激活神经元，经非线性函数 φ 映射后形成输出 y［式（6-23）］。其中，φ 又称激励函数，通常采用 log-sigmoid 函数或 tan-sigmoid 函数［式（6-23）］，其中参数 a 控制斜率，一般取 $a=1$。

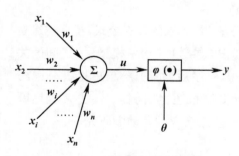

图 6-1　人工神经元模型示意

$$\begin{cases} y = \varphi\left(\sum_{j=1}^{p} w_j x_j - \theta \right) \\ \varphi(v) = \dfrac{1}{1 + e^{-a \cdot v}} \text{ 或 } \dfrac{1 - e^{-a \cdot v}}{1 + e^{-a \cdot v}} \end{cases} \qquad (6-23)$$

ANN 有多种类型,其中一种较常见的类型为多层前馈神经网络(图 6-2),包括输入层、隐含层和输出层。各神经元分层排列,每个神经元只与前一层神经元相连,接收其输出,并输出给下一层。网络训练采用反向传播算法(backpropagation, BP),基本原理是梯度最速下降法,通过调整连接权和阈值使网络总误差最小。网络学习过程如下:① 网络初始化:阈值和连接权赋予较小的随机数;② 数据按适当比例划分为训练集和测试集,两者均包含各自的输入/输出;③ 计算训练集样本中输入向量的实际输出;④ 计算训练集样本实际输出与期望输出的均方误差;⑤ 根据均方

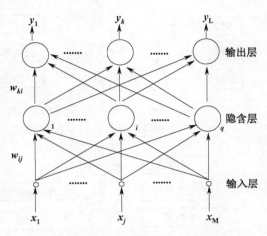

图 6-2 多层前馈神经网络(BP 网络)示意
x 为输入, y 为输出, w 为连接权

误差依次调整输出层和隐含层连接权和阈值;⑥ 正向运行网络一次,计算测试集样本中输入向量实际输出与期望值的均方误差;⑦ 当训练集样本均方误差小于临界值,或者测试样本均方误差开始增加时,停止训练。否则返回至③ 。由于网络训练通常采用反向传播算法,此网络又称 BP 网络。

(2)基于 BP 网络的 PK-PD 模型构建:推荐采用序贯法,首先建立 PK 模型,然后建立 PD 模型。

建立 PK 模型时,输入层为时间、剂量和协变量(如年龄、体重)等,输出层为 PK 指标(图 6-3 左),通常为浓度。如果 PD 指标在多次给药后才开始变化,输出层最好为 AUC。隐含层神经元个数通过网络训练确定:神经元个数过少时,模型预测能力不足;神经元个数过多时,容易出现过拟合。

建立 PD 模型时,输入层一般为时间、PK 指标(C 或 AUC)和协变量,输出层为药效学指标(图 6-3 右)。PD 指标包含多个时:如果 PD 指标为并列关系,在图 6-3 基础上,输出由一个 PD 指标改为多个 PD 指标;如果 PD 指标存在串联关系(例如,PD 指标包括生物标志物和最终结局指标),可以构建串联式 BP 网络(图 6-4)。第一个网络输入为时间、PK 指标和协变量,输出为生物标志物。然后将此作为第二个网络的输入。该网络输入还包括时间和协变

量,输出为最终结局指标。采用 Matlab、R 或 IBM SPSS 等软件均可开展 BP 网络建模。

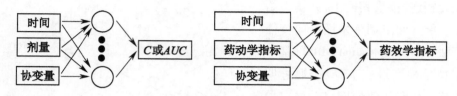

图 6 - 3　基于 BP 网络的 PK 模型(左)及 PD 模型(右)
空心圆圈表示隐含层, C 表示药物浓度, AUC 表示药时曲线下面积

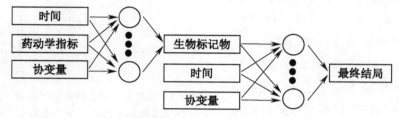

图 6 - 4　PD 指标为多个的 BP 网络模型

为评价输入层神经元对输出层神经元的影响,可通过计算相对贡献率[39-41]实现[式(6 - 24)]。其中, w_{ij} 表示输入层神经元 x_i 与隐含层第 j 个神经元的连接权, $|w_{ij}|$ 表示 w_{ij} 绝对值。 v_{ji} 表示隐含层第 j 个神经元与输出层神经元 y_k 的连接权。 I 和 J 分别为输入层神经元和隐含层神经元个数。

$$Contr_{ik} = \frac{\sum_{j=1}^{J} \frac{|w_{ji}| \cdot |v_{jk}|}{\sum_{i=1}^{I} w_{ji}}}{\sum_{i=1}^{I} \sum_{j=1}^{J} \frac{|w_{ji}| \cdot |v_{jk}|}{\sum_{i=1}^{I} w_{ji}}} \qquad (6 - 24)$$

本方法利用了神经网络作为非线性拟合工具的强大能力,特别适用于作用机制尚不明确的中药多组分多靶点 PK - PD 研究。不足之处在于,PK 和 PD 之间关系的解释比较模糊,只能用连接权重或贡献率来表示,不如模块链接式数学模型(即单组分单靶点 PK - PD 模型,见第四章表 4 - 3)那么清晰。此方法已应用于丹参素单体[42]及丹参水溶性成分心血管活性研究[43,44]。

2. 代谢平衡模型

此方法主要适用于多个时间点测量多个 PD 指标后的数据分析。给药前测定这些 PD 指标,用于反映正常状态。给药后在时间点 j(取值 $1,2,\cdots,m$)再次测定这些 PD 指标,反映疾病状态或给药后的改善状态。机体在时间点 j 的状态用向量 V_j 表示[式(6-25)],其中向量元素 r_{ij} 为各个 PD 指标,用第 i 个 PD 指标在时间点 j 测量值(c_{ij})与正常状态测量值(c_{i1})比值表示。

$$\begin{cases} V_j = (r_{1j},\ r_{2j}, \ldots r_{ij}, \ldots r_{nj}) \\ r_{ij} = \dfrac{c_{ij}}{c_{i1}} \end{cases} \qquad (6-25)$$

用参数 k 描述机体状态在时间点 j 的变化(以第 1 个时间点为参照),即:

$$k_j = \frac{|V_j|}{|V_1|} \times 100\% = \frac{\sqrt{r_{1j}{}^2 + r_{2j}{}^2 + \ldots + r_{nj}{}^2}}{\sqrt{r_{11}{}^2 + r_{21}{}^2 + \ldots + r_{n1}{}^2}} \times 100\% \qquad (6-26)$$

其中,$|V_j|$ 表示向量的模。正常时,$k = 100\%$。k 越大,机体状态变化越明显。用参数 φ 计算向量 V_j 和 V_1 的夹角,反映 PD 指标在时间点 j 变异的不一致性。

$$\varphi = \cos^{-1}\left(\frac{V_1 \cdot V_j}{|V_1| \cdot |V_j|}\right) = \cos^{-1}\left(\frac{r_{11} \cdot r_{1j} + r_{21} \cdot r_{2j} + \ldots + r_{n1} \cdot r_{nj}}{|V_1| \cdot |V_j|}\right)$$
$$(6-27)$$

其中,$\cos^{-1}$ 表示反余弦。用参数 u 描述 j 时刻机体状态与正常状态的偏离[式(6-28)],此参数综合了参数 k 和 φ 信息。其中,上标 T 表示矩阵转置。

$$u_j = \sqrt{(V_j - V_1) \cdot (V_j - V_1)^T} \qquad (6-28)$$

k、φ、u 可作为替代药效指标进行后续 PK-PD 分析。以 k 为例,根据式(6-29)计算药物改善程度:

$$I = \left(1 - \frac{k_{给药组}}{k_{造模组}}\right) \times 100\% \qquad (6-29)$$

然后根据本节"单组分单靶点 PK-PD 数学模型"内容分析 PK 与药物改善程度 I 之间的关系。

为评价不同 PD 指标之间相互作用,采用式(6-30)计算 r_i 随时间的变化率:

$$r_i'(t) = \sum_{j=1}^{n} w_{ij} \cdot r_j(t-1) \tag{6-30}$$

其中 $r_i'(t)$ 采用下述公式计算:

$$r_i'(t) = r_i(t+1) - r_i(t-1) \tag{6-31}$$

其中,t 取值为 $2,3,\cdots m$。联立式(6-30)和式(6-31),可求得 w_{ij},用于描述第 j 个指标对第 i 个指标的影响,正值表示促进,负值表示抑制。

此方法特点:将多个 PD 指标"缩减"为一个指标,简化了 PD 数据处理难度,忽略了 PD 指标内在联系。此方法已应用于心肌缺血[45]和脑缺血多标志物评价数学模型研究[46],以及丹酚酸 A 对缺血性心衰保护作用 PK-PD 模型研究[47]。

3. 其他模型

(1)支持向量回归(support vector regression, SVR):是支持向量机(support vector machine, SVM)的一个分支,用于解决回归问题。支持向量机是一种按监督学习对数据进行二元分类的广义线性分类器。限于篇幅,这里不再介绍其原理和算法,具体请参见杜树新等作者论著[48]。例如,采用粒子群优化算法建立了支持向量回归模型,用于描述牡丹皮在大鼠体内的药动学和药效学。结果发现该模型揭示的起效物质符合中医药理论,且模型拟合效果好于 BP 网络[49]。

(2)结构方程模型(structural equation model, SEM):是一种建立、估计和检验因果关系模型的方法,可用于分析单项指标对总体作用和单项指标之间相互关系,为多元数据分析重要工具。此模型的原理及操作请参见秦浩[50]和孙连荣[51]等作者论著。例如,对大黄中 4 种游离蒽醌对 3 种治疗指标进行了建模(实验对象为犬),用 LISRELS.8 软件建立质量不守恒体系的常微分方程和动力系统方程,进行 PK-PD 模型拟合[52]。

三、实例介绍

本节以《基于神经网络的 PK-PD 结合模型评价丹参素在急性心肌缺血大鼠体内的心血管活性》[42]为例进行 PK-PD 模型介绍。

（一）前言

本研究目的是通过建立反向传播神经网络模型来定量描述丹参素在急性心肌缺血大鼠体内药动学及其对血浆高半胱氨酸（Hcy）和还原型谷胱甘肽（GSH）水平的调节作用。由于心肌肌钙蛋白 T（cTnT）是公认的反映心肌缺血损害的高特异性和高敏感性诊断标志物[52]，本研究也同时考察了丹参素对cTnT 的影响。在此基础上，神经元连接权重被用来定量评价各输入因素对丹参素药动学和药效学的相对贡献率[53]，达到"分解"丹参素多种心血管效应的目的。此外，本研究还对相对贡献率的经时过程也作了考察。

（二）方法

1. 材料、动物

丹参素[3 -（3′,4′-二羟基-苯基）-（2R）-乳酸，纯度 99%]购自南京青泽公司。其余试剂购自美国 Sigma 公司和南京化学试剂有限公司。GSH 试剂盒购自南京建成生物工程研究所，心肌肌钙蛋 T（cTnT）试剂盒购自美国 ADL公司。

健康成年雄性 SD 大鼠购自南通大学实验动物中心，体重 220～265 g。饲养条件：室温 22℃±5℃，光照/黑暗 12 h/12 h，自由饮食、水。适应 1 周后进行实验。

2. 实验设计

（1）急性心肌缺血模型的建立：通过结扎大鼠冠状动脉诱导急性心肌缺血，具体操作是在 Stanton 报道的方法基础上稍作修改而得[54]。假手术组大鼠实施开胸，在左冠状动脉下穿线而不结扎。各组大鼠以冠状动脉被结扎时刻开始计时。同时记录每只大鼠手术前体重。

（2）动物实验：存活大鼠随机分为三组，假手术组（$n = 7$）、模型对照组（$n = 6$）和给药组（$n = 10$）。冠状动脉结扎 4 h 后给药组大鼠腹腔注射丹参素单体 20 mg/kg，模型对照组大鼠腹腔注射等体积的生理盐水。各组大鼠按下列时间点采集样本：药动学部分——给药后 0.083 h、0.25 h、0.5 h、1 h、1.5 h 和2 h，每个时间点取血 200 μL；药效学部分——冠状动脉结扎前、冠状动脉结扎后 2 h、4 h、8 h、12 h、24 h、36 h 和 48 h，每个时间点取血 400 μL。为了减少过度取血所造成的伤害，给药组等分为两个亚组，实施稀疏采样。各组大鼠的药动学和药效学采样方案见表 6 - 3。

表 6-3　丹参素 PK-PD 研究实验中的采样方法

组　别	研究药物	n	时间(h)					
药动学			0.08	0.25	0.5	1	1.5	2
Ⅲ-(A)	AMI + DSS	5	*		*	*		*
Ⅲ-(B)	AMI + DSS	5		*		*	*	*

组　别	研究药物	n	0	2	4	8	12	24	36	48
药效学										
Ⅰ	假手术组	7	*	*	*	*	*	*	*	*
Ⅱ	模型对照组(AMI)	6	*	*	*	*	*	*	*	*
Ⅲ-(A)	AMI + DSS	5	*	*		*	*	*	*	*
Ⅲ-(B)	AMI + DSS	5	*		*	*	*	*	*	*

AMI 表示急性心肌缺血；DSS 表示丹参素；＊表示该时间点有采样。

血样用 0.2% 肝素生理盐水抗凝，然后迅速离心（4℃，5 000 g×3 min）。取上清液分装，药动点 100 μL，药效点分装成 3 份，依次为 Hcy（50 μL）、GSH（60 μL）和 cTnT（100 μL）。所有样品均于-20℃条件冻存待作分析。

（3）样品浓度检测：根据文献[55]处理药动学样品，测定丹参素在大鼠血浆中的浓度。采用 HPLC 法测定 Hcy 浓度，样品处理方法在文献报道和本实验室原有方法[56]基础上稍作改动。分别采用比色法和酶联免疫法测定 GSH 和 cTnT 浓度。

3. 建立基于神经网络的药动学-药效学结合模型

（1）非房室模型法计算药动学参数：采用统计矩方法估算丹参素在大鼠体内的药动学参数，包括 AUC、平均驻留时间（MRT）、末端相消除半衰期（$T_{1/2}$）、清除率（CL/F）、表观分布容积（V_d/F）、C_{max} 和 T_{max}。对于药效指标 Hcy、cTnT 和 GSH，计算药效曲线下面积（$AUEC$）[式（6-32）]、峰浓度和达峰时间、谷浓度（C_{min}）及其对应时间（T_{min}）。

$$AUEC = \frac{\sum_{i=1}^{n} (R_i + R_{i-1})(t_i - t_{i-1})}{2} - R_0 \cdot (t_n - t_1) \qquad (6-32)$$

其中，R_i 为冠脉结扎后 i 小时的变化值（扣除假手术组平均值），R_0 为基线值。

（2）神经网络模型的建立：应用 Matlab 软件中的神经网络工具箱，建立可同时描述丹参素药动学和多靶点药效学的反向传播神经网络模型（图6-5）。所构建的 NN 模型包含了一个药动学网络和两个药效学网络。每个网络均包含三层神经元，即输入层、隐含层和输出层[57]，其中输入层到隐含层采用对数 S 型(log-sigmoidal)传递函数(*logsig* 函数),隐含层到输出层采用线性传递函数(*purelin* 函数)[58]。药动学网络中,输入层包括时间(time)、大鼠体重(weight),输出为丹参素 *AUC*。在第一个药效网络中,输入因素为时间、*AUC*,输出层包括 Hcy 和 cTnT。第二个药效网络的输入层为时间、*AUC* 和 Hcy,输出为 GSH。每个网络中隐含层神经元数目通过测试不同网络结构组合的总体预测性能而定,同时满足训练误差较小、结构尽量简单及泛化预测能力较好等要求[59,60]。由于 Hcy 能够经过转硫途径生成 GSH[61],因此在模型中 Hcy 是连接两个药效网络的桥接变量。此外,在本模型中,时间代表了 AMI 病理状态,而体重是影响丹参素药动学和药效学的协变量。

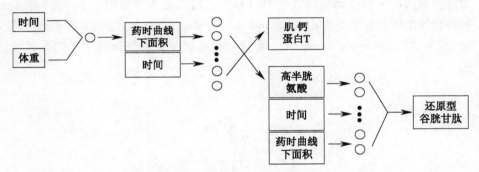

图 6-5 描述丹参素在大鼠体内 PK 和 PD 的最终神经网络模型
矩形表示输入/输出神经元,圆圈表示隐含层神经元

数据的前处理: PD 向量(cTnT、Hcy 和 GSH)通过计算差值得到模型对照组或给药组个体值扣除假手术组平均值。所有输入和输出向量通过标准化使其数值落于[-1, 1]范围内(*premnmx* 函数)。此外,采用主成分分析使输入向量正交化(*prepca* 函数),去除对整体数据变异贡献小于 0.5% 的主成分。

(3)神经网络的训练、验证和测试:神经网络采用贝叶斯正则化(Bayesian regularization)的 Levenberg-Marquardt 算法进行训练,同时采用提前终止法(early stopping)以减少网络对训练数据产生"过度拟合"(over fitting),使网络具有较快的收敛速度同时又有较好的泛化能力,在 Matlab 软件中用 *trainbr* 函数实现。通过若干次神经网络模型的初始化(本研究设为 4 次),从中选取预测能力最好的网络作进一步的训练,这样可避免网络训练陷入局部最优[62]。Marquardt 参数设为 0.05,下降因子和上升因子分别为 0.2 和 6。训练终止误差(网络误差性能指标)为 0.001,最大寻优步数为 1 000。*AUC*、Hcy、 cTnT 和 GSH 的有效数据点为 50,96,96 和 113。整个数据随机划分为训练集（80%）、验证集（15%）和测试集（5%）三部分。当验证集的网络误差性能值不再收敛或开始升高时即可终止网络的训练,测试集则用来进一步考察网络的泛化和预测能力。

经过训练的网络固定其内部参数值（神经元的连接权重系数和偏值）,然后用来获取针对训练集、验证集和测试集输入的各输出响应值。此外,在非采样点区域（如:药动学部分,给药后 90~120 min;药效学部分,冠状动脉结扎后 4~8 h 等）,通过插入一系列预定时间数据,然后计算各网络的输出响应（AUC、Hcy、cTnT 和 GSH）,获知神经网络模型在非采样区域的动态输出,从而为丹参素药动学和多靶点药效学的动态变化提供更为丰富的信息。NN 模型的预测性能通过计算均方根误差（root mean square error, $RMSE$,衡量预测准确性）和平均误差（mean error, ME,衡量预测偏差）来定量评价[63],计算公式如下:

$$PE_i = observed_i - predicted_i$$

$$ME = \frac{1}{N} \sum_{i=1}^{N} PE_i$$

$$RMSE = \sqrt{\frac{1}{N} \sum_{i=1}^{N} PE_i^2} \tag{6-33}$$

式中,N 表示数据点个数。

统计分析:应用 F 检验和学生 t 检验对假手术组、模型对照组和给药组测定结果作两两比较,考察各药效指标的变化显著性。$P<0.05$ 和 $P<0.01$ 分别为显著和极显著差异。此外,对实验数据和模型的预测结果作相关性检验,考察模型的非线性回归显著性。

4. 相对贡献率的评价

提取已训练的神经网络的连接权重系数,按如下公式计算各输入因素对输出变量的相对贡献率:

$$P_{ik} = \sum_{j=1}^{M} w_{ij}^2 \cdot w_{jk}^2 \tag{6-34}$$

$$C_{ik} = \frac{P_{ik}}{\sum_{i=1}^{N} \sum_{k=1}^{L} P_{ik}} \tag{6-35}$$

其中，w_{ij} 为输入层神经元 x_i 与第 j 个隐含层神经元（h_j）之间的连接权重系数，w_{jk} 为隐含层神经元 h_j 与输出层神经元 y_k 之间的连接权重系数（图 6-5）。P_{ik} 代表了 x_i 与 y_k 之间的连接强度，通过跨越各个隐含层神经元而实现，在公式中以权重系数平方乘积之和的形式表示。C_{ik} 表示各 P_{ik} 占总体连接强度的百分比，即输入层神经元 x_i 对输出层神经元 y_k 的相对贡献率。N、M 和 L 分别为输入层、隐含层和输出层神经元数目。

（1）总体贡献率的计算：用 $Contr_{A \to B}$ 表示输入因素 A 对输出变量 B 的总体贡献率。当 A 和 B 同处于一个网络时，该贡献率直接根据式（6-34）和式（6-35）计算。当 A 和 B 处于不同网络时，需根据 A 和 B 的连接途径对各相对贡献率作加和计算，换言之，将相对贡献率重新分配得到总体贡献率。

药动学网络中，时间和体重对 AUC 的总体贡献率根据式（6-36）计算：

$$Contr_{时间 \to 药时曲线下面积} = C_{时间 \to 药时曲线下面积} ；$$
$$Contr_{体重 \to 药时曲线下面积} = C_{体重 \to 药时曲线下面积} \qquad (6-36)$$

时间和体重对 cTnT 的总体贡献率根据式（6-37）至式（6-39）计算：

$$Contr_{时间 \to 肌钙蛋白T} = C_{时间 \to 药时曲线下面积} \cdot C_{药时曲线下面积 \to 肌钙蛋白T} + C_{时间 \to 肌钙蛋白T} \qquad (6-37)$$

$$Contr_{药时曲线下面积 \to 肌钙蛋白T} = C_{药时曲线下面积 \to 肌钙蛋白T} \qquad (6-38)$$

$$Contr_{体重 \to 肌钙蛋白T} = C_{体重 \to 药时曲线下面积} \cdot C_{药时曲线下面积 \to 肌钙蛋白T} \qquad (6-39)$$

式（6-37）中，'$C_{时间 \to 药时曲线下面积} \cdot C_{药时曲线下面积 \to 肌钙蛋白T}$' 代表了药动学网络中时间神经元对 cTnT 影响，而 $C_{时间 \to 肌钙蛋白T}$ 表示第一个药效网络中时间神经元对 cTnT 输出的影响，因此，这两项可分别视作 $Contr_{时间 \to 肌钙蛋白T}$ 的间接和直接成分。

时间和体重神经元对 Hcy 的总体贡献率根据式（6-40）至式（6-42）计算：

$$Contr_{时间 \to 高半胱氨酸} = C_{时间 \to 药时曲线下面积} \cdot C_{药时曲线下面积 \to 高半胱氨酸} + C_{时间 \to 高半胱氨酸} \qquad (6-40)$$

$$Contr_{药时曲线下面积 \to 高半胱氨酸} = C_{药时曲线下面积 \to 高半胱氨酸} \qquad (6-41)$$

$$Contr_{体重 \to 高半胱氨酸} = C_{体重 \to 药时曲线下面积} \cdot C_{药时曲线下面积 \to 高半胱氨酸} \qquad (6-42)$$

与式（6 - 37）类似，$C_{时间→高半胱氨酸}$ 和 $'C_{时间→药时曲线下面积} \cdot C_{药时曲线下面积→高半胱氨酸}'$ 分别代表了第一个药效网络中时间神经元和药动学网络中时间神经元对 Hcy 输出的影响，即 $Contr_{时间→高半胱氨酸}$ 的直接成分和间接成分。

时间、AUC、体重和 Hcy 神经元对 GSH 的总体贡献率可用下式描述：

$$Contr_{时间→还原型谷胱甘肽} = (C_{时间→药时曲线下面积} \cdot C_{药时曲线下面积→高半胱氨酸} + C_{时间→高半胱氨酸})$$
$$\cdot C_{高半胱氨酸→还原型谷胱甘肽} + C_{时间→还原型谷胱甘肽} \qquad (6-43)$$

$$Contr_{药时曲线下面积→还原型谷胱甘肽} = C_{药时曲线下面积→高半胱氨酸} \cdot C_{高半胱氨酸→还原型谷胱甘肽}$$
$$+ C_{药时曲线下面积→还原型谷胱甘肽} \qquad (6-44)$$

$$Contr_{体重→还原型谷胱甘肽} = C_{体重→药时曲线下面积} \cdot C_{药时曲线下面积→高半胱氨酸}$$
$$\cdot C_{高半胱氨酸→还原型谷胱甘肽} \qquad (6-45)$$

$$Contr_{高半胱氨酸→还原型谷胱甘肽} = C_{高半胱氨酸→还原型谷胱甘肽} \qquad (6-46)$$

与式（6 - 37）和式（6 - 40）类似，$C_{时间→还原型谷胱甘肽}$ 和 $C_{药时曲线下面积→还原型谷胱甘肽}$ 分别是 $Contr_{时间→还原型谷胱甘肽}$ 和 $Contr_{药时曲线下面积→还原型谷胱甘肽}$ 的直接成分。

为获得更准确的计算结果，网络训练重复 5 次，对各总体贡献率值求取平均和标准差，此能方便评价总体贡献率计算结果的波动程度，即稳定性。

在前面的计算工作基础之上，作 100 轮重复计算，考察网络初始化状态的不同对总体贡献率计算结果的影响，评价其重现性，然后绘制直方图和箱线图以示意各总体贡献率的数值分布特征。

（2）贡献率的动力学考察：根据时间神经元的取值范围，将训练数据划分为覆盖不同时间段的子数据集：药动学部分，将数据划分为 0 ~ 30 min、0~60 min、0~90 min 和 0 ~ 120 min 的子数据集；药效学部分，将数据划分为 0~8 h、0~12 h、0~24 h、0~36 h 和 0~48 h 的子数据集。然后，依次将这些子数据集训练神经网络（各网络隐含层神经元数目需事先进行优化），计算各总体贡献率，考察不同时间段内输入因素对输出变量累积影响的动态变化。

（三）结果

1. 丹参素在急性心肌缺血大鼠体内的药动学和药效学

图 6 - 6 示意了丹参素在 AMI 大鼠体内的药动学。C_{max} 和 T_{max} 分别为 25.6 μg/mL 和 0.20 h，MRT 和 $T_{1/2}$分别为 0.75 h 和 0.52 h。这提示，丹参素的

吸收较迅速,消除速率中等。丹参素 *AUC* 的外推比为 9.5%,提示给予丹参素 2 h 后大部分药物已被机体清除。

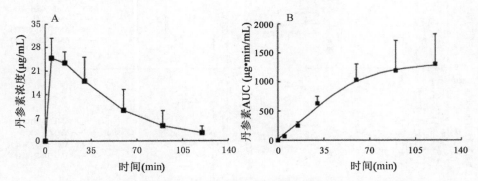

图 6-6　急性心肌缺血大鼠腹腔注射 20 mg/kg 丹参素后的药动学

图 A 表示药时曲线,图 B 表示 *AUC* 随时间的变化,结果用平均值±标准差表示($n=10$)

　　图 6-7A 示意了大鼠血浆 cTnT 水平的经时过程,图 6-7A 表示了扣除假手术组平均值的结果。可以明显地看到,与假手术组相比,冠状动脉结扎后 4 h 内 cTnT 水平显著升高,给予丹参素后 cTnT 水平明显降低,大约在 12 h 回到原有水平。模型对照组的 cTnT 于 8 h 达到最高值,24 h 回归至基线水平。在 36~48 h 时间段内,模型对照组的 cTnT 水平出现第二次升高,而给药组的 cTnT 出现下降趋势。因此,丹参素能够抑制急性心肌缺血诱导 cTnT 水平升高。

　　大鼠血浆 Hcy 的变化见图 6-7B,扣除假手术组平均值后的结果见图 6-7B。结果表明,急性心肌缺血使 Hcy 水平显著下降(冠脉结扎后 0~4 h),然后逐渐恢复至原有水平。丹参素对 Hcy 的调节作用在 24~48 h 时间段内相对明显,可以看到反跳峰(图 6-7B)。因此,Hcy 的 *AUEC* 值从 -137.2 μmol·h/L 显著增加至 25.8 μmol·h/L($p < 0.01$)。然而,在冠脉结扎 24 h 内,假手术组和给药组的 Hcy 变化是近似平行的。因此,丹参素对血浆 Hcy 水平的调节作用总体表现为较弱的升高作用。

　　图 6-7C 示意了大鼠血浆 GSH 水平的经时变化,扣除假手术组平均值后的结果见图 6-7C。图形结果表明,丹参素对 GSH 水平有明显的促进作用。急性心肌缺血使 GSH 含量下降,这与临床研究报道一致[64]。给予丹参素后,血浆 GSH 水平开始稳步地上升,而模型对照组的 GSH 含量在 8 h 后降至最低点,然后逐渐恢复至原有水平。

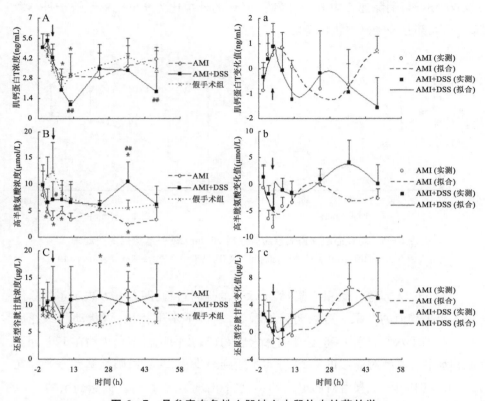

图 6-7 丹参素在急性心肌缺血大鼠体内的药效学

箭头表示腹腔注射丹参素；左图展示药效指标浓度经时曲线，右图展示变化值；变化值 = （组 Ⅱ 或组 Ⅲ）- 组 Ⅰ。组 Ⅰ~组 Ⅲ 分别为假手术组、模型对照组（AMI）和丹参素组（DSS）；结果用平均值±标准差表示（$n = 6 \sim 10$）。与假手术组相比，*$p < 0.05$；与模型对照组相比，#$p < 0.05$，##$p < 0.01$（基于学生 t 检验）

2. 基于神经网络的药动学-药效学模型的拟合与模拟结果

图 6-6B 示意了药动学网络对丹参素 AUC 的拟合结果，模拟平均值与实测平均值很好地相吻合。个体拟合值与实测值的相关系数为 0.89（$p < 0.01$），提示经过训练的药动学网络较好地学习到了丹参素 AUC 的变化规律。药动学网络最大预测值（21.1 μg · h/mL）与根据非房室统计矩方法计算得到的 $AUC_{0\sim\infty}$（23.6 μg · h/mL）较接近，说明药动学网络对丹参素 AUC 有较好的泛化能力。

药效网络也较好地描述了大鼠 cTnT 水平的动态变化（图 6-7A），实测结果与模拟结果具有较强的相关性（$r = 0.62$，$p < 0.01$）。拟合结果显示，模型

对照组的 cTnT 值在冠脉结扎 28 h 后达到最低值,给予丹参素使该时间点缩短至 15 h。图 6-7B 显示了药效学网络对 Hcy 的拟合效果,模拟值与实测值较为匹配 ($r = 0.72$, $p < 0.01$)。拟合结果表明,给予丹参素后,Hcy 水平迅速升高,约 1 h 后达到局部最高点,之后逐渐下降;在 14~22 h 区域(即给药后 8~18 h 时间段),给药组的 Hcy 水平略低于模型对照组(图 6-7B)。因此,神经网络模型的模拟结果提示丹参素对 Hcy 具有双向调节作用,这与文献报道相一致[56, 65]。药效网络对 GSH 的拟合结果见图 6-7C,实测平均值和拟合平均值较为吻合,个体数据的拟合相关系数为 0.60 ($p < 0.01$)。模拟结果显示,给予丹参素后 GSH 水平有较为微弱的快速升高,然后表现出较为稳定的上升作用,该过程持续约 24 h。

表 6-4 比较了已训练的神经网络和简单平均法(naive average,NA,测量值之和除以测量点数)对丹参素药动学和药效学的相对预测性能。神经网络模型模拟值的平均误差(ME)与由简单平均法得到的 ME 值很接近,而前者的均方根误差明显小于后者,提示神经网络模型能够在预测丹参素药动学和药效学方面比简单平均法有更好的准确性。经过训练的神经网络模型已充分地学习了蕴藏于药动学和药效学数据内在的变化规律,因此其泛化能力明显好于简单平均法。

表 6-4　最终神经网络模型平均预测误差和均方根误差：与简单平均法的比较

输出神经元		平均预测误差(ME)		均方根误差(RMSE)	
		ANN	NA	ANN	NA
AUC	训练集	−0.003±0.005	−0.016±0.022	0.242±0.008	0.532±0.016
	验证集	−0.011±0.034	0.060±0.090	0.255±0.026	0.516±0.064
	测试集	0.014±0.104	0.085±0.153	0.263±0.080	0.556±0.119
Hcy	训练集	−0.007±0.009	0.002±0.012	0.251±0.005	0.369±0.009
	验证集	−0.001±0.044	−0.007±0.057	0.274±0.016	0.334±0.036
	测试集	−0.014±0.054	−0.007±0.128	0.265±0.051	0.328±0.057
cTnT	训练集	0.004±0.007	0.003±0.014	0.319±0.012	0.413±0.008
	验证集	−0.017±0.069	−0.017±0.037	0.369±0.041	0.422±0.014
	测试集	−0.013±0.094	−0.001±0.119	0.345±0.125	0.406±0.112
GSH	训练集	−0.003±0.010	0.001±0.005	0.272±0.004	0.336±0.009
	验证集	−0.005±0.036	−0.016±0.033	0.274±0.019	0.330±0.034
	测试集	0.008±0.084	0.031±0.054	0.311±0.055	0.345±0.094

本表针对已标准化的变量,计算 5 次,结果用平均值±标准差表示。

3. 输入因素对输出变量的相对贡献率

各输入因素对输出变量的总体贡献率详见图 6-8。第一行示意了药动学网络中时间和体重神经元对 *AUC* 的贡献率,前者显著高于后者。丹参素 *AUC* 对三个药效指标的相对贡献率存在明显差别,其中最显著的是 $Contr_{药时曲线下面积 \rightarrow 还原型谷胱甘肽}$（占 49.8%）,其次分别是 $Contr_{药时曲线下面积 \rightarrow 肌钙蛋白 T}$（36.6%）和 $Contr_{药时曲线下面积 \rightarrow 高半胱氨酸}$（13.6%）。时间神经元对药效指标的影响与 *AUC* 神经元不同,最明显的是 $Contr_{时间 \rightarrow 肌钙蛋白 T}$（占 57.4%）, $Contr_{时间 \rightarrow 还原型谷胱甘肽}$ 和 $Contr_{时间 \rightarrow 高半胱氨酸}$ 相对较低,同时两者比较接近（分别为 23.8% 和 18.7%）。体重神经元对药效指标的影响明显弱于时间神经元和 *AUC* 神经元,其中相对较明显的是 $Contr_{体重 \rightarrow 肌钙蛋白 T}$。此外,图形结果还表明,Hcy 神经元对 GSH 的贡献率比较明显,紧跟于 $Contr_{时间 \rightarrow 肌钙蛋白 T}$、$Contr_{药时曲线下面积 \rightarrow 还原型谷胱甘肽}$ 和 $Contr_{药时曲线下面积 \rightarrow 肌钙蛋白 T}$ 之后。

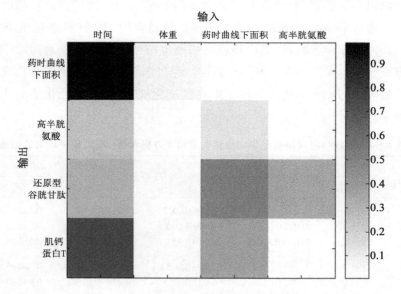

图 6-8 输入神经元对输出神经元的总体贡献率

右边的颜色栏表示颜色深度与贡献率之间的关系,颜色越深提示输入变量
对输出神经元的影响越大;贡献率为 5 次计算结果平均值

各总体贡献率的动力学变化详见图 6-9。图 6-9A 示意了 $Contr_{时间 \rightarrow 药时曲线下面积}$ 和 $Contr_{体重 \rightarrow 药时曲线下面积}$ 的动态变化,前者贡献率显著高于后者,两者的动力学变化总体上较为微弱,其中给药 1 h 时两者的差别相对最明显。时间神经元对药效指标的总体贡献率具有时间依赖性（图 6-9B）:最明显的是 $Contr_{时间 \rightarrow 肌钙蛋白 T}$,

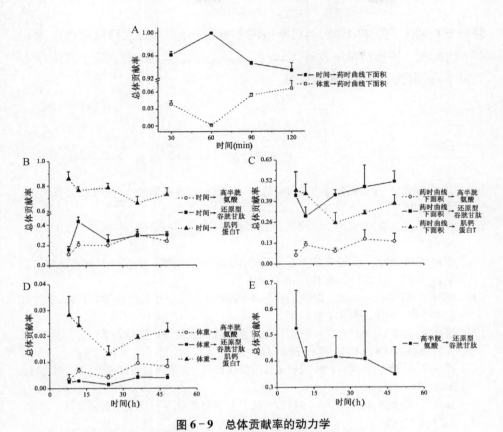

图 6-9　总体贡献率的动力学

零时间点表示腹腔注射丹参素(图 A),或冠状动脉结扎(图 B~E);
每个时间点均计算 5 次,结果用平均值±标准差表示

随着时间的延长其数值缓慢降低;$Contr_{时间→还原型谷胱甘肽}$ 中等,在冠脉结扎后 8~12 h 时间段内有明显的上升。AUC 神经元对药效指标的总体贡献率与时间神经元不同(图 6-9C)。在大多数时间段内,$Contr_{药时曲线下面积→还原型谷胱甘肽}$ 是最显著的:8~12 h 时间段内它轻微降低,而后从 0.30 持续升高至 0.51(增加 70%)。$Contr_{药时曲线下面积→肌钙蛋白T}$ 在 8~24 h 时间段内出现下降,然后逐渐恢复。相比之下,$Contr_{药时曲线下面积→高半胱氨酸}$ 最低,随着时间推移其数值有所增加。大鼠体重对药效指标贡献率的动力学变化见图 6-9D,可以看出大鼠体重对药效的影响明显弱于时间神经元和 AUC 神经元。其中,最为明显的是 $Contr_{体重→还原型谷胱甘肽}$,在 8~24 h 时间段内有出现相对明显的降低(从 0.028 降至 0.013)。此外,Hcy 神经元对 GSH 贡献率的动力学变化具有时间依赖性(图 6-9E)。在冠脉结扎后 8~12 h 时间段内,$Contr_{高半胱氨酸→还原型谷胱甘肽}$ 从 0.52

降低至 0.40（下降 23.1%），然后维持该水平至 36 h。第二次降低出现在 36~48 h 时间段。图形结果还表明，$Contr_{高半胱氨酸\rightarrow还原型谷胱甘肽}$ 的标准差高于其他总体贡献率，提示其个体差异较为明显。

（陈渊成）

参考文献

[1] 丁黎,刘瑞娟. 中药药代动力学研究的思与行[J]. 世界科学技术——中医药现代化, 2017, 19(7)：1118 - 1131.

[2] 杜永强,韩维维,李姗姗. 中药药动学的研究概况[J]. 中国医药科学, 2011, 1(15)：36 - 37.

[3] 崔莉,孙娥,钱浅,等. 淫羊藿生品及不同炮制品小鼠药代动力学特征的比较研究[J]. 中国中药杂志, 2013, 38(10)：1614 - 1617.

[4] 郝海平,郑超湳,王广基. 多组分、多靶点中药整体药代动力学研究的思考与探索[J]. 药学学报, 2009, 44(3)：270 - 275.

[5] 李晓宇,郝海平,王广基,等. 三七总皂苷多效应成分整合药代动力学研究[J]. 中国天然药物, 2008, 6(5)：377 - 381.

[6] 邱丽萍,吕青涛,张发科,等. 当归多糖的提取分离与血清指纹图谱研究[J]. 中药材, 2008, 31（1）：65 - 67.

[7] 孙浠哲,吴倩倩,马文保,等. 中药药代动力学研究进展[J]. 河北中医药学报, 2018, 33(5)：52 - 55.

[8] 朱黎霞,梁东辉. 微透析技术进行痰瘀互结型冠心病大鼠的证治药动学研究探索[J]. 中国实验方剂学杂志, 2014, 20(16)：119 - 123.

[9] 田代真一. "血清药理学"と"血清药化学"-汉方の药理学かろ始まつた药物血中浓度测定の新しい世界[J]. TDM 研究,1988,54(5)：54.

[10] 吴沅皞,刘维,赵文甲. 血清药理学方法对药理、药效学和新药研发的贡献[J]. 中国组织工程研究, 2018, 22(24)：3914 - 3920.

[11] 郑世瑞,李俊,宋珏. 中药复方药动学研究的新思路[J]. 安徽医药, 2010, 14(11)：1243 - 1245.

[12] 杨奎,蒲旭峰. 论"中药胃肠药动学研究"的意义及对策[J]. 中国实验方剂学杂志, 1998, 4(1)：3 - 5.

[13] 陈日来,李玉珍,李衡梅,等. 中药药动学研究的新理论与新方法[J]. 中国医院药学杂志, 2009, 29(11)：933 - 936.

[14] 袁媛,蒋学华,周静,等. 丹参酮ⅡA 在大鼠体肠的吸收机理[J]. 华西药学杂志, 2002, 17(4)：246 - 248.

[15] 刘昌孝. 中药药代动力学研究的难点和热点[J]. 药学学报, 2005, 40(5)：395 - 401.

[16] 国家食品药品监督管理局药品审评中心. 证候类中药新药临床研究技术指导原

则. 2018.

[17] 李仪奎.中药药理实验方法学[M]. 2 版. 上海：上海科学技术出版社，2006.

[18] Chang B B, Zhang L, Cao W W, et al. Pharmacokinetic interactions induced by content variation of major water-soluble components of Danshen preparation in rats[J]. Acta Pharmacol Sin, 2010, 31(5): 638-646.

[19] Zhang L, Sun Y, Chen T, et al. Selective depletion of glycyrrhizin from Si-Ni-San, a traditional Chinese prescription, blocks its effect on contact sensitivity in mice and recovers adhesion and metalloproteinases production of T lymphocytes[J]. Int Immunopharmacol, 2005, 5(7-8): 1193-1204.

[20] 陈亮,陈婷,徐强. 免疫亲和色谱特异性剔除中药方剂四逆散中的柚皮苷[J]. 色谱, 2006, 24(3): 243-246.

[21] 王丽静,贾晓斌,陈彦等. 中药复方拆方研究的思路与方法[J]. 中成药, 2008, 30(9): 1343-1346.

[22] 陈奇. 中药药理研究方法学[M]. 3 版. 北京：人民卫生出版社，2011.

[23] 张骁,大海.中药复方药效工程学[M]. 北京：中国医药科技出版社，2004.

[24] 曾茂贵,郑沁鈊. 中药药理研究中证候动物模型的选择和应用[J]. 福建中医药, 2007, 38(3): 60-62.

[25] 国家食品药品监督管理局药品审评中心. 中药新药临床研究一般指导原则. 2015.

[26] 国家药品监督管理局. 中药注册分类及申报资料要求. 国家药监局 2020 年 68 号通告附件.

[27] 李燕,孙鹤. 临床药代动力学和药效动力学研究中的采样优化方法[J]. 中国临床药理学与治疗学. 2012, 17(9): 1014-1021.

[28] 马广立,许羚,陈锐,等. 新药研发中群体药动学-药效学研究的一般考虑[J]. 中国临床药理学与治疗学, 2019, 24(11): 1201-1220.

[29] 郭明鑫,马德翊,李文静,等. 气质联用法测定莪术油多效应成分及其在大鼠体内的整合药动学研究[J]. 中国药房, 2018, 29(20): 2752-2757.

[30] 周静. 黄连解毒汤及组方药对在脑缺血大鼠体内的整合药动学比较研究[D]. 南京中医药大学，2013.

[31] 时晓燕,张方亮,梁盛,等. 白芷总香豆素提取物多成分整合药代动力学研究[C]//第十届全国药物和化学异物代谢学术会议暨第三届国际 ISSX/CSSX 联合学术会议. 南京：中国药理学会，2012.

[32] 曹小帅,沙美,欧阳强,等. 黄蜀葵花中 4 种黄酮类成分体内整合药动学研究[J]. 中草药, 2010, 41(2): 255-259.

[33] 贺福元,罗杰英,邓凯文. 中药复方动力学数学模型-总量统计矩法的研究[J]. 世界科学技术, 2006, 8(6): 13-18.

[34] 严建业,王元清,伍红年,等. 总量统计矩参数追踪肉桂在大鼠机体中的体内过程研究[J]. 中药材, 2017, 40(11): 2663-2667.

[35] 严云良,戴晓燕. 总量统计矩法评价祛瘀清热颗粒中大黄酸与大黄酚在家兔体内的药代动力学特征[J]. 中国中药杂志, 2014, 39(3): 520-525.

［36］郭莹,杨洁红,张恒义,等.统计矩法评价养阴通脑颗粒各有效部位配伍在脑缺血再灌大鼠中的药动学变化［J］.中国中药杂志,2010,35(4)：493-496.

［37］万嘉洋,田彦芳,万海同,等.麻黄汤有效组分配伍在发热大鼠体内的药动学研究［J］.中国中药杂志,2019,44(10)：2149-2155.

［38］贺福元,邓凯文,刘文龙,等.中药复方药物动力学总量统计矩法的实验验证研究［J］.中国中药杂志,2013,38(2)：253-262.

［39］Garson G D. Interpreting neural-network connection weights［J］. AI Expert, 1991, 6 (7)：47-51.

［40］Huang Z, Chen H, Hsu C J, et al. Credit rating analysis with support vector machines and neural networks：a market comparative study［J］. Decision Support System, 2004, 37(4)：543-558.

［41］Zhang Z, Beck M W, Winkler D A, et al. Opening the black box of neural network：methods for interpreting neural network models in clinical applications［J］. Ann Transl Med, 2018, 6(11)：216.

［42］Chen Y C, Cao W W, Cao Y, et al. Using neural networks to determine the contribution of danshensu to its multiple cardiovascular activities in acute myocardial infarction rats［J］. J Ethnopharmacol, 2011, 138(1)：126-134.

［43］程昱,何华,陈渊成,等.丹参注射液水溶性成分含量变化对大鼠体内高半胱氨酸代谢的影响［J］.中国药科大学学报,2011,42(3)：255-261.

［44］黄黎华,陈渊成,程昱,等.丹参水溶性成分含量变化对大鼠离体心肌能量代谢调节的影响［J］.中国药科大学学报,2011,42(4)：348-353.

［45］He H, Wang S, Li X, et al. A novel metabolic balance model for describing the metabolic disruption of and interactions between cardiovascular-related markers during acute myocardial infarction［J］. Metabolism, 2013, 62(10)：1357-1366.

［46］Ran G, Wang Y, Liu H, et al. A Promising Approach to Integrally Evaluate the Disease Outcome of Cerebral Ischemic Rats Based on Multiple-Biomarker Crosstalk［J］. Dis Markers, 2017(2017)：9506527.

［47］张雪,王玉浩,郑运思,等.基于多靶点PK-PD模型评价丹酚酸A对缺血性心衰的保护作用［J］.中国药科大学学报,2016,47(5)：587-594.

［48］杜树新,吴铁军.用于回归估计的支持向量机方法［J］.系统仿真学报,2003,15(11)：1580-1585,1633.

［49］Pan S, Zhou J, Zhou S, et al. Pharmacokinetic-pharmacodynamic modeling for Moutan Cortex/Moutan Cortex charcoal and the contributions of the chemical component using support vector regression with particle swarm optimization［J］. RSC Adv, 2020(10)：24454-24462.

［50］秦浩,陈景武.结构方程模型原理及其应用注意事项［J］.中国卫生统计,2006,23(4)：367-369.

［51］孙连荣.结构方程模型(SEM)的原理及操作［J］.宁波大学学报(教育科学版),2005,27(2)：31-34,43.

[52] 杨永茂. 大黄蒽醌保护肠黏膜屏障损伤的 PK－PD 结合模型研究[D]. 成都中医药大学, 2011.

[53] Gaze D C, Collinson P O. Multiple molecular forms of circulating cardiac troponin: analytical and clinical significance[J]. Ann Clin Biochem, 2008, 45(Pt 4): 349－355.

[54] Stanton L W, Garrard L J, Damm D, et al. Altered patterns of gene expression in response to myocardial infarction[J]. Circ Res, 2000, 86(9): 939－945.

[55] 余丹,柴建国,曹彦光,等. 丹参注射液中丹酚酸 B 对丹参素药代动力学影响[J]. 中国药科大学学报, 2009, 40(3): 258－262.

[56] Cao Y G, Chai J G, Chen Y C, et al. Beneficial effects of danshensu, an active component of Salvia miltiorrhiza, on homocysteine metabolism via the trans-sulphuration pathway in rats[J]. Br J Pharmacol, 2009, 157(3): 482－490.

[57] Erb R J. Introduction to backpropagation neural network computation[J]. Pharm Res, 1993, 10(2): 165－170.

[58] Demuth H, Beale M. Neural network toolbox for use with MATLAB, User guide[M]. Natick: The Math Works Inc, 2000.

[59] Fine T L. Feed Forward Neural Network Methodology[M]. New York: Springer, 1999.

[60] Husseini G A, Abdel-Jabbar N M, Mjalli F S, et al. Modeling and sensitivity analysis of acoustic release of Doxorubicin from unstabilized pluronic P105 using an artificial neural network model[J]. Technol Cancer Res Treat, 2007, 6(1): 49－56.

[61] Mosharov E, Cranford M R, Banerjee R. The quantitatively important relationship between homocysteine metabolism and glutathione synthesis by the transsulfuration pathway and its regulation by redox changes[J]. Biochemistry, 2000, 39(42): 13005－13011.

[62] Floares A. Feedback linearization using neural networks applied to advanced pharmacodynamic and pharmacogenomic systems[A]. IEEE International Joint Conference on Neural Networks (IJCNN)[C], 2005: 173－178.

[63] Sheiner L B, Beal S L. Some suggestions for measuring predictive performance[J]. J Pharmacokinet Biopharm, 1981, 9(4): 503－512.

[64] Senthil S, Veerappan R M, Rao M R, et al. Oxidative stress and antioxidants in patients with cardiogenic shock complicating acute myocardial infarction[J]. Clin Chim Acta, 2004, 348(1－2): 131－137.

[65] Chen Y C, Cao Y G, Zhou J, et al. Mechanism-based pharmacokinetic-pharmacodynamic modeling of bidirectional effect of danshensu on plasma homocysteine in rats[J]. Pharm Res, 2009, 26(8): 1863－1873.

下篇 各 论

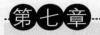

抗感染药物药动学/药效学

抗感染药物具有杀灭或抑制各种病原体的作用,用于治疗和预防感染,其疗效取决于抗感染药物、病原体和机体三者相互作用的结果。病原体种类复杂,包括细菌、真菌、病毒、寄生虫等,致病力各不相同并可能存在迥然不同的病原体耐药机制;机体自身免疫功能可防御病原体入侵,其功能正常或缺陷与否可影响抗感染治疗的效果。抗感染药物 PK/PD 研究可以确定有效的抗感染治疗方案,能够保证抗感染药物在机体的感染灶中达到足以杀灭或抑制病原体的有效浓度并维持一定的时间,能够清除感染灶内的病原体以实现治愈感染的目的,能够遏制病原体耐药性的产生,并同时能够尽可能降低抗感染药物对机体产生的不良反应。

本章节所涉及的抗感染药物具有杀灭或抑制病原体活性,主要供全身应用。

第一节 抗菌药物药动学/药效学

一、概述

(一)抗菌药物

细菌是一类不具有核膜包被细胞核的原核细胞型微生物,按染色结果可分为革兰氏阳性菌和革兰氏阴性菌,按培养特性可分为需氧菌、厌氧菌及兼性厌氧菌和微需氧菌。临床上常见的需氧革兰氏阳性菌有金黄色葡萄球菌、表皮葡萄球菌和肺炎链球菌等;需氧革兰氏阴性菌主要有肠杆菌科细菌(大肠埃希菌、肺炎克雷伯菌等）、不发酵糖革兰氏阴性杆菌（鲍曼不动杆菌、铜绿假单胞菌等）和嗜血杆菌属等；常见的厌氧菌有脆弱拟杆菌、艰难梭菌等。

真菌为真核细胞型微生物，有浅在性寄生性的皮肤癣菌及可侵犯皮下组织和内脏的深部真菌，深部真菌主要包括念珠菌属（白念珠菌、热带念珠菌等）、隐球菌属和曲霉菌属等。

抗菌药物包括抗生素和化学合成抗菌药物，对病原微生物具有较高的选择性毒性作用。抗菌药物按作用机制可分为：① 干扰细菌细胞壁的合成，使细菌不能生长繁殖，如 β-内酰胺类；② 损伤细菌细胞膜，破坏其屏障作用，如多黏菌素 B；③ 影响细菌细胞蛋白质的合成，使细菌丧失生长繁殖的物质基础，如氨基糖苷类；④ 影响核酸的代谢，阻碍遗传信息的复制，如喹诺酮类；⑤ 其他，如抑制细菌叶酸代谢的磺胺类。

（二）抗菌药物的主要药效学指标

抗菌药物的 PD 主要研究药物对病原体的作用，反映药物的抗微生物疗效和临床疗效。主要以体外实验确定抗菌药物对病原微生物的抑制或杀灭效果，相关的指标包括最低抑菌浓度、最低杀菌浓度、抗菌药物最低有效浓度、防耐药突变浓度、联合抑菌指数及血清杀菌效价等。

1. 最低抑菌浓度

最低抑菌浓度（minimum inhibitory concentration，MIC）是抗菌药物对受试菌抗菌活性的主要半定量药效学参数，是指在体外培养基中可抑制受试菌生长所需的最低抗菌药物浓度。常用的测定方法有琼脂稀释法、微量/常量肉汤稀释法及 E-test 试验等。

同时，需要注意的是，MIC 是一个粗糙的、一维的阈值，忽略了测量误差及受试菌生长和敏感性的动态变化。而且 MIC 数值的判断一般是基于眼睛的观察，有主观错误的因素。

2. 最低杀菌浓度

最低杀菌浓度（minimum bactericidal concentration，MBC）：是指可杀死 99.9%（$\Delta \log_{10} CFU \geq 3$）的受试菌所需的最低药物浓度。$MBC$ 与 MIC 值比较接近时说明该药可能为杀菌剂。

3. 抗真菌药物最低有效浓度

抗真菌药物最低有效浓度（minimum effective concentration，MEC）：是指

在棘白菌素抗真菌药物的抗丝状真菌药敏试验中,与自然生长的菌丝形态对照,能使菌丝形成小的、圆形的、致密的形态所需的最低抗真菌药物浓度,用以定量描述棘白菌素类对丝状真菌的抗真菌活性。

4. 防耐药突变浓度

防耐药突变浓度(mutant prevention concentration, MPC):是指防止耐药突变菌株被选择性富集扩增所需的最低抗菌药物浓度。MPC 值可判断抗菌药物防细菌耐药突变能力。

5. 耐药突变选择窗

耐药突变选择窗(mutant selection window, MSW):是指细菌 MPC 与 MIC 之间的浓度范围,在此范围内,耐药突变菌株更易被选择性富集。常以选择指数(selection index, SI)表示,$SI = MPC/MIC$,SI 越大表示 MSW 越宽,越易选择出耐药突变株。当治疗药物浓度高于 MPC 时,在保证疗效的同时也能防止耐药突变;药物浓度如果在突变选择窗内,即使抑制了敏感菌生长,临床治疗可能成功,但也可能导致耐药突变。

6. 抗生素后效应

抗生素后效应(post-antibiotic effect, PAE):是指受试菌暴露于抗菌药物,当药物去除后,受试菌恢复生长仍然持续受到抑制的效应。抗真菌药物相对应地称为抗真菌后效应(post-antifungal effect, PAFE)。

7. 亚抑菌浓度效应

亚抑菌浓度(Sub‐MIC)效应指受试菌直接暴露于低于 MIC 的抗菌药物浓度时,细菌生长仍可受到一定程度抑制的效应。

8. 杀菌曲线

杀菌曲线(time-kill curve):以菌落计数对数($\log_{10} CFU/\mathrm{mL}$)为纵坐标,药物作用时间为横坐标绘制出的药物作用时间-细菌菌落计数曲线。静态杀菌曲线是将不同浓度(如 $1/2$、1、2、4、8、16、32 及 $64 \times MIC$)的抗菌药物加入终浓度约 $5 \times 10^5 CFU/\mathrm{mL}$ 的细菌悬液中,于不同时间点取菌药混合物进行菌落计数。通过杀菌曲线可以初步判断抗菌药物抗菌活性特征。随着浓度增加,杀菌曲线不断向坐标原点靠近,提示抗菌活性随浓度增加而增强,属于浓度依赖性(concentration-dependent)抗菌药物。如果杀菌曲线随着浓度增加逐渐趋向于某特定位置,提示抗菌活性增加与浓度增加不成正比,具有饱和性,属于时间依赖性(time-dependent)抗菌药物。

9. 抗菌药物折点

折点是药敏试验中用来判断病原菌对药物敏感、中介或剂量依赖敏感、耐药，其结果是临床医生选择抗菌药物治疗病原菌感染的重要依据。"折点"包括：① 流行病学界值（epidemiological cutoff），也可称作野生型界值（wild type cutoff）或微生物学折点（microbiological breakpoint），通过表型 MIC 测定，区分存在和不存在获得性耐药突变耐药机制的菌群最低抑菌浓度，通常为野生菌群最低抑菌浓度的上限。流行病学界值只基于体外研究数据获得。② PK/PD 界值（PK/PD cutoff），即药动学 PK 和药效学 PD 界值，根据与临床疗效最为相关的 PK/PD 指数及靶值，模拟获得某给药方案下，达标概率为 90% 时的 MIC。③ 折点（breakpoint），也可称作临床折点（clinical breakpoint），根据抗菌药物抑制细菌生长所需要的 MIC 结合常用剂量时人体内所达到的血药浓度，划分细菌对各种抗菌药物敏感、中介或剂量依赖敏感、耐药的界限。

10. 剂量依赖性敏感

剂量依赖性敏感（susceptible-dose dependent，SDD）：在药敏试验中，当菌株的药敏试验结果位于 SDD 区间时，意味着该菌株的抗菌药物治疗成功率取决于药物应用的剂量。对体外药敏试验结果为 SDD 的菌株如要达到临床疗效，有必要使用一个相对高于折点规定的参考药物的剂量（可通过使用增加剂量或高频率给药等方式实现）。当药物有多个批准的使用剂量时，建议对 SDD 的菌株治疗采用最大允许剂量，以保证达到最高的达标概率，同时需要参照说明书和器官功能进行剂量调整。

11. 联合抑菌指数

联合抑菌指数（fractional inhibitory concentration index，FICI）：临床治疗重度细菌感染时常需要联合应用两种有协同或相加作用的抗菌药物。体外联合药敏试验通常以棋盘法设计，采用微量稀释法测定，计算 FICI：$FICI = MIC_{A药联用}/MIC_{A药单用} + MIC_{B药联用}/MIC_{B药单用}$。当 $FICI \leqslant 0.5$ 时提示协同效应，FICI 为 $\geqslant 0.5$ 且 < 1 为部分协同效应，1 为相加效应，> 1 且 < 4 为无关效应，$FICI \geqslant 4$ 为拮抗效应。

12. 血清杀菌效价

血清杀菌效价（serum bactericidal activity，SBA）：指患者或健康人接受抗菌药物后一定时间（一般为达到 C_{max} 时间）采集血清，测定能抑制受试菌生长的最高血清稀释倍数。血清杀菌效价实验是在患者应用抗菌药物后峰时和谷时取血,将血清做连续倍比稀释,在 96 孔微量平板上与受试菌共同孵育 18~24 h 后,确定可抑制受试菌生长的最大稀释度;再取无菌生长各孔内容物置于无药 MH 肉汤(Mueller-Hinton Broth)中继续孵育 18~24 h,以最终无菌生长孔的最大稀释度确认为 SBA。

（三）药动学/药效学指数

PK/PD 指数(PK/PD index)是药物暴露量(如药时曲线下面积)与 PD 参数(如最低抑菌浓度)相结合的定量指标。PK/PD 指数法已广泛应用于各种感染类型、患者群体,成为评价抗菌药物 PK/PD 特性和制定给药方案的指标之一。

PK/PD 指数包括 $\%T>MIC$、C_{max}/MIC 和 AUC/MIC(或 $f\%T>MIC$、fC_{max}/MIC 和 $fAUC/MIC$,f 表示药物游离分数)。目前一般认为游离药物浓度 PK/PD 指数与药效相关性更好,从毛细血管中游离出来的抗菌药物到达感染部位的细胞外液才能发挥抑菌或杀菌作用。对于 β-内酰胺酶抑制剂,还可以选择 $\%T>C_T$(threshold concentration),即在抗菌药物存在时,β-内酰胺酶抑制剂在消除相末端阶段达到的浓度,低于此浓度时,对 β-内酰胺酶的抑制降低,使 β-内酰胺类药物不足以抑制细菌生长。同一药物对不同细菌的靶值也有差异,如喹诺酮类药物治疗革兰氏阳性菌感染时,AUC_{24}/MIC 需在 30~40;而对于革兰氏阴性菌,靶值为 $AUC_{24}/MIC \geqslant 125$。

为寻求抗菌药物的最佳 PK/PD 指数,根据不同给药方案下 C_{max}、AUC 和 $t_{1/2}$ 等 PK 参数,结合该药对受试菌的 MIC 值,建立 PK/PD 指数 fC_{max}/MIC、$fAUC/MIC$ 和 $f\%T>MIC$ 与其药效学参数(如细菌菌落计数变化值,$\Delta\log_{10}CFU$)的药效学模型,如 Sigmoid E_{max} 模型:

$$E = E_0 + \frac{(E_{max} - E_0) \cdot X^\gamma}{EC_{50}^\gamma + X^\gamma} \tag{7-1}$$

其中,E 为药效学指标,X 为自变量 PK/PD 指数,E_0 表示初值,E_{max} 表示药效学最大值,EC_{50} 表示达到 50% 最大变化值($E_{max}-E_0$)所需的自变量数值,γ 为 Hill 系数。将上述各指标数据代入,观察各模型拟合效果及参数估算结果,并计算相关系数(R^2)和赤池信息准则(Akaike information criterion,AIC)等指标,以 R^2 最高(或 AIC 最低)者对应的指数作为最佳 PK/PD 指数。

将细菌菌落计数对数降低不同单位时（$\Delta \log_{10} CFU$ 取值 0、−1 或−2，分别对应在 24 h 时细菌净生长为零、细菌菌落计数降低至 1/10 和 1/100），fC_{max}/MIC、$fAUC/MIC$ 或 $f\%T{>}MIC$ 的对应值作为 PK/PD 靶值。Dudhani 等[1]在小鼠的大腿和肺部感染模型中阐明了多黏菌素 E 对铜绿假单胞菌活性的 PK/PD 指数，如图 7-1 所示，每个实心点表示一个观测数据点，实线表示 Sigmoid 型 E_{max} 模型函数的拟合，虚线表示给药开始时的平均细菌负载，根据图中给出的三个 PK/PD 指数的回归方差（R^2）及肉眼所观察的各点之间的离散程度，

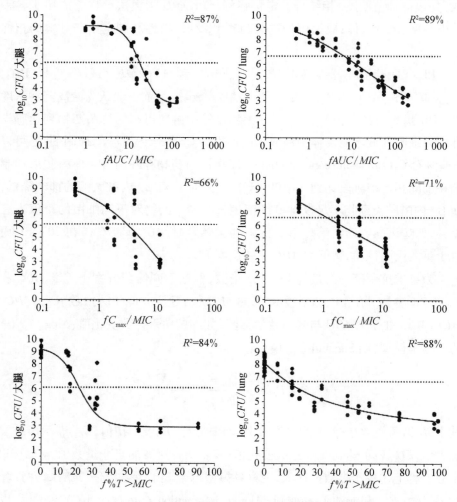

图 7-1　小鼠大腿（左）和肺部（右）感染模型中多黏菌素 E
对铜绿假单胞菌活性的 PK/PD 指数

$fAUC/MIC$ 的拟合明显优于 fC_{max}/MIC,稍优于 $f\%T>MIC$,再综合考虑相关体外研究所确定的 PK/PD 指数,表明在这两个小鼠感染模型中, $fAUC/MIC$ 能更好地描述多黏菌素 E 对铜绿假单胞菌的抗菌活性。

在动物模型中所确立的 PK/PD 指数大小接近于临床疗效所需的数值,同时,一般认为在一个人群(或临床前研究)中确定的 PK/PD 指数可以直接应用于另一个患者群体。然而,已有研究表明[2],最佳 PK/PD 指数取决于抗菌药物的消除半衰期和抗生素后效应。不同的患者人群,对药物的消除能力不同,如 β-内酰胺类药物的药效通常认为与 %$T>MIC$ 有关,随着消除半衰期的增加,最佳 PK/PD 指数可能向 AUC/MIC 依赖性转变,这在肾损伤患者如老年人或新生儿中可见。同样,对于 AUC/MIC 依赖性的药物,消除半衰期的减少将导致向 %$T>MIC$ 的转变,临床需要增加给药频率。不同抗菌药物的最佳 PK/PD 指数及应用时所需要达到的靶值见表 7-1。

表 7-1 各类抗菌药物的最佳 PK/PD 指数及其靶值[3]

抗菌药物	最佳 PK/PD 指数	杀菌靶值	临床疗效靶值
青霉素类	%$T>MIC$	≥40%~50%	≥40%~50%
头孢菌素类	%$T>MIC$	≥60%~70%	≥45%~100%
碳青霉烯类	%$T>MIC$	≥40%	≥50%~75%
氨基糖苷类	C_{max}/MIC(最优) AUC_{24}/MIC	— 80~160	≥8 50~100
喹诺酮类	AUC_{24}/MIC(最优) C_{max}/MIC	30~200 ≥8	35~250 ≥8
多黏菌素	AUC_{24}/MIC	50~65	—
达托霉素	AUC_{24}/MIC(最优) C_{max}/MIC	388~537 59~94	—
利奈唑胺	AUC_{24}/MIC(最优) %$T>MIC$	50~80 ≥40%	≥80 ≥85%
万古霉素	AUC_{24}/MIC	86~460	400~600
替加环素	AUC_{24}/MIC		12.8~17.9
大环内酯类	AUC_{24}/MIC (克拉霉素和阿奇霉素)		25
米诺环素	AUC_{24}/MIC		15~20

（四）达标概率

2001 年，Drusano 等通过将群体 PK 模型与 PK/PD 指数整合，将蒙特卡洛模拟（Monte Carlo simulation，MCS）引入了抗感染领域。根据给药方案以群体 PK 模型模拟的个体 PK 参数建立药物浓度-时间关系，从而计算每个个体的 PK/PD 指数大小，通过个体值的分布预测人群中达到某一目标或治疗结果（如 PK/PD 靶值）的可能性。蒙特卡洛模拟已被广泛用于抗菌药物确定给药方案、目标病原菌和目标适应证。

达标概率（probability of target attainment，PTA）是指评价指标达到靶值的概率，靶值是与药效学（如杀菌作用）相关联的指标临界值，当 PK/PD 指数值高于靶值时可达到预期药效。一般认为 PTA 应达到 90%，以确保抗菌治疗的成功，但目前仍有争议，靶标的选择上还是主观的。如果达到 90% 概率所需剂量的患者耐受性较差，或者感染病严重程度较低，且达到 90% 概率的 MIC 值范围的菌株极少时，PTA 低于 90% 也可以接受。PTA 的模拟常是使用一个固定的 PK/PD 靶值进行，如图 7-2 所示[4]，计算苹果酸奈诺沙星钠 500 mg、650 mg 和 750 mg 的 PTA 时，选取的 PK/PD 靶值为 $fAUC_{24}/MIC = 47.05$，虚线表示 90% 的 PTA，当肺炎链球菌对该药 $MIC \leqslant 0.361\text{mg/L}$ 时，各给药方案的 PTA 达到 99% 甚至更高；当 $MIC \leqslant 0.722\text{mg/L}$ 时，500 mg 给药方案的 PTA 低于 90%。

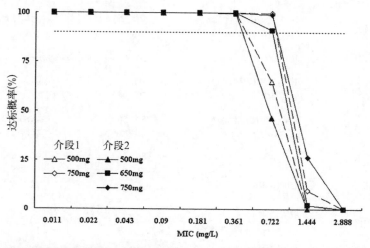

图 7-2　健康受试者静脉输注 500~750 mg 苹果酸奈诺沙星钠后所能达到的 PTA

（五）累积响应百分率

累积响应百分率（cumulative fraction of response，*CFR*）是指综合考虑 PK 参数和 PD 参数变异后 PK/PD 指数达到指定靶值的概率。一般 PD 数据取自 *MIC* 分布频率表，按离散分布产生模拟数据。

$$CFR = \sum_{i=1}^{n} PTA_i \cdot F_i$$

式中，PTA_i 是给药方案在各特定 *MIC* 值的达标概率，F_i 为群体菌株中在各特定 *MIC* 值的分布频率。

二、研究目的及方法

（一）研究目的

抗菌药物 PK/PD 研究的目的之一是服务抗菌新药研发全过程。可以为抗菌药物各期临床试验制定给药方案，为肝功能不全患者、肾功能不全患者、儿童、老年人、孕妇、肥胖者等特殊人群的给药方案制定提供支持性数据，还可为抗菌药物对各目标病原菌的药敏折点的制定提供 PK/PD 折点，并在剂型优化、新适应证增加、新适用人群及药品审评审批和监管决策等方面发挥重要作用。

抗菌药物 PK/PD 研究的目的之二是指导临床合理用药，其理论对于临床抗菌药物合理应用的重要性不断得到关注。2016 年美国感染性疾病学会/美国胸科协会（IDSA/ATS）联合发布的医院获得性肺炎与呼吸机相关性肺炎（hospital-acquired pneumonia/ventilator-associated pneumonia，HAP/VAP）指南中，在学术界首次强调医生不应按药品说明书用药，而应根据抗菌药物的 PK/PD 用药。尽管这种观点有待商榷，但却足以表明抗菌药物 PK/PD 对于指导临床抗感染治疗的重要性。抗菌药物 PK/PD 研究可优化治疗方案，根据当地常见病原菌与耐药特点、药物组织穿透性、PK/PD 靶值等，选择合适的药物种类、剂量、给药方式等。不同地区细菌耐药性各有差异，各类的抗菌药物组织分布各有特色。耐药菌感染下抗菌药物的合理应用，以不同药物对不同细菌的 PK/PD 指数及靶值为标准，制定安全、有效的给药方案，然后以血药浓度-时间数据或疗效数据（包括临床疗效和病原菌清除情况）作为反馈信息来校正剂量方案，以达到良好的抗菌效果，减少不良反应的发生，减少耐药性的产生，在挽救患者生命的同时，控制和防止耐药菌的产生。

（二）研究方法

1. 体外 PK/PD 研究

体外 PK/PD 研究是一种借助体外装置模拟抗菌药物在机体内药物浓度随时间变化（PK）抑制或杀灭细菌（PD）的动态过程，描述机体用药后抗菌药物作用、细菌生长（或死亡）与时间的定量关系，也可称为体外动态杀菌模型，此模型可用于抗菌药物体外 PK/PD 指数及靶值的制定及给药方案（给药剂量、给药间隔）的筛选。

相比于体内 PK/PD 研究，体外模型研究更容易进行，更具成本效益比，并且在研究设计上具有更大的灵活性，允许研究设计涵盖对人体或动物有害甚至无法耐受的浓度范围。缺点在于体外和体内细菌的生长和对细菌的杀灭行为可能不同，无法研究宿主免疫系统在其中发挥的作用。

在过去几十年里，研究者开发了各种各样的实验装置用于细菌的体外 PK/PD 研究。其中最有代表性的是中空纤维感染模型（hollow fiber infection model，HFIM），其是一种持续灌注的细菌/细胞培养系统（图见第二章非临床 PK/PD 研究图 2-3）。毛细管外腔用于接种和培养细菌，培养基通过蠕动泵泵入中空纤维束，细菌在毛细管外的空间培养，纤维束外腔和内腔通过半渗透纤维膜上的微孔连接，药物、气体和营养进而发生交换。HFIM 可以避免细菌的流失，即不能经过微孔进入到内腔；具有更高的表面积/体积值，能培养高数量的微生物或细胞，达 10^8 CFU/mL。但是在使用过程中可能存在微孔阻塞的问题。

（1）菌株选择：研究菌株的选择应具有① 代表性：选择的受试菌应尽可能来自未来可能的适应证菌株，并尽量体现其野生株的特点，最好是 MIC_{50} 和 MIC_{90}；② 区域性：至少有 3 个区域的受试菌株进行汇总分析；③ 近期流行：受试菌一般应选择近 2~3 年的临床分离菌株，以反映流行病原菌的敏感性和天然耐药特点。一些收集困难的菌种可考虑 5 年内的临床分离菌株。

（2）体外 PK 模拟：体外模型 PK 模拟是通过将高浓度的药物泵入中央室中，模拟药物吸收或静脉输注，新鲜的培养基连续泵入中央室，以模拟人体中的药物消除过程，通过调节蠕动泵或注射泵的流速实现。根据药物的药动学特征确定 PK 采样点，测定其药物浓度，与模拟目标浓度值相比在 20%~30% 偏差范围内为宜。也可计算体外模型中药物的 C_{max}、AUC、$t_{1/2}$ 等，与目标 PK 参数比较，评价体外模型 PK 模拟结果。例如，模拟美罗培南 q8 h.滴注 2 h 的给药方案,PK 采样点可设计为 0 h、0.5 h、1 h、1.5 h、2 h、3 h、4 h、6 h、8 h。

(3) 体外 PD 指标:体外模型中初始菌量一般设置为 $10^{5\sim6}$ CFU/mL,模拟重症感染初始菌量可设置 $10^{7\sim8}$ CFU/mL。PD 指标常用细菌菌落计数,在进行菌落计数时,需要根据具体情况考虑抗菌药物对细菌在平板上的生长产生影响。当浓度较高,存在有影响可能性时,可考虑采用菌液稀释、离心沉淀弃去上清含药培养基等方式。以美罗培南 q8 h.滴注 2 h 的给药方案为例,PD 采样点可设计为 0 h、1 h、2 h、3 h、4 h、6 h、8 h、10 h、16 h、18 h、24 h。常通过 E_{max} 模型以寻求最佳 PK/PD 指数及靶值。

(4) 实例介绍:阿维巴坦是一种非 β-内酰胺结构的 β-内酰胺酶抑制剂,可抑制 A 类和 C 类 β-内酰胺酶,包括超广谱 β-内酰胺酶、AmpC、KPC 和 OXA-48 等,它可以恢复肠杆菌科细菌对头孢他啶、头孢洛林和氨曲南等的敏感性。已有研究显示阿维巴坦的最佳 PK/PD 指数为 $\%T>C_T$,$C_T = 1$ mg/L[5],但 Alasdair 等[6]通过体外 PK/PD 研究发现 AUC 可能是更好的 PK/PD 指数。

此研究体外模型选择 Fermac 301 培养罐作为中央室,实验菌株有 3 株:产 CTX-M 的大肠埃希菌、产 AmpC 的阴沟肠杆菌和产 KPC 的肺炎克雷伯菌,对头孢他啶/阿维巴坦的联合 MIC 分别为 0.38 mg/L、0.5 mg/L 和 4.5 mg/L。模拟头孢他啶 2 g q8 h.给药方案下的游离药物浓度,阿维巴坦则进行剂量拆分,模拟的 AUC 为 1.2 mg·h/L、24 mg·h/L、36 mg·h/L、72 mg·h/L 和 108 mg·h/L,给药频率有 q8 h.和 q24 h.。考虑到阿维巴坦的半衰期与头孢他啶接近,两药联合时体外模型设置为同一流速。

建立阿维巴坦 PK 参数(AUC、C_{max}、$\%T>C_T$)与 24 h 菌落计数下降对数值的 E_{max} 模型,评价拟合的 R^2 值(表 7-2)及拟合优度图(图 7-3),可以看出总体上 AUC 和 C_{max} 拟合效果较好,但作者考虑到 C_{max} 是一个瞬时的值,不容易测得,最终选择 AUC 作为阿维巴坦最佳 PK/PD 指数。

表 7-2　阿维巴坦 PK 参数与 24 h 菌落计数下降对数值拟合 R^2 值

菌　　种	AUC	C_{max}	$\%T>C_T$		
			>1 mg/L	>2 mg/L	>4 mg/L
大肠埃希菌(CTX-M)	0.953	0.403	<0.05	0.007	<0.05
阴沟肠杆菌(AmpC)	0.936	0.894	0.750	0.509	0.319
肺炎克雷伯菌(KPC)	0.399	0.454	no fit	0.473	no fit

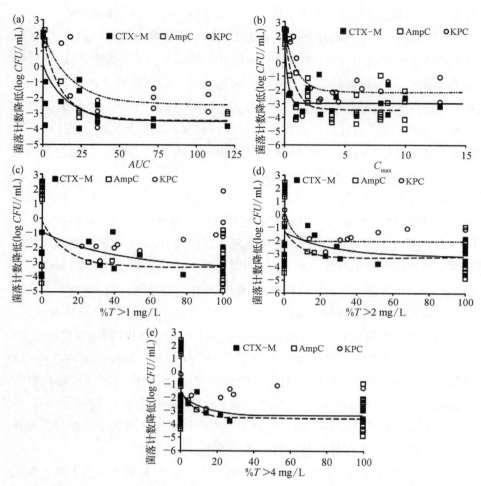

图 7-3 阿维巴坦 PK 参数与 24 h 菌落计数下降对数值拟合优度图

2. 动物 PK/PD 研究

细菌感染的实验动物模型一直是感染病研究的一个基本部分,尽管动物模型的灵活性不如体外模型,但可在感染灶处评估疗效,也可研究抗菌治疗对病理生理的影响,同时可以在宿主免疫系统的作用下研究药物对细菌清除及两者的协同关系。从动物模型获得药物的 PK/PD 指数及靶值,与临床研究结果有较好的一致性,对临床和微生物学疗效的预测性优于体外 PK/PD 模型。此外,动物模型比临床研究更具灵活性,减少了人力物力,可以直接获取组织(如肺或大腿)中的细菌数量。

　　动物模型的局限性在于动物模型中测定的药物疗效不一定能很好地代表人类的情况,啮齿动物的大腿感染模型所表征的疾病发生与进展并不一定与人类感染的进程相似。另外,抗菌药物 PK/PD 研究需要大量取样,实验通常需要大量的动物,可能会有伦理上的限制。

　　(1) 动物 PK 特征:动物模型的 PK 特征与人类不同,尤其是小动物,如小鼠、大鼠或兔子等,其半衰期较短,可以通过频繁小剂量给药或持续输注来抵消药物的快速消除,以模拟药物人体 PK 特征。另一种策略是动物给药模拟与人类相同的 PK/PD 指数,如相同的 $f\%T>MIC$ 或 $fAUC/MIC$。感染部位和免疫系统状态也可能导致组织生理特性的改变。因此,最好使用与疗效评估相同的实验条件(相同的药物暴露、感染模型和免疫状态等)。

　　血浆药物浓度通常被用来替代实际感染部位浓度,但在一些动物模型中,目标部位的药物浓度测量相对容易,如脑膜炎模型的脑脊液、肺炎模型的上皮细胞衬液。有条件时可同时采用微透析技术动态测定感染部位游离浓度。另外,组织匀浆药物浓度通常不能很好地代表靶点的药物浓度,因为药物通常不均匀地分布在组织之间,如细胞间液、细胞内液和不同类型细胞。

　　一般在非感染动物模型中测定抗菌药在动物体内不同时间点血浆(血清)浓度,计算抗菌药物不同剂量、不同给药频率(单次或多次)给药后动物的 PK 参数。必要时研究感染动物与正常动物 PK 的差异。如果动物使用过免疫抑制剂环磷酰胺,应研究环磷酰胺对动物 PK 的影响,对于某些动物组织或部位如中枢神经系统、肺和皮肤中药物浓度明显不同于血浆/血清中的浓度,除血浆中药物浓度外,还应提供该感染组织或部位中药物浓度数据和组织体液穿透率等。

　　(2) 动物感染模型:现有的动物感染模型有大腿感染、肺炎、心内膜炎、脑膜炎、皮肤软组织感染、尿路感染、腹腔感染和全身感染模型等,动物一般采用小鼠或大鼠等。可同时在免疫缺陷感染小鼠和免疫正常感染小鼠体内评价抗菌药物的体内活性,一般通过腹腔注射环磷酰胺的方法导致嗜中性粒细胞减少,以消除免疫状态对结果的干扰。动物模型中最为广泛运用的是小鼠大腿感染模型,能较好地预测对肺炎、皮肤软组织感染等人体相关适应证的靶值。通过向麻醉的免疫缺陷小鼠大腿注射细菌(体积为 0.1 mL $10^5 \sim 10^8$ CFU 菌量的肉汤)而建模,抗菌药物一般在接种后 $1 \sim 2$ h 皮下注射。之后,杀死小鼠,取出大腿并在盐水中均浆,进行菌落计数,作为 PD 指标。常通过 E_{max} 模型以寻求最佳 PK/PD 指数及靶值。小鼠肺炎模型一般接种 $10\sim50$ μL 菌液,可以通过滴鼻吸入接种细菌,还可以将小鼠封闭在小室中吸入由雾化器产生的细菌气溶胶而诱发。实验中需设定阳性对照组(未给予药物治疗)。

(3)实例介绍:多黏菌素 E 是治疗多重耐药革兰氏阴性菌的最后一道防线,但缺乏 PK/PD 研究指导临床选择合适的治疗方案,Dudhani 等[1]在小鼠肺炎模型的研究显示多黏菌素 E 抗铜绿假单胞菌的最佳 PK/PD 指数为 $fAUC/MIC$。

此研究的铜绿假单胞菌选择标准菌 ATCC 27853 和 PAO1 及临床分离的多重耐药菌 19056。采用环磷酰胺免疫抑制的小鼠肺炎模型,将针头放在麻醉小鼠鼻内注入 10^8 CFU/mL 的菌液,10 μL 一次,由小鼠自主吸入,总共 50 μL,而后小鼠保持垂直姿势,抬头 1 min。2 h 后细菌载量为 $6.2\sim6.9$ $\log_{10}$ CFU/肺。

多黏菌素 E 给药剂量为 5 mg/kg、10 mg/kg、20 mg/kg 和 40 mg/kg,给药间隔为 3 h、6 h、8 h、12 h 或 24 h,由于多黏菌素 E 的急性毒性,单剂量给药不能超过 40 mg/kg,日剂量不能超过 160 mg/kg,在细菌接种 2 h 后给药。24 h 后取肺组织匀浆菌落计数。

如图 7-1 所示,在小鼠肺炎模型中,与抗菌效果最密切相关的 PK/PD 指数为 $fAUC/MIC$ ($R^2=0.89$)。进而由 E_{max} 模型可以求出 PK/PD 靶值,$1-\log_{10}$ 的杀菌效应所需 $fAUC/MIC$ 为 $12.2\sim16.7$,$2-\log_{10}$ 的杀菌效应所需 $fAUC/MIC$ 为 $36.9\sim45.9$。

3. 临床 PK/PD 研究

临床 PK/PD 研究主要分为三部分,即临床 PK 研究、临床 PD 研究、临床 PK/PD 关系建立。

(1)临床 PK 研究:临床 PK 研究包括健康受试者 PK 研究、目标适应证患者人群 PK 研究、特殊人群 PK 研究。在健康受试者中的药代动力学研究是新药临床研究中必不可少的部分,获得的 PK 研究数据可同时用于后续的 PK/PD 研究。

在目标适应证患者中开展 PK 研究可了解抗菌药物在目标适应证感染患者中药代动力学特征及其影响因素,对制定有效给药方案尤为重要。入选的目标适应证患者需病情稳定、无并发症和少有合并用药,一般为 $6\sim12$ 例。以临床推荐的给药方案用药,宜采用探索性或确证性临床试验中的给药方案。可单剂量给药或多剂量给药达到稳态后在一个给药间期内多点采集患者的血样,用于 PK 参数的计算。如果该抗菌药属非线性 PK 特征或前期的健康受试者 PK 结果显示多剂量给药后呈积蓄,有必要在感染患者中开展多种剂量给药后在不同给药间隔内采集血样,进行 PK 计算。结果描述需包括 PK 参数。统计分析时需包括与健康人体 PK 参数比较。如果样本量足够时,需按性别、体重及年龄等分组后比较 PK 参数的差异性。

还可通过稀疏点采样方法采集感染患者不同时间点的血样,收集患者生理(年龄、性别、体重等)、病理(肝、肾功能损害和其他疾病状态等)和合并用药等影响患者体内 PK 参数的各种数据(固定效应因素或协变量),建立群体药动学(population pharmacokinetics, PopPK)模型,定量描述抗菌药在患者体内 PK 过程及患者群体间存在的 PK 差异,确定主要影响 PK 的因素及对制定各感染患者群体的给药方案非常具有价值,尤其对一类抗菌新药探索性和确证性临床研究中各期给药方案的制定尤为重要。

但是在临床实践中,常会遇到老人、儿童、肝肾功能不全或者肥胖患者等,这些人群生理病理等方面差异极大,从而改变了药物的 PK 特征,在患者人群中的抗菌药物 PK/PD 研究,常常需要考虑特殊患者人群。

(2)临床 PD 研究:另外,不同于体外模型和动物模型常用菌落计数作为 PD 指标,患者模型采用临床治愈或失败及细菌清除或未清除作为 PD 指标则更为方便,有时还可采用不良反应作为 PD 指标。

(3)临床 PK/PD 关系建立:临床 PK/PD 研究一般先建立 PopPK 模型,采用贝叶斯反馈等方法获取感染患者个体 PK 参数,结合该患者自身感染病原菌 MIC 值,计算该患者的 PK/PD 指数值(fC_{max}/MIC、$fAUC/MIC$ 或 $f\%T>MIC$),并与该患者临床疗效(治愈或失败)、微生物学疗效(病原菌清除或未清除)或综合疗效(临床疗效和微生物疗效综合,治愈或失败)建立药效学模型(如 Logistic 回归模型),据此从临床 PK/PD 角度确定该药的 PK/PD 指数,同时确定其临床 PK/PD 靶值。一般而言,临床治愈率、细菌清除率达到 90% 时的 PK/PD 值即为体内达到最大杀菌效果临床 PK/PD 靶值。

但需要注意的是:在一些抗菌药物临床研究中,由于细菌培养阳性率不高,患者同时获取 PK 和 PD 数据较为困难;临床研究中分离得到的细菌种类和数量缺乏代表性等因素,导致 PK/PD 指数和其疗效间的定量关系较难建立,不易获得临床 PK/PD 靶值,此时可参考非临床 PK/PD 分析及结果。

在临床评估给药方案时,应基于体外模型和动物感染模型、早期临床试验结果及暴露-效应关系考虑目标 PK/PD 指数。采用蒙特卡洛模拟等方法筛选给药方案,比较抗菌药物不同给药方案(给药剂量、给药间隔及给药方式)所得 PK/PD 指数值达到靶值的概率(一般为≥90%),确定临床给药方案。

（4）实例介绍:美罗培南是一种广泛使用的碳青霉烯类抗生素,20% ~ 30%$T>MIC$ 可以达到抑菌效应,40% ~ 50%$T>MIC$ 可以达到杀菌效应。Ohata 等[7]为调查日本儿科患者的有效剂量方案,开展了美罗培南的临床 PK/PD 研究。首先建立了日本儿科患者美罗培南的群体药动学模型,基于此模型模拟美罗培南对各种细菌的%$T>MIC$ 值,从而计算模拟的各种给药方案的 PTA,以考虑有效的给药方案。

此研究是一项开放性Ⅲ期临床试验,共纳入 50 名 0~13 岁的儿童,美罗培南的剂量为 10 mg/kg、20 mg/kg 或 40 mg/kg q8 h.,输注时间至少为 0.5 h。共获得 116 个血药浓度点,建立儿童 PopPK 模型。基于群体药动学参数平均值作为对数正态分布平均值和个体间变异作为方差,生成 1 000 个模拟值,计算第 4 天稳态中的%$T>MIC$。

如图 7-4 所示,在儿童患者中,美罗培南 20 mg/kg 输注 0.5 h q8 h.给药达到抑菌效应($PTA > 90\%$)所覆盖的 $MIC \leqslant 1$ mg/L, 40 mg/kg 输注 0.5 h q8 h.给药达到杀菌效应($PTA > 90\%$)所覆盖的 $MIC \leqslant 0.5$ mg/L, 延长输注时间至 3 h,所覆盖的 $MIC \leqslant 4$ mg/L。 40 mg/kg 是日本儿童患者批准的最高剂量,3 h 是美罗培南药液在室温保持稳定性的最长时间,此给药方案恰好能杀灭对美罗培南中介的细菌。

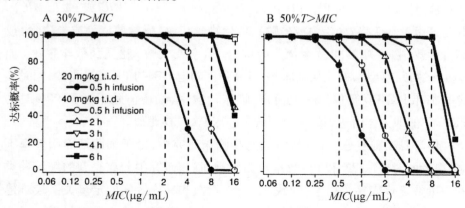

图 7-4　美罗培南在不同给药方案下达到抑菌(A: 30%$T>MIC$)和杀菌(B: 50%$T>MIC$)效应的概率

三、各类抗菌药物药动学/药效学特点

(一) β-内酰胺类

β-内酰胺类是化学结构式中含有典型或非典型 β-内酰胺环的一大类抗菌药物,包括青霉素类、头孢菌素类、酶抑制剂复方制剂及碳青霉烯类等,主要通过作用于青霉素结合蛋白,抑制细菌细胞壁合成发挥抗菌作用。β-内酰胺类抗菌药物大多数品种主要经肾排泄,肾功能不全时,药物 $t_{1/2}$ 延长,故应根据不同肾功能调整剂量和给药间隔。头孢哌酮、头孢曲松等主要或部分经肝胆系统排泄。该类药物抗菌谱广、活性强、毒性低且品种多,是临床上常用的重要抗菌药物。

从 PK/PD 角度看,该类药物多属于典型的时间依赖性抗菌药物,多数无或具有短的 PAE。β-内酰胺类药物与疗效的相关的 PK/PD 指数为 $f\%T>MIC$,不同类别药物的 $f\%T>MIC$ 靶值不同,青霉素类为 $40\% \sim 50\% fT>MIC$,头孢菌素类为 $60\% fT>MIC$,碳青霉烯类为 $40\% fT>MIC$,哌拉西林他唑巴坦为 $50\% fT>MIC$。有研究结果显示,$f\%T>MIC$ 越高,达到 $f\%T>4 \sim 5 \times MIC$,疗效越好[8]。

重症感染或感染病原菌 MIC 较高时,β-内酰胺类药物可通过增加给药次数、延长输注时间来提高 $f\%T>MIC$,达到优化治疗的目的。例如,美罗培南常规剂量为 $1\,g$/次,静脉滴注 $2 \sim 3$ 次/天,广泛耐药的革兰氏阴性菌感染或中枢神经系统感染,美罗培南的剂量可增至 $2\,g$ q8 h.,延长滴注时间($3 \sim 4\,h$)。

(二) 氨基糖苷类

氨基糖苷类临床上主要有庆大霉素、妥布霉素等天然氨基糖苷类和阿米卡星、异帕米星等半合成氨基糖苷类。氨基糖苷类抗菌药物 PK/PD 的特点属于浓度依赖性,且 PAE 较长,为 $0.5 \sim 7.5\,h$。预测疗效的 PK/PD 靶值主要为 $C_{max}/MIC \geqslant 8 \sim 10$ 或 $AUC_{24}/MIC \geqslant 100$。由于该类药物 PK/PD 特点及耳和肾对该药的摄取具有饱和性,氨基糖苷类药物推荐的给药方式多为每日一剂,以获得抗菌作用所需的较高的 C_{max},同时又可减少毒性,还能通过减少细菌与药物的接触时间,来防止产生钝化酶。需要注意的是,在儿童使用氨基糖苷类药物时不应追求最佳 PK/PD 效果而增加每日剂量,因为儿童体内氨基糖苷类药物的耳毒性与剂量呈正相关,常规剂量耳毒性发生率 2.8%,而高剂量时可达 44%。

（三）大环内酯类

大环内酯类是指分子结构中具有 14~16 碳内酯环的抗菌药物的总称。第一代是红霉素及其酯类衍生物，第二代有阿奇霉素、克拉霉素等，第三代包括泰利霉素和喹红霉素。以红霉素为代表的部分大环内酯类药物属于短 PAE，且 $t_{1/2,\beta}$ 短，$\%T{>}MIC$ 为预测疗效的 PK/PD 指数，通常需要每日多次给药。而克拉霉素及阿奇霉素具有长 PAE 和长 $t_{1/2,\beta}$，克拉霉素对葡萄球菌和链球菌的 PAE 为 4~6 h，预测疗效的 PK/PD 指数为 AUC_{24}/MIC，靶值为 25；阿奇霉素对肺炎链球菌的 PAE 为 4.7 h，对流感嗜血杆菌的 PAE 甚至达到 8 h，当 $fAUC_{24}/MIC$ 达 25~35 时，阿奇霉素可有效清除病原菌。对于泰利霉素，当 $fAUC_{24}/MIC > 3.375$ 可有效清除肺炎链球菌。

（四）喹诺酮类

喹诺酮类是人工合成抗菌药物，通过阻断细菌 DNA 复制发挥抗菌作用。这类药物的抗菌谱较广、易吸收、组织浓度高，常用药物有左氧氟沙星片、莫西沙星及环丙沙星，主要针对肺部、尿路感染。喹诺酮类属于有一定 PAE 的浓度依赖性抗菌药物，PK/PD 评价指标为 AUC_{24}/MIC 和 C_{max}/MIC，其比值大小与这类药物治疗感染的疗效、细菌清除和防耐药突变密切相关。一般对于革兰氏阴性菌，$AUC_{24}/MIC \geqslant 125$ 或 $C_{max}/MIC \geqslant 8$ 时，可获得良好的临床疗效和杀菌效果，并可有效减少细菌产生耐药性。治疗革兰氏阳性菌感染所需的 AUC_{24}/MIC 靶值为 30~40。

近年来，在优化喹诺酮类药物疗效的研究中，常需评价抗菌药物在耐药突变选择窗中存在的时间百分比（T_{MSW}）和 MPC。与传统 PK/PD 指数相比，T_{MSW} 和 MPC 在兼顾感染控制的同时，可显示更有效地限制耐药突变体选择的能力。研究结果表明，$T_{MSW}<20\%$ 是预测防止出现耐药的有效参数。左氧氟沙星和莫西沙星采用每日一剂的给药方式，而环丙沙星由于半衰期短，不良反应有一定浓度依赖性，仍然采用每日分 2~3 次的给药方式。

（五）四环素类和替加环素

四环素类是快速抑菌的广谱抗菌药物，通过抑制肽链延长和蛋白质合成发挥抗菌作用。主要品种有四环素、多西环素和米诺环素。四环素类抗菌药物 PAE 较长，PK/PD 指数是 AUC/MIC。米诺环素抑制甲氧西林耐药的金黄色葡萄球菌(methicillin-resistant *Staphylococcusaureus*，MRSA)的 AUC_{24}/MIC 值约为 200；对于鲍曼不动杆菌，需要 $fAUC_{24}/MIC$ 靶值为 15~20。

替加环素是首个甘氨酰环类抗菌药物，是米诺环素的衍生物，对革兰氏阳性菌、革兰氏阴性菌、厌氧菌和非典型病原体均具有抗菌活性，尤其对多耐药革兰氏阴性菌包括产 ESBL 的肠杆菌科细菌和碳青霉烯类耐药的鲍曼不动杆菌具有良好的抗菌活性。对铜绿假单胞菌和变形菌属细菌无抗菌活性。替加环素具有较长的 PAE，对大肠埃希菌体外和体内 PAE 分别为 1.8~2.9 h 和 4.9 h，对肺炎链球菌为 8.9 h。最佳 PK/PD 指数为 AUC/MIC，靶值为 17.9，对于社区获得性肺炎患者，当 $fAUC_{24}/MIC \geqslant 12.8$ 时可取得较好疗效。

(六)噁唑烷酮类

噁唑烷酮类主要有利奈唑胺和特地唑胺，对包括 MRSA、万古霉素耐药肠球菌(vancomycin resistant enterococcus，VRE)和青霉素耐药肺炎链球菌在内的革兰氏阳性菌有强大的抗菌活性。其抗菌作用机制的独特之处是与 50S 亚基结合阻断 70S 起始复合物形成。唑烷酮类具有长 PAE，其 PK/PD 指数为 AUC/MIC。利奈唑胺对肺炎链球菌和金黄色葡萄球菌的 PAE 分别为 3.6~3.9 h，PK/PD 靶值为 $AUC_{24}/MIC > 100$。特地唑胺抗菌谱同利奈唑胺，在金黄色葡萄球菌肺炎感染模型中，抑制及降低 $1-\log_{10}$ CFU/肺的葡萄球菌的 $fAUC_{24}/MIC$ 靶值分别为 20.0 和 34.6。

(七)糖肽类

糖肽类抗菌药物有万古霉素、去甲万古霉素和替考拉宁，通过抑制细胞壁合成发挥抗菌作用，主要用于革兰氏阳性菌，尤其是 MRSA 引起的各种感染。该类药物具有长 PAE，其 PK/PD 评价指数为 AUC/MIC。万古霉素对于 MRSA 所致的严重感染应达到 $AUC_{24}/MIC \geqslant 400 ~ 600$。替考拉宁的 PAE 为 0.2~4.5 h，治疗一般感染时 $AUC_{24}/MIC \geqslant 125$ 可达到较好的治疗效果；治疗重症感染时则需要 $AUC_{24}/MIC \geqslant 345$。同时，治疗初期是替考拉宁发挥疗效的重要阶段，临床上采用负荷给药(400 mg 或 6 mg/kg，q12 h.，连续 3 次)以确保谷浓度大于 15 mg/L，骨关节感染应维持谷浓度大于 20 mg/L，感染性心内膜炎应维持谷浓度大于 30 mg/L。

（八）环脂肽类

达托霉素是一种新型环脂肽类抗菌药物，对包括 MRSA 和 VRE 在内的绝大多数革兰氏阳性菌均具有快速杀菌活性。达托霉素为浓度依赖性抗菌药物，AUC/MIC 为最佳 PK/PD 评价指数，目标靶值为 666，评价杀菌作用的 $fAUC_{24}/MIC$ 值为 788~1 460。达托霉素可被肺表面活性物质灭活，不适用于肺部感染。

（九）多黏菌素类

目前用于临床的多黏菌素类主要为多黏菌素 B 硫酸盐、多黏菌素 E 硫酸盐和甲磺酸盐。两者具有相似的抗菌谱，对各类临床高度耐药革兰氏阴性菌均具有良好的体外抗菌活性，多重耐药、广泛耐药铜绿假单胞菌、鲍曼不动杆菌和产碳青霉烯酶的肠杆菌科细菌等对多黏菌素类的耐药率低，但存在异质性耐药现象，可影响体内疗效。多黏菌素 B 对铜绿假单胞菌的杀菌效果与 $fAUC/MIC$ 相关，小鼠肺部感染模型中雾化吸入多黏菌素 B 对铜绿假单胞菌的 PK/PD 指数的测定结果显示，AUC_{24}/MIC 在上皮细胞衬液中为 1326~1506，在血浆中为 3.14~4.03。多黏菌素 E 的 PK/PD 指数为 $fAUC/MIC$，对于小鼠大腿感染模型达到 2-log 菌落计数降低的靶值为 27.6~36.1，对于小鼠肺部感染模型则是 36.9~45.9。

（十）抗真菌药

抗真菌药可分为四大类：多烯类、吡咯类、棘白菌素类和氟胞嘧啶类。吡咯类又可分为咪唑类和三唑类。咪唑类以酮康唑、咪康唑、克霉唑等为代表。三唑类有氟康唑、伊曲康唑、伏立康唑、泊沙康唑及新上市的艾沙康唑。吡咯类抗真菌药主要通过抑制细胞色素 P450 酶介导的 14α-甾醇去甲基化，抑制真菌细胞膜上麦角固醇生物合成，从而破坏真菌细胞膜的完整性，达到抑制真菌生长的目的。吡咯类属于 $PAFE$ 较长的药物，$fAUC/MIC$ 是其主要的 PK/PD 指数。念珠菌感染动物模型中，不论是敏感或耐药的白色念珠菌、热带假丝酵母菌或克柔念珠菌，三唑类抗真菌药的 $fAUC_{24}/MIC$ 为 25~50 时，可达到 50% 的最大杀菌效果。曲霉感染动物模型中，泊沙康唑、伏立康唑及艾莎康唑的药效较好，$fAUC/MIC$ 靶值更低，达到抑菌效果所需的 $fAUC_{24}/MIC$ 仅为 1.7~11，且敏感菌和耐药菌的靶值相近。

临床应用研究中,氟康唑治疗口咽念珠菌感染的 $fAUC_{24}/MIC > 25$ 时,临床治愈率为 91%~100%;当 $fAUC_{24}/MIC < 25$ 时,治愈率仅为 27%~35%。其他的侵袭性念珠菌感染的研究结果也证实氟康唑的 $fAUC_{24}/MIC$ 为 25~50 时与临床疗效密切相关。在新型隐球菌性脑膜炎小鼠模型中,氟康唑达到最大杀菌效果所需的 AUC/MIC 为 389。伏立康唑治疗念珠菌病的临床研究结果显示,$fAUC_{24}/MIC = 20$ 为预测临床疗效的 PK/PD 靶值,当>20 时,临床治愈率可达 72%~92%。而对于侵袭性曲霉感染,伏立康唑的药效则与谷浓度密切相关,当谷浓度约为 2 mg/L 时,临床疗效最佳。在侵袭性曲霉感染动物模型中,泊沙康唑达到静态抑菌和 $1-\log_{10}$ CFU 抑菌效果所需的 $fAUC_{24}/MIC$ 值分别为 1.1 和 2.1。在侵袭性曲霉感染动物模型中,艾沙康唑达到静态抑菌和 $1-\log_{10}$ CFU 抑菌效果所需的 $fAUC_{24}/MIC$ 值分别为 5 和 11。

多烯类抗真菌药物以两性霉素 B 为代表,尽管其毒性大,但在危重真菌感染时仍是最重要的治疗选择,在抗真菌治疗相关指南中常被推荐作为一线药物使用。两性霉素 B 为浓度依赖性并具有较长 $PAFE$ 的药物,免疫抑制小鼠感染模型中,两性霉素 B 的 $PAFE$ 长达 20 h。其 PK/PD 指数为 C_{max}/MIC 和 AUC/MIC。两性霉素 B 脂质体的临床推荐剂量是普通两性霉素 B 的 5 倍左右,相应的普通两性霉素 B 的 PK/PD 指数 C_{max}/MIC 为 2~3,两性霉素脂质复合体(ABLC)和两性霉素 B 脂质体(LAMB)PK/PD 指数:$C_{max}/MIC = 40$ 或 $AUC_{24}/MIC > 100$。

棘白菌素类对假丝酵母为杀菌剂,对曲霉为抑菌剂。该类药物为浓度依赖性且具有较长 PAFE 效应的药物,其主要 PK/PD 指数为 fC_{max}/MIC 或 $fAUC/MIC$。在白色念珠菌感染动物模型中,当 $fC_{max}/MIC>1$ 或 $fAUC_{24}/MIC$ 为10~20 时,可达到 $1-\log_{10}$ CFU/mL 单位的杀菌效果,但对近平滑念珠菌和平滑念珠菌的靶值较白色念珠菌高 2~3 倍。侵袭性曲霉体内感染模型中的靶值较念珠菌属高很多,达到静态抑菌效果所需的 fC_{max}/MIC 为 10~20。侵袭性念珠菌感染的临床研究中,当米卡芬净的 $fAUC_{24}/MIC > 25$ 时,临床治愈率为 98%;$fAUC_{24}/MIC < 25$ 时,治愈率为 84%。

氟胞嘧啶类以 5-氟胞嘧啶为代表,该药为化学合成的抗真菌药,主要抗真菌谱为念珠菌属和隐球菌属,低浓度抑菌,高浓度杀菌。该类药物为时间依赖性,$PAFE$ 非常短,$\%T > MIC$ 为其 PK/PD 指数。在侵袭性念珠菌感染动物模型中,当 $\%T > MIC$ 为 40% 可达到静态杀菌效果。此外,氟胞嘧啶药物高浓度（>100 mg/L）时易引起毒性反应，因此临床用药时应降低给药剂量，增加给药次数（q8 h.或 q6 h.）。5-氟胞嘧啶一般应与其他抗真菌药物联合应用。

第二节　抗病毒药物药动学/药效学

一、概述

（一）病毒

病毒是一类结构简单的非细胞型微生物，包括肝炎病毒、流感病毒、人类免疫缺陷病毒（human immunodeficiency virus，HIV）和疱疹病毒等，所引起的病毒性传染病已严重威胁人类健康。自 1963 年第一种抗病毒药物碘苷获得批准以来，共有 13 类 90 种抗病毒药物被正式批准用于治疗人类病毒感染。

乙型肝炎病毒（hepatitis B virus，HBV）是直径 42~46 nm 的 DNA 病毒，丙型肝炎病毒（hepatitis C virus，HCV）是直径 45~86 nm 的线型 RNA 病毒。肝炎病毒主要通过性接触、共用针头、输血或母体传播，可导致肝炎、肝硬化、肝衰竭、门脉高压甚至肝癌。根据世界卫生组织全球健康调查，2014 年有 2.4 亿人感染 HBV，有 1.3 亿至 1.5 亿人感染 HCV。

HIV 是于 1983 年发现的获得性免疫缺陷综合征（acquired immune deficiency syndrome，AIDS）的病原体，直径为 95~166 nm 的 RNA 病毒，编码 15 种病毒蛋白质，可分为两种类型（HIV-1 和 HIV-2）。这种病毒主要攻击人体免疫系统中的 $CD4^+T$ 细胞，破坏患者免疫功能，导致致命性机会感染及恶性肿瘤的发生。

流感病毒可分为甲型、乙型和丙型，人类流感主要由甲型和乙型流感病毒引起。流感病毒通过呼吸道传播，主要是通过直接接触受污染的气溶胶或液滴传播，可从动物宿主如鸟类（如 H2N2、H5N1、H7N3 和 H9N2）、猪（如 H1N1 和 H3N2）或海豹（H7N7）传染给人类。流感病毒 2014 年重症病例达 300 万至 500 万，每年造成 25 万至 50 万人死亡。

疱疹病毒是一类有包膜、基因组为双链 DNA 的病毒，主要有单纯疱疹病毒（herpes simplex virus，HSV）1 型和 2 型，水痘-带状疱疹病毒（varicella-zoster virus，VZV），EB 病毒（Epstein-Barr virus，EBV）和人类巨细胞病毒（human cytomegalovirus，HCMV）等。2015～2016 年的流行病学调查显示 HSV－1 和 HSV－2 感染发病率分别达 47.8%和 11.9%[9]。

（二）抗病毒药物的主要药效学指标

1. 病毒载量

病毒载量（viral load）指感染者体内单位体积体液中的病毒含量。是一种衡量病毒感染严重程度的指标。

2. 持续病毒学应答

持续病毒学应答（sustained virologic response，SVR）指抗病毒治疗结束后,随访 6 个月或 12 个月以上,疗效维持不变,病毒仍保持阴性,无复发的状态。

二、各类抗病毒药物药动学/药效学研究方法及实例介绍

（一）广谱抗病毒药物

干扰素主要由造血细胞分泌,可刺激免疫系统进行抗病毒防御。目前有干扰素 α1、聚乙二醇干扰素 α2a 和聚乙二醇干扰素 α2b 被批准用于治疗 HBV 或 HCV 感染,聚乙二醇共价连接到干扰素是为了延长干扰素在血清中的半衰期。干扰素刺激免疫细胞（CD8+细胞和自然杀伤性 T 细胞）来增强对病毒的清除能力,其次刺激先天性抗病毒基因和蛋白质（如 APOBEC3A/B 和 MxA）的表达以阻止病毒复制。

利巴韦林的作用机制是抑制 IMP 从而抑制 GTP 的从头生物合成。利巴韦林与聚乙二醇干扰素 α2a 联合治疗 HCV 感染,能显著改善 SVR。三磷酸利巴韦林被批准用于流感治疗,能有效地抑制流感病毒的 RNA 聚合酶。此外,利巴韦林还用于治疗一些出血热病毒感染（如拉沙热）,对登革热病毒、诺如病毒和马尔堡病毒等有潜在活性。

Zhao 等[10]利用人血清白蛋白（human serum albumin，HSA）融合技术实现干扰素 α2b 和 HSA 融合蛋白的平衡 PK 和 PD,不可释放和可释放融合蛋白显示出相似的细胞表面受体结合亲和力,可释放的融合蛋白表现出的释放效率与体外抗病毒和抗增殖活性成比例地增加。如图 7－5 所示,干扰素 α2b 与 HSA 融合蛋白的药动学和药效学研究,图 A 为注射后 0~72 h 融合蛋白的血清

浓度,图 B 为融合蛋白在注射后 0~72 h 的血清抗增殖活性,图 C 为 AUC 表示的相对药动学和药效学。

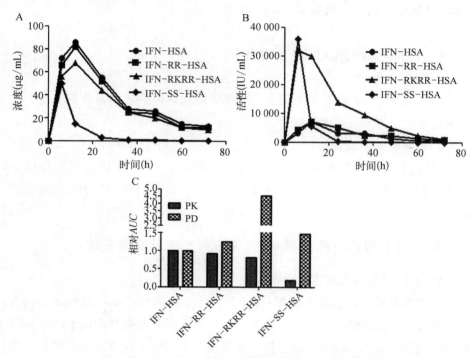

图 7-5 干扰素 α 2b 与 HSA 融合蛋白的药动学和药效学研究

Jin 等[11]用 71 名非洲裔患者和 73 名白种人患者利巴韦林浓度数据所建立的群体药动学模型,发现非洲裔患者的 Vp/F 高出 50%,以 SVR 为 PD 指标的多元 Logistic 回归模型中,确定 IL-28B 基因型、HOMA-IR(homeostasis model assessment of insulin resistance)和利巴韦林 AUC_{0-7} 为最终协变量,三者共同决定 SVR 的函数关系如图 7-6 所示。该PK/PD 研究为临床实践提出了建设性意见:提高患者的 SVR,尤其是 IL-28B TT 基因型患者,优化非洲裔患者利巴韦林血浆浓度最为关键。

（二）抗肝炎病毒药物

抗 HBV 药物主要是干扰素和核苷类似物。核苷类似物能终止 DNA 链的延长和合成,抑制病毒的 DNA 多聚酶和逆转录酶的活性,从而抑制病毒复制。目前用于 HBV 感染者的核苷类似物主要有拉米夫定、阿德福韦酯、恩替卡韦、

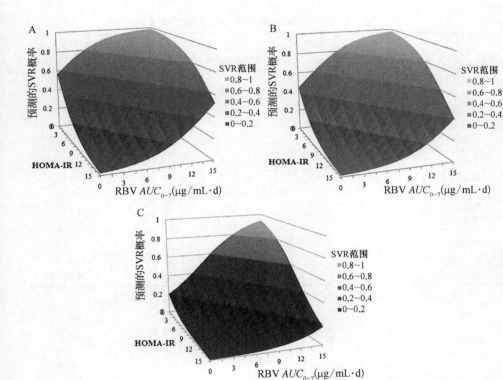

图 7-6 按 IL28B 基因型分层所预测得 SVR 概率(见彩图)

A. CC 基因型;B. CT 基因型;C. TT 基因型

替比夫定和替诺福韦酯。抗 HCV 药物除了干扰素和核苷类似物,还有直接抗病毒(direct-acting antiviral,DAA)药物,主要有索非布韦、特拉匹韦、波普瑞韦、司美匹韦和达拉他韦等,通过直接靶向抑制 HCV 的蛋白酶(NS3/4A、NS5A、NS5B)或病毒的其他位点来强烈抑制病毒复制。表 7-3[12] 显示部分已上市直接抗病毒药物的药动学参数。

Mallalieu 等[13]通过评估 setrobuvir 在健康受试者和慢性丙型肝炎患者中的药动学来评价其抗病毒效力,优化治疗。研究发现 200 mg、400 mg 和 800 mg setrobuvir 一天两次给药治疗的患者从基线到治疗结束(第 3 天)HCV RNA 的减少分别为-2.1、-2.2 和-2.9 $\log_{10}$ IU/mL。如图 7-7 所示,根据 HCV 基因型建立 $E_{\max}$ 模型,以 setrobuvir $C_{\min}$ 作为 PK 指标,以 HCV RNA log 降低值为 PD 靶标,发现达到 HCV RNA 相似降低幅度 1b 基因型感染的患者所需的 $C_{\min}$ 更低。

表 7-3　已上市的直接抗病毒药物的药动学参数[12]

药　物	T_{max} (h)	C_{max} (ng/mL)	C_{min} (ng/mL)	AUC (ng·h/mL)	V_d/F (L)	$t_{1/2}$ (h)	蛋白结合率 (%)
蛋白酶抑制剂							
格雷瑞韦	5.0	597	NR	4 800	NR	6~9	97
格拉瑞韦	2	165	18.0	1 420	1 250	24	>98.8
沃雷瑞韦	4	192	47	2 577	NR	33	>99
NS5A 抑制剂							
达拉他韦	1~2	1 534	232	14,122	47	12~15	± 99
艾尔巴韦	3	121	48.4	1 920	680	31	>99.9
来迪派韦	4.0	323	NR	7 290		47	>99.8
哌仑他韦	5.0	110	NR	1 430	NR	23~29	>99.9
维帕他韦	3	259	51	2 970	NR	15	>99.5
NS5B 抑制剂							
索非布韦/ GS-331007	0.5~2/2	NR	NR	1 010/7 200	NR	0.4/27	61~65/ 少量

注：NR 未报道；GS-331007 为索非布韦主要代谢物。

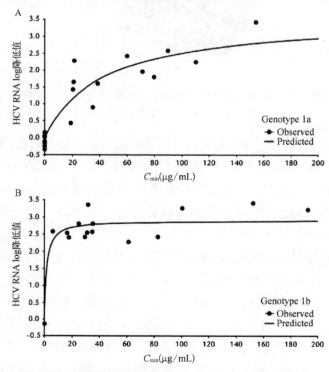

图 7-7　HCV1a(A)和 1b(B)基因型慢性丙型肝炎患者中病毒学应答与 setrobuvir C_{min} 的拟合曲线

（三）抗 HIV 药物

抗 HIV 药物可分为核苷类逆转录酶抑制剂（齐多夫定、米拉夫定、阿巴卡韦、替诺福韦、恩曲他滨等）、非核苷类逆转录酶抑制剂（奈韦拉平、地拉韦定、依非韦伦、利匹韦林等）、蛋白酶抑制剂（沙奎那韦、利托那韦等）、整合酶抑制剂（多替拉韦、拉替拉韦、艾维雷韦）、进入抑制剂（马拉卡韦）和融合酶抑制剂（恩夫韦肽）。该类药物可以长期抑制 HIV 复制，一般联合应用多种抗逆转录病毒药物来降低病毒复制效率，延缓疾病进程。2018 年 3 月美国 FDA 批准首个单抗药物 Ibalizumab，通过 CD4$^+$ 胞外结构域 2 非竞争性结合，Ibalizumab 能有效阻断 HIV - 1 进入细胞，还可与其他抗逆转录病毒药物联合使用。

Sherene 等[14]在Ⅱa 期临床试验中发现多替拉韦有很好的剂量-反应关系，如图 7 - 8 所示，发现多替拉韦给药间隔结束时浓度（C_τ）可以最好地预测血浆 HIV - 1 RNA 的减少。相似的，Yee 等[15]使用Ⅰ期临床试验密集采样数据和Ⅱb、Ⅲ期临床试验稀疏采样的多拉韦林浓度数据，建立群体药动学模型，以第 24 h 药物浓度（C_{24}）为 PK 指标，以达到< 50 copies/mL 的个体比例和病毒学失败比例为 PD 终点，建立多拉韦林的暴露反应关系，发现一天一次 100 mg 的多拉韦林作为选定剂量能满足临床需求。

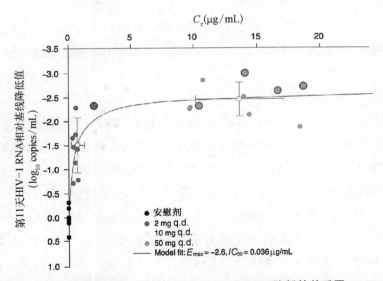

彩图 7 - 8

图 7 - 8 50 mg 多替拉韦 C_τ 与第 11 天 HIV - 1 RNA 降低的关系图（见彩图）

（四）抗流感病毒药物

抗流感病毒药物主要有 M_2 蛋白离子通道抑制剂（金刚烷胺和金刚乙胺）和神经氨酸酶抑制剂（扎那米韦和奥司他韦等）。M_2 蛋白离子通道抑制剂通过阻断 M_2 蛋白阻止病毒脱壳及其 RNA 的释放，干扰病毒进入细胞，使病毒早期复制中断。神经氨酸酶抑制剂通过抑制流感病毒的神经氨酸酶，从而改变流感病毒在感染细胞内的聚集和释放。

新型抗流感病毒药物 BAY 81 - 8781（D、L - 赖氨酸-乙酰水杨酸-甘氨酸）并非直接针对病毒，而是抑制了 NF - κB 途径的激活，从而阻碍流感病毒的传播。Droebner 等[16] 在小鼠感染模型中用不同浓度的 BAY81 - 8781 处理小鼠，如图 7 - 9 所示，BAY81 - 8781 对 H7N7 甲型流感病毒的抗病毒作用呈剂量依赖性。

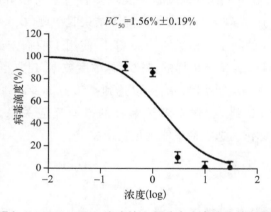

图 7 - 9　吸入 BAY 81 - 8781 治疗的小鼠肺中病毒滴度的剂量-反应曲线

（五）抗疱疹病毒药物

抗疱疹病毒药物主要有阿昔洛韦、喷昔洛韦、更昔洛韦和西多福韦等。2017 年日本上市的阿米那韦（ASP2151），通过抑制疱疹病毒解旋酶和引发酶的活性，抑制其 DNA 复制。为了确定和分析阿米那韦的 PK/PD 关系，Katsumata 等[17] 使用单纯疱疹病毒（herpes simplex virus, HSV）感染的小鼠模型评估了 HSV - 1 滴度与 C_{max}、AUC_{24} 和 $T>100\,ng/mL$ 的关系，三者均拟合良好，如图 7 - 10 所示。而后进一步分析，发现连续输注阿米那韦在血浆浓度为 79 ～ 145 ng/mL 时出现 HSV - 1 滴度的突越，表明在 HSV - 1 感染的小鼠中，阿米那韦的抗病毒功效与 PK 参数 $T>100\,ng/mL$ 时最为相关。

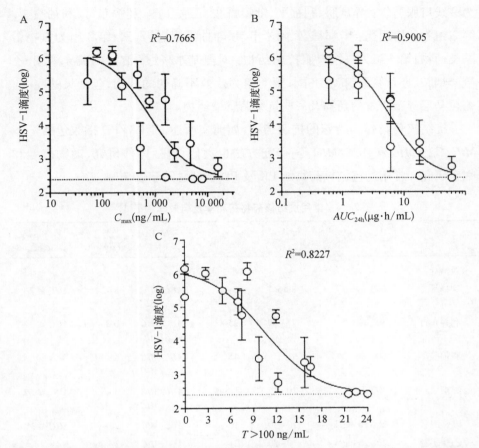

图 7-10　E_{max} 模型建立 HSV-1 滴度与 PK 参数（C_{max}、AUC_{24h}、$T>100\,ng/mL$）之间的关系

第三节　抗结核药物药动学/药效学

一、概述

　　结核病是由结核分枝杆菌引起的传染性疾病，是世界范围内第二大致死性传染病。2017 年全球新发结核病大约 1 010 万例，死亡 150 万例，我国是结核病高发的国家，结核病患者约占全球 12%。

　　《耐药结核病化学治疗指南（2015）》将抗结核药物主要分为 5 组。第 1 组为一线口服药物：异烟肼、利福平、吡嗪酰胺、乙胺丁醇、利福布汀、利福喷丁；第 2 组为注射用药：卡那霉素、阿米卡星、卷曲霉素、链霉素；第 3 组为氟喹诺酮类药物；第 4 组为二线口服抗菌药物：对氨基水杨酸（钠）、丙硫异烟胺、乙硫异烟胺、环丝氨酸、特立齐酮；第 5 组为疗效不确切的药物，包括贝达喹啉、德拉马尼等新研发的药物及一些抗细菌感染药物。

抗结核药物作为特殊的抗菌药物，如前文所述，其 PK/PD 指数包括$\%T>MIC$、C_{max}/MIC 和 AUC/MIC 等，研究方法也类似，包括体外研究、动物模型和临床研究。常用的抗结核药物的 PK 及 PD 特征总结于表 7-4。

表 7-4　常用抗结核药物药动学及药效学特征[18]

	剂　量	蛋白结合率（%）	半衰期（h）	PK/PD指数	治疗范围（μg/mL）	不良结局阈值
一线治疗						
利福平	600 mg	88.6	3~4	AUC/MIC C_{max}/MIC	8~24	$AUC \leqslant 13$
利福布汀	300 mg	71~85	25~36	AUC/MIC C_{max}/MIC	0.3~0.9	$AUC \leqslant 13$
利福喷丁	600 mg	98	15	AUC/MIC C_{max}/MIC	8~30	N/A
异烟肼	300 mg	10~15	1.5 或 4	AUC/MIC C_{max}/MIC	3~6	$AUC \leqslant 52$
吡嗪酰胺	25~30 mg/kg	10~40	10	AUC/MIC	20~60	$AUC \leqslant 363$
乙胺丁醇	20~25 mg/kg	10~30	2~4	AUC/MIC	2~6	N/A
链霉素	15 mg/kg	34	3	C_{max}/MIC AUC/MIC	35~45	N/A
二线治疗						
左氧氟沙星	500 ~ 1 000 mg q.d.	24~38	9	AUC/MIC C_{max}/MIC	8~12	N/A
莫西沙星	400 mg	30~50	7	AUC/MIC C_{max}/MIC	3~5	N/A
环丝氨酸	10~15 mg/kg	<20%	7~10	N/A	20~35	N/A
对氨基水杨酸	4 g b.i.d	50~60	0.75~1	N/A	20~60	N/A
乙硫酰胺	15~20 mg/kg	30	2~9	N/A	1~5	N/A
氯法齐明	100 mg	N/A	70 天	N/A	0.5~4	N/A
利奈唑胺	600 mg	31	5~6	$\%T>MIC$	12~26	N/A

注：N/A 暂无数据。

二、一线抗结核药物药动学/药效学研究方法及实例介绍

(一)异烟肼

异烟肼对结核杆菌具有高度选择性,对生长旺盛的活动期结核杆菌有强大的杀灭作用,对静止期结核杆菌仅有抑菌作用。在中空纤维模型和动物感染模型中,AUC/MIC 是与异烟肼杀菌效果相关性最好的 PK/PD 指数。在结核分枝杆菌造成肺部空洞时,异烟肼的 PK/PD 靶值为 $AUC_{24}/MIC = 567$。给药 300 mg 后的峰浓度应为 3~5 μg/mL,如果峰浓度小于 2 μg/mL 可以增加剂量。

赵皎洁等[19]利用中空纤维模型绘制 0~1 200 mg 异烟肼的杀菌曲线图,如图 7-11 所示,随着剂量增加,杀菌作用并没有显著提高,在早期曲线下降最为明显,在第 6~7 天菌量又开始回升。进一步研究发现相比于空白对照组,50~1 200 mg 异烟肼处理组的耐药率均有大幅提高,在 150 mg 和 300 mg 组分别达到了总菌量的 46% 和 49%。

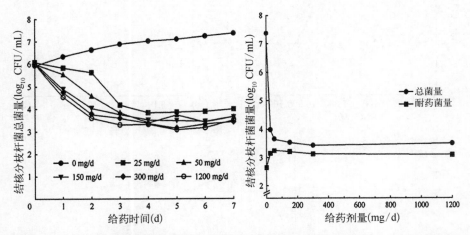

图 7-11　0~1 200 mg 异烟肼杀菌曲线图(左)以及第 7 天总菌量和 0.2 mg/mL 异烟肼耐药菌量与给药剂量作用关系图(右)

(二)利福平

利福平是目前治疗结核病最有效的药物之一,通过与 RNA 多聚酶的 B 亚单位结合,阻止 RNA 多聚酶与 DNA 连接,从而阻断蛋白合成,rpoB 基因突变导致利福平耐药性的产生。在小鼠模型内进行的短期剂量分馏实验证明利福

平的 AUC/MIC 是与活性最相关的 PK/PD 指数。但中空纤维感染模型的结果表明 C_{max}/MIC 与抑制耐药和 PAE 的关系最密切，当 $C_{max}/MIC = 175$ 时，其耐药抑制效果最佳。大多数患者在口服 600 mg 利福平后的目标 C_{max} 为 8 ~ 24 μg/mL。利福平作为浓度依赖性药物，根据临床经验增加剂量可以改善治疗效果，但有研究发现即使剂量达到 1 200 mg，利福平的作用效果依然没有达到最高值，利福平的最佳给药剂量还需进一步研究确定。

Jayaram 等[20]利用小鼠气溶胶感染模型，发现与结核分枝杆菌细菌计数减少最相关的 PK/PD 指数为 $AUC/MIC(R^2 = 0.95)$，如图 7－12 所示，而 $C_{max}/MIC(R^2 = 0.86)$ 和 $T > MIC (R^2 = 0.44)$ 的相关度较小。

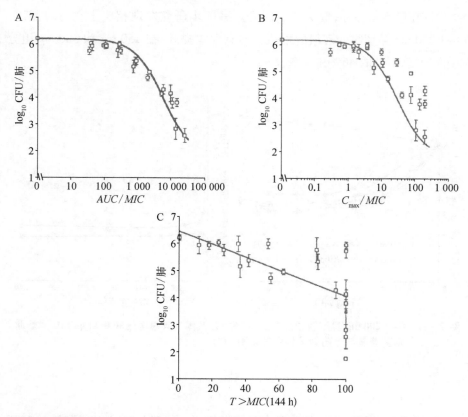

图 7－12　利福平的 AUC/MIC、C_{max}/MIC 和 $T>MIC$ 与结核分枝杆菌肺组织 $\log_{10}$ CFU 的关系图

（三）吡嗪酰胺

吡嗪酰胺经结核分枝杆菌体内的酰胺酶转化为吡嗪酸，发挥抗菌作用。抗菌活性与环境 pH 有关，对结核分枝杆菌有较强的抑制和杀灭作用。吡嗪酰胺在 pH 为 5.8 的条件下，EC_{90}时 $AUC_{24}/MIC = 209$，达到 $0.5\ log_{10}$、$1.0\ log_{10}$ 和 $2.0\ log_{10}$ CFU/mL 降低 AUC_{24}/MIC 比分别为 9.43、20.26 和 66.67。抑制耐药性的产生则与 $\%T{>}MIC$ 有关。为达到 $C_{max}{>}35$ 和（或）$AUC_{24}{>}363$ 的治疗靶值，给药剂量应在 $30{\sim}40$ mg/kg 的范围内。若要达到 $AUC_{24}/MIC > 11.3$ 的目标靶值，给药剂量应大于 80 mg/kg。蒙特卡罗模拟显示，给药剂量高于目前推荐的 2 g/d 更有可能达到以上靶值，但可能存在安全性问题。

（四）乙胺丁醇

乙胺丁醇是人工合成的乙二胺衍生物，渗入结核分枝杆菌体内干扰 RNA 合成，对繁殖期结核杆菌有较强的抑制作用，对静止期细菌几乎无作用。乙胺丁醇最佳 PK/PD 指数为 AUC/MIC，EC_{50} 时 $AUC_{24}/MIC = 119$。

第四节　抗寄生虫药物药动学/药效学

一、概述

全球约有 30 亿人被 342 种人类寄生虫感染。根据 WHO 2018 年的调查统计显示，2017 年全世界共发生 2.19 亿例疟疾，其中 43.5 万人死于该病，非洲区域占全世界疟疾病例总数的 92%。2013 年全国人体重要寄生虫病现状调查[21]显示，31 个省级行政区被检查的 350 000 人中查出 24 种感染蠕虫，蠕虫感染率是 20%，其中土源性线虫感染率是 18%，推算出全国感染土源性线虫约有 2.6 亿人；感染带绦虫约为 0.15%，推算全国感染者约为 0.195 亿人；感染华支睾吸虫约为 0.45%，推算全国感染者约为 0.585 亿人，其中 12 岁以下的儿童蛲虫感染率约为 9%。

二、各类抗寄生虫药物药动学/药效学研究方法及实例介绍

（一）抗疟药

1. 青蒿素类

青蒿素是我国自行研制的抗疟药物，青蒿素类药物包括青蒿素及其衍生

物双氢青蒿素、青蒿琥酯、蒿甲醚、蒿乙醚等，其作用快速、不良反应轻微、疗效良好，是抗疟治疗的首选用药。其作用机制是产生导致溶血和裂解受感染细胞的自由基，最终对疟原虫的细胞结构及功能造成破坏，使疟原虫凋亡。

根据疟原虫的生长规律及青蒿素类抗疟药的作用机制，Lohy 等[22]建立了青蒿琥酯在疟疾患者中的PK/PD模型。如图 7-13 所示，首先假定在没有任何药物的情况下，寄生虫以指数级增长，每 48 h 无性繁殖约 10 倍。其次采用群体药动学模型预测的血浆双氢青蒿素浓度与药物依赖性杀灭寄生虫速率（K_{KILL}）关联起来 $[K_{KILL} = E_{max} \cdot C_e / (EC_{50} + C_e)]$。建立直接的和延迟的浓度-效应 E_{max} 模型，延迟效应模型将 PK 模型的中央室与产生 PD 效应的假设红细胞内效应室联系起来。

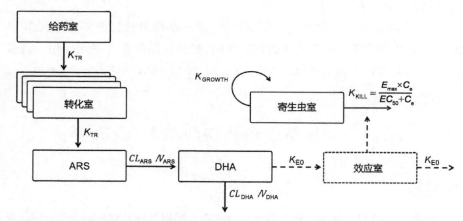

图 7-13　青蒿琥酯（ARS）及其活性代谢物双氢青蒿素（DHA）在单纯疟疾患者中的群体药动学/药效学模型示意图

C_e 预测效应室 DHA 浓度；CL 清除率；EC_{50} 产生 50%最大寄生虫杀灭效率的浓度；E_{max} 最大寄生虫杀灭效率；K_{E0} 控制药物延迟效应的效应室速率常数；K_{GROWTH} 寄生虫增殖速率，固定为每 48 h 10 倍的增殖速率；K_{TR} 一阶转运吸收率常数 $[K_{TR} = (n + 1) /$ 平均转运时间$]$；V 表观分布容积

2. 喹啉类

喹啉类抗疟药主要有奎宁、氯喹、羟氯喹、伯氨喹、哌喹等，4-氨基喹啉类抗疟药对处于红细胞内期的疟原虫具有明显的杀灭作用，8-氨基喹啉类抗疟药对治疗继发性红细胞外期的疟疾症状有显著的疗效。其作用机制是通过与血红素结合进而抑制血红素聚合酶，破坏疟原虫膜功能，导致细胞裂解和疟原虫细胞自消化从而诱导疟原虫凋亡。

单剂 10 mg/kg、20 mg/kg、30 mg/kg 和 50 mg/kg 氯喹给药下，小鼠疟疾模型

的疟原虫杀灭曲线,如图 7-14 所示[23]。在给药约 2 天后,各剂量组疟原虫载量降至最低点,分别为 1%、0.04%、0.008%和 0.004%,而后疟原虫数量又反弹。

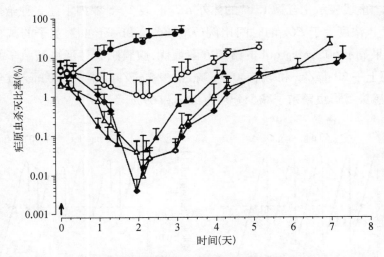

图 7-14　单次腹膜内注射氯喹后小鼠体内的疟原虫杀灭曲线

在接种 10^7 伯氏疟原虫寄生红细胞后 64 h,给予氯喹(↑)。● 对照组;
○ 10 mg/kg;▲ 20 mg/kg;△ 30 mg/kg;◆ 50 mg/kg

3. 二氢叶酸还原酶抑制剂

二氢叶酸还原酶抑制剂代表药物为乙胺嘧啶,用于抑制疟原虫的二氢叶酸还原酶,影响疟原虫叶酸代谢过程从而干扰疟原虫的 DNA 合成,导致疟原虫的生长繁殖受到抑制。

(二) 其他抗原虫药

1. 抗弓形虫药

弓形虫病是一种由刚地弓形虫引起的专性胞内寄生原虫病。在人体免疫不足时会在大脑和眼睛中引起严重感染或全身感染。此外,孕妇的原发性弓形虫感染可导致胎儿死亡或脑部损害。目前乙胺嘧啶联合磺胺嘧啶、甲氧苄啶联合磺胺甲噁唑及螺旋霉素是弓形虫病临床治疗的首选,二线治疗药物主要有阿托伐醌和大环内酯类。

碰撞激酶抑制剂(bumped kinase inhibitor, BKI)是弓形虫钙依赖性蛋白激酶 1 的有效抑制剂。Hulverson 等[24]开展了此类化合物 1517 的动物药动学和体外药效学研究。如图 7-15 所示,模拟了 60 mg/kg q.d.、上午 20 mg/kg 和下午 40 mg/kg 及上午 5 mg/kg 和下午 10 mg/kg 化合物 1517 给药方案的血浆药物浓度。虚线表示化合物 1517 的体外 EC_{50}。表 7-5 罗列了此 3 种给药方案下的 C_{max}、浓度大于 EC_{50} 的时间比例($f\,T/EC_{50}$)和弓形虫繁殖子的减少百分率。结果显示 60 mg/kg q.d.的给药方案最优,腹膜感染弓形虫繁殖子减少达 99%,而上午 20 mg/kg 和下午 40 mg/kg、上午 5 mg/kg 和下午 10 mg/kg 给药方案腹膜感染弓形虫繁殖子减少分别为 93% 和 69%。

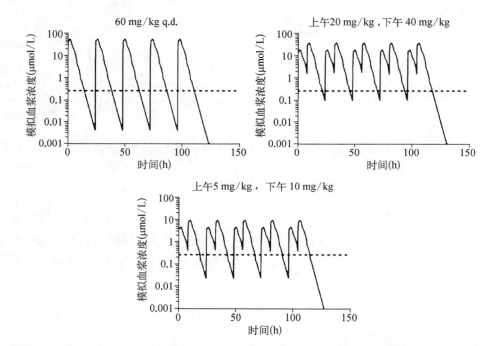

图 7-15 **60 mg/kg q.d.、上午 20 mg/kg 和下午 40 mg/kg 及上午 5 mg/kg 和下午 10 mg/kg 化合物 1517 给药方案的模拟血浆药物浓度**

表 7-5 **60 mg/kg q.d.、上午 20 mg/kg 和下午 40 mg/kg 及上午 5 mg/kg 和下午 10 mg/kg 化合物 1517 给药方案下弓形虫繁殖子减少百分率**

化合物 1517 剂量(5 天)	60 mg/kg q.d.	上午 20 mg/kg 下午 40 mg/kg	上午 5 mg/kg 下午 10 mg/kg
弓形虫繁殖子减少百分率(%)	99	93	69
C_{max}(μmol/L)	57.4	38.6	9.8
$f\,T/EC_{50}$	0.56	0.83	0.71

2. 抗滴虫药

阴道毛滴虫是一种常见的泌尿生殖道寄生虫，主要寄生于女性阴道和尿道，以及男性尿道和前列腺内，可引起滴虫性阴道炎、尿道炎和前列腺炎。滴虫性阴道炎全世界每年约有1.8亿例患者。目前治疗药物主要有甲硝唑、替硝唑等咪唑类药物。

Nix等[25]开展了甲硝唑对阴道毛滴虫的杀灭作用的研究，发现其呈浓度依赖性，如图7-16所示，其中杀灭速率由菌落计数的对数减少值除以暴露时间得出，甲硝唑浓度/最低致死浓度(minimum lethal concentrations，*MLC*)与滴虫杀灭速率存在一定关系，表明*C/MLC*是甲硝唑重要的PK/PD指数。

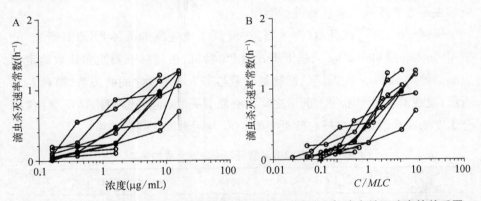

图7-16　甲硝唑浓度(A)和甲硝唑浓度/最低致死浓度(B)与滴虫杀灭速率的关系图

3. 抗锥虫药

2017年美国FDA批准了苯并乙唑用于患有查加斯病(Chagas disease)的2~12岁儿童。查加斯病称为美洲锥虫病，是一种由克由氏锥虫引起的热带寄生虫疾病，传播途径包括与某些昆虫的粪便接触、输血或母婴传播。美国约有30万人患有查加斯病，苯并乙唑是美国批准用于治疗查加斯病的首例治疗药物。

(三) 抗蠕虫药

1. 抗线虫药

绝大多数线虫都是生活于土壤或水体中，只有少部分线虫寄生于人体，常见的有钩虫、蛔虫、蛲虫、鞭虫、旋毛虫等，治疗药物主要有阿苯达唑、甲苯咪唑、哌嗪、左旋咪唑等。

Schulz 等[26]开展了阿苯达唑在儿童患者中的 PK 研究,分析了血浆、全血和微量血液样品(干点法和 Mitra 微量采样器采血)中的阿苯达唑及其代谢物阿苯达唑亚砜和阿苯达唑砜。上述四种基质中阿苯达唑及其代谢物的药时曲线相似,PK 参数 $t_{1/2}$(约 1.5 h)、T_{max}(约 2 h)和 C_{max}(12.5 ~ 26.5 ng/ml)相似。微量采样可用于未来的阿苯达唑 PK 研究。

2. 抗吸虫药

吸虫呈扁平的叶状或舌状,具口吸盘和腹吸盘,引起人类感染的主要有血吸虫、肝片吸虫、肺吸虫等。因为部分地区有生食或半生食淡水鱼虾等的饮食习惯,我国各地不断有散发病例及小规模暴发的出现。临床上主要使用广谱抗蠕虫药吡喹酮或阿苯达唑进行治疗。

Bustinduy 等[27]在儿童(3 ~ 8 岁)中开展了吡喹酮的群体 PK/PD 研究,分析 40 mg/kg 或 60 mg/kg 剂量下患儿的 PK 特征,根据标准粪便卵计数确定治愈率。使用 Logistic 回归评估药物暴露量与寄生虫治愈之间的关系,如表 7-6 所示,发现治愈率与吡喹酮剂量之间没有显著关联,而是吡喹酮 AUC。评价拟合优度的 AIC 值数据支持右旋吡喹酮 AUC 与治愈率之间的关系。

表 7-6　吡喹酮暴露量与治愈率之间的关系

参　数	未调整的 OR	P 值	调整的 OR	P 值	AIC
吡喹酮剂量	1.03(0.97 ~ 1.10)	0.29	1.02(0.96 ~ 1.09)	0.48	64.8
左旋吡喹酮 AUC(log)	1.67(0.85 ~ 3.30)	0.13	1.57(0.77 ~ 3.20)	0.20	63.6
右旋吡喹酮 AUC(log)	2.98(1.40 ~ 6.32)	0.004	2.99(1.36 ~ 6.59)	0.005	54.1
总吡喹酮 AUC(log)	2.31(1.21 ~ 4.40)	0.009	2.24(1.15 ~ 4.37)	0.015	58.0

（黄志伟,张　菁）

参考文献

[1] Dudhani R V, Turnidge J D, Coulthard K, et al. Elucidation of the Pharmacokinetic/Pharmacodynamic Determinant of Colistin Activity against Pseudomonas aeruginosa in Murine Thigh and Lung Infection Models [J]. Antimicrob Agents Chemother, 2010, 54(3): 1117 - 1124.

[2] Nielsen E I, Cars O, Friberg L E. Pharmacokinetic/pharmacodynamic (PK/PD) indices of antibiotics predicted by a semimechanistic PKPD model: a step toward model-based dose

optimization[J]. Antimicrob Agents Chemother, 2011, 55(10): 4619 - 4630.

[3] 张菁,吕媛,于凯江,等. 抗菌药物药代动力学/药效学理论临床应用专家共识[J]. 中华结核和呼吸杂志, 2018, 41(6): 409 - 446.

[4] Wu X, Zhang J, Guo B, et al. Pharmacokinetics and Pharmacodynamics of Multiple-Dose Intravenous Nemonoxacin in Healthy Chinese Volunteers [J]. Antimicrob Agents Chemother, 2015, 59(3): 1446 - 1454.

[5] Berkhout J, Melchers M J, van Mil A C, et al. Pharmacodynamics of Ceftazidime and Avibactam in Neutropenic Mice with Thigh or Lung Infection [J]. Antimicrob Agents Chemother, 2015, 60(1): 368 - 375.

[6] MacGowan A, Tomaselli S, Noel A, et al. The pharmacodynamics of avibactam in combination with ceftaroline or ceftazidime against β-lactamase-producing Enterobacteriaceae studied in anin vitro model of infection[J]. J Antimicrob Chemother, 2017, 72(3): 762 - 769.

[7] Ohata Y, Tomita Y, Nakayama M, et al. Optimal Dosage Regimen of Meropenem for Pediatric Patients Based on Pharmacokinetic/Pharmacodynamic Considerations[J]. Drug Metab Pharmacokinet, 2011, 26(5): 523 - 531.

[8] Delattre I K, Taccone F S, Jacobs F, et al. Optimizing beta-lactams treatment in critically-ill patients using pharmacokinetics/pharmacodynamics targets: are first conventional doses effective[J]. Expert Rev Anti Infect Ther, 2017, 15(7): 677 - 688.

[9] Cole S. Herpes Simplex Virus: Epidemiology, Diagnosis, and Treatment[J]. Nurs Clin North Am, 2020, 55(3): 337 - 345.

[10] Zhao H L, Xue C, Du J L, et al. Balancing the pharmacokinetics and pharmacodynamics of interferon-alpha2b and human serum albumin fusion protein by proteolytic or reductive cleavage increases its in vivo therapeutic efficacy [J]. Mol Pharm, 2012, 9 (3): 664 - 670.

[11] Jin R, Fossler M J, McHutchison J G, et al. Population pharmacokinetics and pharmacodynamics of ribavirin in patients with chronic hepatitis C genotype 1 infection[J]. AAPS J, 2012, 14(3): 571 - 580.

[12] Smolders E J, Jansen A M E, Horst P G J T, et al. Viral Hepatitis C Therapy: Pharmacokinetic and Pharmacodynamic Considerations: A 2019 Update [J]. Clin Pharmacokinet, 2019, 58(10): 1237 - 1263.

[13] Mallalieu N L, Rahimy M H, Crowley C A, et al. Pharmacokinetics and pharmacodynamics of setrobuvir, an orally administered hepatitis C virus non-nucleoside analogue inhibitor[J]. Clin Ther, 2014, 36(12): 2047 - 2063.

[14] Min S, Sloan L, DeJesus E, et al. Antiviral activity, safety, and pharmacokinetics/ pharmacodynamics of dolutegravir as 10-day monotherapy in HIV-1 - infected adults[J]. AIDS, 2011, 25(14): 1737 - 1745.

[15] Yee K L, Ouerdani A, Claussen A, et al. Population Pharmacokinetics of Doravirine and Exposure-Response Analysis in Individuals with HIV-1[J]. Antimicrob Agents Chemother,

2019, 63(4): e02502 - e02518.

[16] Droebner K, Haasbach E, Dudek S E, et al. Pharmacodynamics, Pharmacokinetics, and Antiviral Activity of BAY 81 - 8781, a Novel NF-kappaB Inhibiting Anti-influenza Drug [J]. Front Microbiol, 2017(8): 2130.

[17] Katsumata K, Chono K, Kato K, et al. Pharmacokinetics and pharmacodynamics of ASP2151, a helicase-primase inhibitor, in a murine model of herpes simplex virus infection [J]. Antimicrob Agents Chemother, 2013, 57(3): 1339 - 1346.

[18] Motta I, Calcagno A, Bonora S. Pharmacokinetics and pharmacogenetics of anti-tubercular drugs: a tool for treatment optimization[J]. Expert Opin Drug Metab Toxicol, 2018, 14 (1): 59 - 82.

[19] 赵皎洁, 付雷, 王彬, 等. 抗结核药物体外药代动力学/药效学研究模型的建立及应用 [J]. 中国防痨杂志, 2020, 42(4): 372 - 379.

[20] Jayaram R, Gaonkar S, Kaur P, et al. Pharmacokinetics-pharmacodynamics of rifampin in an aerosol infection model of tuberculosis. Antimicrob Agents Chemother, 2003, 47(7): 2118 - 2124.

[21] 王姝雅, 尹强, 王本贺, 等. 我国人体重要寄生虫病现状调查. 中外医疗, 2013, 32 (27): 143, 145.

[22] Lohy D J, Dondorp A M, Nosten F, et al. Population Pharmacokinetic and Pharmacodynamic Modeling of Artemisinin Resistance in Southeast Asia[J]. AAPS J, 2017, 19(6): 1842 - 1854.

[23] Moore B R, Page-Sharp M, Stoney J R, et al. Pharmacokinetics, Pharmacodynamics, and Allometric Scaling of Chloroquine in a Murine Malaria Model[J]. Antimicrob Agents Chemother, 2011, 55(8): 3899 - 3907.

[24] Hulverson M A, Bruzual I, McConnell E V, et al. Pharmacokinetics and In Vivo Efficacy of Pyrazolopyrimidine, Pyrrolopyrimidine, and 5 - Aminopyrazole-4-Carboxamide Bumped Kinase Inhibitors against Toxoplasmosis[J]. J Infect Dis, 2019, 219(9): 1464 - 1473.

[25] Nix D E, Tyrrell R, Muller M. Pharmacodynamics of metronidazole determined by a time-kill assay for Trichomonas vaginalis[J]. Antimicrob Agents Chemother, 1995, 39(8): 1848 - 1852.

[26] Schulz J D, Neodo A, Coulibaly J T, et al. Pharmacokinetics of Albendazole, Albendazole Sulfoxide, and Albendazole Sulfone Determined from Plasma, Blood, Dried-Blood Spots, and Mitra Samples of Hookworm-Infected Adolescents[J]. Antimicrob Agents Chemother, 2019, 63(4): e02489 - e02518.

[27] Bustinduy A L, Waterhouse D, de Sousa-Figueiredo J C, et al. Population Pharmacokinetics and Pharmacodynamics of Praziquantel in Ugandan Children with Intestinal Schistosomiasis: Higher Dosages Are Required for Maximal Efficacy[J]. mBio, 2016, 7(4): e00227 - e00236.

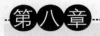

神经系统药物药动学-药效学

第一节　镇静催眠药物药动学-药效学

一、概述

镇静催眠药(sedative-hypnotics)是一类抑制中枢神经系统、起镇静催眠作用的药物。小剂量时引起安静或嗜睡的镇静作用,较大剂量时引起类似生理性睡眠的催眠作用。传统的镇静催眠药为巴比妥类,在大剂量下可深度抑制中枢,引起麻醉,严重者出现昏迷、呼吸循环衰竭而致死。镇静催眠药分为苯二氮䓬类(benzodiazepines,BZ)、巴比妥类和非苯二氮䓬类。苯二氮䓬类有镇静催眠、抗焦虑、抗惊厥和抗癫痫作用。因安全范围大、几乎无麻醉或致死作用,不良反应较少,苯二氮䓬类已基本取代传统的巴比妥类(barbiturates)和水合氯醛(chloral hydrate),是最常用的镇静催眠药物。

二、药动学特点

苯二氮䓬类药物有 20 多种同类化合物,其药理作用各有侧重。按照消除半衰期长短分为:短效类(3~8 h)、中效类(10~20 h)和长效类(24~72 h)。苯二氮䓬类药物口服吸收迅速,生物利用度高,一般在 0.5~2 h 达峰浓度,血浆蛋白结合率较高,主要在肝药酶作用下进行生物转化,多数的代谢产物具有与母体药物相似的活性,而其半衰期更长。苯二氮䓬类及其代谢产物最终与葡糖醛酸结合而失活。例如,地西泮在体内经肝药酶 CYP2C19 代谢生成去甲地西泮,通过 CYP3A4 代谢生成替马西泮,去甲地西泮和替马西泮再通过

CYP3A4 酶代谢生成奥沙西泮,最终以葡糖醛酸结合物的形式经肾脏清除。苯二氮䓬类镇静催眠药的药动学特征见表 8-1。

　　巴比妥类(barbiturates)是巴比妥酸衍生物,根据作用长短分为超短效、短效、中效和长效类。一般给药后 0.25~0.5 h 显效,维持 3~6 h。但这类药物可缩短快动眼睡眠(rapid-eye movement, REM),改变正常的睡眠时相,久用停药后,REMS 时相可"反跳性"地显著延长,伴有多梦,引起睡眠障碍,故临床上镇静催眠多用苯二氮䓬类,少用巴比妥类。

　　非苯二氮䓬类镇静催眠药物包括唑吡坦、佐匹克隆、丁螺环酮。非苯二氮䓬类镇静催眠药的药动学特征见表 8-1。

　　因镇静催眠类药物达峰较快,药动学研究设计时应在理论达峰时间前采集 2~3 个血药浓度值,在达峰时间后采集 3~5 个血药浓度值并且总采集时长在 3 个半衰期以上。在不能接受过多样本采集时,可以考虑采用稀疏采样法,将密集采集的时间点分散于不同的患者,使得每例采集样本数减少,但是总体采样时间点仍能分布于整个 PK 曲线。表 8-1 总结了目前临床常用及最近上市的镇静催眠药药动学特征。

三、药效学指标

　　镇静催眠类药物的药效学指标分为客观指标和主观指标(如表 8-2 所示),客观指标包括总睡眠时间、睡眠潜伏期时长、睡着后醒来时间、不同睡眠时相[非快速动眼睡眠(NREM)和快速动眼睡眠(REM)],扫视眼球运动(saccadic eye movement, SEM)和临界闪烁融合试验(critical flicker fusion test, CFFT)等,而主观指标则指各种评分量表,其中多导睡眠图(polysomnography, PSG)认为是睡眠障碍诊断的金标准,常用于诊断和治疗的评估[1-3]。在分析镇静催眠类药物药效时不可忽视安慰剂效应,因此研究设计多为随机、双盲、安慰剂对照试验。镇静催眠药物对于健康人仍有明显的药效作用,因此在新药研发的早期临床阶段可以将客观指标作为生物标志物。Zheng 等[1]进行的基于模型的 meta 分析发现,右佐匹克隆在睡眠潜伏期总睡眠时间和睡眠质量方面疗效最佳,且脱落率最低。Ren 等[2]在研究健康人群中 GABAγ 激动剂的生物标志物时发现 SEM 更适合作为 GABAγ 受体 α1 亚型激动剂的药效评价指标。人在睡眠时不同睡眠时相间交替变化,因而 Kjellsson 等[3]在晚上睡觉期间监测 8 h 的 PSG,并根据 Rechtschaffen Kales 准则将睡眠状态分为清醒、

表 8-1 常用镇静催眠药的药动学特征[4]

药物分类	亚分类	药物	给药方式	治疗参考浓度范围（ng/mL）	实验室警戒浓度（ng/mL）	生物利用度（%）	达峰时间（h）	蛋白结合率（%）	表观分布容积（L/kg）	半衰期（h）	排泄途径	尿排出率（%）	清除率（Mean±SD）（mL/min）
苯二氮䓬类	短效	奥沙西泮	口服	200~1 500	2 000	85	2~4	86~89	0.7~1.6	4~15	尿液		98±42
	中效	替马西泮	口服	600~1 100	2 000	95	1~2	96	1.3~1.5	5~13	尿液	80~90	767±312
		阿普唑仑	口服	5~50	100	80	1~2	80	0.8~1.3	12~15	尿液		58±13
		劳拉西泮	口服	30~100	300	94	2	85	1.3	12~16	尿液		73±37
		氯硝西泮	口服、静脉注射	4~80	100	80	1~2	80	1.5~4.4	19~30	尿液		76.5±13.5
	长效	地西泮	口服、静脉注射	100~2 500	3 000	80	0.5~2	99	0.8~1	24~48	尿液		25±16
巴比妥类	长效	苯巴比妥	口服	10~40 μg/mL	50 μg/mL	90	2~18	20~45	0.5~0.9	80~120	尿液	27~50	
非苯二氮䓬类		唑吡坦	口服	80~160	320	70	0.5~3	92.4~92.6	0.52~0.56	1~4 h/1~3 h小儿	尿液、粪便	60	315±49
		佐匹克隆	口服	55~85	300	70	1.5~2	45	100 L	2~6	肺脏(50%)、尿液	50	567±317
		丁螺环酮	口服	1~4	30	10	0.5~1	95	5.3	1~5	尿液、粪便	60	42 409±1 1438

1 期、2 期、3 期、4 期和 REM，采用马尔科夫混合效应模型预测在整个睡眠过程中各睡眠状态在不同时间发生的概率。

表 8-2　镇静催眠类药物的药效学指标分为客观指标和主观指标

指　　标		定　　义
客观指标	总睡眠时间	指一天 24 h 内睡眠时间的累计值
	睡眠潜伏期时长	指入睡时间，从上床准备就寝到实际入睡所需时间
	睡着后醒来时间	指从睡眠状态恢复意识清醒所需时间
	不同睡眠时相 非快速动眼睡眠（NREM）	除 REM 以外的睡眠阶段称为 NREM，分为 4 个阶段，由浅至深，第 4 个阶段是熟睡期，在熟睡期后会继续往低阶段过渡，当回到第二阶段之后，变回进入 REM 睡眠的阶段
	快速动眼睡眠（REM）	一个睡眠阶段，眼球在此阶段时会呈现不由自主的快速移动。REM 睡眠的时间随着 NREM 的第 4 阶段和第二阶段的交替时间出现增多。多是梦境发生的时间
	扫视眼球运动（SEM）	眼球运动的一种，指当眼球从某个注视点移向另一个注视点时，出现的一种急速的同向运动
	临界闪烁融合试验（CFFT）	视敏度是眼睛的一种基本功能，可作为视觉疲劳及精神疲劳的一种指标。不同状态的人，闪光融合频率的差异较大。闪光融合频率越高，表示大脑意识水准也越高。人体疲劳时，闪光融合频率降低。测定人的闪光融合频率是测量人体疲劳的一种常用方法
主观指标	多导睡眠图（PSG）（睡眠障碍诊断金标准）	又称"睡眠导图"，主要用于睡眠和梦境研究及抑郁症和睡眠呼吸暂停综合征的诊断。PSG 监测包括脑电图、心电图、肌电图、眼动图、胸式和腹式呼吸张力图、鼻及口通气量、体位活动、血氧饱和度及阴茎海绵体肌容积等 10 余个通道的生理信号
	数字符号替换任务（DSST）	基于一个数字-符号编码表，其中 1~9 的每个数字均对应一个符号。受试者在 90 s 内尽可能地按编码表将符号与数字进行匹配，分数越高，认知功能越好
	视觉模拟量表（VAS）	用于疼痛评估，基本方法是使用一条约 10 cm 的游标卡尺，一面标有 10 个刻度，两段分别为"0"分端和"10"分端，0 分表示无痛，10 分表示难以忍受的最剧烈的疼痛

四、研究方法及实例介绍

目前，镇静催眠药物 PK-PD 研究建模思路通常采用序贯法分别建立 PK 和 PD 模型，具体包括：① 建立群体药动学（PPK）模型；② 根据安慰剂组数据建立安慰剂模型，安慰剂模型多以时间为自变量，常用 E_{max} 模型、线性模型或指数模型，并对协变量进行评估；③ 在安慰剂模型基础上添加疗效模型（如 PD 指标为总睡眠时间），疗效模型多为线性模型，建立安慰剂和疗效联合模型，并重新评估协变量。

Lemborexant 是 FDA 批准上市的治疗成人失眠的新型食欲素受体拮抗剂[5],药理作用有别于苯二氮䓬类药物。在进行中的 3 项健康成人临床试验均设计为随机双盲安慰剂对照药临床试验,药物组：安慰剂组为 3 : 1,3 项 I 期临床研究分别是健康成人的单剂量递增(研究 001;1~200 mg;N=64),健康和老年人的多剂量递增(研究 002;2.5~75 mg;N=55),健康白种人和日本成年人的多剂量递增(研究 003;2.5~25 mg;N=32)。密集采集药动学血样和尿样,最长收集至服药后 324 h。

药效指标选择卡罗林斯卡嗜睡量表(Karolinska sleepiness scale, KSS)、数字符号替换任务(DSST)和心理运动警惕性测试(psychomotor vigilance test, PVT),在第一次给药前 30 min 和给药后 12 h 内每 2 h 检测,并在连续给药时的第 2~6 天在开灯后 30 min 进行药效指标评估;除了客观指标,同时也采用 9 点式评分法得到 KSS 评分,KSS 评分从 1 至 9 分表示人警醒和困倦的程度,分值越高越困。DSST 用于评估注意力、认知速度、运动速度、视觉扫描和记忆力,通过将图像与 1~9 的数字相匹配进行测试,记录 90 s 内的正确数据配对个数作为 DSST 评估值。PVT 通过测量受试者在 10 min 视觉刺激后的反应时间评估行为的警觉性,将反应时间>500 ms 的次数作为 PVT 评估值,次数越低越清醒。KSS 和 PVT 在给药前一天上床睡觉前 30 min、给药日的给药前 15 min 和给药后 15 min 及睡醒后 15 min、1 h、2 h、4 h、8 h、12 h 评估;在上床睡觉前 30 min,给药前 15 min 和给药后 15 min 和起床后的 1 h 和 2 h 采集。

结果显示在 1~200 mg 剂量范围内 Lemborexant 呈线性药动学特征,C_{max} 为 5.2~429 ng/mL,T_{max} 为 1.0~3.0 h,AUC_{0-t} 为 18.4~9 290 ng·h/mL,$t_{1/2}$ 为 23.6~60.8 h 等。单剂量组药效学指标 KSS 值、DSST 和 PVT 值均在剂量增至 10 mg 以上时有明显增加,在服药后 2 h 看到明显效果,4~8 h 均有效,12 h 时恢复到基线值,三种指标反应的安慰剂效应均较小。在连续给药 14 天后发现安慰剂效应明显比第 2 天增加,而药效强度不变。

第二节 抗癫痫药物药动学-药效学

一、概述

癫痫是指多种因素导致的脑部神经元过度异常放电而引起的暂时性功能

障碍,是一种中枢神经性疾病。临床表现特征有：发作性、重复性、刻板性、短暂性。临床上常根据癫痫发作表现不同将其分为部分性发作、全身性发作、不能分类的发作。过去数十年间,有 20 多种抗癫痫药陆续上市。传统抗癫痫药物(如苯巴比妥、苯妥英钠等)耐受性差,治疗窗窄,不良反应多;新型抗癫痫药物(如吡仑帕奈、拉莫三嗪等)安全性和有效性高、对认知影响少,与其他药物相互作用少。

二、药动学特点

新型抗癫痫药物吡仑帕奈是 FDA 批准的首个非竞争性伴有高度选择性、调节中枢神经谷氨酸活性的 α -氨基- 3 -羟基- 5 -甲基- 4 -异噁唑丙酸(AMPA)受体拮抗剂,吡仑帕奈与突触后膜上的 AMPA 受体非竞争性结合,从而抑制谷氨酸诱导的过度神经传递,发挥抗癫痫作用,对进展性肌阵挛性癫痫发作具有特殊疗效[6]。吡仑帕奈口服给药后迅速、完全吸收,半衰期约为 105 h,2~3 周达到稳态,95%~96% 与血浆蛋白结合,主要通过氧化和后继葡萄糖醛酸化被广泛代谢,单剂给予 0.2~12 mg 的吡仑帕奈后,AUC 与剂量呈正比例方式增加。

拉考沙胺主要用于成人和青少年局灶性癫痫伴或不伴继发性全面发作的辅助治疗。拉考沙胺可选择性增强电压门控钠通道的慢失活,不影响钠通道快失活。口服给药可快速吸收,无首过效应,生物利用度近 100%,血浆蛋白结合率低(<15%),一定剂量范围内呈线性药动学。拉考沙胺在体内主要经 CYP2C19 代谢成无活性的 O -去甲基代谢物,无肝酶诱导或抑制作用[7]。拉考沙胺主要经肾脏排泄,其中约 40% 以原型排出,30% 以无活性的 O -去甲基代谢物排出。

拉莫三嗪为新型抗癫痫药物,可抑制兴奋神经递质异常释放和钙通道开放活性,调节谷氨酸递质浓度,缩短海马区、皮层兴奋放电时间,发挥抗癫痫、保护神经元细胞、改善认知功能等作用。拉莫三嗪在肠道内吸收迅速,没有明显的首过效应,口服给药后约 2.5 h 达到血浆峰浓度,进食后的达峰时间稍延迟,但吸收程度不受影响。血浆蛋白结合率约为 55%,当单剂最高给药剂量达 450 mg 时,药动学仍呈线性,稳态时峰浓度的个体间变异较大,但个体内差异很小。拉莫三嗪通过 Ⅱ 相代谢为葡萄糖醛酸结合物,然后经尿排出,尿中排出的原型药不足 10%。表 8 - 3 总结了目前临床常用及最近上市的其他抗癫痫药物药动学特征。

表 8-3　常用抗癫痫药物的药动学特征[4]

药物	给药方式	治疗参考浓度范围 (μg/mL)	实验室警戒浓度 (μg/mL)	生物利用度 (%)	达峰时间 (h)	蛋白结合率 (%)	表观分布容积 (L/kg)	半衰期 (h)	排泄途径	尿排出率 (%)	清除率 (Mean±SD) (mL/min)
卡马西平	口服	4~12	20	75~85	12	70~80	0.7~1.4	10~20	尿液、粪便	72	132±39
氯硝西泮	口服，静脉滴注	20~70 ng/mL	80 ng/mL	90	1~2	80	1.5~4.4	30~40	尿液		
苯巴比妥	口服	10~40	50	90	2~18	40	0.5~0.9	80~120	尿液	27~50	
苯妥英钠	口服	10~20	25	79	4~12	88~92	0.6	20~60	尿液		
丙戊酸	口服	50~100	120	100	1~4	10~18.5	11	17~30	尿液 少数粪便		6.65±2.45
加巴喷丁	口服	2~20	25	<60	2~3	<3	52~64 L	5~7	尿液		
拉莫三嗪	口服	3~15	20	100	2.5	55	0.92~1.22	14~104	尿液		35±13
左乙拉西坦	口服，静脉滴注	20~40	50	99	0.6~1.3	<10	0.5~0.7	6~8	尿液	95	62±10
奥卡西平	口服	10~35	40	100	4.5~8	40	49(L)	5	尿液	95	3 383±1 680
托吡酯	口服	2~10	16	90	2~3	13~17	0.55~0.80	19~23	尿液	81	26±5
唑尼沙胺	口服	10~40	40	>50	5~6	40	1.45	49~77	尿液	62	

三、药效学指标

抗癫痫药物药效主要是观察癫痫发作的次数和频率，包括量表评定、癫痫发作次数和疗效评价其他替代指标。

（一）量表评定

1. 生活质量评定量表

生活质量参考癫痫生存质量评分量表评价，分数与生活质量呈正比。临床疗效判定：① 显效，治疗后患者癫痫发作次数减少>75%，病情基本控制、症状体征趋于消失；② 有效，治疗后患者癫痫发作次数减少 50%~75%，病情与症状体征均有改善；③ 无效，治疗后患者癫痫发作次数减少<50%，病情基本无改善。治疗总有效率=显效率+有效率[8]。

2. 癫痫术后分级量表

按 Engel 术后疗效分级标准：Ⅰ级指术后不服用或服用适量的抗癫痫药物无癫痫发作；Ⅱ级指术后癫痫发作减少>50%；Ⅲ级指术后癫痫发作减少<50%；Ⅳ级指术后癫痫发作与术前无明显改善，甚至加重。临床上将 Engel Ⅰ级、Engel Ⅱ级视为术后疗效良好；Engel Ⅲ级、Engel Ⅵ级视为疗效不佳[9]。

3. 癫痫持续状态严重程度评分量表

癫痫持续状态严重程度评分量表（STESS）是对癫痫持续状态患者病情严重程度的评估，能较为可靠地预测患者的存活可能性，探讨预后的相关因素，评估癫痫持续状态后患者的认知功能及其影响因素，低分患者预后好。

STESS 评分细则如下[10]：① 意识情况：清醒、嗜睡或意识模糊为 0 分，昏迷为 1 分；② 最严重的发作情况：单纯部分性发作、复杂部分性发作、小发作、肌痉挛发作为 0 分，大发作为 1 分，非痉挛癫痫持续状态为 2 分；③ 年龄<65 岁为 0 分，≥65 岁为 2 分；④ 既往发作史：有为 0 分，无或不知道为 1 分。总分为 4 项内容分数之和，满分为 6 分。STESS≤2 分时，预后良好，死亡概率低。

STESS 评分只需对患者年龄、既往癫痫发作史情况、最严重发作类型及在治疗前患者的意识损害程度四项内容进行评估，是在患者发病状况下就可以快速实施评分的量表。

（二）癫痫发作次数

癫痫发作次数是判断抗癫痫药物疗效的主要指标，一般癫痫发作计数由患者或看护者进行，可通过定量脑电图和遥测视频/脑电图进行精准定量计数癫痫发作频率。以治疗周期内每周癫痫发作次数评估疗效：① 控制：无癫痫部分性发作；② 显效：癫痫发作频率减少 ≥75%；③ 好转：癫痫发作频率减少 50%~75%；④ 无效：癫痫发作频率减少 <50%；⑤ 加重：癫痫发作频率增加 >25%，总有效率 =（控制 + 显效 + 好转）/ 总例数 × 100%。

四、研究方法及实例介绍

Girgis 等进行了一项关于 2~10 岁癫痫儿童的托吡酯单药 PK-PD 研究，以更好地拟合托吡酯在 2~10 岁癫痫儿童中稳态谷浓度与癫痫发作频率下降百分比的相关性[11]。PK 数据集包含 11 项托吡酯作为单药治疗或辅助联合治疗的双盲研究，其纳入受试者包含两个适应证（癫痫和情感稳定剂），年龄范围是 2~85 岁。该 PK 数据集共包含 1 217 名患者的 4 640 个观察数据，其中包括 258 名 2~15 岁儿童患者的 751 个观察数据。对于 <6 岁的患儿仅进行辅助用药，没有进行单药治疗。PD 数据集包括 8 项托吡酯辅助治疗成人和儿童部分发作癫痫或原发性全身强直阵挛发作患者的药效学数据及 3 项双盲、托吡酯单药治疗的药效学数据。一级吸收的两室开放模型可以拟合托吡酯 PK 特征。该模型中包括体重、年龄和合并服用抗癫痫药物对清除率的影响。其中托吡酯作为辅助用药治疗时的清除率较单药治疗增加 1.21 倍。当体重从 25 kg 增加至 50 kg 时，单药治疗托吡酯清除率增加 1.25 倍，而托吡酯作为辅助用药治疗则增加 2 倍。稳态谷浓度（$C_{ss,\ min}$）与药物剂量具有较好的线性相关性。

一般采用稳态谷浓度（$C_{ss,\ min}$）和单药治疗或辅助治疗的 PD 指标建立 PK-PD 模型。对于单药治疗，选择随机分组后首次发作的时间作为 PD 指标。对于辅助治疗，选择癫痫发作频率下降百分比和有效率（癫痫发作率降低 ≥50% 视为有效）作为 PD 指标。

单药治疗的 PD 结构模型是风险模型（hazard, λ），包括随机风险（λ_0）、随机分组后的时间（t）、稳态谷浓度（C_{min}）、发作频率基线值和年龄，其中发作频率的基线值分为两类，分别是随机分组前 3 个月的导入期内发作 3~10 次（$BS_{3\sim10}$）和 10 次以上（BS_{10}），$BS_{3\sim10}$ 和 BS_{10} 是二项变量，设为 1 或 0。随着 C_{min}

的升高,癫痫发作率下降。基线发作频率对单药治疗癫痫发作风险影响很大, 基线癫痫发作频率越高,癫痫发作风险越大。在相同 $C_{\min}$ 情况下,按照基线期每三个月 1~2 次、3~10 次和 10 次以上分层的患儿在服药后癫痫发作频率依次增加,并最终趋于定值;基线期 1~2 次和 3~10 次的患儿癫痫发作概率在约 40 周后达到稳定,而 10 次以上的患儿在约 20 周就可以达到稳定,发作概率计算如式(8-1)所示。

$$\log(\lambda_i) = \lambda_0 + \lambda_t \cdot t + \lambda_{C_{\min}} \cdot C_{\min, i} + \lambda_{BS_{3\sim10}} \cdot B S_{3\sim10, i} + \lambda_{BS_{10}} \cdot B S_{10, i}$$
$$(8-1)$$

对于辅助用药的第一个 PD 指标是发作频率下降百分比,将其对数转化如式(8-2)所示:

$$Y = \log\left[\frac{100(S - B)}{B} + 110\right] \qquad (8-2)$$

S 表示每 28 天平均发作频次,B 表示在基线期的平均发作频次,$100(S - B)/B$ 表示发作频率下降率。

最终 PK-PD 的结构模型采用对数转化的发作频次下降百分比与 $C_{\min}$、基线发病频率和基线值及 $C_{\min}$ 间相互作用的线性回归模型表示[如式(8-3)所示]。

$$Y_{obs, i} = \beta_0 + \beta_1 \cdot C_{\min, i} + \beta_2[\log(B_i) - \log(B)]$$
$$+ \beta_3 \cdot C_{\min, i}[\log(B_i) - \log(B)] + \varepsilon_{y, I} \qquad (8-3)$$

采用最小二乘法拟合 β_1、β_2 和 β_3。结果显示基线值及其与 $C_{\min}$ 的相互作用对 PD 没有影响,因此最终 PD 模型如式(8-4)所示。对于儿童和成年人,安慰剂效应相似,$C_{\min}$ 越高发作次数越少。

$$Y_{obs, i} = \beta_0 + \beta_1 \cdot C_{\min, i} + \varepsilon_{y, I} \qquad (8-4)$$

辅助用药治疗的第二个 PD 指标是有效率(癫痫发作率降低≥50%视为有效),以 Logistic 模型作为结构模型建立 $C_{\min}$ 和有效率的 PK-PD 模型,估算有效的可能性(P_{RESP}),如式(8-5)和式(8-6)所示:

$$P_{RESP} = g\left\{P_0 + \frac{E_{\max} \cdot C_{\min}}{EC_{50} + \cdot C_{\min}} + P_{PED} \cdot PED\right\} \qquad (8-5)$$

$$g\{x\} = \frac{e^x}{1 + e^x} \qquad (8-6)$$

P_0是安慰剂组的有效率,C_{min}为托吡酯稳态血药谷浓度,PED 为患者状态(是否<16 岁)。E_{max}为最大药效,EC_{50}为达到 E_{max}一半时的 C_{min},P_{PED}表示成人和儿童之间安慰剂效应的差异。最终 PK-PD 模型为如式(8-7)所示,因成人和儿童的安慰剂效应差异不显著,因此去除了 P_{PED}的拟合。

$$P_{RESP} = g\left\{P_0 + \frac{E_{max} \cdot C_{min}}{EC_{50} + C_{min}}\right\} \qquad (8-7)$$

对于辅助治疗,药物和安慰剂反应的分布在各年龄组之间没有显著差异。

根据可用的 PK-PD 建模数据,对于 2~10 岁年龄的小儿,在 1 年后预期可实现 65%~75%的癫痫发作率降低的给药方案为每天 6~9 mg/kg。

第三节　抗精神分裂症药物药动学-药效学

一、概述

精神分裂症(schizophrenia)是以基本个性改变,思维、情感、行为的分裂,精神活动与环境的不协调为主要特征的一类最常见的精神病。精神分裂症主要有两种类型,第一种是以阳性症状为主的 I 型精神分裂症,表现为脑内多巴胺 D_2受体亢进,包括异常知觉(幻听)和错误及非理性的信念(妄想);第二种是以阴性症状为主的 II 型精神分裂症,包括精神活动缺失。根据临床用途,抗精神分裂症药物分为典型和非典型抗精神分裂症药物。典型抗精神分裂症药物以氯丙嗪为代表,此外还有奋乃静、氟哌啶醇等,主要对阳性症状有效,对多种受体有阻断作用。此类药物不良反应众多且对阴性症状控制不佳,已逐步成为二线用药。目前抗精神分裂症药物的治疗和研发集中在非典型抗精神分裂症药物上,该类药物无明显的结构特征,但对多巴胺或 5-羟色胺(5-HT)等受体选择性明显提高,安全性佳。

二、药动学特点

新型非典型抗精神分裂症药物布南色林对多巴胺 D_2 和 $5-HT_{2A}$ 受体具有高度选择性拮抗作用,活性代谢物 N -去乙基布南色林对多巴胺 D_3 受体有较高的受体亲和力,对于改善精神分裂症阳性、阴性症状及认知功能疗效良好,该药发生抗精神分裂症药物常见的锥体外系症状(肌张力障碍、静坐不能、帕金森综合征)和催乳素升高不良反应风险低。另一种新型非典型抗精神分裂症药物鲁拉西酮对多巴胺 D_2 和 $5-HT_{2A}$ 受体具有高度亲和力,对 α_{2c} 受体有中度亲和力,对 M_1 受体亲和力较弱,对 α_1 受体和 H_1 受体亲和力很弱,能有效改善急性精神分裂症的症状和认知功能及双相 I 型抑郁症患者的抑郁症状,该药发生锥体外系反应弱,此外发生 QT 间期延长、体重增加、代谢紊乱和高催乳素血症的风险较低。

布南色林片的口服吸收迅速[12-14],血药浓度达峰时间为 $1\sim1.5\ h$,口服生物利用度低(鼠 $10\%\sim15\%$,犬 $19\sim35\%$,猴子 3%),食物、酒精、西柚汁和酮康唑显著影响布南色林的 AUC,分别为空腹状态下的 2.6 倍、2.4 倍、5.8 倍和 16 倍;布南色林在体内主要经 CYP3A4 代谢,有 1 个活性代谢产物(N -去乙基布南色林),布南色林及代谢物主要经尿液和粪便排泄。鲁拉西酮片口服吸收迅速[15],血药浓度达峰时间为 $1\sim3\ h$,口服生物利用度在 $9\%\sim19\%$,进食使鲁拉西酮的 AUC 增加 2 倍、 C_{max} 增加 3 倍;鲁拉西酮在体内主要经 CYP3A4 代谢,有 2 个活性代谢产物(ID-14283 和 ID-14326),鲁拉西酮及其代谢物主要经粪便排泄。

抗精神分裂症药物普遍有明显的锥体外系反应、过度镇静、催乳素升高等不良反应,健康受试者对药物耐受性往往比较差,因此,临床研究中一般采用精神科患者作为研究对象。除非有特殊要求,剂量和给药方式一般采用临床常用剂量和给药方式,采样时间点设计和采样方法需要遵循相关指导原则要求。表 8-4 总结了目前临床常用的抗精神分裂症药物的药动学特征。

三、药效学指标

抗精神分裂症药物药效指标主要分为与临床疗效评价相关的药效指标(包括量表评价、影像学指标)和可能的作用机制、作用受体或者代谢通路指标。

表 8-4 常用抗精神分裂症药物的药动学特征[4]

药物	给药方式	实验室警戒浓度 (ng/mL)	治疗参考浓度范围 (ng/mL)	生物利用度 (%)	达峰时间 (h)	蛋白结合率 (%)	表观分布容积 (L/kg)	半衰期 (h)	排泄途径	尿排出率 (%)	清除率 (Mean±SD) (mL/min)
利培酮	口服	120	20~60	70	1~2	88	1~2	2~4	尿液、粪便	70	1 447±1 038
帕利哌酮	口服，肌内注射	120	20~60	30	24 h（口服）；13 天（肌内注射）	88	487 L	17~23	尿液、粪便		112±54
喹硫平	口服	1000	100~500	9	1.5	83	10	6~11	尿液、粪便	73	1 072±461
奥氮平	口服	100	20~80	80	5~8	93	1 000 L	30~60	尿液	57	372±132
氯氮平	口服	1000	350~600	50~60	1~4	97	4.04~13.78	12~16	尿液、粪便		637±367
齐拉西酮	口服，肌内注射	400	50~200	60	6~8	>99	1.5	4~8	粪便、尿液	20	350±98
氨磺必利	口服，静脉注射	640	100~320	50	2 个吸收峰分别为 1 h 和 3~4 h	16	5.8	12~20	尿液	90（口服）；50（静脉注射）	586±174
阿立哌唑	口服	1000	100~350	90	3~5	99	4.9	60~80	粪便、尿液	25	53±16
伊潘立酮		20	5~10	100	4.5~8			18~33			1 258±425

（一）量表评定

阳性和阴性症状量表（PANSS）是评价不同类型精神分裂症患者症状严重程度的标准化医学量表。PANSS 可以区分阳性症状为主的 I 型精神分裂症及以阴性症状为主的 II 型精神分裂症。临床医师按照量表，对阳性症状、阴性症状和一般精神病理学症状共计 30 种不同条目进行评分，其中阳性症状 7 个条目，阴性症状 7 个条目，一般精神病理学症状 16 个条目。此外附加 3 个条目评定攻击危险性，每个条目进行 1~7 分的评分：1 分表示患者无条目定义的症状；2 分表示很轻，指正常范围的极端或可能有微妙的症状；3 分表示轻度，指程度虽轻但肯定有症状；4 分表示中度，症状已成为一个严重问题；5 分表示偏重，明确症状对患者造成显著影响；6 分表示重度，症状表现频繁并对患者功能造成高度损害；7 分表示极重度，指极度的精神病理症状。PANSS 总评分越高，症状越严重。治疗前后总分值的变化（通常使用减少百分率）反映疗效的好坏，差值越大疗效越好。

临床研究中还可以根据需要选择简明精神病量表（BPRS），BPRS 有 16 个条目和 18 个条目（18 个条目量表的前 16 项即为 16 个条目量表）两个版本，其中 18 个条目版本较为常用。另外，临床常用的评价量表还有阴性症状量表（SANS）、阳性症状量表（SAPS）、适用于慢性精神病患者的 Krawiecka 症状量表（又称 Manchester 量表）和德国的 Reinhard Mass 于 2000 年创建的 Eppendorf 精神分裂症问卷（Eppendorf Schizophrenia Inventory，ESI）。

量表评定结果反映患者近 1 周的疾病情况，所以 PANSS 量表评估作为疗效指标多以周数作为时间节点，通常通过 4~8 周的 PANSS 评分反映药物治疗效果。

（二）受体占有率作为疗效评价指标

正电子发射计算机断层显像（positron emission tomography，PET）是测量抗精神病药物多巴胺受体占有率的有效方法[16]，该方法主要利用多巴胺 D_2 受体的亲和力与 Fantiosic 药物非常相似，抗精神病药物多巴胺 D_2 受体在体内的占有率可以预测患者的临床反应和抗精神病药物治疗期间的疗效和副作用风险。因此，多巴胺受体的占有率可以作为 PD 指标，用于了解抗精神分裂症药物临床效果的药物-受体相互作用，并预测抗精神分裂症药物可能需要的剂量。虽然最终的有效剂量依然要根据临床疗效评价结果来确定，但多巴胺受体的占有率将有助于确定可能的有效剂量范围,从而降低临床试验剂量探索中使用错误剂量的风险。

利用 PET 成像技术及统计软件,采用简化的组织模型计算纹状体多巴胺 $D_{2/3}$ 占有率,如公式(8-8)所示,其中 BP_{ND} 表示受体结合电位,多巴胺 $D_{2/3}$ 占有率的计算依据给药前后受体结合电位的差异。

$$Occupancy(\%) = \frac{BP_{ND_{baseline}} - BP_{ND_{drug}}}{BP_{ND_{baseline}}} \times 100 \qquad (8-8)$$

四、研究方法及实例介绍

(一) 基于 PANSS 评分作为疗效评价的 PK-PD 模型

Friberg 等[17]进行了一项包含舌下含服新型抗精神分裂症药物阿塞那平的 3 个Ⅱ期和 3 个Ⅲ期安慰剂对照临床试验的 PK-PD 研究,阿塞那平临床治疗剂量范围为 0.2~10 mg,每日两次。临床主要终点指标是阳性和阴性症状量表(PANSS)总分的降低。同时考察脱落率对 PD 参数的影响。

1. 药动学研究

本研究采用药时曲线下面积(AUC)反映不同剂量下体内药物暴露情况。由于药物在患者用药后 1~2 周发挥疗效,故采用 AUC 而不是药物浓度变化作为 PK-PD 研究的药动学指标。研究纳入稀疏采集的患者药动学样本(每个患者最多 6 个),同时与前期的Ⅰ/Ⅱ期患者密集和稀疏的数据共同建立数据集进行拟合,描述了阿塞那平符合二室药动学模型(消除相半衰期为 24 h)。个体 AUC 数值由规定剂量和经验 Bayes 评估计算个体药动学参数计算得出。依从性良好的患者每天服用 5 mg 和 10 mg 阿塞那平 AUC 的群体典型值分别为 20 $\mu g \cdot h/L$ 和 35 $\mu g \cdot h/L$。

2. 药效学研究

本研究纳入 3 个Ⅱ期试验和 2 个Ⅲ期试验的阿塞那平治疗后 PANSS 评分数据,均为短期(6 周)安慰剂对照临床试验研究,主要纳入经《精神疾病诊断准则手册》(the diagnostic and statistical manual of mental disorders, DSM-Ⅳ)诊断标准确定,同时 PANSS 评分至少为 60 分的精神分裂症患者。对于Ⅱ期试验,另一个纳入标准是要求患者处于精神分裂症患病的急性期,所有用于治疗的抗精神病药物在基线测量之前都被停用,仅允许患者服用用于诱导睡眠或控制躁动(如苯二氮䓬类)的精神药物。需要注意的是研究中包含一项采用灵活调整剂量设计的Ⅲ期临床试验,即阿塞那平治疗的患者开始服用 5 mg (b.i.d),持续 7 天,此后由研究者自行决定每天服用 5 mg 或 10 mg 直到试验结束,该数据未被纳入最终数据建模集。分析研究者未纳入该研究的原因是 PANSS 反映的是近 1 周患者的疗效状况,剂量调整对 PANSS 评分变化的影响不是简单的对应关系,故 PANSS 评分与剂量调整对应的 AUC 变化关系具有不确定性,所以 PD 研究仅纳入固定剂量临床试验。

在Ⅱ期临床试验中,患者住院 3 周,在Ⅲ期试验中患者至少住院 2 周。 PANSS 总分在基线检查时进行评估,此后在 6 周内每周评估 1 次,在Ⅲ期试验中第 4 天进行 1 次额外的评估。PANSS 评分范围从 30 分到 210 分。在大多数患者中,当前病情发作的持续时间<6 个月。大多数患者是男性并且是吸烟者,而且大多数报告的酒精摄入量较低。本研究总共纳入 7 728 个 PANSS 评分(筛选观察结果除外)。

3. 药动学-药效学研究

基于量表评估数据的抗精神分裂症药物 PK-PD 建模思路:① 通过阿塞那平群体药动学模型计算每个个体 AUC 参数;② 根据安慰剂数据建立安慰剂模型,并对协变量进行评估;③ 构建阿塞那平的疗效 PANSS 评分与体内药物暴露量 AUC 关系模型;④ 建立基于安慰剂和阿塞那平疗效的联合模型,并重新评估协变量;⑤ 建立随时间推移脱落概率的模型;⑥ 建立 Logistic 回归脱落概率模型,结合已建立的安慰剂和阿塞那平 PANSS 疗效变化模型进行模型仿真,为新药研究和临床决策提供建议。

安慰剂数据中 PANSS 评分变化符合韦布尔分布特征,故安慰剂变化模型如式(8-9)所示,其中 $P_{\max}$ 是安慰剂的最大效应,TD 表示达到 $P_{\max}$ 的时间。 POW 是形状因子。安慰剂 PANSS 最终计算模型如式(8-10)所示,PAN0 表示 PANSS 基线值。

$$EFF_{placebo} = P_{\max} \cdot [1 - e^{-\left(\frac{Time}{TD}\right)^{POW}}] \qquad (8-9)$$

$$TotalPANSS = PAN0 \cdot (1 - EFF_{placebo}) \qquad (8-10)$$

阿塞那平疗效变化采用 $E_{\max}$ 函数来描述,由于疗效的变化与 AUC 存在明显的滞后效应,故模型公式引入 TIME/42 作为 $E_{\max}$ 的系数,表示 $E_{\max}$ 在第 42

天达到最大效应,阿塞那平 PANSS 评分与 AUC 值变化关系的 PK-PD 模型如式(8-11)所示。

$$EFF_{assenapine} = \frac{TIME}{42} \times \left(\frac{E_{max} \times AUC}{AUC_{50} + AUC} \right) \qquad (8-11)$$

将安慰剂效应与阿塞那平疗效变化结合的阿塞那平 PK-PD 模型如式(8-12)所示。

$$TotalPANSS = PAN0 \cdot (1 - EFF_{placebo}) \cdot (1 - EFF_{asenapine}) \qquad (8-12)$$

由于本研究部分患者随访脱落,导致 PANSS 缺失,如果采用脱落前最后一次 PANSS 观测值作为 6 周的 PANSS 评价结果会对疗效评价产生偏差,故 Friberg 等[18]采用 Logistic 回归脱落模型预测两次随访间患者脱落的概率。引进 Logistic 回归脱落概率模型可以优化临床数据的拟合。需注意的是,采用 $TIME/42$ 作为 E_{max} 的系数,适用范围为 1~6 周,超过 6 周模型参数的意义则发生根本性变化。

尚德为等[18]采用 TDM 浓度数据与临床疗效评估(PANSS 评分)建立抗精神分裂症药物氯氮平 PK-PD 模型。研究中采用累积 AUC($cAUC$,一段时间内体内药物暴露量的总和)作为 PK 指标,考察其与 PANSS 评分的变化关系。氯氮平 PANSS 评分与 $cAUC$ 值变化关系的 PK-PD 模型如式(8-13)所示,$cAUC_{50}$表示达到最大效应 E_{max} 一半对应的 $cAUC$ 值。该模型的局限性是不能考察患者停药后 PANSS 评分的变化,$cAUC$ 是一个不断积累并且不断变大的参数,表示药物产生疗效需要体内药物累计暴露的程度。

$$PANSS = PANSS_0 \times \left(1 - \frac{E_{max} \times cAUC}{cAUC_{50} + cAUC} \right) \qquad (8-13)$$

Reddyd 等[19]采用稳态血药浓度和 PANSS 评分建立多种抗精神分裂症药物(氟哌啶醇、利培酮、奥氮平、齐拉西酮和帕利哌酮)的通用 PK-PD 模型。抗精神分裂症药物 PANSS 评分与药物稳态浓度变化关系的 PK-PD 模型如式(8-14)所示,KT 表示达到最大药效所需时间的速率常数,EC_{50}表示达到最大效应 E_{max} 一半对应的稳态浓度。

$$Drugeffect = \left(\frac{E_{max} \times C_{ss}}{EC_{50} + C_{ss}} \right) \times (1 - e^{-KT \cdot TIME}) \qquad (8-14)$$

（二）其他药动学-药效学模型

根据多巴胺和 5 -羟色胺受体占有率（PET 测定）建立抗精神分裂症药物 PK‐PD 模型研究与抗抑郁药 PK‐PD 章节描述的模型相似,本章节不再赘述。

第四节　抗帕金森药物药动学-药效学

一、概述

帕金森病（Parkinson disease，PD）,又名震颤麻痹,是一种常见于老年人的神经系统变性疾病,其特征是运动迟缓、僵硬、静息震颤和姿势不稳,主要病变为黑质多巴胺（DA）能神经元变性死亡。发病年龄平均约 55 岁,多见于 60 岁以后,男性略多余女性,起病较为隐匿,进展缓慢。帕金森病治疗药物包括抗胆碱能药物、金刚烷胺、复方左旋多巴、多巴胺受体（DR）激动剂、B 型单胺氧化酶（MAO‐B）抑制剂、儿茶酚氧位甲基转移酶（catechol-O-methyltransferase，COMT）抑制剂等,其中左旋多巴最为常用,新型抗帕金森病药物奥皮卡朋和匹莫范色林都于 2016 年上市,奥皮卡朋是 COMT 抑制剂,选择性更强,可逆,药效强,每日只服用一次,匹莫范色林是全球首个治疗帕金森病幻觉和妄想的药物。

二、药动学特点

左旋多巴已成为帕金森病运动症状的主要治疗药物,是帕金森病的基础用药。左旋多巴口服后经小肠吸收,空腹 1~2 h 血药浓度达峰值,广泛分布于体内各组织,1%进入中枢转化成多巴胺发挥作用,其余大部分在脑外代谢脱羧成多巴胺,起效慢,半衰期为 1~3 h,口服后 80%在 24 h 内降解成多巴胺代谢物,主要为高香草酸及二羟苯乙酸,由肾脏排泄,有些代谢物可使尿变成红色,原型排出体外约 5%,可通过乳汁分泌。如用外周多巴脱羧酶抑制剂,可减少左旋多巴的用量,使之进入脑内的量增多,并可减少外周多巴胺引起的不良反应。

奥匹卡朋（opicapone，OPC）是第三代的选择性和可逆的儿茶酚氧位甲基转移酶抑制剂,作为左旋多巴/多巴脱羧酶抑制剂的辅助治疗制剂,用于辅助治疗患有神经退行性运动障碍帕金森病的成人患者,以及以目前疗法无法稳定控制病情的帕金森病患者[20]。OPC 呈现剂量-比例药动学,单一剂量(50 mg)半衰期为 0.8~1.1 h,多剂量(30 mg/50 mg)半衰期为 0.7~2.3 h,主要通过硫化成 BIA9-1103 后经肝脏代谢,小部分还原成 BIA 9-1709 或醛糖羧化成 BIA 9-1106[21]。

新型抗帕金森病药物匹莫范色林是一种非典型的抗精神病药物,适用于伴随帕金森病精神病幻觉和妄想的治疗。单剂口服剂量 17~255 mg(推荐剂量的 0.5~7.5 倍)的匹莫范色林的药动学与剂量成正比例。在人体内,与血浆蛋白高度结合(95%),表观分布容积为 2 173 L,主要经 CYP3A4 和 CYP3A5 代谢[22]。其他临床常用抗帕金森药物药动学特征如表 8-5 所示。

表 8-5 常用抗帕金森药物的药动学特征[4]

药物	给药方式	治疗参考浓度范围(ng/mL)	实验室警戒浓度(ng/mL)	生物利用度(%)	达峰时间(h)	蛋白结合率(%)	表观分布容积(L/kg)	半衰期(h)	排泄途径	尿排出率(%)	清除率(Mean±SD)(mL/min)
普拉克索	口服	0.4~7.2	15	>90	1~3	<20	400 L	8~12	尿液、少数粪便	80	483±64
罗匹尼罗	口服	0.4~6.0	12	85	1~2	40	7.5	3~10	尿液	88	
金刚烷胺	口服	300~600	1 200		2~4	67	3~8	10~14	尿液、乳汁	90	
恩他卡朋	口服	0.4~1.0 μg/mL	2 μg/mL	35	1	98	20 L	0.5	粪便90%,尿液10%	10	
卡比多巴	口服	20~200	400	58	3.81	76		2	尿液	50~60	

三、药效学指标

目前,帕金森病诊断及疗效评价的常用指标包括量表评定、正电子发射计算机断层显像(PET)及生物标志物三大类。

(一) 量表评定

帕金森病综合评分量表(UPDRS)是对帕金森病患者生活质量评价的常用量表,可以对帕金森病患者的日常生活能力、运动、疾病发展程度、治疗疗效、治疗的副作用及并发症等方面作出客观的评判,是目前公认的帕金森病临床评价的标准工具。UPDRS 共含 6 个分量表,从量表一至量表六分别用于评价帕金森病患者的精神活动及情感障碍、日常生活能力、运动能力、治疗中的并发症、疾病发展程度、帕金森病患者在"开"时相及"关"时相的活动能力,每个项目分为 5 个等级(0~4 分),0 分为正常,4 分为最重。

(二) 正电子发射计算机断层显像

PET 可在活体水平检测特定靶向示踪剂在脑内的摄取分布及活性情况,可在一定程度上代替组织病理学检查,对于脑部疾病的早期诊断、鉴别和评价具有独特优势。常用于帕金森病诊断及疗效评价的 3 种方法包括葡萄糖代谢显像($^{18}F-FDG$ 显像)、多巴胺转运体显像及多巴胺能神经元突触后功能显像方法。

葡萄糖代谢显像($^{18}F-FDG$ 显像):大脑以葡萄糖作为最主要能源,中枢神经元活性可以用葡萄糖代谢来反映。帕金森病患者多巴胺能神经元出现变性缺失,神经元数量减少,能量需求降低,导致葡萄糖代谢降低。通过 $^{18}F-FDG$ 显像方法,能够反映帕金森病患者中枢特定脑区葡萄糖代谢情况,实现对帕金森病的诊断、鉴别诊断、病情评估及药效评估。

多巴胺转运体(DAT)属于多巴胺能神经元突触前膜的一种膜转运蛋白,能够将突触间隙中的多巴胺转运回突触前神经元的细胞内,进行再利用或者进一步代谢分解。DAT 数量的变化能够直接反映突触前膜多巴胺能神经元的变化,多巴胺神经元减少会导致 DAT 减少,两者具有较好的相关性。因此 DAT 显像方法可用于帕金森病的早期诊断及病情严重程度评估。

多巴胺能神经元突触后功能 PET 显像:多巴胺受体属于突触后膜上的 G 蛋白耦联受体,共分为 $D_1 \sim D_5$ 5 种亚型,帕金森病患者纹状体突触后神经元在疾病发展过程中也会出现功能改变,其中 D_2 受体受损最为明显。常见的 D_2 受体显像剂是 ^{11}C-Raclopride,它与受体具有高亲和度,能较好地评估纹状体突触后神经元改变。该方法已被广泛用于帕金森病的诊断和疗效评价。

(三) 脑脊液及血液来源的帕金森病潜在生物标志物

随着基因组学、蛋白质组学、代谢组学等技术的越发成熟,越来越多的生物标志物涌现出来。脑脊液及血液是目前研究较多的体液样本。现今可能用于帕金森病诊断以及疗效评价的生物标志物包括路易小体蛋白相关生物标志物（α-突触核蛋白、Tau 蛋白、神经纤维细丝轻链等）、氧化应激相关生物标志物（DJ－1、8－羟基脱氧鸟苷、辅酶 Q10）、炎症免疫反应相关生物标志物（白细胞介素、C 反应蛋白、同型半胱氨酸）、营养因子生物标志物（胰岛素样生长因子 1、脑源性神经生长因子、表皮生长因子）。虽然临床神经病理目前依然是帕金森病诊断的金标准，但特异性不强，外周体液生物标志物将是未来帕金森病临床诊断及疗效评价标准的发展趋势[23]。

四、研究方法及实例介绍

William Knebel 等[24]建立了伊曲茶碱治疗帕金森病的 PK－PD 模型。PK－PD 研究数据集由 6 项 Ⅱ／Ⅲ期临床试验的数据组成。数据库纳入研究设计信息，包括患者群体、剂量和 PK 样本。

伊曲茶碱的疗效数据失能时间（OFF time）百分比由 1 760 名患者的共 9 108 次测量值组成。研究人群包括 1 181 名服用依曲茶碱的患者和 579 名接受安慰剂治疗的患者。连续协变量如帕金森病诊断时间（TPD）、运动并发症发生时间（$TOMC$）和左旋多巴治疗开始时间（$LYRS$）参数间均呈正相关，且相关系数不低于 0.64。所有连续协变量在安慰剂组和伊曲茶碱治疗组的患者之间分布相似（包括伴随用药的种类）。安慰剂对照组和伊曲茶碱治疗组患者的总体 OFF time 百分比随着时间的推移而降低，并在 4 周内达到平稳状态。伊曲茶碱治疗患者的 OFF time 百分比与伊曲茶碱 AUC_{ss} 之间的关系表明，随着 AUC_{ss} 的增加，OFF time 百分比减少，且 AUC_{ss} 大约为 2 500 ng · h/mL（相当于 10 mg 体内暴露量中位值）时，OFF time 百分比达到一个稳态平台。

一系列模型被用于拟合伊曲茶碱暴露对帕金森病进展影响。安慰剂数据表明 OFF time 百分比的减少与研究时间的长度有关。安慰剂模型可以采用第一次服用安慰剂后 OFF time 百分比随时间的变化进行拟合。E_{max} 模型拟合了 OFF time 百分比和伊曲茶碱 AUC_{ss} 之间的关系，模型拟合如式（8－15）、（8－16）和（8－17）所示。将暴露-反应模型与 DP－PR 效应模型相结合作为最终的基础模型。最终药效模型方程如式（8－18）～式（8－23）所示。

$$E0_i = \theta1_{E0} \cdot \left(\frac{UPDS}{17}\right)^{\theta6} \cdot \left(\frac{TOMC}{2.8}\right)^{\theta7} \cdot \theta8^{DOPA(DOPA1)} \cdot \theta9^{COMT(COMT1)}$$
$$\cdot \theta10^{SELG(SELG1)} \cdot \theta11^{AMAT(AMAT1)} + \eta^{E0} \qquad (8-15)$$

$$E_{\max}P_i = \theta2_{EmaxP} \cdot \left(\frac{UPDS}{17}\right)^{\theta12} \cdot \left(\frac{BOFF}{6.3}\right)^{\theta13} \cdot \left(\frac{TOMC}{2.8}\right)^{\theta14} \cdot \theta15^{DOPA(DOPA1)}$$

$$\cdot\ \theta16^{COMT(COMT1)} \cdot \theta17^{SELG(SELG1)} \cdot \theta18^{AMAT(AMAT1)} + \eta^{EmaxP} \qquad (8-16)$$

$$ET50_i = \theta3_{ET50} \qquad (8-17)$$

$$E_{\max}I_i = \theta4_{EmaxI} \cdot \left(\frac{UPDS}{17}\right)^{\theta19} \cdot \left(\frac{BOFF}{6.3}\right)^{\theta20} \cdot \left(\frac{TOMC}{2.8}\right)^{\theta21} \cdot \theta22^{DOPA(DOPA1)}$$

$$\cdot\ \theta23^{COMT(COMT1)} \cdot \theta24^{SELG(SELG1)} \cdot \theta25^{AMAT(AMAT1)} + \eta^{EmaxI} \qquad (8-18)$$

$$EC50_i = \theta5_{EC50} \qquad (8-19)$$

$$PDDP_{Ei} = E0_i \times \left[1 + \frac{E_{\max}P_i \times Time_i}{ET50_i + Time_i}\right] \qquad (8-20)$$

$$I_{Ei} = E_{\max}I_i \times \frac{AUC_i}{EC50_i + AUC_i} \qquad (8-21)$$

$$POFF_i = PDDP_{Ei} + I_{Ei} \qquad (8-22)$$

$$POFF = POFF_i \cdot e^{\varepsilon1} + \varepsilon_2 \qquad (8-23)$$

式中，$UPDS$ 是帕金森综合评分量表值；$TOMC$ 为运动并发症发生时间；$BOFF$ 表示 OFF time 的基线值；$DOPA = 1$ 表示联合服用多巴胺激动剂，$DOPA = 0$ 表示不服用多巴胺激动剂；$SELG = 1$ 表示联合服用司来吉兰，$SELG = 0$ 表示不服用司来吉兰；$COMT = 1$ 表示联合服用 COMT 抑制剂，$COMT = 0$ 表示不服用 COMT 抑制剂；$AMAT = 1$ 表示联合服用金刚烷胺，$AMAT = 0$ 表示不服用金刚烷胺，I_E 表示伊曲茶碱药效。

　　为了描述药物暴露量、有效性和安全性/耐受性之间的关系，使用 PK 和 PK－PD 模型模拟 Ⅱ/Ⅲ 期研究中每个个体在伊曲茶碱剂量为 5 mg/d、10 mg/d、20 mg/d、40 mg/d、60 mg/d 和 80 mg/d 时对疗效和安全性/耐受性终点的影响。仿真模拟保留了患者的协变量、观测时间，而每个患者的给药剂量依据每种剂量的 OFF time 的百分比而变化。采用在 30 min 的停药时间内，从基线到终点的变化来表示伊曲茶碱在这一剂量范围内的作用。使用 PK－PD 模型参数和每个剂量下的 AUC 中位数进行模型仿真获得 5 mg、10 mg、20 mg、40 mg、60 mg 和 80 mg 剂量下：① OFF time 变化百分数；② OFF time 减少 ≥ 30 min 的患者比例；③ 发生恶心、头晕、运动障碍的概率。

采用疾病进展/安慰剂反应为基础的非线性模型(E_{max})和伊曲茶碱效应的 E_{max} 模型描述了稳态下伊曲茶碱曲线下面积与 OFF time 变化百分数的关系。当伊曲茶碱达到最大效应一半所对应的暴露量 1 690 ng · h/mL 时,OFF time 变化百分数降低到最大值 5.79%(95% 置信区间为 4.09%~7.49%)。

关于不良反应预测,运动障碍和头晕的 PK - PD 关系用 E_{max} 模型描述,恶心则采用幂函数模型描述[25, 26]。当剂量为 40 mg/d 时,运动障碍和头晕的发生概率会趋于稳定,但随着剂量的增加,恶心的发生概率会持续上升。总的来说,这些结果支持伊曲茶碱的起始剂量为 20~40 mg/d。

第五节　抗抑郁药物和抗躁狂药物药动学-药效学

一、概述

抑郁症是一类以显著而持久的心境低落为主要临床特征的心境障碍,具有病程长、复发率高、致残率高、自杀率高及共患疾病常见等特点。抑郁症已经成为最常见的一类精神疾病,人群发病率为 2%~3%。当前抑郁症治疗主要有心理治疗和药物治疗两大类方法。临床最常用的抗抑郁药物包括选择性 5-羟色胺再摄取抑制剂(SSRI)、5-羟色胺和去甲肾上腺素再摄取抑制剂(SNRI)、去甲肾上腺素和特异性 5-羟色胺再摄取抑制剂(NaSSA)。

躁狂症是一类以情绪高涨、烦躁不安、运动过度等情感变化为主要症状的精神失常。目前临床治疗躁狂症最常用的药物为碳酸锂,抗精神病药物氟哌啶醇及抗癫痫药物丙戊酸钠、卡马西平等也可用于躁狂症的治疗。

二、药动学特点

SSRI 类是目前抗抑郁治疗的一线用药,通过选择性阻断突触前膜 5 - HT 受体、抑制 5 - HT 再摄取而发挥抗抑郁和抗焦虑效果。相对于三环类抗抑郁药而言,SSRI 的不良反应大大减少。SSRI 同类药物间药动学性质差别较大[27]。SSRI 类药物的口服生物利用度在 53%~90%,达峰时间较慢,血浆蛋白结合率较高。SSRI 均经 CYP2D6 酶代谢,该酶具有体量小、容易饱和的特点,因此酶活性对药物代谢快慢影响较大。SSRI 对 CYP2D6 酶有不同程度的抑制作用,以氟西汀和帕罗西汀抑制作用最强,呈现明显的非线性药动学特征。SSRI 类药物半衰期差异很大,从 12 h 到 6 天不等。个别 SSRI 类药物的代谢物具有与原药相当的活性和酶抑制作用,也是 SSRI 类药物药动学差异大的原因。SSRI 类药物因发生药物相互作用可能性大、半衰期长,导致剂量调整困难。相对于三环类抗抑郁药物而言,SSRI 类药物治疗指数较宽,一般无须实施治疗药物监测(TDM),但在改用其他经 CYP2D6 酶代谢且治疗指数较低的药物或合用单胺氧化酶抑制剂时,基于疗效和安全性的考虑,建议 SSRI 类药物需要进行 TDM。

SNRI 类抗抑郁药在选择性抑制 5 - HT 再摄取的同时也能抑制去甲肾上腺素的再摄取,也是抑郁症治疗的一线推荐药物,代表性药物有文拉法辛、度洛西汀等。SNRI 治疗某些类型抑郁症效果较佳,但相对于 SSRI 而言,也更容易引起呕吐、失眠、口干的不良反应。SNRI 类药物的药动学性质差异大,达峰时间一般较慢。多数 SNRI 类药物经多种肝酶代谢,其中 CYP2D6 为重要代谢酶。个别 SNRI 对 CYP2D6 酶活性有自身抑制作用(度洛西汀),可能代谢产生具有生物活性的产物(文拉法辛),以及临床剂型多变,均是这类药物药动学特征差异大的原因。

NaSSA 类药物通过抑制 α_2 肾上腺素能受体,促进神经末梢释放 NE,同时阻断 5 - HT 受体,增加 5 - HT 浓度,发挥抗抑郁作用。这类药物对脑内神经递质浓度增加较明显,起效较快,属于抗抑郁一线治疗用药物。该类药物品种不多,目前主要药物是米氮平。

碳酸锂主要通过锂离子发挥药理作用。锂离子口服吸收快而完全,不与血浆蛋白结合,进入体内后先分布在细胞外液,随后逐步蓄积于细胞内,通过血脑屏障。锂离子主要经肾排泄,在近曲小管与钠离子竞争重吸收,缺钠或肾小球滤过减少下容易引起体内锂潴留。锂盐不良反应多,安全范围窄,临床上需要常规进行 TDM。表 8-6 为临床常用的抗抑郁和抗躁狂药药动学特征。

三、药效学指标

抗抑郁药物疗效主要以量表评分为主,同时也有采用受体占有率、生物标志物等指标作为疗效指标的报道。

表 8-6　常用抗抑郁和抗躁狂药物的药动学特征[4]

药物分类	药物	给药方式	治疗参考浓度范围 (ng/mL)	实验室警戒浓度 (ng/mL)	生物利用度 (%)	达峰时间 (h)	蛋白结合率 (%)	表观分布容积 (L/kg)	半衰期 (h)	排泄途径	尿排出率 (%)	清除率 (Mean±SD) (mL/min)
SSRI	艾司西酞普兰	口服	15~80	160	80	4	80	12~26	27~32	尿液		495±218
	氟西汀	口服	120~500	1 000	90	6~8	95	20~42	4~6 d	尿液		126±93
	帕罗西汀	口服	20~65	120	64	5.2	95	3~28	12~44	尿液、少数粪便	64	724±274
	氟伏沙明	口服	60~230	500	53	3~8	80	25	21~43	尿液		1 907±504
	舍曲林	口服	10~150	300	66	4.5~8.4	98	20	22~36	尿液、粪便		1 167±450
NaSSA	米氮平	口服	30~80	160	50	2	85	65~149	20~40	尿液、粪便 (15%)	75	261±80
SNRI	文拉法辛 IR	口服	100~400	800	40	5.5 (缓释胶囊)；2 (片剂)	27	6	14~18	尿液	87	1 250±433
抗躁狂药	碳酸锂	口服	4~8 μg/ml	8 μg/ml	100	4	0	0.8	14~30	尿液		25.0±9.5

（一）量表评定

1. 抑郁症常用评价量表

临床常用抗抑郁药疗效评估指标是量表评估，其中汉密尔顿抑郁量表（Hamilton depression scale，HAMD）由 Hamilton 于 1960 年编制，是临床上评定抑郁状态时应用最为普遍的量表之一。该量表共有 17 项、21 项和 24 项 3 种版本，大部分项目采用 0~4 分的 5 级评分，各级标准分别为无、轻度、中度、重度、极重度；少数项目采用 0~2 分的 3 级评分，各级标准分别为无、轻-中度、重度。HAMD 总分用于反映抑郁症症状的严重程度，评分越高，症状越严重；评分越低，症状越轻或无症状。按照 Davis JM 的划界分，24 项版本总分超过 35 分可能是严重抑郁症状；超过 20 分可能是轻度或中度抑郁症状；小于 8 分则没有抑郁症状。采用 17 项版本，三个症状的划界分分别为 24 分、17 分和 7 分。在使用 HAMD 评分值作为临床疗效指标时，由于评分数值的分级大于 10 个等级，故可以近似采用连续性变化指标进行拟合。与基线评分比较 HAMD 总减分值 ≥ 50% 为有效；HAMD-17 总分 ≤ 7 分为临床痊愈或缓解。

抑郁分量表 MADRS（Montgomery and Asberg depression rating scale）能敏感地反映抑郁症状变化，特别是抗抑郁疗效的变化。当前，许多精神药物临床研究接受此量表作为临床疗效评价指标。MADRS 共 10 项，采用 0~6 的 7 级计分法，量表评分标准只有 0 分、2 分、4 分、6 分 4 种。即介于 0~2 分的评 1 分；介于 2~4 分的评 3 分；介于 4~6 分的评 5 分。MADRS 仅 2 项统计指标，即总分值和单项分值，分别代表抑郁情况和具体症状的严重程度。总分的范围是 0~60，一般认为 0~11 分为无临床意义的抑郁症状；12~23 分为轻度抑郁症状；24~34 分为中度抑郁症状；≥35 分为重度抑郁症状。MADRS 作为抗抑郁药临床疗效评价时，与基线相比，MADRS 总分的减分值 ≥ 50% 为有效；MADRS 总分 ≤ 10 分为临床痊愈或缓解。

其他临床疗效评价使用的量表还有纽卡斯尔抑郁诊断量表（Newcastle depression index，NDI）、爱丁堡产后抑郁量表（Edinburgh postnatal depression scale，EPDS）、流调用抑郁自评量表（center for epidemiological survey depression scale，CES-D）、抑郁自评量表（self-rating depression scale，SDS）、贝克抑郁问卷（Beck depression inventory，BDI）、医院焦虑抑郁量表（hospital anxiety and depression scale，HAD）、9 项患者健康问卷（patient health questionnaire-9

神经系统药物药动学-药效学

第八章

items，PHQ-9)、老年抑郁量表(geriatric depression scale，GDS)等。

2. 躁狂状态常用评价量表

此类量表用于评定躁狂状态的严重程度,主要适用于处于躁狂发作的情感障碍和分裂情感性精神病患者。贝克-拉范森躁狂量表(Beck-Rafaelsen mania rating scale，BRMS)是由 Beck 和 Rafaelsen 于 1978 年编制,用于躁郁症的躁狂性或情感性精神病的躁狂状态成人患者的心理测量量表。BRMS 共有 11 项,每项症状采用 0~4 分的 5 级评分法:0 分表示无该症状或与患者正常时的水平相仿;1 分表示轻微症状;2 分表示中度症状;3 分表示较重症状;4 分表示严重症状。主要统计指标是总分,得分范围是 0~44 分,一般 ≤5 分为无明显躁狂症状;6~10 分为肯定的躁狂症状;≥22 分为严重躁狂症状。总分反映疾病的严重程度,总分越高,病情越严重;治疗前后总分值变化反映疗效的好坏,差值越大疗效越好。

临床疗效评价常用的量表还有 Young 氏躁狂量表(Young mania rating scale，YMRS),该量表与 BRMS 类似,用于评定躁狂发作患者的疾病严重程度。其他量表还包括轻躁狂检测清单(hypomania check list，HCL-32)、心境障碍问卷(mood disorder questionnaire，MDQ)等。

(二) 受体占有率作为疗效评价指标

正电子发射计算机断层显像(positron emission computed tomography，PET)与其他分子显像方法相比具有以下显著优点:① PET 可以动态地获得较快(秒级)的动力学资料,能够对生理和药理过程进行快速显像;② PET 具有很高的灵敏度,能够测定感兴趣组织中 pmol 甚至 fmol 数量级的配体浓度;③ PET 可以绝对定量,测定活体体内生理和药理参数;④ PET 采用示踪量的 PET 药物(显像剂),不会产生药理毒副作用;⑤ PET 是一种无创伤性方法。正由于如此,PET 在全世界范围内得到了迅速的发展。在抗抑郁药物非临床和临床研究中,PET 技术是测定神经递质如 5-羟色胺、多巴胺等受体占有率的有效方法。

(三) 疗效评价替代指标

临床前和临床研究表明,氯胺酮可持续发挥长达 1~2 周的抗抑郁作用,但其抗抑郁机制目前尚未明确。中枢神经源性神经营养因子(brain-derived

295

neurotropic factor，BDNF）是一种生长因子蛋白，具有支持现有神经元存活及促进中枢神经系统神经发生和突触形成的作用。动物实验表明亚麻醉剂量的氯胺酮显著增加了 BDNF 的水平，与抗抑郁作用有关。一项随机、对照临床研究评估了 22 名接受氯胺酮与麻醉对照（咪达唑仑）的难治性抑郁患者的血浆 BDNF 水平及其症状的相关性，研究结果支持血浆 BDNF 作为与氯胺酮抗抑郁反应有关的外周生物标志物[25]。

谷氨酸是哺乳动物大脑中主要的兴奋性神经递质，谷氨酸能神经调节异常是诱发抑郁症的关键因素之一。谷氨酸作用于多种受体和离子通道或与 G 蛋白结合。其中 α-氨基-3-羟基-5-甲基-4-异噁唑-丙酸（AMPA）型离子型谷氨酸受体是最丰富的亚型，是快速兴奋性神经传递所必需的受体。增强 AMPA 受体介导的体外和体内突触传递可用于评估谷氨酸能增强从而间接评价精神疾病治疗效果。AMPA 受体调节的大鼠-人体桥接 PK-PD 模型可为新药临床试验中的剂量选择提供依据[26]。

锂盐作为抗躁狂首选药，其主要通过锂离子在电解质和离子转运、抑制神经递质释放、影响第二信使等方面发挥抗躁狂作用。临床主要通过调节锂离子浓度发挥抗躁狂作用，躁狂急性期锂离子浓度需达到 1.2 mmol/L，躁狂维持期锂离子浓度需达到 0.5~0.8 mmol/L，通过监测锂离子浓度，维持锂离子浓度在有效治疗范围可达到治疗效果[24]。

四、研究方法及实例介绍

目前，抗抑郁药物 PK-PD 研究十分有限，主要是由于抗抑郁药物的血药浓度与临床疗效之间相关性不明确，患者往往在服用药物 1~2 周后才产生明显的药效，故无法用经典的 PK-PD 理论模型进行阐述。随着人们对抗抑郁药物作用机制的了解，越来越多的作用受体或作用通路被发现，抗抑郁药与某些受体占有率、酶活性影响、作用蛋白表达水平被推测或验证与抗抑郁药的效果存在显著的相关性，进而成为疗效评价的生物标志物，最终推动抗抑郁药的临床治疗及新药研发。

David 等[27]采用 PET 技术测定度洛西汀对大鼠脊髓 5-羟色胺转运蛋白（serotonin transporter，SERT）和去甲肾上腺素转运体（norepinephrine transporter，NET）的抑制作用并通过 PK-PD 桥接模型预测度洛西汀对人体 SERT 和 NET 占有率，为新药研发提供理论工具。其研究设计主要思路如下：

1. 给药与样本采集

大鼠单次口服度洛西汀（0.3 mg/kg、1 mg/kg、5 mg/kg、10 mg/kg、20 mg/kg、30 mg/kg 和 60 mg/kg），并在给药后的指定时间点（剂量为 5 mg/kg 和 20 mg/kg 于 0.5 h、2 h、4 h、6 h 和 8 h；剂量为 0.3 mg/kg、1 mg/kg、10 mg/kg、30 mg/kg 和 60 mg/kg 于 2 h）采集血样后断头处死，收集并解剖脊髓，用于离体体内转运蛋白的占有率和药动学评估。另外设定两个剂量组（5 mg/kg 和 20 mg/kg）进行全程密集采血及脊髓中 SERT（5 mg/kg）和 NET（20 mg/kg）占有率测定。确保每只动物都提供了 SERT 和 NET 占有率测定值及相关的血浆浓度数据。

2. 离体体内转运蛋白占有率的测定

采用动态放射性配体结合动力学分析法测定［³H］西酞普兰（用于 SERT）或［³H］尼索西汀（用于 NET）与脊髓粗匀浆的初始结合率。根据质量作用定律，初始的结合率（即结合线的斜率）与孵育过程中游离的转运体（放射性配体结合位点）数量成正比。利用每个时间点的总结合和非特异性结合计算特异性结合，进行线性回归分析。通过拟合数据点、特异结合度（cpm）与时间（min）的关系来确定［³H］西酞普兰或［³H］尼索西汀的初始结合率（v_i），该数值等于直线斜率。计算对照组（不含药物的溶媒）［³H］西酞普兰或［³H］尼索西汀的初始结合率的平均值［$v_{i(\text{vehicle})}$］。计算服用度洛西汀后大鼠 SERT 或 NET 的占用率百分比如式（8－24）所示。

$$\%\text{TransporterOccupancy} = 100 \times \left[1 - \frac{\nu_i}{\text{average } \nu_{i(\text{vehicle})}} \right] \quad (8-24)$$

在进行离体体内转运蛋白研究之前，需要进行全面的体外研究以验证分析方法在当前条件下可以确保放射性配基结合的初始结合率与孵育中可用转运体的数量成正比。

3. PK－PD 研究

大鼠血浆中度洛西汀浓度符合一室口服吸收药动学模型，分别采用间接效应模型（生物相效应室）和直接效应模型建立药物浓度与转运蛋白占有率（E_{max} 模型）相关性，可以充分描述 SERT 和 NET 占有率随时间的变化关系。间接效应模型大鼠脊髓中 SERT 和 NET 占有率的 EC_{50} 分别为 2.950 ng/mL 和 59.0 ng/mL。直接效应模型大鼠脊髓中 SERT 和 NET 占有率的 EC_{50} 分别为 2.32 ng/mL 和 47.2 ng/mL。通过直接和间接效应建立的 PK－PD 模型测定的

大鼠 EC_{50} 值分别为 2.32 ng/mL 和 2.95 ng/mL，与前期在人体 PET 研究中测定的度洛西汀的 EC_{50} 范围为 2.29~3.7 ng/mL 非常接近，显示该 PK - PD 研究具有良好的外推预测作用。

第六节　抗偏头痛药药动学-药效学

一、概述

偏头痛是一种多因素引起的神经血管性疾病，每年全球发病率为 12% 左右，在我国高达 9.3%，其特征为反复发作性、多为偏侧、中重度、搏动样头痛，并伴有自发性功能紊乱障碍，一般持续 4~72 h。迄今，偏头痛发病机制仍不十分明确，对其治疗带来极大的困难与挑战，药物滥用和药物依赖性偏头痛患者比例逐年提高。偏头痛的药物治疗分为急性发作治疗和预防策略。急性治疗药物包括麦角碱类药物、曲普坦类药物、阿片类药物、止吐药和非甾体抗炎药，而常见的预防性药物包括抗惊厥药、钙通道阻滞药、抗抑郁药及 β 受体阻滞药。其中麦角碱类药物和曲普坦类药物为特异性药物，其余为非特异性辅助用药。

二、药动学特点

麦角碱类药物用于治疗偏头痛已有 1 个世纪，是治疗偏头痛的基本药物。麦角胺（常用其酒石酸盐）口服吸收少（约为 60%）而不规律，与咖啡因合用可提高麦角胺的吸收。

选择性 5 - HT 受体激动剂（曲普坦类药物）于 20 世纪 90 年代初问世，是偏头痛治疗的革命性药物，是中重度偏头痛发作急性治疗的一线选择。抗偏头痛作用主要有三种机制，包括抑制周围三叉神经痛传入血管释放血管活性肽，抑制颅内血管收缩和抑制三叉神经复合物通过二阶神经元的传递。目前，临床常用特异性偏头痛治疗药物有舒马曲普坦、利扎曲普坦、佐米曲普坦、依来曲普坦、那拉曲普坦、阿莫曲普坦和夫罗曲普坦，具体药动学参数如表 8 - 7 所示。在曲普坦类药物中，阿莫曲普坦具有最高的口服生物利用度，口服阿莫曲普坦在每个剂量水平上都能被很好地吸收，并且在 150 mg 的剂量下也具有

表 8-7　常用治疗偏头痛药物的药动学特征[28~30]

药物分类	药物	给药方式	治疗参考剂量 (mg)	最高日剂量 (mg)	生物利用度 (%)	达峰时间 (h)	蛋白结合率 (%)	表观分布容积 (L/kg)	半衰期 (h)	排泄途径	尿排出率 (%)	清除率 (mL/min)
麦角类制剂	麦角胺	舌下含服	1~2	6 mg/d;10 mg/w	60	0.5~3			2			
	双氢麦角胺	肌内注射、皮下、静脉注射	1~3(肌内注射);1~2(静脉注射)	6 mg/w(肌内注射)	0.17~0.94	0.5	93	800	9	胆汁,少数尿液粪便		1 500
曲普坦类	佐米曲普坦	口服	2.5~5	15	40~48	2~3	25		3	尿液、粪便	60	
	阿莫曲普坦	口服	6.25~12.5	25	70	1~3	30	180~200	3~4	尿液、粪便	40	950
	舒马曲普坦	口服、皮下注射	1~6(皮下);25~100(口服)	12(皮下);200(口服)	81~113(皮下);15(口服)	5~20 min(皮下);2.5 h(口服)	14~21	2.4(口服)	1.9(皮下);1.7(口服);1.8(直肠);1.8(经鼻)	尿液、粪便	60	220(皮下);170(口服);170(直肠);210(静脉滴注);1 200(总血浆清除率)
	利扎曲普坦	口服	5~10	30	45	1~1.5	14	110L(女);140L(男)	2~3	尿液、少数粪便	82	

良好的耐受性。阿莫曲普坦主要通过肾脏排泄（约占口服剂量的75%）消除，约40%的药物在尿液中以原型排泄。大约13%的药物通过粪便排泄。阿莫曲普坦可通过单胺氧化酶-A代谢成脱氨吲哚乙酸代谢物，也可被细胞色素P450的多种酶（CYP3A4、CYP2D6、CYP1A2、CYP2C19、CYP2E1和CYP2C8同工酶）催化代谢。

佐米曲普坦有3种不同的制剂，包括片剂、口服崩解片（ODT）和鼻喷雾剂（NS）。片剂和ODT具有本质上等效的药动学特征，但片剂与NS有显著性差异。NS的动力学特征反映了鼻腔和口腔的联合药动学。佐米曲普坦口服生物利用度为40%~48%，血浆消除半衰期约为3 h。佐米曲普坦口服后吸收迅速，达峰时间为2.5 h（NS为2.0 h，ODT为3.0 h），约1/3的佐米曲普坦是由肾脏代谢。

三、药效学指标

（一）抗偏头痛药理作用

偏头痛急性期食物治疗药物分为非特异性药物和特异性药物两类。

1. 非特异性药物

非甾体抗炎药对于轻、中度的偏头痛发作和既往使用有效的重度偏头痛发作，可作为一线药物首选，如对乙酰氨基酚、阿司匹林、布洛芬、萘普生。

有严重恶心和呕吐时，应选择胃肠外给药。甲氧氯普胺、多潘立酮等止吐和促进胃动力药不仅能治疗伴随症状，还有利于其他药物的吸收和头痛的治疗[31]。苯二氮䓬类和巴比妥类镇静药可促使镇静、入睡，促进头痛消失。由于镇静药有成瘾性，故适用于其他药物治疗无效的严重患者。

2. 特异性药物

麦角胺类药物，麦角胺是一种生物碱，有收缩血管的作用，主要用于偏头痛症状的缓解。偏头痛中麦角胺的作用机制是通过在某些颅血管选择性收缩动脉血管，或通过抑制介导疼痛传递或循环调节的中枢5-羟色胺能神经元来实现。在与曲普坦的对比实验中证实其疗效不及曲坦类。麦角胺类药物半衰期长，头痛复发率低，适用于发作持续时间长的患者。此外，极小剂量的麦角胺即可迅速导致MOH（服药过量头痛），因此应限制药物的使用频度。不推荐常规使用。

曲坦类（triptan）药物为5-HT$_{1B/1D}$受体激动剂，能特异性地治疗偏头痛。头痛期的任何时期应用均有效,但越早应用效果越好。在所有曲坦类药物制剂中,依来曲普 80 mg 效果最强,但不良反应也最大。阿莫曲普坦是 $5-HT_{1B/1D}$ 受体的有效激动剂,临床研究中,本品最佳治疗剂量是 12.5 mg,头痛复发者用药 2 小时后可重复使用该治疗剂量,但 24 h 内不应超过 2 个治疗剂量。与安慰剂比较,本品在 5~150 mg 剂量范围内可使恶心、呕吐、畏光和畏声等伴随症状有所缓解,且剂量为 25 mg 时患者伴随症状得到最大程度的改善。一项临床研究显示,13 751 例偏头痛患者服用本品 12.5 mg 1 年,1 h 头痛应答率为 51.2%,1 h 无痛应答率为 12.7%,2 h 无痛应答率为 58.2%,并且在用药 1 或 2 h 后中度偏头痛比重度偏头痛更易缓解[32]。

佐米曲普坦与 $5-HT_{1B/1D}$ 和 $5-HT_{1A/1F}$ 受体具有很强的亲和力。通过与 $5-HT_{1B}$ 受体结合而阻断三叉神经血管连接神经源性炎症,诱导颅内血管收缩和抑制外周颅内神经元去极化。佐米曲普坦作用于大脑疼痛中枢,抑制三叉神经痛和偏头痛发作时,降低神经肽水平、降钙素基因相关肽(CGRP)释放和血管活性肠多肽(VIP)活性。

降钙素基因相关肽(CGRP)受体拮抗剂(gepant 类药物)通过将扩张的脑膜动脉恢复至正常而减轻偏头痛症状,且该过程不导致血管收缩。部分对曲坦类无效或者对曲坦类不能耐受的患者可能对 gepant 类药物有良好的反应。

(二)量表评定

偏头痛的诊断依据国际头痛协会(International Headache Society, IHS)发表的国际头痛疾患分类第 3 版试用版(international classification of headache disorders, ICHD-3 beta)。偏头痛症状的评估工具为偏头痛的视觉先兆等级量表(visual aura rating scale, VARS)。VARS 包含 5 个问题,权重如下:① 先兆持续时间 5~60 min(3 分);② 逐渐加重过程超过 5 min(2 分);③ 暗点(2 分);④ 之字形闪光(2 分);⑤ 视野的单侧(1 分)。若总分≥5 分,则对偏头痛先兆诊断的敏感性为 91%~96%,特异性为 96%~98%。视觉模拟量表(visual analogue scale, VAS)是广泛使用的用于评估包括偏头痛在内的多种疼痛的强度指标,它通过量化的形式对头痛强度进行快速评估,可用于监测头痛变化和治疗效果[33]。

其他临床使用的量表还包括:① 健康相关生活质量(health-related quality of life, HR-QOL)是评价疾病负担的重要因素,并且广泛应用于评价临床试验的效果；② SF－36(the Short－Form 36)量表是广泛使用的通用健康调查问卷，该量表适用于各种人群的生活质量测量，在疼痛领域也有广泛的应用[34]；③ EUROHIS－QOL 8 (European Health Interview Survey-Quality of Life 8-item index，又作 WHO QOL－8)是世界卫生组织推荐的简易生活质量量表；④ 偏头痛特异性生活质量问卷[35](Migraine-Specific Quality-of-Life Questionnaire，MSQ)；⑤ 由 Wagner 等研制，西方学者使用的偏头痛生活质量特异性评价工具 MSQoL(Migraine-Specific Quality of Life Instrument)。MSQoL 共 25 个项目，每个项目 1~4 分,总分 25~100 分,分值越低表示生活质量越差[36]；⑥ 偏头痛失能程度问卷[37](Migraine Disability Assessment，MIDAS)，包含 5 个问题，评估在过去 3 个月,偏头痛所致的在以下三个领域的时间消耗：学校学习和单位工作、家庭工作或家务、家庭或社会休闲活动。

（尚德为）

参考文献

[1] Zheng X J, He Y C, Yin F, et al. Pharmacological interventions for the treatment of insomnia: quantitative comparison of drug efficacy[J]. Sleep Med, 2020(72): 41－49.

[2] Ren Y P, Xie R J, Marshall S, et al. Model-based meta-analysis of the effects of non-selective and alpha1-selective GABAA receptor agonists in healthy volunteers[J]. Eur J Clin Pharmacol, 2015, 71(10): 1209－1221.

[3] Kjellsson M C, Ouellet D, Corrigan B, et al. Modeling sleep data for a new drug in development using markov mixed-effects models[J]. Pharm Res, 2011, 28(10): 2610－2627.

[4] Hiemke C, Bergemann N, Clement H W, et al. Consensus Guidelines for Therapeutic Drug Monitoring in Neuropsychopharmacology: Update 2017[J]. Pharmacopsychiatry, 2018,51 (1－2): 9－62.

[5] Landry I, Nakai K, Ferry J, et al. Pharmacokinetics, pharmacodynamics, and safety of the dual orexin receptor antagonist lemborexant: findings from single-dose and multiple-ascending-dose phase 1 studies in healthy adults[J]. Clin Pharmacol Drug Dev, 2020, 10 (2): 153－165.

[6] Andres E, Kerling F, Hamer H, et al. Behavioural changes in patient with intellectual disability treated with perampanal[J]. Acta Neural Scand, 2017, 136(6): 645－653.

[7] de Bisae S, Valente M, Gigli G L, et al. Pharmacokinetic drug evaluation of lacosamide for the treatment of partial-onset seizures[J]. Expert Opin Drug Metab Toxicol, 2017, 13(9): 997－1005.

［8］魏彩锋.拉莫三嗪联合丙戊酸类药物治疗癫痫的疗效研究［J］.中国现代药物应用，2020，14(12)：184－185.

［9］Engel J，Van Ness P C，Rasmussen T B，et al. Outcome with respect to epileptic seizures. In：Engel J，ed. Surgical Treatment of the Epilepsies［M］. 2nd ed. New York：Raven Press，1993：609－621.

［10］何军.癫痫持续状态严重程度评分量表在癫痫持续状态预后判断中的作用与价值［J］.临床合理用药杂志，2014，7(12)：106.

［11］Girhis I G，Nandy P，Nye J S，et al. Pharmacokinetic-pharmacodynamic assessment of topiramate dosing regimens for children with epilepsy 2 to <10 years of age［J］. Epilepsia，2010，51(10)：1954－1962.

［12］Shang D W，Wang Z Z，Hu H T，et al. Effects of food and grapefruit juice on single-dose pharmacokinetics of blonanserin in healthy Chinese subjects［J］. Eur J ClinPharmacol，2018，74(1)：61－67.

［13］Deng S H，Ni X J，Shang D W，et al. Effects of Alcohol on the Pharmacokinetics of Blonanserin and N-DeethylatedBlonanserin in Healthy Chinese Subjects［J］. J Clin Psychopharmacol，2018，38(2)：129－133.

［14］陆峥，管晓枫，张明园.布南色林治疗精神分裂症［J］.临床精神医学杂志，2017，27(6)：422－425.

［15］汪会霞，赵烨，王胡，等.非典型抗精神病药物鲁拉西酮及其临床评价［J］.世界临床药物，2013，34(6)：377－379.

［16］Kim E，Howes O D，Kim B H，et al. Predicting brain occupancy from plasma levels using PET：superiority of combining pharmacokinetics with pharmacodynamics while modeling the relationship［J］. J Cereb Blood Flow Metab，2012，32(4)：759－768.

［17］Friberg L E，de Greef R，Kerbusch T，et al. Modeling and simulation of the time course of asenapine exposure response and dropout patterns in acute schizophrenia［J］. Clin Pharmacol Ther，2009，86(1)：84－91.

［18］Shang D W，Li L J，Wang X P，et al. Population pharmacokinetic/pharmacodynamic model of clozapine for characterizing the relationship between accumulated exposure and PANSS scores in patients with schizophrenia［J］. Ther Drug Monit，2014，36(3)：378－386.

［19］Reddy V P，Kozielska M，Suleiman A A，et al. Pharmacokinetic-pharmacodynamic modeling of antipsychotic drugs in patients with schizophrenia Part I：the use of PANSS total score and clinical utility［J］. Schizophr Res，2013，146(1－3)：144－152.

［20］陈信捷，罗恩丽，陈雅芳，等.帕金森新药 Opicapone 的研究进展［J］.中国医药导报，2019，16(20)：29－33.

［21］Almeida L，Rocha J F，Falcao A，et al. Pharmacokinetics，pharmacodynamics and tolerability of opicapone，a novel catechol-O-methyltransferase inhibitor，in healthy subjects：prediction of slow enzyme-inhibitor complex dissociation of a short-living and very long-acting inhibitor［J］. Clin Pharmacokinet，2013，52(2)：139－151.

［22］董先红,朱江,马帅.帕金森病相关精神症状治疗新药匹莫范色林［J］.中国药师,
　　　2017, 20(9)：1636－1638.

［23］崔丹丹，王晓良，彭英.帕金森病脑脊液和血液生物标志物的研究进展［J］.中国药
　　　理学与毒理学杂志, 2016, 30(12)：1254－1263.

［24］Knebel W, Rao N, Uchimura T, et al. Population pharmacokinetic-pharmacodynamic
　　　analysis of istradefylline in patients with Parkinson disease［J］. J Clin Pharmacol, 2012,
　　　52(10)：1468－1481.

［25］Wu C H, Wang Y, He Y, et al. Sub-anesthetic and anesthetic ketamine produce different
　　　long-lasting behavioral phenotypes (24 h post-treatment) via inducing different brain-
　　　derived neurotrophic factor (BDNF) expression level in the hippocampus［J］. Neurobiol
　　　Learn Mem, 2020(167)：107136.

［26］Bursi R, Erdemli G, Campbell R, et al. Translational PK/PD modelling of molecular
　　　target modulation for the AMPA receptor positive allosteric modulator Org 26576［J］.
　　　Psychopharmacology (Berl), 2011, 218(4)：713－724.

［27］Bourdet D L, Tsuruda P R, Obedencio G P, et al. Prediction of Human Serotonin and
　　　Norepinephrine Transporter Occupancy of Duloxetine by Pharmacokinetic/Pharmacodynamic
　　　Modeling in the Rat［J］. J Pharmacol Exp Ther, 2012, 341(1)：137－145.

［28］Silberstein S D, McCrory D C. Ergotamine and dihydroergotamine：history, pharmacology,
　　　and efficacy［J］. Headache, 2003, 43(2)：144－166.

［29］Negro A, Lionetto L, D'Alonzo L, et al. Pharmacokinetic evaluation of almotriptan for the
　　　treatment of migraines［J］. Expert Opin Drug Metab Toxicol, 2013, 9(5)：637－644.

［30］Perrin V L. Clinical pharmacokinetics of ergotamine in migraine and cluster headache［J］.
　　　Clin Pharmacokinet, 1985, 10(4)：334－352.

［31］何进,刘皋林.阿莫曲普坦对偏头痛的治疗作用［J］.世界临床药物,2003, 24(3)：
　　　136－140.

［32］中华医学会疼痛学分会头面痛学组,中华医师协会神经内科医师分会,疼痛和感觉障
　　　碍专委会.中国偏头痛防治指南［J］.中国疼痛医学杂志,2016,22(10)：721－727.

［33］周志彬,于生元.偏头痛相关评价工具［J］.中国疼痛医学杂志, 2015, 21(4)：241－244.

［34］Ware J E, Sherbourne C D. The MOS 36-item short-form health survey (SF-36). I.
　　　Conceptual framework and item selection［J］. Med Care, 1992, 30(6)：473－483.

［35］Chang H Y, Jensen M P, Yang C C, et al. Migraine-Specific Quality of Life Questionnaire
　　　Chinese version 2.1 (MSQv2.1－C)：psychometric evaluation in patients with migraine
　　　［J］. Health Qual Life Outcomes, 2019, 17(1)：108.

［36］McKenna S P, Doward L C, Davey K M. The Development and Psychometric Properties of
　　　the MSQOL：A Migraine-Specific Quality-of-Life Instrument［J］. Clin Drug Investig, 1998,
　　　15(5)：413－423.

［37］Stewart W F, Lipton R B, Dowson A J, et al. Development and testing of the Migraine
　　　Disability Assessment (MIDAS) Questionnaire to assess headache-related disability［J］.
　　　Neurology, 2001, 56(6 Suppl 1)：S20－28.

镇痛药物药动学-药效学

第一节 概 述

疼痛是机体受到伤害性刺激后产生的一种保护性反应,常伴有恐惧、紧张、不安等情绪活动。疼痛又是某些疾病的一种症状,可使人感到痛苦。剧烈疼痛除反映在感觉上的痛苦和情绪上的不安外,也可导致生理功能紊乱,引起失眠,甚至诱发休克而危及生命。因此,临床上适当使用镇痛药以缓解剧痛并预防休克是必要的,在治疗疾病和创伤救护中有重要意义。

一、药物分类

镇痛药包括麻醉性镇痛药(narcotic analgesics)和非麻醉性镇痛药(non-narcotic analgesics)。麻醉性镇痛药是通过激动中枢神经系统特定部位的阿片受体而产生镇痛作用,又称阿片类镇痛药(opioid analgesics);非麻醉类镇痛药即通常所说的解热镇痛抗炎药,鉴于其抗炎作用与糖皮质激素不同,故这类药又称为非甾体抗炎药(nonsteroidal anti-inflammatory drug, NSAID),其药理机制与抑制体内环氧化酶(cycloxygenase, COX)活性而减少局部组织前列腺素(prostaglandin, PG)的生物合成有关。镇痛药物的具体分类如表9-1所示。

二、药理机制[1]

(一) 麻醉性镇痛药

麻醉性镇痛药又称阿片类镇痛药,通过激动中枢神经系统特定部位阿片受体,从而产生镇痛作用,同时缓解疼痛引起的不愉快情绪。阿片受体主要存

表 9 - 1　镇痛药物分类

		代 表 药 物
麻醉性镇痛药（阿片类镇痛药）	吗啡及其相关阿片受体激动药	吗啡、可待因、哌替啶、美沙酮、芬太尼及其同系物、二氢埃托啡
	阿片受体部分激动药和激动-拮抗药	喷他佐辛、布托啡诺、丁丙诺啡、纳布啡
	其他镇痛药	曲马多、布桂嗪、延胡索乙素及罗通定
非麻醉性镇痛药（解热镇痛抗炎药）	非选择性 COX 抑制药　水杨酸类	阿司匹林、双水杨酯
	苯胺类	对乙酰氨基酚
	吲哚类	吲哚美辛
	芳基乙酸类	双氯芬酸
	芳基丙酸类	布洛芬
	烯醇酸类	吡罗昔康、美洛昔康、氯诺昔康
	吡唑酮类	保泰松
	烷酮类	萘丁美酮
	异丁芬酸类	舒林酸
	选择性 COX - 2 抑制药	塞来昔布、罗非昔布、尼美舒利、艾瑞昔布

在于下丘脑、中脑导水管周围灰质、蓝斑核和脊髓背角区。现有结果表明，机体主要由 μ（包括 μ_1 和 μ_2）受体（MOR）、δ（包括 δ_1 和 δ_2）受体（DOR）、κ（包括 κ_1、κ_2、κ_3）受体（KOR）3 类阿片受体介导阿片类药物的药理效应。其中，μ 受体是介导吗啡镇痛效应的主要受体，也有镇静、抑制呼吸、缩瞳、欣快及依赖性等效应；κ 受体主要介导脊髓镇痛效应，也能引起镇静作用；δ 受体介导的镇痛效应不明显，但能引起抗焦虑和抗抑郁作用，成瘾性较小。氨基酸序列分析表明，μ、δ 和 κ 受体均有 7 个跨膜区，分别由 372、380 和 400 个氨基酸残基组成，3 种阿片受体氨基酸序列同源性高达 60%，属于 G 蛋白偶联受体。阿片受体 C 端至半胱氨酸残基区域高度保守，通过与百日咳毒素敏感型 G 蛋白偶联而抑制腺苷酸环化酶活性，激活配体门控 K^+ 通道和抑制电压门控 Ca^{2+} 通道，从而减少神经递质释放和阻断痛觉传递。

（二）非麻醉性镇痛药

非麻醉性镇痛药通常指解热镇痛抗炎药，又称为非甾体抗炎药，通过抑制体内环氧化酶活性而减少局部组织前列腺素的生物合成，从而使局部痛觉感受器对缓激肽等致痛物质的敏感性降低,其本身也有一定的致痛作用。对临床常见的慢性钝痛如关节炎、黏液囊炎、肌肉和血管起源的疼痛、牙痛、痛经、产后疼痛及癌症骨转移痛等具有较好的镇痛作用。而对尖锐的一过性刺激痛(直接刺激感觉神经末梢引起)无效。其与阿片样物质联用可抑制术后疼痛,且可减少阿片样物质的用量。NSAID 能进入脂质双层,阻断信号传导,从而抑制疼痛。部分 NSAID 能在中枢神经系统产生镇痛作用,主要作用于脊髓,可能与其阻碍中枢神经系统 PG 的合成或干扰伤害感受系统的介质和调质的产生与释放有关。COX 有 COX-1 和 COX-2 两种同工酶。COX-1 为结构型,主要存在于血管、胃、肾等组织中,参与血管舒缩、血小板聚集、胃黏膜血流、胃黏液分泌及肾功能等的调节,其功能与保护胃肠黏膜、调节血小板聚集、调节外周血管阻力和调节肾血流量分布有关。COX-2 为诱导型,各种损伤性化学、物理和生物因子激活磷脂酶 A_2(phospholipase A_2, PLA_2)水解细胞膜磷脂,生成花生四烯酸;后者经催化加氧生成前列腺素。目前认为,NSAID 对 COX-1 的抑制构成了该类药物不良反应的毒理学基础,对 COX-2 的抑制被认为是其发挥药效的基础。

三、临床应用

阿片类镇痛药,镇痛作用强大,对多种原因引起的疼痛,如严重创伤、烧伤、手术引起的剧痛和晚期癌症疼痛,以及内脏平滑肌痉挛引起的绞痛和心肌梗死的剧痛都有缓解作用。非甾体抗炎药对慢性持续性疼痛作用尤为有效,如炎症(关节炎、黏液囊炎)、肌肉血管引起的疼痛、牙痛、痛经、产后疼痛及癌症骨转移痛,部分还能作用于外周神经系统,如骨髓。但是对尖锐性疼痛无效,如内脏绞痛。常见镇痛药物临床应用如表 9-2 所示。

表 9-2 常见镇痛药物临床应用[1]

镇痛药	临 床 应 用	给 药 方 案
吗啡	对多种原因引起的疼痛均有效,可缓解或消除严重创伤、烧伤、手术等引起的剧痛和晚期癌症疼痛;对内脏平滑肌痉挛引起的绞痛,如胆绞痛和肾绞痛加用 M 胆碱受体阻断药如阿托品可有效缓解;心源性哮喘;腹泻	静脉注射:成人起始剂量 0.1~0.2 mg/kg 缓慢注射,每 4 h 给药控制疼痛; 肌内注射:10 mg(70 kg 成年人),每 4 h 给药控制疼痛
可待因	中等程度疼痛、剧烈干咳	口服:15~60 mg(2.5~10 mL)/4 h

续　表

镇痛药	临　床　应　用	给　药　方　案
哌替啶	创伤、手术后及晚期癌症等各种原因引起的疼痛、内脏绞痛(加用阿托品)；心源性哮喘；麻醉前给药及人工冬眠	镇痛：成人肌内注射 25~100 mg/次 麻醉前用药：1.0~2.0 mg/kg
美沙酮	创伤、手术及晚期癌症等所致剧痛；吗啡、海洛因等成瘾的脱毒治疗	肌内注射或皮下注射，每次 2.5~5 mg，1 日 10~15 mg
芬太尼	麻醉辅助用药，静脉复合麻醉	肌内注射或静脉注射 0.000 7~0.001 5 mg/kg
喷他佐辛	各种慢性疼痛	皮下、肌内注射或静脉给药，1 次 30 mg(1 支)，必要时每 3~4 h 一次或遵医嘱。静脉给药时用注射用水稀释且滴速每分钟不超过 5 mg
曲马多	中重度急、慢性疼痛，如手术、创伤、分娩及晚期癌症疼痛等	静脉、肌内或皮下注射：每次 50~100 mg
阿司匹林	解热镇痛(头痛、牙痛、肌肉痛、痛经等)、抗风湿、抗血栓形成	口服，1 日 75~160 mg，每日 1 次，或遵医嘱
对乙酰氨基酚	退热、镇痛	口服，6~12 岁儿童，一次 0.5 片；12 岁以上儿童及成人 1 次 1 片，若持续发热或疼痛，可间隔 4~6 h 重复用药 1 次，24 h 内不得超过 4 次
吲哚美辛	炎性疼痛，如急性风湿性及类风湿关节炎	口服，25 mg/次，2~3 次/天
双氯芬酸	各种中等程度疼痛、类风湿关节炎、粘连性脊椎炎、非炎性关节痛、椎关节炎等引起的疼痛	外用，将药瓶直立喷于患部。1 次喷药时间不超过 2 s(喷药约 2 g)，1 日 3 次，1 日用药总量不超过 12 g
布洛芬	风湿性关节炎、骨关节炎、强直性关节炎、急性腱鞘炎、滑液囊炎、痛经等	口服，成人 1 次 1 粒，1 日 2 次
吡罗昔康	风湿性及类风湿关节炎、急性痛风、腰肌劳损、肩周炎、原发性痛经	外用，取适量涂于患部皮肤或关节表面皮肤，一日 2~3 次
保泰松	风湿性及类风湿关节炎、强直性脊柱炎	1. 治疗关节炎 口服：每次 0.1~0.2 g(1~2 片)，每日 3 次，饭后服。每日总量不宜超过 0.8 g(8 片) 2. 急性痛风 口服：初量 0.2~0.4 g(2~4 片)，以后每 6 h 0.1~0.2 g(1~2 片)
萘丁美酮	类风湿关节炎	口服，每次 1.0 g(2 片)，每日 1 次，睡前服
舒林酸	炎性疼痛，如急性风湿性及类风湿关节炎	一次口服 0.2 g(2 片)，早晚各 1 次，镇痛时可 8 h 后重复
塞来昔布	风湿性、类风湿关节炎、骨关节炎、手术后镇痛、牙痛、痛经等	骨关节炎：200 mg 每日 1 次口服或 100 mg 每日 2 次口服 类风湿关节炎：100~200 mg，每日两次 急性疼痛：第 1 天首剂 400 mg，必要时，可再服 200 mg；随后根据需要，每日 2 次，每次 200 mg
艾瑞昔布	本品用于缓解骨关节炎的疼痛症状，适用于男性及治疗期间无生育要求的妇女	餐后用药。口服。成人常用剂量为每次 0.1 g(1 片)，每日 2 次，疗程 8 周

第二节　镇痛药物药动学特点

　　各类镇痛药的药动学特点各有区别,也有其相似之处,了解药物的药动学特征,探究其在体内的变化规律,有助于为药物的临床合理应用提供科学依据,尤其是对于治疗窗较窄的药物或特殊生理病理条件下的患者,合理设计个体化给药方案,可优化药效并降低毒副作用。

一、常用麻醉性镇痛药

　　该类药物 PK 特点见表 9-3。

表 9-3　常用麻醉性镇痛药 PK 特点[2-5]

药物名称	口服生物利用度(%)	达峰时间	血浆蛋白结合率(%)	半衰期(h)	代谢(代谢酶)	转运体	排泄	房室模型
吗啡	25	5~30 min(肌内注射)	36	1.5~2	肝脏(UGT2B7, COMT, CYP2D6)	OCT1, MRP2, MRP3, ABCB1	肾脏(90%)粪便(10%)	二室模型或三室模型
可待因	60	60 min(口服)	7~25	3	肝脏(CYP2D6, UGT2B7)	ABCB1, OPRM1	肾脏(90%)	一室模型
哌替啶	40~60	1~2 h(口服) 1 h(肌内注射)	40~60	3~4	肝脏(CYP2B6, CYP3A4, CYP2C19)	P-gp	肾脏	三室模型
美沙酮	90	4 h(口服) 1~2 h(肌内注射)	87~90	7.6	肝脏(CYP1A2, CYP2B6, CYP2C8, CYP2C19, CYP3A4)	ABCB1	肾脏	一室模型
芬太尼	30	1.5~2.5 h(口服) 7~8 min(肌内注射)	84	8~10	肝脏(CYP3A4, CYP3A5, COMT)	ABCB1	肾脏	二室模型
喷他佐辛	20	1~3(口服) 15~60 min(肌内注射)	60	4~5	肝脏(SULT1A3, SULT2A1)		肾脏(70%)	一室模型
曲马多	70	2~3 h(口服)	20	6	肝脏(CYP2D6, CYP3A4, CYP2B6)	OCT1	肾脏(90%)	二室模型

二、常见非麻醉性镇痛药

该类药物 PK 特点见表 9-4。

表 9-4　常见非麻醉性镇痛药 PK 特点

药物名称	达峰时间（h）	血浆蛋白结合率（%）	半衰期	代谢（代谢酶）	转运体	排泄	房室模型
阿司匹林	1~2	80~90	15~20 min	肝脏（CYP2C8、CYP2C9、CYP 2C19、CYP2D6、CYP 2E1、CYP3A4）	OAT3	肾脏	一室模型
对乙酰氨基酚	0.5~1	10~25	2~4 h	肝脏（SULTs, BCRP, CYP2E1, CYP1A2, CYP2A6, CYP3A4）	MRP2-4	肾脏	一室模型
吲哚美辛	1~4	99	4.5 h	肝脏（CYP2C9）		肾脏(60%)胆汁(33%)	一室模型
双氯芬酸	3	99	2~3 h	肝脏（CYP2C9, CYP3A4）	OAT2	肾脏、胆汁、粪便	一室模型
布洛芬	1~2	99	2 h	肝脏（CYP2C8, CYP2C9）	hPEPT1	肾脏	一室模型
吡罗昔康	3~5	90	30~86 h	肝脏		肾脏(66%)	二室模型
保泰松	2	98	70 h	肝脏（CYP3A97）		肾脏	二室模型
萘丁美酮		99	24 h	肝脏（CYP1A2, CYP3A4, CYP2J2）		肾脏	一室模型
舒林酸	1~2	95	7 h	胃肠、肝脏（FMO3, AOX1）		尿液(74%)粪便(26%)	七室模型（肝肠循环）
塞来昔布	3	97	11 h	肝脏		尿液(27%)粪便(57%)	二室模型

三、药动学影响因素

（一）年龄

年龄可引起体内多种药动学过程的变化。例如，血浆容量随年龄而变化，影响其蛋白结合率，新生儿血浆蛋白浓度比成人低，药物蛋白结合率亦较低，血浆中游离型药物的比例较高，故小儿对药物较成人敏感[6]。新生儿与老年人对药物的清除能力同其他年龄段的人群有很大差异，对新生儿，特别是早产儿,药物代谢酶系统尚未发育完全,因此胎儿及新生儿用药时,多数情况下不仅药效高,而且容易产生毒性。随着年龄的增长,会发生多种生理和病理变化,导致机体对药物的处置发生变化,如排泄和代谢减少,中枢神经系统敏感性增加。这些变化可能会导致药物效果的增加、消除率的降低和药物作用时间的延长。衰老[7]往往与肌肉质量的减少(相对脂肪含量的增加)、身体总含水量的减少和血浆蛋白水平的降低有关。例如,老年人血浆中 O-去甲基曲马多(ODM)药物暴露较年轻人高,平均 $t_{1/2}$ 延长[8]。因此,在群体药动学-药效学建模过程中,新药开发方案应始终包括老年患者。

（二）体重

体重通常被用作协变量来描述个体大小对药动学参数的影响,具体分为总体重(total body weight,TBW)、瘦体重(lean body weight,LBW)、标准体重(ideal body weight,IBW)和体重指数(body mass index,BMI)等[7]。肥胖与许多病理生理变化有关,可能导致药物代谢(如细胞色素 P450 和偶联酶)改变。例如,在病态肥胖(BMI >40 kg/m^2)患者中,与健康受试者相比,吗啡-3-葡糖醛酸(M3G)和吗啡-6-葡糖醛酸(M6G)的清除率显著降低,导致这两种代谢物的暴露量大大增加,TBW 为其主要协变量,该发现的合理解释是它是由肝脏中膜转运蛋白功能和(或)表达的改变导致的[9]。

（三）性别

性别可对某些药物的动力学过程产生影响。例如,女性体内白蛋白的浓度高于男性,故女性的水杨酸蛋白结合率高于男性。性别对药物代谢的影响主要受激素的控制,同时,某些肝微粒体酶的活性也存在性别差异,有 50%以上治疗药物是由 CYP3A4 介导代谢,此酶在女性体内的代谢活性比男性要高,但 CYP2C19、CYP2D6、CYP2E1 在男性体内的代谢活性较高[6]。葡萄糖醛酸化、乙酰化和水解反应等也可能有性别差异。例如,对女性而言,对乙酰氨基酚、对乙酰氨基酚葡糖醛酸和硫酸对乙酰氨基酚的血浆半衰期较男性短[10]。

（四）遗传多态性

药物代谢酶在人群中广泛存在着遗传多态性现象,这是造成人群中药物代谢个体差异明显的主要原因。所谓遗传多态性是指一个或多个等位基因发生突变而产生遗传变异,在人群中呈不连续多峰分布,其药物代谢能力明显不同。例如,与非携带者相比,*CYP2B6 * 6* 纯合子携带者的美沙酮血浆浓度明显升高,提示美沙酮代谢在 *CYP2B6 * 6* 纯合子携带者中显著减慢[11]。

(五) 种族

种族对药动学的影响主要与遗传多态性有关。例如,非洲裔美国人对乙酰氨基酚的氧化速度比欧美人慢,这可能是由于 *CYP2E1 * 1D* 多态性所致[10]。

(六) 肾脏疾病

肾脏的急性疾病或者是外伤会使肾小球滤过率受损或下降,导致药物排泄量减少,体内血药浓度升高和含氮产物蓄积。例如,肾小球滤过率(GFR)的降低会导致 M3G 和 M6G 的清除率下降,这可能会产生临床后果,因为 M6G 是具有镇痛活性的代谢物,而 M3G 可能导致副作用,因此,肾衰竭患者的吗啡剂量应减少,或者镇痛药物应使用活性代谢物较少或没有活性代谢物的阿片类药物(如羟考酮或芬太尼)[12]。

(七) 肝脏疾病

肝脏是药物代谢的主要器官,肝脏发生病变会导致药物的生物转化和清除能力降低,可能的影响机制包括肝药酶活性降低、肝血流量下降、血浆蛋白结合率降低(低蛋白血症)和肝组织对药物的结合能力改变等,首过效应大的药物受肝功能状态的影响较大[6]。例如,他喷他多经 CYP2C19 和 CYP2D6 代谢,肝脏受损可影响他喷他多的药动学,研究显示在中度肝受损的受试者中,给予他喷他多可导致其血清浓度高于肝功能正常的受试者,总胆红素和总蛋白为其统计学上显著的协变量[13]。

(八) 体温

体温也可能对药动学参数产生影响。例如,舒芬太尼在低温患者中显示 *CL* 下降,尤其是在 ECMO 患者中,反复输血、输液、严重感染、败血症可导致 ECMO 患者体温下降,易镇静过度,甚至诱发呼吸抑制。体温对舒芬太尼清除率的影响可能存在如下两个机制:① 舒芬太尼是一种高肝提取率(肝提取率为 0.7）的药物，预计对血流量改变敏感。当体温下降时，肝总血流量显著减少，从而减少了舒芬太尼的肝脏清除；② 舒芬太尼的代谢主要通过细胞色素 P450 系统（CYP450）进行，已知细胞色素 P450 系统受温度的影响强烈，低温可降低底物对 CYP3A4 结合位点的亲和力，从而降低了 CYP3A4 的代谢活性[14]。

第三节　镇痛药药效学评价[15,16]

一、疼痛的评估

对疼痛的评估是评价镇痛药药效的重要环节，对受试者疼痛的评估若出现较大偏差，将直接影响对临床试验中的镇痛药物药效的评估，甚至影响其上市，因此找到一种合适的对于受试者疼痛的客观评价方法至关重要。目前疼痛评估方法可分为两大类，即疼痛间接评估法和疼痛直接评估法，此外，对于小儿疼痛，另有一些特殊的评估方法。

（一）疼痛间接评估法

疼痛间接评估法是指不对患者施加任何致痛性刺激，让受试者自己描述当前疼痛程度的方法。在临床试验中，这种方法多用于评估术后疼痛、癌痛、牙痛等患者当前出现的各种疼痛。而国内外最常采用的有 3 种方法，即视觉模拟评分法（visual analogue scale，VAS）、数字分级法（numeral rating scale，NRS）和根据主诉疼痛的程度分级法（verbal rating scale，VRS）。此外，还有疼痛问卷表法、行为疼痛测定法。

1. 视觉模拟评分法

视觉模拟评分法是临床常采用地评估疼痛的简单方法，一般在纸上画一条 10 cm 长的线段，左端标上"无痛"，右端标上"剧痛"，越往右表示疼痛程度越大，此外线上不应有标记、数字或词语，以免影响评估结果，见图 9-1。根据研究人员的具体需求，可以 cm 或 mm 为单位。若以 cm 为单位，则左端的无痛对应的数值为 0，右端的剧痛对应的数值为 10；若以 mm 为单位，则左端的无痛对应的数值为 0，右端的剧痛对

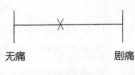

图 9-1
视觉模拟评分表（VAS）

应的数值为 100。确保受试者理解两个端点的意义之后，让受试者根据自己所感受的疼痛程度，在线上最能反映自己疼痛程度的地方画一交叉线，以表示生理上疼痛的强度及心理上的冲击度。从左端起点到划线部位的长度即为患者的疼痛程度。此外还有专用的 VAS 测量尺，该尺在 10 cm 的范围内有一个可移动的游标，按上述标准供受试者移动，当受试者选出最能反映疼痛程度的位置时，研究人员可从反面读出相应数值(mm)。此法的缺点在于它要求受试者视觉和运动功能都基本正常。

2. 数字分级法

数字分级法也是用于测定患者疼痛程度的常用方法。最早由 Budzynski 和 Melzack 等提出，与视觉模拟评分法相似，但相对更为简便一些。临床试验中更多采用的是 11 点数字评分法，但 101 点数字评分法也有一定的应用。

（1）11 点数字评分法(the 11 - point numeric rating scale, NRS - 11)：要求患者从 0 到 10 这 11 个点中选择最能反映自身疼痛程度的数字来描述疼痛的强度，见图 9 - 2。0 表示无痛，10 表示剧痛，点数增加时表示疼痛程度在相应增加，通常中间数字 1~3 表示轻度疼痛，4~6 表示中度疼痛，7~10 表示重度疼痛。这种方法是临床上最简单、最常使用的测量主观疼痛的方法，对于受试者而言简单易懂也容易接受，结果较为可靠，是数字分级法中最常采用的方法。

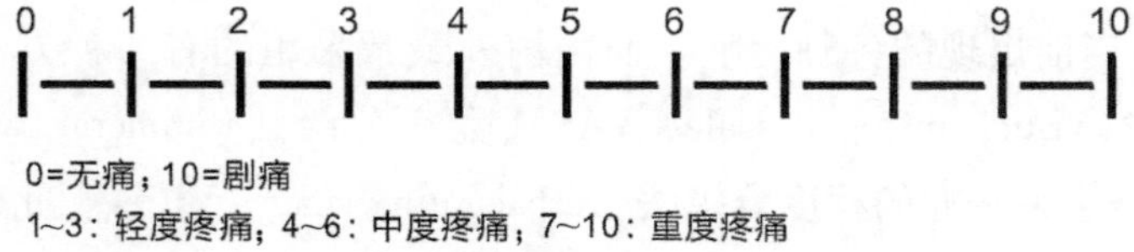

0=无痛；10=剧痛
1~3：轻度疼痛，4~6：中度疼痛，7~10：重度疼痛

图 9 - 2　点数字评分法(NRS - 11)

（2）101 点数字评分法(the 101 - point numeric rating scale, NRS - 101)：与 11 点数字评分法相似，在 1 根直尺上有 0 到 100 共 101 个点，0 表示无痛，100 表示剧痛，由于点数增多，患者的疼痛评分也更加细化、更加数据化。

3. 根据主诉疼痛的程度分级法

根据主诉疼痛的程度分级法也是一种评价疼痛程度的方法，该方法是采用一系列形容词来描述疼痛的强度。文献报道有许多不同的 VRS，包括 4 级评分、5 级评分、6 级评分、12 级评分和 15 级评分。这些词均按照轻重顺序排列,受试者描述的最轻程度疼痛记为 0 分,以后每升高一级则相应地增加 1 分,以便于最后定量地来分析受试者的疼痛程度。目前临床试验中较常用的是 4 级评分,0 级表示无疼痛;Ⅰ级表示轻度疼痛,有疼痛但可忍受,生活正常,睡眠不受干扰;Ⅱ级表示中度疼痛,疼痛明显,不能忍受,要求使用镇痛药,睡眠受干扰;Ⅲ级表示重度疼痛,疼痛剧烈,不能忍受,必须使用镇痛药物,睡眠受到严重干扰,可伴有自主神经功能紊乱表现或被动体位等。

4. 疼痛问卷表法

疼痛问卷表(pain questionnaires)是根据疼痛的生理感受、情感因素和认识等多方面因素设计而成,因此可以以更为准确地评估疼痛的程度与性质。

(1) McGill 疼痛问卷表(McGill pain questionnaire, MPQ)[17]:由 Melzack 和 Torgerson 提出,是目前世界上使用最广泛的多维疼痛量表之一,用于评估受试者疼痛程度与镇痛效果。McGill 疼痛问卷表由感觉、情感和评价三大部分组成,从感觉、情感和评价 3 个方面对疼痛强度进行较全面的评价。问卷的感觉部分由 20 个不同的类别来描述疼痛,每个类别都有 5 个形容词,而每个形容词对应一个分值,分值从 1 分到 5 分不等,问卷的这一部分用来描述在回答问卷时当下疼痛的感觉;问卷的情感部分用来描述疼痛随时间变化的情况,它还可以追踪习惯或环境的变化,以及这些变化是否对疼痛评分有影响,如问卷中询问了酒精、兴奋剂、镇静剂、运动和天气如何影响一个人的疼痛程度;问卷的评价部分用于测量疼痛的强度,在这部分中问了 6 个问题,如"哪个词描述了你现在的痛苦?"或者"哪个词描述了你最糟糕的痛苦?",并采用了 5 个形容词作为受试者的答案选择对象,每个形容词对应一个分值,分值从 1 分到 5 分不等。从 MPQ 可以得到 3 个重要的指数:① 疼痛评级指数(pain rating index, PRI),根据被测者所选出的词在组中的位置,可以得出一个数值,所有这些选出词的数值之和即 PRI。PRI 可以求三类的总数,也可以分类计算。② 选择词的总数(the number of words chosen, NWC)。③ 现时疼痛强度(present pain intensity, PPI)。它是将选择的词与词数目相结合,数和词的联合选择以代表总的疼痛强度,即 1~5 的疼痛强度,0 表示无痛,1 表示微痛;2 表示疼痛不适;3 表示痛苦;4 表示可怕;5 表示极度痛。

(2) 简化的 McGill 疼痛问卷:McGill 疼痛问卷表较为烦琐,使用不方便,故在 McGill 疼痛问卷表基础上简化出了一种更为简单的疼痛问卷,并将视觉模拟方法加入其中,成为一种简便实用的综合性问卷,称简式 MPQ(short-form of

McGill pain questionnaire, SF - MPQ), 见图 9 - 3。SF - MPQ 仅由 11 个感觉类和 4 个情感类对疼痛的描述词以及 VAS 和 PPI 组成。所有描述词都用"无""轻微""中度"和"重度"4 个形容词作为受试者的答案选择,并对应着 0~3 的分值。SF - MPQ 相较 MPQ 用时更短,且同时能够获得其他疼痛强度信息如 VAS,目前在临床试验中也有相当的应用。

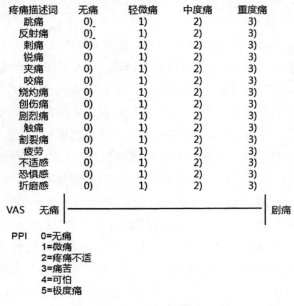

图 9 - 3 SF - McGill 疼痛问卷表

（3）简明疼痛问卷表(brief pain questionnaire, BPQ)[18]：又称简明疼痛调查表(brief pain inventory, BPI),是将感觉、情感和评价这三个因素分别量化。此表共有 17 道题,包括疼痛类型、疼痛部位、疼痛程度、疼痛缓解率、疼痛对受试者的各种影响及患者所希望接受的药物与治疗,在问卷表中采用 11 点数字评分法(NRS)对疼痛程度进行评估,疼痛缓解率从 0~100% 表示未缓解到完全缓解,而疼痛对受试者的各种影响也同样采用类似 11 点数字评分法的方法,从 0~10 表示无影响到完全影响。该表从多方面对受试者的疼痛进行评价,实际操作又简便易行,在临床试验中也常常被用到。

5. 行为疼痛测定法(behavioral rating scales, BRS)

疼痛对于人体是一种主观感受,但感受疼痛后,人体常常会不自觉地表现出一些行为上的改变,通过记录这些变化,也可以为临床疼痛评估提供辅助依据。行为疼痛测定法包括六点行为评分法(the 6-point behavioral rating scale,BRS-6)和疼痛日记评分法(pain diary scale,PDS),见表 9-5。

表 9-5　行为疼痛测定法

方　法	评　估　过　程	疼　痛　分　级
六点行为评分法	头痛及其他疼痛的患者直接回答疼痛对自身行为的影响	(1) 无疼痛;记为 0 分 (2) 有疼痛,但易被忽视;记为 1 分 (3) 有疼痛,无法忽视,不干扰日常生活;记为 2 分 (4) 有疼痛,无法忽视,干扰注意力;记为 3 分 (5) 有疼痛,无法忽视,所有日常活动均受影响,但能完成基本生理需求如进食和排便等;记为 4 分 (6) 存在剧烈疼痛,无法忽视,需休息或卧床休息;记为 5 分
疼痛日记评分法	由患者、患者亲属或护士记录每天各时间段(每 4 h、2 h、1 h 或 0.5 h)内: (1) 与疼痛有关的活动,其活动方式为坐位、行走、卧位。 (2) 某时间段内使用的药物名称和剂量	疼痛强度用 0~10 的数字量级来表示,睡眠过程按无痛(0 分)记

(二) 疼痛直接评估法

疼痛直接评估法是依据刺激-反应的原则,直接给受试者施加一种致痛性刺激,观察刺激达到何种程度或持续作用多长时间受试者才感到疼痛,即痛阈(pain threshold);刺激的强度或时间继续增大到什么时候受试者才表示已到达其不能忍受的疼痛程度,即耐痛阈(pain tolerance)。这类方法在临床试验中常用于健康受试者中,以构建疼痛模型,并观察记录受试者在接受镇痛药物前后痛阈和耐痛阈的变化程度,以达到药效评价的目的。临床试验中常采用的有热刺激法(heat stimulation)、冷刺激法(cold pressor test)、电刺激法(electrical stimulation)与机械刺激法(mechanical stimulation),而药物刺激法由于种种弊端现已被其他多种方法所取代。此外生理生化指标在患者产生疼痛时也会发生相应的变化,因此常用的生理生化指标的测定可在一定程度上作为反映疼痛的指标,但通常仅在科研项目中测定。

1. 痛阈及耐痛阈的测定

(1) 热刺激法[19]:为温度测痛方法,使用一种计算机化的热测试仪,对受测试皮肤区域进行加热,温度以 1℃/s 的速率从基线的 32℃ 上升到最高的 52℃,受试者被告知在达到无法忍受的温度时按下按钮,此时的温度即为患者的"耐痛阈"。进行 3 次连续的刺激，在每次刺激之间，温度恢复到基线水平，计算三种刺激的温度平均值用于最后的数据分析。

（2）冷刺激法[19]：以温度作为刺激源，受试者将手置于 3℃ 左右的循环冷冻水浴中 2 min，若受试者在 2 min 内达到无法忍受的疼痛时，即达到耐痛阈，受试者可将手从水浴中移出。但目前文献中更为常见的并非测量浸入冰水到出现耐痛阈的时间，而是结合电子 VAS，受试者在测试阶段各个时间点在电子 VAS 选择最符合自己疼痛程度的部位，由电脑自动记录相应表示疼痛程度的数值，最后求出 2 min 内的时间-疼痛程度 AUC，即常将 $AUC_{0\sim2\,min}$ 用于最后的数据分析。

（3）电刺激法[20]：以多种类型的电流作为疼痛刺激源，目前最常用的是方波电刺激，它通过增加脉冲宽度自动调节刺激强度。有文献报道，可将与电流刺激装置相连的电极放置在覆盖于左腿胫骨的皮肤上，使电流从 0 mA 逐步增加到 128 mA，当受试者达到耐痛阈时，自行按下一个按钮，试验即停止，此时的电流强度即可反映受试者的耐痛阈。电刺激测定痛阈在应用中具有定量精确、简便易行、重复性好的特点，并且极少损伤组织，因此经皮电刺激是最常用来诱导疼痛的。

（4）机械刺激法[19, 21]：多数以压力作为刺激源，目前文献中常用的有骨压力刺激和肌肉压力刺激，通常使用一个特定的压力刺激仪器进行压力刺激，当受试者达到耐痛阈时，按下按钮，刺激停止，此时仪器上所记录的压力即可反映受试者的耐痛阈。

2. 生理生化指标

由于疼痛可引起全身各系统不同程度的反应，因此常用的生理生化指标的测定可在一定程度上作为反映疼痛的指标。具体变化情况见表 9-6。

表 9-6　生理生化指标

生理生化指标	疼痛时的变化情况
潮气量	将会降低，少数情况下发生过度通气
心率和血压	心率增快，血压升高并可伴有出汗或心律失常
心电图	R-R 间期缩短，ST-T 变化或明显的心律失常
激素类	血清儿茶酚胺、环磷酸腺苷、5-羟色胺、促肾上腺皮质激素、抗利尿激素、生长激素等的水平变化
神经功能测定	神经传导速度变化与给予刺激的反应变化
诱发电位	产生诱发电位
核磁共振功能成像技术	检测局部血流动力学和代谢率的改变，进行脑功能成像

（三）小儿疼痛的评估

小儿疼痛的评估特别是对新生儿和幼儿的疼痛的评估是十分困难的,因为小儿往往很难明确表达自己的疼痛,因此往往依赖于监控生理生化指标的改变及观察行为的改变,常用的测量方法有生理学评测与行为评测,其中在小儿临床试验中最常用的还是行为评测中 FLACC 行为疼痛评测法,而对于年长一些的儿童,则使用自我评测方法更为简单直接。因此,小儿的疼痛评估包括行为评测、生理学评测与自我评测。

1. 行为评测

行为评测(behavioral measures)适用于婴幼儿和认知能力减弱或者有认知障碍的儿童,这些小儿由于无法准确表达自己疼痛的程度,故对其疼痛的评估往往需要家属及医护人员对其行为进行观察,并作出评定,因此行为评测在小儿疼痛评估中十分关键。在近年的临床试验研究中,对小儿疼痛评估最常使用的就是五项行为疼痛测评 FLACC 疼痛量表(Face、Legs、Activity、Cry、Consolability,面部、腿、活动、哭泣、可安慰程度),每一项行为各有从轻到重三种描述,且评分均为0~2分,详见表9-7。FLACC 疼痛量表可用于2个月至7岁的儿童的疼痛的评测。此外类似的还有 COMFORT 疼痛评分量表、CRIES 疼痛评分量表与 CHEOPS 疼痛评分量表等。

表 9-7　FLACC 疼痛量表[22]

行　　为	0 分	1 分	2 分
面部(Face)	无特殊表情或微笑	偶尔皱眉、退缩、冷漠	频繁或持续下巴颤抖、下颚绷紧
腿(Legs)	正常姿势或放松状态	不安、紧张状态	踢腿或腿部抬起
活动(Activity)	安静平躺、正常姿势、移动自如	来回移动、翻来覆去、紧张	呈拱形、僵硬或抽搐
哭泣(Cry)	无哭泣(清醒或睡着)	呻吟哀号、偶尔抱怨	持续哭泣、尖叫、频繁抱怨
可安慰程度(Consolability)	满意放松	触摸、拥抱、交谈及转移注意力可安慰	难以安慰

2. 生理学评测

生理学或生物评定是小儿疼痛评测的方法之一。对新生儿与儿童而言,在疼痛的刺激下,其生理生化指标也同成年人一样会发生一系列变化,小儿常见的生理生化指标包括呼吸频率、心率、血压、激素水平变化等。

3. 自我评测

自我评测(self-report measures)被认为是对疼痛比较有效的测量。根据患儿的年龄大小，可以选择性地给患儿使用不同的自我评测工具，如 8 岁以上儿童已经具有一定自我评估疼痛的能力，故可以使用成人的疼痛评估方法如 NRS 和 VAS 等；学龄前儿童也同样可以使用 VAS，但家属及医生需要更好地让患儿理解这样的疼痛评分表，同时也要对患儿的心理性情有较好的掌握；而对于婴幼儿，则可使用面部表情分级评分法(face rating scale, FRS)进行疼痛评估，使用从快乐到平静到悲伤到哭泣的不同表现的共六张表情面容，疼痛评分也相应地从 0 到 10，让患儿选择一张最能表达其疼痛的脸谱，即可表示当下患儿的疼痛程度，见图 9 - 4。

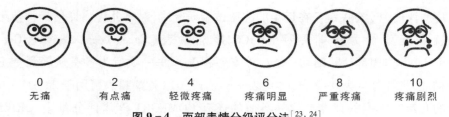

0	2	4	6	8	10
无痛	有点痛	轻微疼痛	疼痛明显	严重疼痛	疼痛剧烈

图 9 - 4　面部表情分级评分法[23, 24]

二、镇痛效果评价及计算方法

（一）疼痛强度差

在镇痛药的药物临床试验中，疼痛强度差(pain intensity difference, PID)也常常作为评价镇痛药药效的主要指标。疼痛强度差，即用药前疼痛强度(常作为基线)与用药后给定评估的各个时间点的疼痛强度的差值，具体评估时间点可由研究者视具体情况而定。对于单个患者，计算出用药前疼痛强度(基线)与用药后各时间点测定的疼痛强度的差值即可；而对于一组患者，则需要计算出平均值和标准差，以进行组内用药前后药效比较。PID 为正数说明有镇痛效果，数值越大说明镇痛效果越好。

（二）累计疼痛强度差

累计疼痛强度差(summed pain intensity difference, SPID)[25]可以从临床

或方法论的角度来看待,其理论上在总结临床治疗期间的收益上是有一定优势的,近年来的镇痛药临床试验中也有不少以累计疼痛强度差作为第一疗效评价终点,累计疼痛强度差,即评估时间点的疼痛强度差除以上一次评估与此次评估的时间间隔所得结果的总和。

(三)疼痛缓解率

疼痛缓解率(pain relief,PR)的评估是研究者对患者疼痛现状的客观测评,目前在临床试验中也作为主要或次要终点指标,常采用李克特五分量表法,即将疼痛缓解程度分为 5 个等级,0 为疼痛未缓解;1 为轻微缓解;2 为中度缓解;3 为明显缓解;4 为完全缓解,即不再疼痛。

(四)镇痛分和总镇痛分

镇痛分(analgesic score,ANS)作为一种疗效分析的评价指标,其优点在于能够将患者主观描述的疗效(疼痛强度差)与医生客观观察的疗效(疼痛缓解率)结合,以更好地评价镇痛药物的镇痛效果。镇痛分的计算方法是直接将给定时间点(单独一个)的疼痛强度差和疼痛缓解率相加,而总镇痛分(total analgesic score,TANS)则是给定的各个时间点的镇痛分之和,这一数值可以更好地比较治疗时间段内与治疗前的镇痛效果。

(五)有效率

镇痛药物治疗期间出现明显缓解和完全缓解的受试者纳入显效率;中度缓解的受试者纳入有效率;轻度缓解的受试者纳入部分有效率;未缓解的受试者则纳入无效率。一般显效率和有效率之和为总有效率。

(六)生活质量

对癌症、关节炎等慢性疼痛患者,除了一些常用的指标以外,还可进行生活质量评定,常用以评定的量表有 QoR - 15 量表(15-item quality of recovery questionnaire)、EQ - 5d 生活质量量表(EuroQol Group 5-dimension 5-level self-report questionaire)及 SF - 36 健康调查简表(the MOS 36-item Short form Health Survey),这些量表涵盖了呼吸、睡眠、疼痛、情感和精神状态等多个方面。

第四节　药动学-药效学

一、基于 VAS 评分作为疗效评价的药动学-药效学模型

Anderson BJ 等[26]进行了一项包括对乙酰氨基酚的安慰剂对照临床试验的 PK - PD 研究。该研究主要考察单剂量(40 mg/kg 或 100 mg/kg)对乙酰氨基酚对扁桃体切除术儿童患者中的镇痛效力。临床主要终点指标是视觉模拟评分(VAS)的降低。

(一) 药动学

该研究采用口服对乙酰氨基酚后中央室血药浓度作为 PK - PD 研究的 PK 指标。患者纳入标准：① ASA 分级Ⅰ~Ⅱ级；② 儿童患者(2~15 岁)；③ 拟行扁桃体切除手术。研究纳入患者稀疏采集静脉血样(每位患者 3~5 个)，将其数据与先前已发表研究数据共同拟合，描述了对乙酰氨基酚一级吸收和一级消除的一室药动学模型。对于每个个体，药物浓度数据由规定剂量和最大后验贝叶斯法估算个体 PK 参数后得出。该研究最终模型仅纳入体重作为唯一协变量。以体重为 70 kg 的个体所对应的参数值作为群体典型值，不同体重患者的 PK 参数计算见式(9-1)：

$$P_i = P_{std} \cdot (W_i / W_{std})^{PWR} \qquad (9-1)$$

其中 P_i 是第 i 个个体的参数，P_{std} 是体重为 W_{std} 的个体相对应的参数，W_i 为第 i 个个体的体重。对于清除率(CL/F)及表观分布容积(V/F)，PWR 值分别为 0.75 和 1，群体典型值分别为 12.5 L/h 和 66.1 L/h。

(二) 药效学

该研究共纳入 761 个 VAS[0~10]评分，均为短期安慰剂对照临床试验数据。该研究于术前 0.5~1 h 随机给予患者对乙酰氨基酚 40 mg/kg($n=12$)或 100 mg/kg($n=20$)，待术后进入麻醉后监测治疗室(PACU)后，由护理人员每小时测定 VAS 疼痛评分，直至 4~8 h 后患者出院。对于感到剧痛(经护理人

员测定)的患者,给予 0.05 mg/kg 吗啡进行急救,并且停止该类患者疼痛评分的测定。此外,每位患者的基线 VAS 评分(E_0)固定为 10 分。

先前已发表研究设计与该研究基本相似,不同点在于:① 先前研究纳入 20 例直肠给药患者的浓度数据;② 其 VAS 评分测定间隔时间为 30 min。

(三)药动学-药效学

该研究采用效应室模型描述对乙酰氨基酚药动学与镇痛作用之间的延迟现象。效应室模型假定药物作用的靶点位于一个效应室(effect compartment)或称生物相(biophase)中,且仅有少量药物进入效应室,其对于药物 PK 过程的影响可忽略不计。药物效应室浓度是联系血药浓度与药物效应的纽带,该研究通过群体药动学估算药物效应室浓度,采用 S 型最大效应模型(Sigmoid-E_{max} model)描述对乙酰氨基酚效应室浓度和镇痛效应的即时对应关系。

基于 VAS 评分的对乙酰氨基酚 PK-PD 建模思路为:① 记录给药方式、时间和剂量,定时测定血药浓度和 VAS 评分作为原始资料;② 结合对乙酰氨基酚群体药动学及最大后验贝叶斯法估算个体参数,预测药物血药浓度及效应室浓度;③ 根据安慰剂数据建立安慰剂模型;④ 构建对乙酰氨基酚疗效 VAS 评分与药物效应室浓度的关系模型,估算模型中的未知参数,包括 E_{max}、EC_{50} 等;⑤ 建立基于安慰剂和对乙酰氨基酚疗效的联合模型。

安慰剂效应中的延迟现象同样由效应室模型说明,其中 K_{eqp} 是描述安慰剂在中央室和效应室之间平衡快慢的参数;K_{elp} 是描述安慰剂消除的参数。安慰剂效应最终计算式如式(9-2)所示,其中 Effect(placebo)为安慰剂效应,p 为评价安慰剂效价的参数。

$$\mathrm{Cep}(t) = K_{eqp}/(K_{eqp} - K_{elp}) \times [\,\mathrm{EXP}(-K_{elp} \times t)$$
$$- \mathrm{EXP}(-K_{eqp} \times t)\,]\,\mathrm{Effect}(\mathrm{placebo}) = p \times \mathrm{Cep}(t) \quad (9-2)$$

对乙酰氨基酚疗效变化用 Sigmoid-E_{max} 函数描述,其 VAS 评分与效应室浓度变化关系的 PK-PD 模型见式(9-3)。

$$\mathrm{Effect}(\mathrm{drug}) = 1 - E_{max} \times C_e^{S}/(EC_{50}^{S} + C_e^{S}) \quad (9-3)$$

将安慰剂效应与对乙酰氨基酚疗效变化结合的对乙酰氨基酚 PK-PD 模

型如式(9-4)所示，其中 E_0 为基线值，Effect(drug)为对乙酰氨基酚治疗后的效应。

$$\text{Effect} = E_0 \times \text{Effect(drug)} \times [1 - \text{Effect(placebo)}] \qquad (9-4)$$

Olsen R 等[27]根据羟考酮浓度数据与临床疗效 VAS 评分变化也进行了一项 PK-PD 研究。与 Anderson BJ 等建立的 PK-PD 模型不同，该研究通过采用式(9-5)作为安慰剂效应的结构模型，描述安慰剂效应不随时间变化、随时间一次方、二次方、三次方变化的多种可能。此外，该研究采用线性模型[式(9-6)]描述 VAS 评分与血药浓度间的关系。

$$E_{\text{placebo}} = E_0 + \theta_1 \cdot t + \theta_2 \cdot t^2 + \theta_3 \cdot t^3 \qquad (9-5)$$

$$E_{\text{drug}} = E_0 + \theta_1 \cdot C_e \qquad (9-6)$$

二、基于痛阈、耐痛阈作为疗效评价的药动学-药效学模型

Yassen A 等[28]在健康受试者中建立电刺激疼痛模型，通过测定受试者痛阈及耐痛阈评价丁丙诺啡镇痛作用。丁丙诺啡为阿片受体部分激动剂，且与受体相互作用的动力学过程比较缓慢，一旦与受体结合就不容易解离而保持较长时间的药效作用，因此该研究采用生物相分布-受体缔合/解离模型描述丁丙诺啡作用机制及镇痛作用之间的关系。生物相分布模型[式(9-7)]与上文所述效应室模型基本相似，其中$[C_e]$代表丁丙诺啡效应室浓度，$[C_p]$为血药浓度，k_{eo}为一级分布速率常数，描述效应室中药物浓度变化。

$$\frac{d[C_e]}{dt} = k_{eo} \cdot ([C_p] - [C_e]) \qquad (9-7)$$

受体缔合/解离模型见式(9-8)或式(9-9)，其中 C_eR 为丁丙诺啡-受体复合物，k_{on}为结合速率常数，k_{off}为丁丙诺啡-受体复合物的解离常数，R 为游离阿片受体，R_{tot}为受体总量。

$$\frac{d[C_eR]}{dt} = k_{on} \cdot [C_e] \cdot [R] - k_{off} \cdot [C_eR] \qquad (9-8)$$

$$= k_{on} \cdot [C_e] \cdot ([R_{tot}] - [C_eR]) - k_{off} \cdot [C_eR] \qquad (9-9)$$

丁丙诺啡疗效最终模型见式(9-10)。由式(9-10)可以看出，丁丙诺啡-

受体复合物浓度与其镇痛作用直接相关。

$$E = \frac{E_0}{1 - [C_e R]} \tag{9-10}$$

此外,麻醉性镇痛药引起呼吸抑制副作用时也可以通过生物相分布-受体缔合/解离模型描述,此时其主要 PD 指标为通气量[29]。

(裴 奇)

参考文献

[1] 杨宝峰,陈建国. 药理学[M]. 北京:人民卫生出版社,2018:156-181.

[2] Food and Drug Administration. Label of morphine (2021-08-31). https://www.accessdata.fda.gov/drugsatfda_docs/label/2021/022207s005lbl.pdf.

[3] Food and Drug Administration. Label of codeine (2021-08-31). https://www.accessdata.fda.gov/drugsatfda_docs/label/2021/202245s009lbl.pdf.

[4] Food and Drug Administration. Label of acetaminophen (2021-08-31). https://www.accessdata.fda.gov/drugsatfda_docs/label/2021/204957s000lbl.pdf.

[5] Food and Drug Administration. Label of ibuprofen (2021-08-31). https://www.accessdata.fda.gov/drugsatfda_docs/label/1998/074978Orig1s000lbl.pdf.

[6] 刘建平,孙进,张娜.生物药剂学与药物动力学[M]. 北京:人民卫生出版社,2019.

[7] Heeremans E H, Proost J H, Eleveld D J, et al. Population pharmacokinetics and pharmacodynamics in anesthesia, intensive care and pain medicine [J]. Curr Opin Anaesthesiol, 2010, 23 (4): 479-484.

[8] Skinner-Robertson S, Fradette C, Bouchard S, et al. Pharmacokinetics of Tramadol and O-Desmethyltramadol Enantiomers Following Administration of Extended-Release Tablets to Elderly and Young Subjects[J]. Drugs and Aging, 2015, 32 (12): 1029-1043.

[9] Hoogd S D, Välitalo P A J, Dahan A, et al. Influence of Morbid Obesity on the Pharmacokinetics of Morphine, Morphine-3-Glucuronide, and Morphine-6-Glucuronide[J]. Clin Pharmacokinet, 2017, 56 (12): 1577-1587.

[10] Court M H, Zhu Z, Masse G, et al. Race, gender, and genetic polymorphism contribute to variability in acetaminophen pharmacokinetics, metabolism, and protein-Adduct concentrations in healthy African-American and European-American volunteers [J]. J Pharmacol Exp Ther, 2017, 362 (3): 431-440.

[11] Dennis B B, Bawor M, Thabane L, et al. Impact of ABCB1 and CYP2B6 genetic polymorphisms on methadone metabolism, dose and treatment response in patients with opioid addiction: A systematic review and meta-analysis[J]. PLoS One, 2014, 9 (1): e86114.

［12］Franken L G, Masman A D, de Winter B C M, et al. Mathot, Pharmacokinetics of Morphine, Morphine-3-Glucuronide and Morphine-6-Glucuronide in Terminally Ill Adult Patients［J］. Clin. Pharmacokinet, 2016, 55（6）：697－709.

［13］Xu X S, Smit J W, Lin R, et al. Population pharmacokinetics of tapentadol immediate release（IR）in healthy subjects and patients with moderate or severe pain［J］. Clin Pharmacokinet, 49（10）：671－682.

［14］Hahn J, Yang S, Min K L, et al. Chang, Population pharmacokinetics of intravenous sufentanil in critically ill patients supported with extracorporeal membrane oxygenation therapy［J］. Crit Care, 2019, 23（1）：1－10.

［15］刘延青,崔健君. 实用疼痛学［M］. 北京：人民卫生出版社,2013：155－161.

［16］韩济生. 疼痛学［M］. 北京：北京大学医学出版社,2012：153－155.

［17］Melzack R. The McGill Pain Questionnaire：major properties and scoring methods［J］. Pain,1975,1(3)：277－299.

［18］Daut R L, Cleeland C S, Flanery R C. Development of the Wisconsin Brief Pain Questionnaire to assess pain in cancer and other diseases［J］. Pain, 1983 ,17(2)：197－210.

［19］Andresen T, Upton R N, Foster D J, et al. Pharmacokinetic/pharmacodynamic relationships of transdermal buprenorphine and fentanyl in experimental human pain models［J］. Basic Clin Pharmacol Toxicol, 2011, 108(4)：274－284.

［20］Dahan A, Romberg R, Teppema L, et al. Simultaneous measurement and integrated analysis of analgesia and respiration after an intravenous morphine infusion［J］. Anesthesiology, 2004, 101(5)：1201－1209.

［21］Okkerse P, van Amerongen G, de Kam M L, et al. The use of a battery of pain models to detect analgesic properties of compounds：a two-part four-way crossover study［J］. Br J Clin Pharmacol, 2017, 83(5)：976－990.

［22］Gomez R J, Barrowman N, Elia S, et al. Establishing intra- and inter-rater agreement of the Face, Legs, Activity, Cry, Consolability scale for evaluating pain in toddlers during immunization［J］. Pain Res Manag, 2013 ,18(6)：e124－128.

［23］Garra G, Singer A J, Taira B R, et al. Validation of the Wong-Baker FACES Pain Rating Scale in pediatric emergency department patients［J］. Acad Emerg Med, 2010, 17(1)：50－54.

［24］龚宗容,舒敏,万朝敏,等.Wong-Baker 面部表情疼痛量表对 0 至 5 岁急性发热儿童舒适度评估的效果［J］. 中国循证儿科杂志,2015,10(6)：401－404.

［25］Tfelt-Hansen P, McCarroll K, Lines C. Sum of Pain Intensity Differences（SPID）in migraine trials. A comment based on four rizatriptan trials［J］. Cephalalgia, 2002, 22(8)：664－666.

［26］Anderson B J, Woollard G A, Holford N H. Acetaminophen analgesia in children：placebo effect and pain resolution after tonsillectomy［J］. Eur J Clin Pharmacol, 2001,57(8)：559－569.

[27] Olsen R, Foster DJ, Upton RN, et al. Modelling the PKPD of oxycodone in experimental pain — Impact of opioid receptor polymorphisms [J]. Eur J Pharm Sci, 2016 (86): 41 −49.

[28] Yassen A, Olofsen E, Romberg R, et al. Mechanism-based pharmacokinetic-pharmacodynamic modeling of the antinociceptive effect of buprenorphine in healthy volunteers[J]. Anesthesiology, 2006,104(6): 1232 − 1242.

[29] Olofsen E, van Dorp E, Teppema L, et al. Naloxone reversal of morphine- and morphine-6-glucuronide-induced respiratory depression in healthy volunteers: a mechanism-based pharmacokinetic-pharmacodynamic modeling study[J]. Anesthesiology, 2010, 112(6): 1417 − 1427.

心血管药物药动学-药效学

第一节 降压药药动学-药效学

一、概述

目前我国临床常用的降压药包括血管紧张素转化酶抑制剂、血管紧张素Ⅱ受体拮抗剂、钙通道阻滞剂、β受体阻滞剂和利尿药5类,以及由上述药物组成固定配比的复方制剂。

(一)降压药药动学

1. 钙通道阻滞剂

根据钙通道阻滞剂(calcium channel blockers,CCB)与动脉血管和心脏的亲和力及作用比将其分为二氢吡啶类 CCB 与非二氢吡啶类 CCB。根据药动学和药效学特点二氢吡啶类 CCB 可分为第一、二、三代(表 10-1)。

第一代 CCB 多为短效,生物利用度低,药物血浆浓度波动大,半衰期短,清除率高,代表药物为硝苯地平;第二代 CCB 制成缓释或控释剂型而使药动学特性有了明显改善,如硝苯地平控释片;第三代 CCB 有长血浆半衰期的氨氯地平、左旋氨氯地平以及长组织半衰期的乐卡地平和拉西地平。非二氢吡啶类 CCB 主要代表药物是维拉帕米和地尔硫䓬。

长效二氢吡啶类 CCB 适用于老年单纯收缩期高血压患者,而对于需要控制心率的心房颤动患者,一线治疗药物为 β 受体阻滞剂和非二氢吡啶类 CCB(地尔硫䓬和维拉帕米),但一般情况下不推荐两者联用。对不伴有收缩功能

表 10-1 常见钙通道阻滞剂的药动学特点

药品名称	主要代谢途径	作用持续时间(h)	生物利用度(%)	消除半衰期(h)	达峰时间	是否受CYP3A4酶活性诱导剂或抑制剂影响
二氢吡啶类						
硝苯地平	肝	12	45~56	1.7~3.4	20 min(舌下) 1~2 h(口服)	是
硝苯地平控释片	肝	24	65~66	1.7~3.4	6~12 h	是
氨氯地平	肝	24	64~90	30~50	6~12 h	无
左旋氨氯地平	肝	>24	64~80	30~50	6~12 h	无
乐卡地平	肝、肾	24	10	2.8~3.7	1.5~3 h	是
拉西地平	肝	NR	4~52	12~19	30~150 min	是
非洛地平	肝	6~9	13~20	16.09±6.07	2.01 h±0.63 h	是
尼群地平	肝	6~8	23	10~22	1.5 h	是
尼莫地平	肝	NR	5~15	5~10	1 h	是
西尼地平	肝	23	NR	2.1~2.5	1.8~2.2 h	是
非二氢吡啶类						
维拉帕米	肝、肾	6~8	20~35	2.8~7.4	1~2 h	是
地尔硫䓬	肝	1~3	40	3.5	2~3 h	是

NR：没有报道。

不全的心房颤动且合并高血压患者,急性期心室率控制可采用缓慢静脉注射地尔硫䓬注射液或维拉帕米注射液。禁用于伴有预激综合征的心房颤动患者。

2. 血管紧张素转化酶抑制剂

根据血管紧张素转化酶抑制剂(angiotensin-converting enzyme inhibitor, ACEI)代谢途径的不同分为经肝与肾双途径排泄(如福辛普利)和经肾单途径排泄(其余 ACEI)。根据 ACEI 的活性分为前体药物(如福辛普利)和非前体药物(如卡托普利等),前体药物亲脂性更高,更易进入目标组织并转化为活性成分(表 10-2)。

表 10-2 血管紧张素转化酶抑制剂的药动学特点

药物	前体药	达峰时间(h)	消除半衰期(h)	作用持续时间(h)	谷/峰比(T/P)	清除部位	食物对吸收的影响
卡托普利	否	1~1.5	2	6~12	25	肾(95%)	减少30%~40%
依那普利	是	3~4 h	35 h	12~24	NR	肾	否

续 表

药 物	前体药	达峰时间（h）	消除半衰期（h）	作用持续时间（h）	谷/峰比（T/P）	清除部位	食物对吸收的影响
贝那普利	是	1.5~4	11	24	40	肾(88%)、肝	否
咪达普利	是	1.5	2~4	24	10~40	肾(75%)、肝	否
赖诺普利	否	7	12.6	NR	NR	肾(100%)	否
培哚普利	是	1	1	24	NR	肾、肝	减少35%
雷米普利	是	1	13~17	≥24 h	NR	肾	否
福辛普利	是	3~6	12	24	64	肾(50%)、肝(50%)	否

NR：没有报道。

ACEI 推荐用于合并冠心病、心力衰竭、糖尿病、慢性肾脏病或蛋白尿的老年高血压患者。最常见不良反应为干咳,不能耐受者可改用血管紧张素Ⅱ受体拮抗剂。

3. 血管紧张素Ⅱ受体拮抗剂

血管紧张素Ⅱ受体拮抗剂(Angiotension Ⅱ receptor block,ARB)可分为二苯四咪唑类(代表药物如氯沙坦、厄贝沙坦、替米沙坦、坎地沙坦等)、非二苯四咪唑类(如 Arbesartan 和 B1AR - 2771,但数据很少)以及非杂环类(如缬沙坦等)。ARB 类药物均有苯丙咪唑环,但每种药物因对咪唑环的修饰各不相同,导致理化特性不同,如脂溶性、组织穿透性、对 Ang Ⅱ 1 型受体/Ang Ⅱ 2 型受体亲和力等存在差异,因此,不同 ARB 的半衰期和降压效果也有所不同。例如,替米沙坦以特异的异芳香基团修饰,使该药具有较强的脂溶性和组织穿透性,与 AT1 受体亲和力更高,对 Ang Ⅱ 拮抗性更强,具有强效、长效、安全等特点(表 10-3)。

表 10-3 血管紧张素Ⅱ受体拮抗剂的药动学特征

药品名称	绝对生物利用度(%)	达峰时间(h)	谷/峰比(T/P)	表观分布容积(L)	消除半衰期(h)	生物转化	经过粪便/小便排泄(%)	血浆蛋白结合率(%)	量-效关系(治疗范围内)	血浆浓度与剂量之比
坎地沙坦酯	14	3~4	76~876	0.13 L/kg	9	有	70/30	99.5	有	线性
依普罗沙坦	13	1~2	65~80	13	5~9	无	90/10	98	有	非线性

药品名称	绝对生物利用度(%)	达峰时间(h)	谷/峰比(T/P)	表观分布容积(L)	消除半衰期(h)	生物转化	经过粪便/小便排泄(%)	血浆蛋白结合率(%)	量-效关系(治疗范围内)	血浆浓度与剂量之比
厄贝沙坦	0~80	1.5~2	60~70	53~93	11~15	无	80/20	90	有	线性
氯沙坦	33	1	58~78	34	1~2.5	有	60/40	99	不明显	线性
缬沙坦	23	2	69~76	17	6~9	无	85/15	85~99	无	线性
替米沙坦	50	0.5~1	68.4~79.3	500	24	有	99/1	>99.5	有	非线性
坎地沙坦	15	3~4	63~70	0.13 L/kg	9	无	67/33	>99	NR	NR
奥美沙坦	26%	1~2	60~80	17	10~15	无	50~65/35~50	>99	有	线性
阿利沙坦	NR	1.5~2.5	>60	766	10	无	56.9/0.25 *	>99.7	有	NR

＊：0~120 h 累积排泄率；NR：没有报道。

以 ACEI 或 ARB 为基础的治疗可以减少高血压患者新发心房颤动的发生。国内外指南均推荐 ACEI 和 ARB 用于预防心房颤动的发生和进展,单药控制不良时,优先推荐 ACEI/ARB 与 CCB 或噻嗪类利尿药联用。

4. 利尿药

利尿药主要包括袢利尿药、噻嗪类利尿药、保钾利尿药三大类。具体将在第六节利尿药部分进行详细讲解。

推荐利尿药用于老年高血压患者的初始及联合降压治疗,尤其适用于合并心力衰竭、水肿患者。常用小剂量噻嗪型利尿药(氢氯噻嗪)或噻嗪样利尿药(吲达帕胺)。估算肾小球滤过率(eGFR)<30 mL/(min · 1.73 m²)时应使用袢利尿药,如呋塞米或托拉塞米等。保钾利尿药可用于继发性或顽固性高血压的治疗。不良反应呈剂量依赖性,大剂量利尿药可影响糖脂代谢、诱发电解质紊乱。

5. β 受体阻滞剂

根据药动学特征 β 受体阻滞剂可分为 3 类:脂溶性 β 受体阻滞剂,如美托洛尔,组织穿透力强;水溶性 β 受体阻滞剂,如阿替洛尔,组织穿透力较弱;水脂双溶性 β 受体阻滞剂,如比索洛尔,既有水溶性 β 受体阻滞剂首过效应低的特点,又有脂溶性 β 受体阻滞剂口服吸收率高的优势(表 10 - 4)。

表 10 – 4a 不同类型 β 受体阻滞剂的药动学特征

	胃肠吸收	肝脏"首过效应"	生物利用度	血浆半衰期	通过血脑屏障
亲脂性	快,吸收率高	高	低	短	易
亲水性	吸收率低	低	低	长	难
水脂双溶性	吸收率高	低	高	长	易

表 10 – 4b 常见 β 受体阻滞剂的药动学特点

药品名称	溶解性质	生物利用度 (%)	血浆半衰期 (h)	达峰时间 (h)	限速酶及受其活性诱导剂或抑制剂的影响
酒石酸美托洛尔	水溶性	40~50	3~5	1~2	CYP2D6;大
琥珀酸美托洛尔缓释片	水溶性	30~40	NR	NR	CYP2D6;大
普萘洛尔	脂溶性	30	2~3	1~1.5	CYP2D6、CYP1A2 和 CYP2C19;NR
阿替洛尔	水溶性	50	6~7	2~4	NR
比索洛尔	水脂双溶性	90	10~12	NR	NR
拉贝洛尔	水脂双溶性	25	6~8	1~2	NR
卡维地洛	水脂双溶性	25~35	6~10	1	CYP2D6 和 CYP2C9;大
阿罗洛尔	水脂双溶性	50	6~7	2~4	NR

NR：没有报道。

β 受体阻滞剂用于合并冠心病、慢性心力衰竭、快速性心律失常、交感活性增高的患者,从小剂量起始,根据血压、心率调整剂量。但由于不良反应相对较多,且缺乏改善预后的证据,因此不推荐 β 受体阻滞剂作为儿童高血压的初始治疗药物。对于合并慢性肾脏病、蛋白尿或糖尿病的儿童青少年,除非有绝对禁忌证,否则建议首先使用 ACEI 或 ARB。对于 2 种或更多推荐药物无效的高血压患儿,可以考虑其他降压药(如 β 受体阻滞剂、保钾利尿药和直接血管舒张药物等)。

对于高血压伴心房颤动患者,β 受体阻滞剂可以控制发作时心室率,促进心房颤动转复为窦性心律和维持窦性心律,以及减少心房颤动复发。对于心房颤动急性期,普萘洛尔、美托洛尔、阿替洛尔和艾司洛尔都可以静脉给药以快速控制心室率,其中艾司洛尔和美托洛尔因起效快、$t_{1/2}$ 短是主要推荐的静脉适用药物,同时对合并高血压的患者发挥降压作用。但对于伴心功能不全的患者应首先评估心功能情况;禁用于伴有预激综合征的心房颤动患者。在长期控制心房颤动和拮抗交感神经兴奋性方面,β 受体阻滞剂也能安全应用,其控制运动状态的心室率比地高辛有效。

妊娠的全过程不能使用 ACEI 和 ARB,孕 5~7 个月可以选用拉贝洛尔,孕 7~10 个月可加用 CCB 和小剂量甲基多巴。在哺乳期间如需要降压治疗,应当禁用 ACEI、ARB,可服用小剂量 CCB 及 β 受体阻滞剂。利尿剂可减少母乳的分泌量,应当予以注意。

服用 β 受体阻滞剂和盐酸维拉帕米缓释片可以改善交感神经兴奋性对高血压的影响,ACEI/ARB 可以改善雌激素诱发的肾素-血管紧张素-醛固酮系统(RAAS)激活。ACEI/ARB 联合 CCB 有可能作为绝经期后高血压的主流治疗。[1]

(二)降压药药效学

降压药药效学一般应包括下列内容:作用时间、血流动力学参数(如血压、心搏出量、体循环血管阻力)、心率和心律(心电图、24 h 动态心电图)、神经体液参数(如肾素-血管紧张素-醛固酮系统、交感神经系统等)及肾功能。根据药物作用机制,对心脏收缩及舒张功能、冲动形成及传导、心肌耗氧量等参数可能有影响的药物通常需采用安慰剂对照进行进一步研究。

1. 降压谷峰比(T∶P)

降压谷峰比(T∶P)是指二次给药的间距终末时血压下降值除以给药间距中最大血压下降值,二者均减去安慰剂的降压作用。将定时间歇测得血压值按时间与血压画出曲线,安慰剂与降压药的两条曲线可以在起始时重合,然后进行峰值与谷值的比较,两条曲线在给药间距终末时血压下降差值作为谷,两条曲线间最大血压下降差值作为峰,相除之后,即得降压 T∶P 比率,以百分数表示。在降压 T∶P 比率的测定中,必须考虑到安慰剂效应、血压昼夜变化、多次读数中的标准化状态或重复性及个体差异。当前世界各国测定降压 T∶P 比率时均采用动态血压测定法作为标准方法。

降压药应在谷值时保持其峰值的大部分作用,不小于 1/3~1/2 的峰值作用。长效降压药的降压 T∶P 比率高,而短效降压药的降压 T∶P 比率较低。高 T∶P 比率表明在给药间期内降压作用波动小,将有利于保护终末器官使其免受损伤;低 T∶P 比率则表明在给药间期内降压作用波动大。若 T∶P 比率接近 100%,则表明药物可在 24 h 内降压作用稳定,故此比率既反映药物降压作用的稳定性,又是作用持续时间的一项指标,T：P 比率小于 50% 的药物必须每天多次给药,而比率在 50%~66% 或更高者可以每天一次给药[2]。

在 24 h 内,收缩压和舒张压都是动态变化的,具有明显的昼夜节律性。大致呈现"两峰一谷"的波动状态。9:00~11:00 和 16:00~18:00 最高,从 18:00 起缓慢下降,至次日凌晨 2:00~3:00 最低。但在高血压患者、老年人,甚至部分健康人群中,其血压的昼夜节律特征可能有所变化。在进行降压药物 PK - PD 研究时应注意此特点[3]。24 h 模式的主要驱动因素如图 10 - 1 所示。

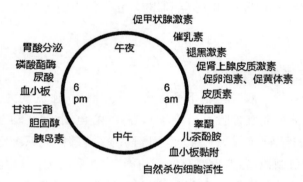

图 10 - 1 人体内多种物质分泌高峰时间[3]

2. 非临床药效学

(1)观察指标:除观察人体收缩压、舒张压、平均动脉压等的变化外,还需考虑同时设置血流动力学、心脏泵血功能、肾血流量/血管阻力等指标。心脏泵血功能主要以心输出量和心脏指数为代表,左心室收缩功能主要以左心室收缩压及左心室内压最大上升下降速率为代表,心脏前负荷指标为左心室收缩压、右心房压及肺动脉压,后负荷指标为血压和总外周阻力。对肾血流动力学影响较大的药物观察其对肾血流量及肾功能的影响。降压药若伴有抗心肌缺血作用,则需观察其对冠状动脉流量及心脏供血功能等的影响。

(2)给药频率:单剂给药通常是为了解药物的降压疗效、降压作用的出现时间、峰效应时间及降压持续时间。多次给药通常以给药前血压、心率等指标作为基础值,观察给药前后指标的改变及停药后的恢复过程,了解药物有无蓄积、耐受和停药后反跳现象及药物的不良反应[4]。

（三）降压药药动学-药效学

1. 降压药药动学-药效学研究需解决的问题

（1）利用模型阐明 PK 与 PD 之间的关系：如有研究以心率为药效指标，以阿替洛尔拮抗异丙肾上腺素引起的心动过速为药效评价方法，发现 $S-(-)-$阿替洛尔在 WKY 大鼠体内的 PK 符合三房室模型，PK 与 PD 的关系可用经典的 S 形 E_{max} 模型描述。还有研究以单次口服给药前后动脉收缩压差值的百分率作为效应指标，发现美托洛尔在原发性高血压患者体内代谢呈一室模型，降低动脉收缩压效应与血药浓度之间存在逆时针滞后现象，用 $S-E_{max}$ 模型拟合较佳[5]。

（2）不良反应的评估及预测：有研究以收缩动脉压、舒张动脉压和 PR 间期为药效指标。分别采用线性模型和 $S-E_{max}$ 两种模型进行拟合，研究单次给予健康受试者泛托法隆对心血管的作用。经 PK-PD 分析表明，通过调整剂量使代谢物浓度控制在一定范围内时，该药可以产生良好疗效，避免对心脏的不良反应[5]。

（3）剂量方案的个体化与调整：有研究以心率、血压和 PR 间期为效应指标，用二房室模型和 $S-E_{max}$ 模型估算以维拉帕米总浓度和 $S-(-)-$维拉帕米浓度对 PR 间期延长百分率的 PD 参数。结果表明，在对映体比率的个体间差异较大时或在不同给药途径时，以 $S-(-)-$维拉帕米浓度拟合参数比以总浓度拟合更佳[6]。

2. 动物药动学-药效学

家兔因为外周循环对外界环境刺激极敏感，血压变化大，不适合作为降压药的动物模型。人类高血压按发生机制分为原发性高血压和继发性高血压。与临床高血压相对应，以大鼠为例，高血压模型也可分为自发性高血压和继发性高血压模型。

各动物模型从不同方面模拟高血压，但均为模拟血压病理生理机制某些方面的特征，各有其优缺点和针对性。作为药物研发的 PD 评价，应根据药物的作用特点，选择相应的动物模型，也可考虑采用多种模型结合[4]。

3. 临床药动学-药效学

（1）受试人群选取：主要的受试人群为轻中度高血压患者，但应尽可能设立重度高血压、高龄患者、合并症患者（糖尿病、肾功能不全）、单纯收缩性高血压患者等亚组分析。

（2）避免偏倚的方法：如有可能应尽量进行随机双盲对照研究。评价指标的测量及仪器使用应该有严格的操作规范，统一血压测量的方法和时间尤为重要。

（3）疗效指标

1）血压下降水平：① 血压下降绝对值：ICH－E12 相关指导原则、EMEA 相关指导原则及我国 2007 年发布的《抗高血压药物临床试验技术指导原则（第二稿）》均肯定了药物对收缩压和舒张压的作用是评价降压有效性的基本内容。ICH－E12 和我国的指导原则指出，应以谷值时血压与基线的差值作为主要疗效指标，EMEA 指导原则更强调了血压测量应包括峰值时和谷值时两组数据。同时三部指导原则均强调了血压降低水平必须具有统计学意义和临床意义。② 血压下降相对率：三部指导原则均肯定了降压有效率可作为评价药物降压疗效的次要指标。③ 动态血压监测（ambulatory blood pressure monitoring，ABPM）：可评价在较长的给药间隔内，给药间隔末期是否对血压仍有足够的控制，而在峰值时没有对血压产生过度的降低。在抗高血压新药的临床试验中必须有一定数量的患者采用 ABPM 评价疗效。对于评价指标，三部指导原则均强调了需计算谷峰比。EMEA 同时还指出了日间与夜间平均收缩压、平均舒张压、清晨血压升高及夜间血压下降等指标的意义。

2）靶器官保护作用：监测主要脏器和组织损害的进展与恢复程度，尤其提倡在抗高血压药物的长期临床试验中应该进行靶器官保护的评价。

3）心血管事件的发生率与病死率：ICH－E12 及中国指导原则未强制要求进行抗高血压药物心血管事件发生率与死亡率的研究，而 EMEA 指导原则则指出需要在足够的，且包括两种性别及所有年龄范围人群中进行研究。

4）降压机制验证：新型抗高血压药物在评价血压、靶器官损害以及心血管事件发生率的同时，应增加对降压机制验证指标的评价，如肾素-血管紧张素-醛固酮系统、免疫水平或靶目标水平调节的评价[7]。

5）安全性评价：主要关注抗高血压药物的安全性问题，包括低血压；血压停药反弹；心律和心率；药物引起的心肌缺血；靶器官损害；对合并疾病的影响；对合并危险因素的影响；免疫反应；对心血管事件发病率和死亡率的影响。

二、实例介绍

1. 贝那普利[8]

（1）采血点设计：－1～0 h（给药前），1 h、2 h、4 h、6 h、12 h、13 h 和 16 h，

对血浆中贝那普利、活性肾素（renin activity，RA）、血管紧张素Ⅱ（angiotensin Ⅱ，AⅡ）和醛固酮（aldosterone，ALD）进行定量。

（2）PK模型：通过二阶速率常数 k_1 与全身 ACE 的非线性组合反映了靶向介导药物处置（TMDD）模型。A_{free} 代表不与白蛋白特异性结合的游离型贝那普利，并以其为驱动力描述了药物的清除过程，以及与可溶性 ACE 的可逆结合过程。贝那普利的处置模型可以用以下方程来描述：

$$If\ t \leqslant T_{\text{inf}} : \text{d}(A_{\text{depot}})/\text{d}t = \left(\frac{\text{Dose}_{\text{贝那普利}}}{T_{\text{inf}}}\right) - k_a.A_{\text{depot}} \qquad (10-1)$$

$$If\ t > T_{\text{inf}} : \text{d}(A_{\text{depot}})/\text{d}t = -k_a.A_{\text{depot}} \qquad (10-2)$$

$$\text{d}(A_{\text{free}})/\text{d}t = k_a.A_{\text{depot}} - k_{10}.A_{\text{free}} - k_1.A_{\text{free}}.(BS - A_{\text{bound}}) + k_2.A_{\text{bound}} \qquad (10-3)$$

$$\text{d}(A_{\text{bound}})/\text{d}t = k_1.A_{\text{free}}.(BS - A_{\text{bound}}) - k_2.A_{\text{bound}} \qquad (10-4)$$

T_{inf} 为假设性输注到储存室的持续时间（h）；k_a（h^{-1}）表示贝那普利吸收进入中央室并在体内转化为贝那普利拉的一阶速率常数；t 为时间（h）；k_{10} 是中央室的一阶消除速率常数（h^{-1}）；k_1 是贝那普利酯 ACE 络合物缔合的二阶速率常数（nmol$^{-1} \cdot$ h^{-1}）；k_2 是贝那普利酯 ACE 络合物的一阶速率常数（h^{-1}）；BS 是中心室循环 ACE（nmol/L）的最大结合容量。为简化起见，假定药物结合到一个 ACE 位点，建立了贝那普利拉的处置模型。

使用式（10-5）计算游离贝那普利拉的表观全身清除率（CL/F）：

$$CL/F = k_{10} \cdot V_c \qquad (10-5)$$

（3）PD模型：本研究中的 PK-PD 模型的结构如图 10-2 所示。采用 MB-PK-PD 逐步积分模型，包括安慰剂治疗期间 RA、AⅡ 和 ALD 的周期性，以及 ACE 抑制后的动力学变化。

1）安慰剂组数据的建模

$$f(t_{ij}) = M_i \cdot \left\{1 + A_i \cdot \cos\left[(t_{ij} - \Psi_i) \cdot \left(\frac{2\pi}{\tau_i}\right)\right]\right\} \qquad (10-6)$$

$f(t_{ij})$ 是在时间 t_{ij} 时预测的 RA[pg/（mL · h）]、AⅡ（pg/mL）或 ALD（pg/mL）安慰剂值，M_i 是个体的中值[以 pg/mL 或 pg/（mL · h）为单位的日平

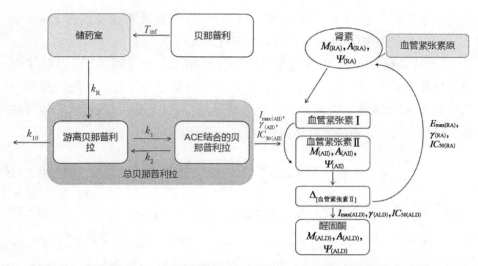

图 10 - 2 贝那普利 PK - PD 综合模型及其对肾素-血管紧张素级联动力学的影响

均心律]，A_i 是余弦 [pg/mL 或 pg/(mL·h)] 的振幅，Ψ 是峰值（或峰值时间，h），τ_i 是个体固定的 24 h 周期的余弦值。

2）血管紧张素 Ⅱ 数据的建模

$$E_1(C_{ij}) = 1 - \left(\frac{I_{\max,i(A\,Ⅱ)} \cdot C_{ij}^{\gamma_{i(A\,Ⅱ)}}}{IC_{50,i(A\,Ⅱ)}^{\gamma_{i(A\,Ⅱ)}} + C_{ij}^{\gamma_{i(A\,Ⅱ)}}} \right) \tag{10-7}$$

$$A\,Ⅱ(t_{ij}) = f(t_{ij})_{A\,Ⅱ} \cdot E_1(C_{ij}) \tag{10-8}$$

$A\,Ⅱ(t_{ij})$ 是贝那普利治疗的个体预测 $A\,Ⅱ$ 水平（pg/mL），$E_1(C_{ij})$ 是基于贝那普利预测浓度 C_{ij}（ng/mL）的抑制功能，$I_{\max,i(A\,Ⅱ)}$ 是对 $A\,Ⅱ$ 产生的最大抑制，$IC_{50,i(A\,Ⅱ)}$ 是产生最大抑制的一半的贝那普利的总浓度（ng/mL），$\gamma_{i(A\,Ⅱ)}$ 是 $A\,Ⅱ_{ij}$-C_{ij} 曲线的 Hill 系数。

3）肾素活性数据的建模

$$E_2(\Delta_{ij}) = 1 + \left(\frac{E_{\max,i(RA)} \cdot \Delta_{ij}^{\gamma_{i(RA)}}}{EC_{50,i(RA)}^{\gamma_{i(RA)}} + \Delta_{ij}^{\gamma_{i(RA)}}} \right) \tag{10-9}$$

$$RA(t_{ij}) = f(t_{ij})_{RA} \cdot E_2(\Delta_{ij}) \tag{10-10}$$

Δ_{ij} 是安慰剂治疗期间和贝那普利给药后相应时间的预测 $A\,Ⅱ$ 浓度之间的差异，$E_2(\Delta_{ij})$ 是依赖于 Δ_{ij} 的刺激功能，$E_{\max,i}$ 代表 Δ_{ij} 对肾素的最大刺激作用，$EC_{50,i(RA)}$ 是安慰剂组和贝那普利组在达到最大刺激 50% 时的 $A\,Ⅱ$（pg/mL）的差异,$\gamma_{i(\text{RA})}$ 是 RA_{ij}-Δ_{ij} 效应曲线的 Hill 系数。

4）醛固酮数据的建模

$$E_3(\Delta_{ij}) = 1 - \left(\frac{I_{\max, i(\text{ALD})} \cdot \Delta_{ij}^{\gamma_{i(\text{ALD})}}}{IC_{50, i(\text{ALD})}^{\gamma_{i(\text{ALD})}} + \Delta_{ij}^{\gamma_{i(\text{ALD})}}} \right) \qquad (10-11)$$

$$\text{ALD}(t_{ij}) = f(t_{ij})_{\text{ALD}} \cdot E_3(\Delta_{ij}) \qquad (10-12)$$

$\text{ALD}(t_{ij})$ 是时间 t 时预测的醛固酮水平（pg/mL）,$f(t_{ij})_{\text{ALD}}$ 是该个体在 Δ_{ij} 时间里预测醛固酮安慰剂值（pg/mL）, $E_3(\Delta ij)$ 是依赖于 Δ_{ij} 的抑制函数, $I_{\max, i(\text{ALD})}$ 是对醛固酮产生的最大抑制,$IC_{50, i(\text{ALD})}$ 是安慰剂和贝那普利治疗的狗之间以实现 50% 的醛固酮最大抑制的 AⅡ（pg/mL）差异,$\gamma_{i(\text{ALD})}$ 是 ALD_{ij}-Δ_{ij} 曲线的 Hill 系数。

2. 厄贝沙坦与氢氯噻嗪联用[9]

（1）动物模型：将雌雄各半的 SD 大鼠制备成 2 肾 1 夹型（2K1C）肾性高血压模型。

（2）实验设计：实验分 6 组,每组 6 只大鼠。单剂量和多剂量连续 8 天给药这两种情况各分为 3 组：厄贝沙坦组（30 mg/kg）、氢氯噻嗪组（7.5 mg/kg）、厄贝沙坦与氢氯噻嗪联用组（厄贝沙坦 30 mg/kg+氢氯噻嗪 7.5 mg/kg）。在给大鼠单剂量或多剂量给药后的第 1 天和第 8 天的 0（给药前）、1、2、3、4、8、12、24 h 测定大鼠动脉收缩压（SBP）与动脉舒张压（DBP）,然后立即从大鼠眼眶取血以测定血药浓度。

（3）PK-PD 分析：采用效应室 PK-PD 模型分析厄贝沙坦的药动学-药效学关系。药动学非稳态条件下,体液药物浓度随时间变化,血浆与效应部位药物浓度的平衡不一定存在,且药物与作用位点（如受体）作用产生效应也需要时间,故血浆浓度和效应时间过程发生分离。为了显示非稳态条件下的药物作用时间过程的特性,需将药动学和药效学结合,通过效应室模型来解决。本文涉及的主要模型为口服二室模型输入的与传统中央室相联系的效应室模型,如图 10-3 所示：

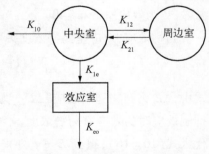

图 10-3　二室模型口服输入的与传统中央室相联的效应室模型

图 10 - 3 中,假想的效应室以一级动力学与中央室相连接,且从中央室转到效应室的药量与实际给药量相比极小,故在药时曲线的数学方程中不计入其指数。

按效应室模型有下列微分方程成立:

$$dD_e/dt = K_{1e}D_1 - K_{eo}D_e \qquad (10 - 13)$$

式中,D_1,D_e 分别为中央室和效应室药量,K_{1e} 为药物从中央室转运到效应室的平衡速率常数,K_{eo} 为效应室的消除速率常数,当效应室药物浓度达到平衡时:

$$K_{1e}D_1 = K_{eo}D_e \qquad (10 - 14)$$

以公式(10 - 13)、式(10 - 14)及血管外二室模型血药浓度经时公式等 3 个公式联立方程组,解得效应室药物浓度(C_e)-时间关系方程:

$$
\begin{aligned}
C_e(t) = & \frac{K_{1e}K_aFX_0(K_{21} - \alpha)}{V_e[(K_a - \alpha)(\beta - \alpha)(K_{eo} - \alpha)]}e^{-\alpha t} + \\
& \frac{K_{1e}K_aFX_0(K_{21} - \beta)}{V_e[(K_a - \beta)(\alpha - \beta)(K_{eo} - \beta)]}e^{-\beta t} + \\
& \frac{K_{1e}K_aFX_0(K_{21} - k_\alpha)}{V_e[(\alpha - K_a)(\beta - K_a)(K_{eo} - K_\alpha)]}e^{-K_\alpha t} + \\
& \frac{K_{1e}K_aFX_0(K_{21} - K_{eo})}{V_e[(K_a - K_{eo})(\alpha - K_{eo})(\beta - K_{eo})]}e^{-K_{eo}t} \qquad (10 - 15)
\end{aligned}
$$

式中,K_{1e} 为药物从中央室向效应室的转运速率常数,K_{eo} 为效应室的消除速率常数,V_e 为效应室分布容积。

药物效应-效应室药物浓度关系采用 Sigmoid - E_{max} 模型拟合:

$$\Delta E = \Delta E_{max}C_e/(C_e + EC_{50}) \qquad (10 - 16)$$

式中,ΔE 为药物抑制效应,ΔE_{max} 为药物最大抑制效应,EC_{50} 为引起 50% 最大抑制效应时的效应室药物浓度,γ 为形状因子,反映曲线形状。将式(10 - 15)代入式(10 - 16),得到 E - t 方程,由药效-时间数据求算药效学参数 E_{max}、EC_{50}、γ 及 K_{eo}。实验数据用 Mean±SD 表示,两组对比采用两独立样本均数 t 检验分析,所有统计及数据分析采用 DAS3.0 统计软件完成。

3. 尼索地平[10]

（1）试验设计：本试验设计如表 10-5 所示。

表 10-5　试 验 设 计

时　间	药　物	测　量
第-6~0 天	尼索地平安慰剂片早晨一片	在 0 h、4 h、10 h、14 h 进行药效学测量[a]
第 0 天	尼索地平安慰剂片早晨一片（禁食）	在 0 min、10 min、20 min、30 min、40 min、50 min、60 min、90 min 及 2 h、3 h、4 h、6 h、8 h、12 h、24 h 进行药效学测量
第 1~2 天	20 mg NCC 早晨一片（禁食）	在 0 h、4 h、10 h、14 h 进行药效学测量（不包括 PK-PD 分析）
第 3 天	20 mg NCC 早晨一片（禁食）	在 0 h、0.5 h、1 h、2 h、4 h、8 h、12 h、16 h、24 h 进行药效学测量和血液样本采集
第 4 天	5 mL 尼索地平溶液早晨服用（禁食）	在 0 min、10 min、20 min、30 min、40 min、50 min、60 min、90 min 和 2 h、3 h、4 h、6 h、8 h、12 h、24 h 进行药效学测量和血液样本采集
第 5~6 天	20 mg NCC 早晨一片（禁食）	在 0 h、4 h、10 h、14 h 进行药效学测量（不包括 PK-PD 分析）
第 7 天	10 mL 尼索地平溶液早晨服用（禁食）	在 0 min、10 min、20 min、30 min、40 min、50 min、60 min、90 min 和 2 h、3 h、4 h、6 h、8 h、12 h、24 h 进行药效学测量和血液样本采集
第 8~9 天	20 mg NCC 早晨一片（禁食）	在 0 h、4 h、10 h、14 h 进行药效学测量（不包括 PK-PD 分析）
第 10 天	20 mL 尼索地平溶液早晨服用（禁食）	在 0 min、10 min、20 min、30 min、40 min、50 min、60 min、90 min 和 2 h、3 h、4 h、6 h、8 h、12 h、24 h 进行药效学测量和血液样本采集。

a：血压（仰卧位、直立位），心率。

（2）PK 分析：采用非房室法计算 C_{max}、T_{max}、$AUC_{0-\tau}$。

（3）PK-PD 分析：舒张压（diastolic blood pressure，DBP）和收缩压（systolic blood pressure，SDP）与基线（第 6~0 天的均值）相比的百分比变化作为个体的 PD 指标。

本研究使用 E_{max} 模型拟合每个个体的数据：

$$E = E_{max} \cdot C/(EC_{50} + C) \qquad (10-17)$$

其中，E 是每个个体的观察效应，E_{max} 是最大降压效应，EC_{50} 是达到最大效应 50% 的血浆浓度，C 是尼索地平血浆浓度的观测值。

第二节 调血脂药药动学-药效学

一、概述

（一）调血脂药的分类

常用的调血脂药包括以降低胆固醇、低密度脂蛋白（low density lipoprotein，LDL－C）为主的他汀类药物，以降低甘油三酯（triglyceride，TG）为主的贝特类药物，以降低 LDL－C、TG 为主的烟酸类，胆固醇吸收抑制剂（如依折麦布）以及新型调血脂药物，如前蛋白转化酶枯草溶菌素 9 抑制剂（PCSK9 抑制剂）。

（二）调血脂药药动学研究

1. 调血脂药药动学特点

（1）主要降低胆固醇的药物：这类药物的主要作用机制是抑制肝细胞内胆固醇的合成，加速 LDL 分解代谢或减少肠道内胆固醇的吸收，包括他汀类、胆固醇吸收抑制剂、普罗布考、胆酸螯合剂及其他调血脂药（脂必泰、多廿烷醇）等。[11]

1）他汀类：代表药物包括洛伐他汀、辛伐他汀和普伐他汀等。不同种类与剂量的他汀降胆固醇幅度有较大差别，但任何一种他汀剂量倍增时，LDL－C 进一步降低幅度仅约 6%，即所谓"他汀疗效 6% 效应"。他汀类可使 TG 水平降低 7%~30%，HDL－C 水平升高 5%~15%。

他汀类药物的药动学特征和参数与其亲脂性有关。他汀类药物可以以活性形式给药，含有羧酸（阿托伐他汀、氟伐他汀、匹伐他汀、普伐他汀和瑞舒伐他汀），也可以作为非活性亲脂性内酯前体药物（洛伐他汀和辛伐他汀），具有更高的脂溶性，从而导致更好的被动膜通透性和对 CYPS 的更高亲和力。给药后，他汀类药物具有酸性活性部分/内酯非活性部分的相互转化途径，可归因于非酶和酶过程。

所有他汀类药物都能迅速吸收，在 4 h 内才能达到峰值浓度，而且大多数药物的系统生物利用度都很低（辛伐他汀、洛伐他汀、阿托伐他汀的生物利用度为 5%～14%,氟伐他汀、普伐他汀和瑞舒伐他汀的生物利用度高达 20%～30%,匹伐他汀的生物利用度为 60%)。

他汀类药物的消除半衰期从氟伐他汀、洛伐他汀、普伐他汀和辛伐他汀的小于 5 h 到匹伐他汀的约 11 h 和阿托伐他汀与瑞舒伐他汀的 20～30 h 不等。脂溶性他汀类药物被广泛代谢,主要由 CYP 代谢,而普伐他汀、瑞舒伐他汀和匹伐他汀在胆汁或尿液中的排泄基本上没有变化(表 10-7)。肝脏和肠细胞 CYP3A4 负责洛伐他汀、辛伐他汀和阿托伐他汀的广泛代谢。

氟伐他汀被广泛代谢为非活性代谢物,主要通过 CYP2C9 酶,主要在肝脏。普伐他汀、瑞舒伐他汀和匹伐他汀不会通过 CYP3A4、CYP2C9 和 CYP2C9 途径进行实质性代谢,因此,它们不容易受到涉及生物转化的药物-药物相互作用的影响。他汀类药物尿排泄量低(2%～24%)。瑞舒伐他汀和普伐他汀是通过肾脏的肾小管分泌物消除的,涉及位于肾近端小管细胞基底外侧膜上的有机阴离子转运蛋白 3(OAT3/SLC22A8)。这种小管分泌物占静脉注射普伐他汀剂量的 40%～47%。

所有他汀类药物的主要消除途径是通过胆汁进入粪便,涉及肝细胞小管膜上表达的 ATP 结合盒(ABC)转运蛋白家族成员[11]。

2)胆固醇吸收抑制剂:代表药物依折麦布口服后吸收迅速,单剂量口服 10 mg 后,C_{max} 为 3.4～5.5 μg/L,T_{max} 为 4～12 h,$t_{1/2}$ 为 22 h。吸收后大部分在小肠和肝脏经葡萄糖醛酸化快速代谢为酚羟基葡萄糖醛酸化合物,代谢物和原型药物经胆汁及肾脏排出。

3)抗氧化剂:代表药为普罗布考,可通过掺入 LDL 颗粒核心中,影响脂蛋白代谢,使 LDL 易通过非受体途径被清除[11]。

4)胆酸螯合剂:代表药物是考来烯胺,该类药物口服完全不吸收,消化道内亦未能代谢分解,在肠道与胆汁酸形成螯合物,全部经粪便排除。用药后 1～2 周,血浆胆固醇浓度开始降低,可持续降低 1 年以上。用药后 1～3 周,因胆汁淤滞所致的瘙痒得到缓解。停药后 2～4 周血浆胆固醇浓度恢复至基础水平。停药 1～2 周后,再次出现因胆汁淤滞所致的瘙痒。

(2)主要降低甘油三酯的药物

1)贝特类:代表药物非洛贝特、苯扎贝特和吉非贝齐。该类口服吸收快且完全,与血浆蛋白结合率达到 92%～96%,不易分布到外周组织,各个药物 $t_{1/2}$ 不完全相同。吉非罗齐和苯扎贝特吸收后起效快,作用时间短,$t_{1/2}$ 为 1.5～2 h。非洛贝特 $t_{1/2}$ 为 17～42 h,大部分在肝与葡萄糖醛酸结合经尿排出。

2）烟酸类：代表药物烟酸，也称维生素 B_3，有普通和缓释 2 种剂型，为水溶性维生素之一，口服吸收迅速且完全。$30 \sim 60$ min 达到血药浓度，血浆 $t_{1/2}$ 为 60 min，血浆蛋白结合率较低，迅速被肝、肾和脂肪组织摄取，代谢物及原型药物经肾排出。

（3）新型调血脂药物：PCSK9 抑制剂尚未在中国上市，但其与他汀的联合应用已成为欧美国家治疗严重血脂异常尤其是家族性高胆固醇血症（FH）的重要方式，可较任何单一的药物治疗带来更大程度的 LDL－C 水平下降。FH 尤其是纯合子型家族性高胆固醇血症（HoFH）患者，经生活方式干预加最大剂量调血脂药物（如他汀＋依折麦布）治疗，LDL－C 水平仍>2.6 mmol/L 的动脉粥样硬化性心血管疾病（ASCVD）患者，加用 PCSK9 抑制剂，组成不同作用机制调血脂药物的三联合用。PCSK9 抑制剂的代表药物包括 Evolocumab 和 Alirocumab。Evolocumab 已在日本和美国上市，它能结合 PCSK9 并抑制循环型 PCSK9 与低密度脂蛋白受体（LDLR）的结合，从而阻止 PCSK9 介导的 LDLR 降解。Alirocumab 已在欧洲、美国和日本上市，它是一种全人源 IgG1 型单克隆抗体，作为 PCSK9 抑制剂，能结合 PCSK9 并抑制循环型 PCSK9 与 LDLR 的结合，从而阻止 PCSK9 介导的 LDLR 降解。

临床代表调血脂药的药动学可以总结如表 10－6 所示。

2. 昼夜节律及饮食对药动学的影响

因为肝 HMG－CoA 还原酶具有昼夜节律，所以人体内胆固醇的生物合成也主要在夜间（下午 10:00 至上午 6:00）产生，遵循昼夜节律。将低脂血症疗法调整为生物节律被称为时间疗法。时辰疗法是基于这样的想法，即药物可以根据服用的时间有不同的效果。他汀类药物可阻断胆固醇的自身合成，一般半衰期较短的可睡前给药，以便能在夜间胆固醇合成高峰时达到药物浓度高峰。例如，氟伐他汀的半衰期很短，而且没有活性代谢物，因此晚间给药是最合适的。半衰期长的或特殊剂型可每天固定任意时间服用。贝特类药物能降低 TG，而 TG 形成与进食关系密切，因此建议贝特类药物固定一餐服用。

洛伐他汀、辛伐他汀和氟伐他汀被 FDA 推荐作为晚间给药。阿托伐他汀及其活性代谢物 2－羟基和 4－羟基阿托伐他汀、瑞舒伐他汀和普伐他汀有较长的半衰期（分别为 14、20、30、19 和 22 h），FDA 建议在一天的任何时间给药。因此确定他汀类药物早晚给药的时间以及生物学效应最佳的 LDL－C 降低的最佳给药时间尤为重要。

表10-6 常见药物的临床药动学

参数	口服吸收率(%)	T_{max}(h)	生物利用度(%)	C_{max}(μg/L)	V_d/F(L/kg)	蛋白结合率(%)	食物对生物利用度的影响(%)	亲脂亲水性	肝摄取率(%)	CYP	主要代谢物	代谢物对整体的活性的贡献	代谢物活性	尿排泄(%)	粪便排泄(%)	半衰期(h)
主要降低胆固醇药物																
阿托伐他汀	30	1~4	12~14	27~66	5.4	80~99	-13	亲脂	70	CYP3A4	2-羟基阿托伐他汀,4-羟基阿托伐他汀	大	有	<2	NR	7~30
氟伐他汀	98	0.5~1.5	10~35	448	0.42 0.16	>98	-15	亲脂	68	CYP2C9	N-去丙基氟酸氟伐他汀	小	无	1~6	2	0.5~3
洛伐他汀	30	2.8~4	<5	10~20	NR	>95	+50	亲脂	70	CYP3A4; 少量3C8	6-羟基洛伐他汀,6-亚甲基洛伐他汀,3-羟基洛伐他汀	大	有	10	NR	2~5
匹伐他汀	NR	0.5~0.8	>60	26	NR	96	43~39	亲水 亲脂	NR	CYP2C9	M-13(临床可忽略的数量)	NR	无	<2	79	11
普伐他汀	34	0.9~1.6	17~18	45~55	0.46	43~54	-30	亲水	46~66	CYP3A4/5	3'α-异普伐他汀	微不足道的	无	20	NR	1~3
瑞舒伐他汀	50	3	20	37	NR	88	+20	亲水	63	CYP2C9	N-脱甲基端舒伐他汀	NR	有	10	NR	20
辛伐他汀	60~80	1.3~2.4	<5	10~34	NR	>95	NR	亲脂	78~87	主要CYP3A4/5;少量CYP2C8	6-羟基辛伐他汀,3-羟基辛伐他汀	大	有	13	NR	2~5
依折麦布	NR	4~12	93	3.4~5.5	NR	>90	+38	亲脂	NR	NR	依折麦布-葡糖苷酸	大	有	78	11	22
普罗布考	NR	18	10	NR	NR	NR	NR	亲脂	NR	NR	NR	无	无	84	1~2	52~60

续　表

参　数	口服吸收率 (%)	T_{max} (h)	生物利用度 (%)	C_{max} (μg/L)	V_d/F (L/kg)	蛋白结合率 (%)	食物对生物利用度影响的 (%)	亲脂/亲水性	新 陈 代 谢				尿排泄 (%)	粪便排泄 (%)	半衰期 (h)
									CYP	主要代谢物	代谢物对整体活性的贡献	代谢物的活性			
主要降低甘油三酯															
非诺贝特	NR	4~7	60~90	5~10	0.9	>99	+25~+58	亲脂	不经过	非诺贝特酸	大	有	25	60	20
苯扎贝特	NR	2	100	14.3	NR	95	NR	NR	NR	葡糖苷酸，羟基衍生物	NR	NR-	95	<2	1~2
吉非贝齐	NR	1~2	100	15~40	NR	>98	-44%~-14%	NR	不经过	吉非罗齐 1-O-β-葡糖苷酸（主要）	大	有	6	70	1.5
烟酸	60~76	0.5~1	60~76	15~40	NR	99.4	NR	亲水	不经过	烟酰胺腺嘌呤二核苷酸（NAD）	大	有-	60~76		0.75
新型调血脂药物															
Evolocumab	NR	72~96	72	18.6~59	NR	NR-	NR	NR	不经过	NR	NR	NR	NR-	NR-	264~408
Alirocumab	NR	72~168	85	NR	NR	NR	NR	NR	不经过	NR	NR	NR	NR	NR	408~480

CYP：细胞色素 P450；NR：未见报道；T_{max}：达峰时间；V_d/F：口服给药后的分配量。

一项安慰剂对照的双盲研究比较了早晚服用辛伐他汀的疗效。对 19 例初诊为家族性高胆固醇血症的高脂血症患者($n = 172$,年龄 18~65 岁)进行为期 12 周的评估。将患者随机分为 5 组。第一组早上服用辛伐他汀 1 次,剂量为 2.5 mg,晚上服用安慰剂;第二组晚上服用辛伐他汀 1 次,剂量为 2.5 mg,早上服用安慰剂;第三组早上服用辛伐他汀 1 次,剂量为 5 mg, 晚上服用安慰剂;第四组晚上服用辛伐他汀 1 次,剂量为 5 mg,早上服用安慰剂;第五组早晚都服用安慰剂。在服药 12 周后,各治疗组 LDL－C 较基础水平下降的百分率均较晨服药前显著增加。在服药 12 周后,各治疗组 LDL－C 平均降幅(平均为196 mg/dL)较晨服药前显著增加。

也有研究评估了 57 名成年人(27 名男性和 33 名女性,其中有 1 名退出, 2 名违约;平均年龄 66 岁),平均 LDL－C 水平为 93 mg/dL,这些人在晚上接受了 10 mg 或 20 mg 的稳定辛伐他汀剂量,用于一级或二级预防。受试者被随机分为早晨给药组和晚上给药组。从晚上到早上服用辛伐他汀的患者的LDL－C 水平在统计学上显著增加了 10%。晚间服用辛伐他汀的 LDL－C 降低幅度更大。

一项为期 8 周的随机、平行、双盲、多中心、安慰剂对照试验评估了成人每天早晚服用一次普伐他汀 40 mg 与餐前每日 2 次 20 mg 的安全性和有效性。共有 184 名原发性高胆固醇血症患者(平均 LDL－C 243 mg/dL,总胆固醇320 mg/dL)完成了整个疗程,平均年龄从 52.6 岁到 54 岁不等。与基线相比, 3 个治疗组的平均 LDL－C 水平均显著降低。早晚服用普伐他汀 40 mg 的LDL－C 基线平均降幅均降低。这项研究的主要目标是比较普伐他汀每天 40 mg和每天 2 次普伐他汀 20 mg 在高胆固醇血症人群中的安全性和降胆固醇效果。早晚服用普伐他汀 40 mg 在降脂效力上的差异是次要发现,而不是研究目标。

评估早上和晚上服用辛伐他汀的时间生物学效应的临床研究结果显示, 晚上服用辛伐他汀的 LDL－C 水平在统计上显著降低。尽管没有统计学意义, 洛伐他汀、普伐他汀和瑞舒伐他汀的 LDL－C 百分比下降趋势显示出有利于晚上服用他汀类药物的趋势。然而,无论服用时间如何,阿托伐他汀都表现出类似的 LDL－C 降低作用。

基于回顾的研究结果和他汀类药物的作用时间,洛伐他汀和氟伐他汀应该在晚上服用,普伐他汀、瑞舒伐他汀和阿托伐他汀可以在一天中的任何时间服用,以最大限度地降低 LDL－C。[12]

3. 调血脂药联合使用对药动学的影响

调血脂药联合应用可能是血脂异常干预措施的趋势，优势在于提高血脂控制达标率，同时降低不良反应发生率。由于他汀类药物作用肯定、不良反应少、可降低总死亡率，联合调血脂方案多由他汀类与另一种作用机制不同的调血脂药组成。针对调血脂药物的不同作用机制，有不同的药物联合应用方案。

（1）他汀类药物与依折麦布联合应用：两种药物分别影响胆固醇的合成和吸收，可产生良好协同作用。联合治疗可使血清 LDL－C 在他汀类药物治疗的基础上再下降 18% 左右，且不增加他汀类药物的不良反应。多项临床试验观察到依折麦布与不同种类他汀类药物联用有良好的调血脂效果，采用他汀类药物与依折麦布联用 ASCVD 极高危患者及 CKD 患者可降低心血管事件发生率。

（2）他汀类药物与贝特联合应用：两者联用能更有效降低 LDL－C 和 TG 水平及升高 HDL－C 水平，降低小而密低密度脂蛋白（sLDL－C）。既往研究提示，他汀类药物与非诺贝特联用可使高 TG 伴低 HDL－C 水平患者心血管获益。非诺贝特适用于严重高三酰甘油血症伴或不伴低 HDL－C 水平的混合型高脂血症患者，尤其是糖尿病和代谢综合征时伴有的血脂异常，高危心血管疾病患者他汀类治疗后仍存在 TG 或 HDL－C 水平控制不佳者。吉非贝齐与他汀类药物合用发生肌病的危险性相对较多，开始合用时宜用小剂量，采取晨服贝特类药物、晚服他汀类药物的方式，避免血药浓度的显著升高，并密切监测肌酶和肝酶，如无不良反应，可逐步增加他汀类药物剂量。

（3）他汀类药物与 $n-3$ 脂肪酸联合应用：他汀类药物与鱼油制剂 $n-3$ 脂肪酸联合应用可用于治疗混合型高脂血症，且不增加各自的不良反应。由于服用较大剂量 $n-3$ 多不饱和脂肪酸有增加出血的危险，并增加糖尿病和肥胖患者热量摄入，不宜长期应用。

（4）他汀类药物与华法林联合应用：他汀类药物是与华法林共用的第四大类药物。他汀类药物与华法林联合应用会导致严重并发症，导致患者国际标准化比值（INR）升高，甚至发生出血，停用他汀类药物或改变剂量后 INR 值恢复正常。血浆蛋白结合（PPB）被他汀类药物取代是导致 DDI 的原因之一。华法林和他汀类药物之间 DDIS 的另一个原因是通过干扰华法林的药物转运；外排和摄取转运蛋白都可能起作用。华法林和他汀类药物是 P－糖蛋白（P－gp）的已知底物。此外，华法林可能是 OATP1B1、OATP1B3（有机阴离子转运多肽)、OAT1 和 OAT3(有机阴离子转运体)的底物。所有的他汀类药物都是摄取转运体 OATP1B1 和 OATP1B3 的底物,并且在这些摄取转运体上存在相互作用。

CYP3A4 抑制是华法林和阿托伐他汀之间 DDI 的原因,导致华法林和辛伐他汀之间 INR 水平升高,CYP2C9 抑制是华法林和氟伐他汀之间 DDI 的原因。联合应用辛伐他汀可使 INR 水平从 2.0~3.5 升至 8.0;这种升高最终导致致命性脑出血。当氟伐他汀的剂量增加到 80 mg/kg 时,INR 水平增加到 3 以上。洛伐他汀能抑制 10-OH 华法林导致 INR 水平升高。[13]

(5)他汀类药物与食物的相互作用:作为一种新的药物相互作用,补充维生素 D 也会降低患者的阿托伐他汀浓度。$1,25-(OH)_2$ 维生素 D_3-维生素 D 受体复合物的形成已被证明能激活肠(结肠)和肝细胞系中的 CYP3A4。$1,25-(OH)_2$ 维生素 D_3 参与了 CYP3A 活性的调节,导致 CYP3A 蛋白转录增加,CYP3A 底物咪达唑仑代谢增强。在联合服用维生素 D 期间,阿托伐他汀及其两种活性代谢物的 *AUC* 显著降低。[14]

(6)他汀类药物与质子泵抑制剂(PPIs)联合应用:在接受氯吡格雷和他汀类药物的患者中,同时接受 PPIs,血栓形成风险增加,但 CYP3A4 代谢的他汀类药物不会协同加重质子泵抑制剂相关风险。PPIs 和 CYP3A4 代谢的他汀类药物影响氯吡格雷转化为活性代谢物,从而减弱氯吡格雷的抗血小板作用。[15]

(7)他汀类药物与其他药物的相互作用:卡马西平已被证明能显著降低辛伐他汀的 *AUC*。利福平还可显著降低辛伐他汀和辛伐他汀酸的血浆浓度,但利福平引起的普伐他汀浓度下降幅度远小于辛伐他汀。应避免同时使用 CYP 诱导剂和他汀类药物,或应大幅增加他汀类药物的剂量。还有唑类抗真菌药(伊曲康唑)、大环内酯类抗菌药(红霉素和克拉霉素)、HIV 蛋白酶抑制剂(达鲁那韦、福沙普那韦、利托那韦、沙奎那韦和替普拉那韦)、丙型肝炎病毒蛋白酶抑制剂(Telapvir)、钙通道阻滞剂(地尔硫䓬、米贝拉地尔和维拉帕米)和免疫抑制剂环孢素 A(环孢素)能显著增加他汀类活性。伊曲康唑,即使是每天 100 mg 的小剂量,也能显著提高洛伐他汀及其活性代谢物洛伐他汀酸的血浆浓度。辛伐他汀与伊曲康唑联合给药可导致横纹肌溶解。克拉霉素已被描述为潜在与他汀类药物相互作用的标准药物参照物,因为它受到 CYP3A4 的明确调控。吉非罗齐及其葡萄糖醛酸代谢产物抑制 CYP3A8,且在体外显示出抑制阿托伐他汀葡萄糖醛酸化作用。吉非罗齐能显著增加辛伐他汀酸和洛

伐他汀酸的 AUC 值。地高辛并非抑制 CYP450 酶,而是通过抑制 P 糖蛋白,与他汀类药物发生相互作用。[16]

蛋白酶抑制剂(PI)与不同他汀类药物相互作用的程度如表 10-7 所示。

表 10-7　PI 与他汀类药物的药动学相互作用

他汀类	PI/r	受试人数 (n)	有 PI 的他汀类药物 AUC 与无 PI 的他汀类药物 AUC 的比值	他汀类药物与不加他汀类药物的 PI - AUC 比值
辛伐他汀 20 mg q.d.	奈非那韦 1 250 mg b.i.d.	16	6.05(4.93~7.43)	NR
辛伐他汀 40 mg q.d.	沙奎那韦/r 400 mg/400 mg b.i.d.	14	31.59	NR
阿托伐他汀 20 mg q.d.	洛匹那韦/r 400 mg/100 mg b.i.d.	6	5.9	不重要
阿托伐他汀 40 mg q.d.	沙奎那韦/r 400 mg/400 mg b.i.d.	NR	3.9	NR
阿托伐他汀 10 mg q.d.	福沙普列那韦/r 700 mg/100 mg b.i.d.	16	2.53(2.15~2.99)	不重要
阿托伐他汀 10 mg q.d.	福沙普利韦 1 400 mg b.i.d.	16	2.30(2.00~2.64)	APV: 0.73(0.59~0.88)
阿托伐他汀 40 mg q.d.	替普拉那韦/r 500 mg/200 mg b.i.d.	23	9.36(8.02~10.94)	TPV: 1.08(1.00~1.15)
阿托伐他汀 10 mg q.d.	达芦那韦/r 300 mg/100 mg	NR	3.4	NR
阿托伐他汀 20 mg q.d.	Telaprevir 750 mg t.i.d.	21	7.88	NR
阿托伐他汀 40 mg q.d.	博西普利韦 800 mg t.i.d.	NR	2.3(1.84~2.88)	0.96(0.9~1.02)
阿托伐他汀 10 mg q.d.	奈非那韦 1 250 mg b.i.d.	15	1.74(1.41~2.16)	NR
瑞舒伐他汀 10 mg q.d.	阿扎那韦 300 mg/100 mg q.d.	6	3.13	NR
瑞舒伐他汀 10 mg q.d.	福沙普列那韦/r 700 mg/100 mg b.i.d.	6	不重要	NR
瑞舒伐他汀 20 mg q.d.	洛匹那韦/r 400 mg/100 mg b.i.d.	15	2.1(1.7~2.6)	NR
瑞舒伐他汀 10 mg q.d.	达芦那韦/r 600 mg/100 mg b.i.d.	NR	1.48	不重要
瑞舒伐他汀 10 mg q.d.	替普拉那韦/r 500 mg/200 mg b.i.d.	16	1.37(1.15~1.62)	TPV: 1.06(0.97~1.15)

他汀类	PI/r	受试人数（n）	有 PI 的他汀类药物 AUC 与无 PI 的他汀类药物 AUC 的比值	他汀类药物与不加他汀类药物的 PI – AUC 比值
瑞舒伐他汀 10 mg q.d.	替普拉那韦/r 500 mg/200 mg b.i.d.	16	1.26（1.08~1.46）	r：1.15（0.503~2.61）
瑞舒伐他汀 10 mg q.d.	奈非那韦 1 250 mg b.i.d.	15	1.74（1.41~2.16）	NR
匹伐他汀 4 mg q.d.	洛匹那韦/r 400 mg/100 mg b.i.d.	NR	0.8	NR
匹伐他汀 4 mg q.d.	阿扎那韦 300 mg q.d.	NR	1.31（95%CI 1.23~1.39）	LPV：0.91 – RTV：0.89
匹伐他汀 40 mg q.d.	奈非那韦 1 250 mg b.i.d.	18（14）	0.54	1.06（95%CI 0.9~1.26）
匹伐他汀 40 mg q.d.	沙奎那韦/r 400 mg/400 mg b.i.d.	13	0.5	NR
匹伐他汀 40 mg q.d.	达芦那韦/r 600 mg/100 mg b.i.d.	14	1.81（1.23~2.66）	不重要
匹伐他汀 40 mg q.d.	达芦那韦/r 600 mg/100 mg b.i.d.	NR	1.21（不重要）	NR
匹伐他汀 40 mg q.d.	博西普利韦 800 mg b.i.d.	NR	1.63（1.01~2.62）	NR
匹伐他汀 20 mg q.d.	洛比那韦/r 400 mg/100 mg b.i.d.	6	1.33	不重要

　　所有这些研究都是在健康志愿者中进行的。AUC：血药浓度-时间曲线下面积；b.i.d.：每日 2 次；q.d.：每日 1 次；PI：蛋白酶抑制剂；r：利托那韦；t.i.d.：每日 3 次；NR：没有报道。

（三）调血脂药药效学研究

1. 临床终点选取

　　对于主要降低胆固醇或主要降低 TG 的药物的主要终点指标和次要终点存在差异，不应该一概而论。

　　对于主要降低胆固醇的药物，主要终点指标包括血清总胆固醇（TC）、LDL – C 和载脂蛋白 B（Apo B）水平，次要终点指标包括血清 TG 水平、高密度脂蛋白胆固醇（HDL – C）水平、载脂蛋白 A1（Apo A1）和 Apo B 水平。如不同种类与剂量的他汀类药物降胆固醇幅度有较大差别，但任何一种他汀类药物剂量倍增时，LDL – C 进一步降低幅度仅约 6%，即所谓"他汀疗效 6% 效应"。

他汀类药物可使 TG 水平降低 7% ~ 30%，HDL‑C 水平升高 5% ~ 15%。他汀类药物治疗后，LDL‑C 每降低 1 mmol/L，主要心血管事件相对危险减少 20%，全因死亡率降低 10%，他汀类药物降低动脉粥样硬化性心血管疾病（ASCVD）事件的临床效益大小与降低 LDL‑C 幅度呈线性相关。但长期服用他汀有增加新发糖尿病的危险，发生率 10% ~ 12%，属他汀类效应。

而对于主要降低 TG 的药物，其主要终点指标包括血清 TG 水平和 HDL‑C 水平。如贝特类药物能使高 TG 伴低 HDL‑C 人群心血管事件危险降低 10% 左右，以降低非致死性心肌梗死和冠状动脉血运重建术为主，对心血管死亡、致死性心肌梗死或卒中无明显影响。烟酸类具有降低 TC、LDL‑C 和 TG 以及升高 HDL‑C 的作用。烟酸无论是单用还是与其他调血脂药物合用均可改善心血管预后，使心血管事件减少 34%，冠状动脉事件减少 25%。但烟酸无心血管保护作用。高纯度鱼油制剂主要终点指标为血清 TG 水平，其降低心血管事件的作用尚不明确。

对于新型调血脂药，其主要终点指标包括血清 LDL‑C 水平和 VLDL 水平，次要终点指标包括 HDL‑C 水平和脂蛋白(a)[Lp(a)]水平等。如微粒体 TG 转移蛋白抑制剂洛美他派可降低约 40% 的 LDL‑C；Apo B_{100} 合成抑制剂米泊美生可减少 VLDL 的生成和分泌，降低 25% 的 LDL‑C 以及 PCSK9 抑制剂 Evolocumab 与 Alirocumab，可降低 40% ~ 70% 的 LDL‑C 水平，并减少心血管事件的发生。

2. 高血脂动物模型

动物模型主要分为 3 种：先天性型、化学物质诱导型和转基因型。国内应用广泛的是化学物质诱导模型，其主要包含通过一段时间高脂饲料喂养或者灌胃诱导形成，通过单次静脉或腹腔注射化学试剂诱导形成 2 种形式。

（四）调血脂药药动学-药效学研究

调血脂药药动学-药效学模型的临床应用：

（1）间接/生理效应的 PK‑PD 模型指导合理用药：有研究建立一级吸收二室模型，并以甲羟戊酸血浆浓度为药效指标，基于昼夜节律性用间接效应模型发现瑞舒伐他汀选择晚上给药疗效更佳。还有研究以肝药物浓度为 PK 模型参数、胆固醇合成为 PD 模型参数，然后用 PBPK‑PD 模型预测基因突变对于 PK 和 PD 的影响。

（2）群体 PK－PD 模型预测剂量-效应关系：有研究以他汀类药物浓度作为 PK 参数、以 LDL－C 水平作为 PD 参数，发现该 PK－PD 模型能够预测他汀类药物的体内过程。还有研究发现二室、间接效应模型，可用来描述他汀类药物在高血脂患者体内降低 LDL 的过程。[17]

二、实例介绍

1. 辛伐他汀[18]

（1）采血点设计：原发性高脂血症患者服用辛伐他汀前、服用辛伐他汀后 0.5 h、1 h、1.5 h、2 h、3 h、3.5 h、4 h、5 h、6 h、8 h、10 h、12 h、24 h 在肝素管中采集外周静脉血（7 mL）。在第 7 天和第 14 天，进行与第 1 天相同的完整 PK 采样。在第 1 天、2 天、5 天、6 天、7 天、12 天、13 天、14 天和 15 天辛伐他汀给药前取样测定辛伐他汀谷浓度和 LDL－C。

（2）PK－PD 分析：辛伐他汀和辛伐他汀酸的 PK－PD 模型结构如图 10－4 所示。

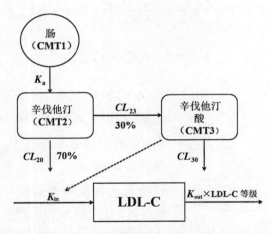

图 10－4　辛伐他汀和辛伐他汀酸的 PK－PD 模型

CMT，房室；K_a，吸收速率常数；CL_{20}，母体药物（辛伐他汀）清除率；CL_{30}，代谢产物（辛伐他汀酸）清除率；CL_{23}，母体药物（辛伐他汀）代谢为辛伐他汀酸的清除率

（3）PK 模型：辛伐他汀和辛伐他汀酸均使用一室模型。

（4）PD 模型

$$\frac{d[LDL]}{dt} = K_{in} \times \left[1 - \frac{E_{max} \cdot C_t}{EC_{50} \cdot C_t} \right] - K_{out} \times [LDL] \qquad (10-18)$$

其中 K_{in} 和 K_{out} 表示 LDL－C 的合成速率和从血液中消除的一级速率常数；E_{max} 是最大抑制效应，在 0~1；C_t 为辛伐他汀酸浓度。

2. 烟酸[19]

（1）采样点设计：该药在大鼠中进行 30 min 的输注实验时，在 2 min、5 min、10 min、20 min、28 min、32 min、35 min、40 min、45 min、50 min、55 min、65 min、85 min、100 min 采集动脉血样；进行 300 min 的输注实验时，在 5 min、20 min、60 min、120 min、150 min、180 min、240 min、299 min、305 min、315 min、320 min、325 min、340 min、360 min、400 min、420 min、460 min 和 500 min 采集动脉血样，分析烟酸（nicotinic acid，NiAc）和游离脂肪酸（non-esterified fatty acid，NEFA）血浆浓度。另外，在给药前 15 min 和 5 min 分别采集两个连续的动脉血样本，以测定给药前的基线 NEFA 和 NiAc 浓度。

（2）PK 建模：使用二室模型，其具有两个平行容量限制的消除过程，该过程可能对应于甘氨酸共轭和酰胺化，以及 NiAc 的内源合成（Synt）：

$$V_c \frac{dC_p}{dt} = Inf + Synt - \frac{V_{max1}}{K_{m1} + C_p} C_p - \frac{V_{max2}}{K_{m2} + C_p} C_p - CL_d C_p + CL_d C_t \quad (10-19)$$

$$V_t \frac{dC_t}{dt} = CL_d C_p - CL_d C_t \quad (10-20)$$

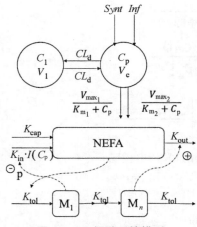

图 10－5 烟酸反馈模型

其中，R_0 为 NEFA 基线浓度，K_{out} 为清除速率，$M_1 \cdots M_n (n=8)$ 为减速室，K_{tol} 为减速室周转率，K_{cap} 为毛细管内 NEFA 的形成速率，K_{in} 为 NEFA 的周转率

式中，C_p 和 C_t 表示中心室和外周室的烟酸浓度，V_c 和 V_t 表示中心和外周室的分布容积，Inf 表示药物输注速率，$Synt$ 表示内源性合成速率，V_{max1} 和 K_{m1} 表示高亲和力过程的最大速度和 Michaelis － Menten 常数，V_{max2} 和 K_{m2} 为低亲和力过程的最大速度和 Michaelis-Menten 常数，CL_d 为室间清除率。

（3）PD 建模：本研究提出的反馈模型结构如图 10－5 所示。

烟酸可通过抑制脂肪细胞中甘油三酯水解为 NEFA 和甘油来影响血浆 NEFA 浓度，从而减少 NEFA 向血浆的释放，抑制效应 $I(C_p)$ 描述如下：

$$I(C_p) = 1 - \frac{I_{max}C_p^\gamma}{IC_{50}^\gamma + C_p^\gamma} \qquad (10-21)$$

其中,I_{max}、IC_{50} 和 γ 分别是最大的药物诱导抑制效应、最大效应降低 50% 时的血浆浓度和 Sigmiod 系数。

第三节　抗心绞痛药物药动学-药效学

一、概述

（一）抗心绞痛药物的分类

抗心绞痛药是缓解心绞痛症状或预防心绞痛发作的药物总称,临床常用药物包括硝酸酯类、β 受体阻滞剂、钙通道阻滞剂（又称钙拮抗药）。近年来,能量代谢药、血管扩张药、特异性减慢心率药等新型抗心绞痛药在临床心绞痛防治方面取得较大进展。

（二）抗心绞痛药物药动学研究

1. 抗心绞痛药物药动学特点

（1）硝酸酯类：硝酸甘油脂溶性高,自胃肠道、口腔黏膜及皮肤吸收良好。但口服时肝肠首过效应强；舌下和颊部的口腔黏膜及皮肤部位给药可避免首过效应而显著提高生物利用度。常用硝酸酯类药物及其制剂的主要 PK 特点如表 10-8 所示。

表 10-8　常用硝酸酯类药物及其制剂的主要药动学特点

药　　物	生物利用度	起效时间	持续时间	半衰期	达峰时间	表观分布容积
短效制剂						
硝酸甘油舌下片	40%	2~3 min	10~30 min	1.5~7.5 min	5~7 min	3.3 L/kg
硝酸甘油气雾剂	39%	0.5~1 min	<30 min	2.5~4.4 min	2~10 min	NR
硝酸异山梨酯片（舌下给药）	40%~60%	3~5 min	2~4 h	1 h	1 h	2~4 L/kg
单硝酸异山梨酯片剂	90%~100%	0.5~1 h	3~6 h	4~5 h	0.5~1 h	NR

续　表

药　　物	生物利用度	起效时间	持续时间	半衰期	达峰时间	表观分布容积
长效制剂						
硝酸甘油控释口服片	80%	2~3 min	10~30 min	1~4 min	5 min	NR
硝酸甘油贴膜(透皮系统)	50%~80%	0.5 h	1~4 h	无	2~4 h	NR
单硝酸异山梨酯缓释制剂	90%~100%	1~1.5 h	12~17 h	12 h	5 h	50 L

NR：没有报道。

（2）β受体阻滞剂：详见第一节降压药。

（3）钙通道阻滞剂（又称钙拮抗药）：详见第一节降压药。

（4）其他心绞痛药物

1）曲美他嗪：口服给药吸收迅速，2 h内达到血浆峰浓度，表观分布容积为4.8 L/kg，具有良好的组织扩散性，蛋白结合率低，消除半衰期约为6 h，主要以原型从肾脏消除。

2）尼可地尔：口服吸收快而完全，生物利用度为75%，服药后0.5~1 h血药浓度达峰值，消除半衰期约为1 h。

3）伊伐布雷定：口服吸收迅速，1 h达血药浓度峰值，主要在肝脏代谢，有首过效应，生物利用度40%，血浆蛋白结合率约为70%，代谢物经粪便和尿液排出。

2. 药物的相互作用

（1）硝酸酯类：硝酸甘油不是CYP450的底物，其相互作用主要发生在PD方面。与主要硝酸酯类药物有关的药物相互作用见表10-9。

表10-9　与主要硝酸酯类药物有关的药物相互作用

药物	相互作用的药物	作　用　结　果	作　用　机　制
硝酸甘油	地高辛	地高辛血药浓度下降	硝酸甘油可使心搏出量增加，使心前、后负荷降低，肾脏对地高辛的清除率增加
	乙醇	引起胃肠不适、血压下降及昏厥等不良反应	硝酸甘油与乙醇均有血管扩张效应
	吲哚美辛	使硝酸甘油作用后的正常人和冠心病患者心肌血流量降低	吲哚美辛抑制前列环素的生成，影响心肌血流量
	阿替普酶	硝酸甘油可降低阿替普酶的血栓溶解活性	硝酸甘油影响阿替普酶的肝脏清除率
	卡托普利	卡托普利能增强硝酸酯类抗心绞痛疗效	卡托普利可补充硝酸酯发挥作用所必需的巯基，两药对冠状动脉及全身血流动力学具有协同及互补作用

药物	相互作用的药物	作　用　结　果	作　用　机　制
硝酸异山梨酯	地高辛	地高辛血药浓度由单用时的(1.41±0.53)ng/mL下降到(1.12±0.47)ng/mL(加服地高辛1周)和(1.09±0.56)ng/mL(加服地高辛2周),同时肾脏对地高辛清除率也相应地增加	硝酸异山梨酯使肾脏对地高辛的清除率或滤过率增加

（2）钙通道阻滞剂：主要的钙通道阻滞剂都由 CYP450 酶系统代谢,并且是 CYP3A4 抑制剂,目前有报道的钙通道阻滞剂存在相互作用,基本上全都与 CYP450 酶系统相关。与主要钙通道阻滞剂有关的药物相互作用见表 10-10。

表 10-10　与主要钙通道阻滞剂有关的药物相互作用

药物	相互作用的药物	作　用　结　果	作　用　机　制
维拉帕米	依维莫司	依维莫司 $C_{\max}$ 增加 2.3 倍,AUC 增加 3.5 倍;维拉帕米血药浓度增加 1 倍	维拉帕米是 CYP3A 抑制剂,抑制依维莫司的代谢;依维莫司也可能是 CYP3A 抑制剂
	辛伐他汀	辛伐他汀 AUC 增加约 4 倍,$C_{\max}$ 增加 5 倍;辛伐他汀活性代谢物辛伐他汀酸 AUC 及 $C_{\max}$ 分别增加 4 倍和 3 倍	维拉帕米是 CYP3A4 抑制剂
	丁螺环酮	丁螺环酮 AUC 增加 3.4 倍,$C_{\max}$ 增加 3.4 倍,药物总作用增强	维拉帕米很可能通过抑制 CYP3A4 介导的丁螺环酮首过效应起作用
	硫唑嘌呤	硫唑嘌呤代谢物 6-巯嘌呤的血药浓度显著降低,表观分布容积增加 3 倍,AUC 降低 65.8%,CL_s 增加 3 倍,$t_{1/2}$ 延长 1.5 倍,$C_{\max}$ 降低 50%	硫唑嘌呤在体内迅速转化为 6-巯嘌呤而发挥作用。后者经过黄嘌呤氧化酶氧化代谢。维拉帕米可抑制黄嘌呤氧化酶的活性
	葡萄柚汁	两者合用时可能导致房室传导紊乱	葡萄柚汁能不可逆地抑制肠道 CYP3A4 活性,从而使维拉帕米生物利用度增加
硝苯地平	银杏黄酮	体外研究证实硝苯地平对不同浓度银杏黄酮的代谢均有抑制作用,且底物浓度增加,抑制作用增强	银杏黄酮在体内的代谢主要为葡糖醛酸结合反应,而硝苯地平的Ⅱ相代谢产物主要为葡糖醛酸结合物,两者合用会产生代谢酶竞争作用
	葡萄柚汁	两者合用时会引起血管过度舒张	葡萄柚汁能不可逆地抑制肠道 CYP3A4 活性,使硝苯地平生物利用度增加
	西咪替丁	硝苯地平血药浓度和 AUC 增大,患者的动脉压可能会显著下降	西咪替丁可抑制 CYP450 酶对硝苯地平的代谢

续　表

药物	相互作用的药物	作　用　结　果	作　用　机　制
氨氯地平	辛伐他汀	辛伐他汀 C_{max} 及 AUC 均显著增大	两者均是 CYP3A4 底物,氨氯地平可能是 CYP3A4 抑制剂
	茚地那韦+利托那韦	氨氯地平 $AUC_{0\sim24}$ 增加 89.8%	茚地那韦与利托那韦是 CYP3A4 的抑制剂
地尔硫草	丁螺环酮	丁螺环酮 AUC 增加 5.5 倍、C_{max} 增加 4.1 倍、药物总作用增强。丁螺环酮合用地尔硫草时副作用较合用安慰剂多见	地尔硫草很可能是通过抑制 CYP3A4 介导的丁螺环酮首过效应起作用
	茚地那韦+利托那韦	地尔硫草 AUC 增大 26.5%	茚地那韦与利托那韦是 CYP3A4 的抑制剂
	三唑仑	三唑仑 AUC 增加 3 倍,C_{max} 增加 2 倍,消除半衰期显著延长。三唑仑的药效同时增强并延长	地尔硫草抑制三唑仑的首过效应与消除过程
	咪达唑仑	两者同时给药时,咪达唑仑 AUC 显著增加,但给予咪达唑仑后 $1\sim2$ h 给予地尔硫草可避免该作用	地尔硫草抑制体内 CYP3A4 活性
	地西泮	地西泮 AUC 及 $t_{1/2}$ 显著增大	地尔硫草是 CYP3A4 抑制剂
	洛伐他汀	洛伐他汀 AUC 及 C_{max} 显著增大	地尔硫草抑制体内 CYP3A4 活性
	氟伐他汀	大鼠体内地尔硫草 C_{max} 和 AUC 增加 $30\%\sim70\%$,地尔硫草绝对及相对生物利用度显著增大	氟伐他汀使地尔硫草的口服吸收率增大
	葡萄柚汁	地尔硫草 $AUC_{0\sim24}$ 增加 $20\%\sim25\%$,C_{max} 增加 $22\%\sim37\%$	葡萄柚汁抑制肠道代谢酶和(或)P-糖蛋白转运
	西罗莫司	西罗莫司 AUC 增加 60%,C_{max} 增加 43%,口服清除率和表观分布容积分别下降 38% 和 45%	地尔硫草抑制西罗莫司的首过效应
哌克昔林	帕罗西汀、氟西汀	哌克昔林与两者合用后,血药浓度上升,甚至引起中毒	帕罗西汀和氟西汀都是 CYP2D6 抑制剂

（3）β 受体阻滞剂：β 受体阻滞剂大多是 CYP2D6 底物,许多对 CYP2D6 有抑制作用的药物与该类药物合用时,易发生相互作用。以普萘洛尔为例,它是 CYP1A2、CYP2C19、CYP2D6 的底物,同时是 CYP1A2、CYP2D6、CYP3A4 抑制剂。因此普萘洛尔存在着广泛地与 CYP450 酶相关的药物的相互作用。与主要 β 受体阻滞剂有关的药物相互作用见表 10-11。

表 10－11　与主要 β 受体阻滞剂有关的药物相互作用

药物	相互作用的药物	作　用　结　果	作　用　机　制
普萘洛尔	利多卡因	大鼠体内利多卡因血药浓度显著增加,总浓度及与组织蛋白结合的利多卡因显著降低	普萘洛尔可能影响了利多卡因的代谢
	尼卡地平	尼卡地平合用普萘洛尔普通制剂时,后者 AUC 及 C_{max} 均增大 1 倍;当同时给予尼卡地平及普萘洛尔缓释制剂时,后者 AUC 与 C_{max} 少量增加	尼卡地平短期血流动力学效应使肝药酶达到饱和或功能性短路
	尼索地平	未达到稳态时合用两者的生物利用度互相增加	可能是由于尼索地平短期给药后,肝血流量增大
	利扎曲坦	利扎曲坦 AUC 增加 67%,C_{max} 增加 75%,当两者合用时,利扎曲坦剂量应为 5 mg	普萘洛尔抑制单胺氧化酶 A
	佐米曲坦	佐米曲坦 AUC 增加 56%,其活性代谢物 183C91 的 AUC 降低 11%	普萘洛尔可能抑制了单胺氧化酶 A
美托洛尔	维拉帕米	美托洛尔及其对映体 AUC 及 C_{max} 增加,维拉帕米及其对映体 AUC 及 $t_{1/2}$ 增大。这种变化与肝血流量变化的强度和时间一致	单用维拉帕米时由于外周阻力下降及心搏出量增加导致肝血流量增大;单用美托洛尔时由于心率减慢,搏出量减少,肝血流量减少,二者合用时在 0.33～1 h 肝血流量迅速增大,接下来是 4～5 h 的减少期
	卡托普利	美托洛尔消除速率常数明显减小,$t_{1/2}$ 显著延长,C_{max} 和 AUC 明显增加	美托洛尔和卡托普利在肝脏内均经 CYP2D6 代谢,但肝功能轻度改变或肝药酶轻度受抑制对卡托普利的代谢无明显影响
	帕罗西汀	美托洛尔两个对映异构体的 AUC 均显著增大,C_{max} 和 $t_{1/2}$ 均增加 2 倍,$(S)/(R)AUC$ 比值显著下降,美托洛尔代谢比值显著增加	帕罗西汀是 CYP2D6 抑制剂
	羟氯喹	美托洛尔的生物利用度增加,AUC 及 C_{max} 显著增加	羟氯喹抑制 CYP2D6,从而抑制美托洛尔的代谢
	苯海拉明	在 CYP2D6 强代谢者体内,美托洛尔口服消除率、代谢清除率及非肾脏清除率均明显下降,同时强代谢者的 PD 指标与弱代谢者明显不同	苯海拉明抑制 CYP2D6 强代谢者体内美托洛尔的代谢
	塞来考昔	美托洛尔 AUC 显著增加,其代谢物 α-羟基美托洛尔 AUC 显著减少	塞来考昔抑制 CYP2D6 底物美托洛尔的代谢

其他抗心绞痛的药物:双嘧达莫是 P-糖蛋白抑制剂,与地高辛合用可增加后者的生物利用度。双嘧达莫与肝素合用可加重出血危险;与阿糖胞苷合用引起肝毒性;与阿司匹林合用可通过增加 NO,增加粒细胞抗血小板的功能。

（三）抗心绞痛药物药效学研究

1. 药效学研究的实验设计

心绞痛需要进行的 PD 实验较多，一般应以整体动物实验为基础，根据药物特点及实验要求适当选用器官、组织、细胞及分子水平的实验，多层次实验相结合，有利于重复验证和说明作用原理。

（1）动物模型：主要有犬、小型猪心肌缺血及心肌梗死模型和大鼠实验性心肌梗死模型。

（2）对心肌缺血及心肌梗死的防治作用实验

1）常用模型：心肌缺血模型中冠状动脉阻断或缩窄形成的心肌缺血和心肌梗死模型，可用于急性和慢性心肌缺血实验，可观察药物的药理作用、起效及作用时间等。其余药物诱发的心肌缺血模型、离体实验心肌缺血模型、体外培养心肌细胞缺血样损伤模型和心肌缺血再灌注损伤模型均为急性心肌缺血模型，可进行药物作用机制分析研究。

2）观察指标：① 直接测定心肌梗死范围：大体标本活体染色法，病理切片显微镜检查，病理切片荧光照相法和电子显微镜观察法。② 间接测定心肌梗死范围：心外膜电图标测法，酶学指标观测法和核示踪法。③ 缺血区测定指标：染料及荧光素法，核示踪法，放射自显影法，心表面荧光法，测定冠脉血流量、冠脉反流量及反流压和测定心肌区域血流量。④ 其他可供分析的指标：心肌代谢指标，如心肌氧代谢；其他物质及能量代谢，如 FFA、ATP、PGI_2、TXA_2、cAMP/cGMP、SOD、MDA、乳酸、钾离子、钙离子、镁离子、血凝状态及血液流变性等。

（3）其他实验

1）血小板聚集性试验：药物对动物血小板聚集性的影响可作为 PD 研究的辅助指标。实验动物用兔或大鼠。以三磷酸腺苷、花生四烯酸（arachidonic acid, AA）、胶原、凝血酶等作为诱导剂，应用比浊法或其他方法测定。

2）血栓形成及溶栓试验：对血栓形成的影响和溶栓作用应为评价治疗心肌缺血药物药效的辅助指标。常用兔或大鼠以 Chmldlcr 血栓形成法，测定血栓的重量及长度；应用大鼠以动-静脉旁路法测定血栓湿重；电刺激大鼠颈总动脉形成动脉血栓，用以观察药物对体内血栓形成时间的影响；电刺激犬或猪的冠状动脉形成冠状动脉血栓，以心肌缺血程度范围、心肌梗死、心肌酶及冠脉血栓占管腔的百分比等多项指标综合观察药物对心肌缺血的防治作用和溶栓作用。

3）血液流变学试验：血液黏度、血浆纤维蛋白原含量、血细胞比容、红细胞沉降率、血小板黏附和聚集等血液流变学指标,对评价药物的作用有重要意义。

4)氧代谢试验:除心肌耗氧量测定外,可同时选用小鼠常压、低压耐缺氧等实验和指标。

(四)抗心绞痛药物药动学-药效学研究

1. 临床患者的选择

临床研究劳力性心绞痛各阶段的患者应具有冠脉供血不全、有或没有心绞痛、运动实验时有可重复性的缺血改变。在临床研究的任何阶段,患者应有稳定性的劳力性心绞痛。临床研究自发性心绞痛(静息心绞痛)的患者可以发生静息心绞痛(无并发症),伴有心电图缺血性改变和血管痉挛性心绞痛的血管造影证据。最适于用目前可行的技术进行研究的是那些每天发生至少三次有痛性或无痛性缺血发作的患者。

2. 急性(试验)期

应在可控状态下诱发心绞痛或急性缺血症状,即可重复性的定量运动试验是必要的。主要的客观指标为在以下时间内的最大做功负荷或总做功负荷:典型的心绞痛发作、ST-T改变、呼吸困难、最大心率、节律或传导性的紊乱、不正常的血压变化和过度疲乏。典型的心绞痛发作和ST-T改变直接与心肌缺血状态有关并应与呼吸困难等分开考虑,虽然同样重要,但后者不能作为抗心绞痛药的特异性指标。应记录心率和收缩压。

3. 临床研究

(1)短期研究:通常持续数周,应设置对照来对比实验药物和其他药物的效果,甚至进行安慰剂双盲对照实验。可通过连续心电图(electrocardiogram, ECG)监测、自发性或诱发性心绞痛发作的频率和短效硝酸酯类的应用来判断有效性。短期研究的意义是可以根据关于剂量、作用时间和可能的不良反应数据,来确定进一步的研究方式。

(2)中期研究:一般持续6个月,用于研究在可能应用此药的人群中的疗效和安全性,以及长期应用后疗效的变化,通常进行对照实验。应仔细监测药物的不良反应,特别需要注意的是,停药后可能发生的反跳效应。中期研究一般可以获得与其他物质可能的相互作用,还可以评价关于药物不良反应早期研究获得的结果。

(3)长期研究:一些临床观察,应持续至少一年,须记录此时期在临床效应方面的任何变化,以确定药物的不良反应。长期研究不需要对照。应记录退出的原因。研究计划必须考虑诱发心绞痛或 ECG 改变等的因素,避免使患者遭受危险。当一种新物质对劳累性和自主性心绞痛有效时,应对每种心绞痛的性质相似且有代表性的人群进行临床观察。患者例数应满足进行临床疗效观察和确定远期副作用。[20]

二、实例介绍

1. 单硝酸异山梨酯[21]

（1）采血点设计：经颈静脉采血,L－IIMN 组采血时间为 10 min、20 min、30 min、40 min、50 min 和 60 min,IS－2－MN 组采血时间为 10 min、20 min、30 min、60 min、90 min、120 min、180 min、210 min、240 min 和 270 min；IS－5－MN 组采血时间为 30 min、60 min、90 min、180 min、270 min、360 min、450 min、540 min、630 min 和 720 min。给药后前 30 min 及每次采血后 1～2 min 连续监测血压和心率。

（2）PD 指标：选择脉压作为 PD 指标,其效应被定义为脉压较基线下降的百分比。

（3）PK－PD 模型：体内 PD 模型如图 10－6 所示。

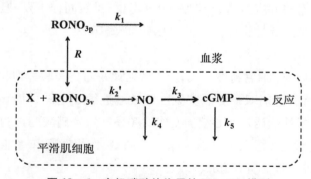

图 10－6　有机硝酸盐作用的 PK－PD 模型

其中 $RONO_{3P}$ 为血浆中有机硝酸盐；$RONO_{3V}$ 为血管中有机硝酸盐；X 为一种未知的与硝酸盐反应生成 NO 的辅因子；k_1 为平滑肌细胞外的清除速率常数；R 为血浆与平滑肌细胞间单硝酸盐的分配系数；k_2' 为 NO 生成的二阶速率常数；k_3 为 NO 生成 cGMP 的速率常数；k_4 为 NO 的降解速率常数；k_5 为 cGMP 的降解速率常数。

脉冲压力效应和 cGMP 之间的关系可以用 $S-E_{max}$ 模型描述为：

$$E = \frac{E_{max}[cGMP]^s}{ECG_{50}{}^s + [cGMP]^s} \qquad (10-22)$$

其中 E 是脉压效应(表示为与基线的百分比变化),ECG_{50} 是发挥最大药理作用 50% 的 cGMP 浓度,E_{max} 是 cGMP 产生的最大效应,s 是 Hill 系数。

2. 美托洛尔(Met)[22]

(1)动物选择:雄性健康犬。

(2)PD 研究:健康犬分为(+)-Met 和(-)-Met 组,每组 5 只,分别灌胃 (ig)(+)-Met 或(-)-Met 5 mg/kg。犬腹腔注射(ip)戊巴比妥钠 30 mg/kg 麻醉后,将导管经右颈动脉插至左心室内,导管连于压力换能器,然后输入载波放大器,八道生理记录仪上观察左室内压(LVP)波形。经右股动脉插管后观察动脉血压波形。联接Ⅱ导联测心电图。以上三种信号皆输入 PPS 系统,记录并计算给药前和给药后 10 min、20 min、40 min、60 min、90 min、120 min、240 min 的 V_{max},dp/dt_{max},左心室内压峰值(LVSP)、动脉收缩压(SBP)及减慢心率(HR)等指标。同时采集相应时间的血样于肝素化试管待测。

(3)PK-PD 模型:不少药物存在药效的滞后现象,即药效峰值的出现落后于血药浓度的峰值,即 E 与 C_p 存在着逆时针滞后环。Sheiner 据此提出了效应室的概念,认为滞后环的出现是由于药物在中央室和药物作用部位之间存在着平衡过程,效应室是以一级动力学与中央室接连的假想室,而且从中央室转运到效应室的药量与实际给药量相比极小,在药时曲线的数学方程中不计入其指数。按效应室模型有下列微分方程成立:

$$dD_e/dt = k_{1e}D_1 - k_{eo}D_e \qquad (10-23)$$

其中,D_1、D_e 分别为中央室药量和效应室药量。k_{1e} 为药物从中央室到效应室的平衡速率常数,k_{eo} 为效应室的消除速率常数。当效应室药物浓度达到平衡时,有

$$k_{1e}D_1 = k_{eo}D_e \qquad (10-24)$$

对于口服二室模型 其药时曲线方程为:

$$C(t) = Ae^{-\alpha t} + Be^{-\beta t} + Ce^{-K_a t} \qquad (10-25)$$

式中,K_a、α、β 分别为吸收速率常数、分布速率常数和消除速率常数。式(10-23)~(10-25)联立方程组,解得效应室浓度:

$$Ce(t) = A'e^{-\alpha t} + B'e^{-\beta t} + C'e^{-K_a t} - (A' + B' + C')e^{-K_{eo} t} \qquad (10-26)$$

式中，K_{eo} 由 CAPP 软件以非线性回归法求得。

从（10-23）式可得：

$$k_{eo} = k_{1e} D_1 / D_e \qquad (10-27)$$

由此可见 k_{eo} 与 k_{1e} 成正比，它不仅反映了药物从效应室的消除速率，也反映了药物在中央室和效应室间的平衡速率。k_{eo} 越小，表明药物在中央室和药物作用部位的平衡越慢，其滞后效应越强。

用 CAPP 软件在 E_{max}，Sigmoid $- E_{max}$ 和 β-function 3 种模型中比较，选择出 Sigmoid $- E_{max}$ 模型为最佳模型：

$$E = \frac{E_{max} C_e^r}{C_e^r + C_{e50}^r} \qquad (10-28)$$

其中，E 为药物效应，即给药前动物各指标的基础值与给药后各时间点的测量值之差，E_{max} 为药物最大效应，C_{e50} 为引起最大效应一半值时的效应室药物浓度，r 为指数，它反映了曲线的斜率。将式（10-26）式代入式（10-28）可得到 $E-t$ 曲线。

第四节　抗心律失常药物药动学-药效学

一、概述

（一）抗心律失常药物分类

Vaughan Williams 氏分类法主要根据药物作用的电生理学特点，将众多化学结构不相同的抗心律失常药物归纳成四大类：钠通道阻滞剂（如奎尼丁、利多卡因、氟卡尼）、β 受体阻滞剂（如普萘洛尔）、延长动作电位时程药即钾通道阻滞剂（如胺碘酮）及钙通道阻滞剂（如维拉帕米）。

（二）抗心律失常药物药动学研究

1. 各类抗心律失常药物药动学的特点

（1）Ⅰ类钠通道阻滞剂：根据对钠通道阻滞强度和阻滞后通道的复活时

间常数(τ_{recovery})分为 I_A、I_B、I_C 三个亚类。I_A 类：τ_{recovery} = 1~10 s，适度（30%）阻滞钠通道；I_B 类：τ_{recovery} < 1 s，轻度阻滞钠通道；I_C 类：τ_{recovery} > 10 s，明显（50%以上）阻滞钠通道。常用钠通道阻滞剂 PK 特点如表 10-12 所示。

表 10-12　常用钠通道阻滞剂 PK 特点

	口服吸收率（%）	生物利用度（%）	半衰期（h）	血浆蛋白结合率（%）	清除率 mL/（kg·min）	尿中原型药物（%）	主要清除途径	活性代谢物	治疗血药浓度（mg/L）
奎尼丁	>95	72~87	6	90	1.5~7.0	10~25	肝	有	3~6
普鲁卡因胺	100	25	3	15	11.8	10~40	肝	有	4~6
丙吡胺	83	83	5~7	80	3.4	50	肝、肾	有	2~4
利多卡因	>90	80~90	8	85	7	25	肝	—	0.5~8
美西律	>80	<10	10	70	10	10	肝	无	1~2
妥卡胺	100	100	14	50	2.2	50	肝、肾	无	3~9
莫雷丙嗪	>90	17~100	5	94	7	1	肝	—	0.24~1.4
阿普林定	80	70~85	28	85~90	7	3	肝	有	1~2
氟卡尼	100	90~95	20	30~60	7	25	肝	有	0.2~1
劳卡尼	100	90	8	75~83	15	0	肝	有	0.15~0.2
普罗帕酮*	95	100	5~8	97	11.2	1	肝	有	0.5~1.8

*：首次口服生物利用率低，多剂口服后迅速升高。

（2）延长动作电位时程药

1）胺碘酮：该药物口服吸收迟缓而不完全，起效缓慢，口服生物利用度约为 50%。口服用药 4~10 天开始起效，约 1 个月后达稳态血药浓度。静脉注射后 5 min 起效，停药后可持续 20 min 至 4 h。本品有效血药浓度为 1~2.5 mg/L，中毒血药浓度为 1.8~4.7 mg/L。血浆蛋白结合率约为 60%，主要分布于脂肪组织，其次为心、肾、肺、肝及淋巴结，也可进入乳汁。主要在肝脏代谢，尿中未能见到原型药物。一部分游离碘分子以碘化物形式在尿中排泄，约占总含碘量的 5%，其余的碘经肠肝循环从粪便中排出。

2）索他洛尔：口服后血药浓度达峰时间为 2~4 h，有效血药浓度为 0.5~6.0 μg/L，消除半衰期为 5~8 h，主要以原型（54%）从肾脏排出。

3）决奈达隆：口服吸收率为 70%~100%，血浆半衰期为 1~2 天，在肝脏细胞中发生代谢反应，使其生物利用度降低，出现肝首过效应，84%经粪便排泄，少量 6%经尿排泄。

4）多非利特：口服后吸收良好，生物利用度大于 90%，达峰时间为 1~3 h，持续时长为 4 h,约 50% 在肝脏被 CYP3A4 代谢而失去活性,原型药和代谢物均随尿液排出,肾脏排泄率大约为 80%,粪便排泄率小于 10%,$t_{1/2}$ 为 7.5～10 h。

2. 药物相互作用对药动学的影响

抗心律失常药临床安全范围较窄,为了避免药物的叠加作用所导致的严重不良反应,必须重视药物相互作用的特点。

(1) I 类抗心律失常药物的相互作用:如表 10-13 所示。

表 10-13　与 I 类抗心律失常药物有关的药物相互作用

药物名称	合用药物	产　生　原　因	作　用　结　果
I a 类抗心律失常药物			
奎尼丁	西咪替丁	抑制奎尼丁氧化代谢;阻断 H_2 受体,抑制 Ca^{2+} 的内向电流,减少氧自由基生成	提高奎尼丁血药浓度,出现中毒现象;协同抗心律失常作用
	胺碘酮	延长 Q-T 间期;抑制 CYP450 酶系 CYP2D6 和 CYP2C9 的作用,从而抑制奎尼丁代谢	扭转型室速;提高奎尼丁血药浓度
	地高辛	抑制地高辛排泄,增加其生物利用度	地高辛血药浓度增加,出现中毒现象
	地尔硫䓬	增加抑制窦房结作用	明显心动过缓
	排钾利尿剂	低血钾,延长 Q-T 间期	扭转型室速
	肝脏酶诱导剂	增加肝脏对奎尼丁的代谢	降低奎尼丁血药浓度
双氢奎尼丁	华法林	肝脏与奎尼丁相互作用	增加出血趋势
阿普林定	地高辛	抑制地高辛排泄,增加其生物利用度	地高辛血药浓度增加,出现中毒现象
普鲁卡因胺	胺碘酮 西咪替丁	抑制 CYP450 酶系 CYP2D6 和 CYP2C9 的作用,从而抑制普鲁卡因胺代谢	提高普鲁卡因胺血药浓度 延长半衰期
丙吡胺	喹诺酮类药物(加替沙星、司氟沙星)	延长 Q-T 间期	扭转型室速
	大环内酯类抗生素(红霉素、阿奇霉素、克拉霉素)	抑制丙吡胺由 CYP450 介导的代谢	提高丙吡胺的血药浓度
	肝药酶诱导剂(巴比妥、苯妥英钠、利福平)	增加肝脏对丙吡胺的代谢	丙吡胺血药浓度降低,疗效下降
	西咪替丁	抑制丙吡胺的肝脏代谢	提高丙吡胺的血药浓度
	西沙必利		严重的致心律失常

续　表

药物名称	合用药物	产　生　原　因	作　用　结　果
Ⅰb类抗心律失常药物			
利多卡因	维拉帕米	负性肌力作用协同	低血压
	西咪替丁	降低肝脏对利多卡因的代谢	提高利多卡因的浓度
	普萘洛尔、甲氧普萘洛尔		提高利多卡因的浓度,延长其半衰期
	恩卡尼、氟卡尼	室性心动过速诱发率减少,即使诱发发生时,收缩压较单用时明显改善,室速周长增大	协同治疗单一药物无效的心律失常
	美西律	可将利多卡因从组织结合位点置换出来,减小利多卡因的总清除率	提高利多卡因的血药浓度
美西律	普萘洛尔		协同作用,扩大抗心律失常范围,治疗室早、室速
	奎尼丁	两药合用可延长心室不应期及延长刺激传导到左室运动障碍区的时间	协同治疗室早、室速,减轻副作用,增加长期用药的耐受性
	维拉帕米		协同作用,提高疗效,对室早、室速均有效,有时对多形性室速有突出疗效
阿普林定	胺碘酮		阿普林定的稳态血药浓度增加,不良反应加剧
与普罗帕酮有关的药物相互作用			
普罗帕酮	地高辛	减少地高辛清除	增加地高辛浓度
	奎尼丁	普罗帕酮清除率明显降低	普罗帕酮血药浓度增加,疗效增强,还能增加不良反应
	利多卡因	两药均有肝脏微粒体CYP450酶系代谢,并呈饱和现象,代谢相互制约,降低美托洛尔的清除率	原型药浓度增加,利多卡因代谢生成物减少,并降低由此引起的毒性
	美托洛尔	降低美托洛尔的清除率	美托洛尔稳态血浆浓度升高,β受体阻滞作用增强
	华法林	普罗帕酮与肝脏微粒体CYP450酶系有更大的亲和力,控制了肝脏对华法林的代谢,使其清除率降低	华法林稳态血浆浓度升高,凝血酶原时间显著增长
	利托那韦氟西汀	普罗帕酮代谢减慢	普罗帕酮血药浓度升高,毒性增强

（2）Ⅱ类抗心律失常药物的相互作用：如表10-14所示。

表 10-14　与Ⅱ类抗心律失常药物有关的药物相互作用

药物名称	合用药物	产生原因	作用结果
普萘洛尔	奎尼丁	奎尼丁可使普萘洛尔的清除率下降	普萘洛尔血药浓度升高
	普罗帕酮	降低普萘洛尔清除率，提高血药浓度	卧位血压明显降低
	西咪替丁	减少肝血流量及肝脏对普萘洛尔的代谢	普萘洛尔血药浓度升高
	甲氧氯普胺	增强胃肠蠕动，提高普萘洛尔吸收速度	普萘洛尔血药浓度升高
	氟伏沙明	可抑制普萘洛尔代谢，提高血药浓度	心动过缓和(或)低血压
美托洛尔	奎尼丁	奎尼丁可使美托洛尔的清除率下降	心动过缓、疲乏、气短
	普罗帕酮	降低美托洛尔的清除率，提高血药浓度	卧位血压明显降低
	肼屈嗪	提高美托洛尔生物利用度	药效增强，毒性增大
	利血平	β受体阻滞作用增强	心动过缓或低血压
	西咪替丁	减少肝血流量及肝脏对美托洛尔的代谢	普萘洛尔血药浓度升高
	环丙沙星	降低美托洛尔清除率，提高血药浓度	心动过缓或低血压

（3）Ⅲ类抗心律失常药物的相互作用：胺碘酮、多非利特是该类抗心律失常药物中的典型药物，在体内主要通过 CYP3A4 代谢，该酶是 CYP 酶系中最易被多种药物诱导或抑制的亚型，因此多种药物均可和胺碘酮发生相互作用。与Ⅲ类抗心律失常药物有关的药物相互作用如表 10-15 所示。

表 10-15　与Ⅲ类抗心律失常药物有关的药物相互作用

药物名称	合用药物	产生原因	作用结果
胺碘酮	β受体阻滞剂、钙通道阻滞剂	加重对窦房结、房室结和心肌收缩力的抑制	窦性心动过缓、窦性停搏、房室传导阻滞加重，病情恶化
	吩噻嗪、三环类抗抑郁药	延长 Q-T 间期	扭转性室速，增加心律失常危险
	Ⅰa 类抗心律失常药美西律	延长 Q-T 间期	扭转性室速，增加心律失常危险
	地高辛及其他洋地黄制剂	降低地高辛或其他洋地黄制剂的清除率	增加血药浓度，提高中毒危险
	酮康唑	酮康唑是代谢胺碘酮的肝药酶 CYP3A4 的强抑制剂，可明显抑制胺碘酮的代谢	增加胺碘酮血药浓度，增加毒性
	硝苯地平	反射性引起心动过速和收缩加强，可对抗胺碘酮的交感阻滞作用	抑制胺碘酮所致的心动过缓，防止心率减慢

续 表

药物名称	合用药物	产 生 原 因	作 用 结 果
索他洛尔	钙通道阻滞剂（维拉帕米、地尔硫草）	两药对房室传导和心室功能的影响有累加作用,加重传导阻滞,进一步抑制心室功能,降低血压	引起低血压、心动过缓、传导障碍和心力衰竭
	Ⅰa类抗心律失常药		减慢室性心动过速的心室率,提高对血流动力学改变的耐受性
	儿茶酚胺类药物（如利血平、胍乙啶）	可引起静息时交感神经张力降低	严重低血钾,心动过缓
	胰岛素口服降糖药	索他洛尔可引起血糖增高	加重高血糖症状
	排钾利尿药	低血钾、延长Q-T间期	扭转型室速
	吩噻嗪、三环类抗抑郁药	延长Q-T间期	扭转型室速,增加心律失常危险
多非利特	红霉素	红霉素抑制CYP3A4,减少多非利特代谢	多非利特血药浓度增加
	氨苯蝶啶	抑制肾的阳离子转运系统,减少多非利特排泄	多非利特血药浓度增加
	丙氯拉嗪	抑制肾的阳离子转运系统,减少多非利特排泄	多非利特血药浓度增加
	维拉帕米	增加多非利特吸收	提高多非利特峰浓度
	西咪替丁	抑制肾的阳离子转运系统,减少多非利特排泄	加重Q-T间期延长,增加多非利特的血药浓度
	他汀类调血脂药	竞争性抑制多非利特经肝脏CYP3A4代谢	增加他汀类药物的血药浓度,从而增加了横纹肌溶解症的发生率
	排钾利尿剂	低血钾,延长Q-T间期	扭转型室速

（4）Ⅳ类抗心律失常药物的相互作用:维拉帕米是CYP1A2、CYP2C9的底物,胺碘酮是CYP2C9的抑制剂,美西律可抑制CYP1A2的活性,因此胺碘酮和美西律均可增加维拉帕米血药浓度。地尔硫草既是CYP3A4的底物,又是抑制剂,可与多种常用药物存在代谢性药物相互作用。与Ⅳ类抗心律失常药物有关的药物相互作用如表10-16所示。

表10-16 与Ⅳ类抗心律失常药物有关的药物相互作用

药物名称	合用药物	产 生 原 因	作 用 结 果
维拉帕米	β受体阻滞剂	抑制心肌收缩率,减慢心率和传导	心脏停搏
	地高辛	降低地高辛体内分布容积,抑制其肾和非肾排泄	增加地高辛浓度

续　表

药物名称	合用药物	产　生　原　因	作　用　结　果
维拉帕米	Ⅰa类抗心律失常药	两药均能延长动作电位时间和有效不应期，抑制心肌，减慢传导	促使心律失常作用成倍增加
	Ⅲ类抗心律失常药	两药均有延长复极时间，减慢心率和心内传导的作用	促心律失常作用增加
	西咪替丁	抑制维拉帕米经肝脏 CYP450 代谢，同时 H_2 受体阻滞后胃内 pH 升高可提高维拉帕米的生物利用度	维拉帕米血药浓度升高，毒性增强
地尔硫䓬	β受体阻断药	具有较强的负性肌力作用，对窦房结和房室结可产生共同抑制	心脏停搏
	西咪替丁	抑制地尔硫䓬经肝脏 CYP450 代谢	地尔硫䓬血药浓度升高
	阿普林定	相互影响共同的代谢酶	血药浓度上升
	阿司匹林	进一步抑制二磷酸腺苷（ADP）诱发的血小板聚集	延长出血时间
	西罗莫司	地尔硫䓬可抑制西罗莫司的代谢酶（CYP3A）	西罗莫司血药浓度升高
	辛伐他汀	地尔硫䓬可抑制辛伐他汀经 CYP3A4 代谢，从而增加辛伐他汀的血药浓度	增加辛伐他汀降胆固醇作用，但发生肌病和横纹肌溶解的危险亦增加

（5）抗心律失常药物与其他药物的相互作用：相互作用详见表 10 - 17。

表 10 - 17　其他抗心律失常药有关的药物相互作用

药物名称	合用药物	产　生　原　因	作　用　结　果
西苯唑啉	地尔硫䓬	地尔硫䓬可抑制西苯唑啉代谢，而西苯唑啉则可诱导地尔硫䓬代谢	西苯唑啉血药浓度增高，地尔硫䓬血药浓度降低
	普鲁卡因胺	药效相加	低血钾、心律失常、房室传导阻滞等
	司氟沙星、加替沙星、西沙必利等	延长 Q-T 间期	扭转型室速，增加心律失常危险
腺苷	甲基黄嘌呤类（如氨茶碱）	甲基黄嘌呤类药物可阻断 α 受体	腺苷的作用被拮抗
	双嘧达莫	抑制腺苷降解及摄取	增加药效，并引起不良反应（低血压、呼吸困难等）

3. 心力衰竭时抗心律失常药物的药动学改变

在充血性心力衰竭时,抗心律失常药物的吸收、分布、代谢和排泄等均受到影响。由于胃肠道淤血,口服药物吸收下降;由于组织器官的血流灌注下降,抗心律失常药物的分布容积下降;由于分布容积与血药浓度成反比,分布容积的下降标志着血浆药物浓度上升,此时药物的剂量(尤其是负荷剂量和非胃肠道给药剂量)应减少。在一部分患者身上,还可由于胃肠淤血使蛋白吸收减少,由于肝损伤使白蛋白合成下降,由于肾淤血致显性或隐性蛋白尿增加,由于蛋白排出等因素而导致低蛋白血症。随着血中的游离药物浓度升高可增强血清蛋白结合率较高的药物的作用或毒副作用。由于心力衰竭时肾肝郁血及血流灌注量下降,肝药酶的代谢活力及流经肝脏的药量下降,肾排泄率亦下降,所以大部分药物的清除率均有不同程度的减少。大部分心律失常药物的半衰期均呈不同长度的延长。为此,药物的每日总计剂量须相应地减少。此外药物达到稳定状态所需的时间亦延长,因而剂量过早地增加有可能引起药物蓄积过多。

(三)抗心律失常药物药效学研究

1. 动物选择　常用犬、猫、大鼠、家兔和豚鼠。动物应健康,性别不限,大鼠要注明种系。

2. 模型及方法

(1)电刺激猫或家兔心脏诱发的心律失常观察指标:测定室颤阈。

(2)结扎冠脉前降支形成心律失常模型:包括大鼠冠脉结扎、犬冠脉两期结扎、药物(如乌头碱、强心苷、氯化钡、肾上腺素、乙酰胆碱)诱发的心律失常、电生理试验(离体豚鼠心室乳头肌细胞动作电位、离体家兔窦房结起搏细胞动作电位)等。

3. 注意事项

(1)所试药物选择2个以上的剂量,以了解药物的量效关系。

(2)对照除溶剂对照外,还需与已知公认临床疗效较好的类似药进行对照。如Ⅰa类用奎尼丁、Ⅰb类用利多卡因、Ⅰc类用普罗帕酮(心律平)、Ⅱ类用普萘洛尔(心得安)、Ⅲ类用胺碘酮、Ⅳ类用维拉帕米(异搏定)。

(3)由于各类抗心律失常药物的作用机制不同,因此当知道所试药物属于何类时,应选择相应的敏感模型。但临床有效的抗心律失常药均能在结扎冠脉、乌头碱及哇巴因所致心律失常模型中反映出来，因此这3种模型最常应用。

（4）在上述病理模型中，以结扎犬冠脉和大鼠静脉滴注乌头碱所形成的心律失常模型较稳定持久，可供实验治疗用，其他模型多用作预防给药。

二、实例介绍

1. 普罗帕酮[23]

（1）采血时间设计：在口服给药后的以下时间，从放置在前臂静脉的第二根导管中抽取血样：0 min、20 min、40 min、60 min、80 min、100 min、120 min、140 min、160 min、180 min、200 min、220 min、240 min、260 min、280 min、300 min、320 min、340 min、360 min、420 min、480 min、540 min、600 min、720 min、900 min 和 1 440 min。在静脉注射研究中，在给药后 10 min、30 min、50 min、70 min 和 90 min 进行额外的采血。

（2）PK 模型：二室模型。

（3）PK-PD模型

1）首先估计 PK 参数（普罗帕酮与 5-羟基普罗帕酮相互独立），并将已知常数代入 PK 模型，以评估浓度-效应关系。

2）对"药效学参数"和效应室外的速率常数（K_{eo}）进行估计。两种化合物（普罗帕酮和 5-羟基普罗帕酮）的药物效应和作用部位的浓度（C_e）可通过线性回归模型进行描述：

$$E = \beta_0 + \beta_1 \cdot C_e \qquad (10-29)$$

其中 E 代表测定的药理学效应（QRS 和 PQ），C_e 代表作用部位的浓度，β_0 和 β_1 是待估计的药效学参数。

通过 F 检验将全模型和部分模型进行比较，评估浓度-效应关系的统计显著性。例如，为了研究代谢物浓度是否对药理反应有统计学显著影响，两个研究部分（静脉和口服）获得的数据同时拟合为两个回归模型：

$$E_{IV} = \beta_0 + \beta_{Pf} \cdot C_{e, Pf} \qquad (10-30)$$

$$E_{oral} = \beta_0 + \beta_{Pf} \cdot C_{e, Pf} + \beta_{5OHP} \cdot C_{e, 5OHP} \qquad (10-31)$$

其中,静脉给药和口服给药后的 $C_{e, pf}$ 分别在方程式 x 和 y 中定义如下:

$$C_{e, Pf(IV)} = \frac{k_{eo} \cdot R}{V_1} \left(\frac{(k_{21} - \lambda_1)(1 - e^{\lambda_1 IT})}{(\lambda_2 - \lambda_1)(k_{eo} - \lambda_1)} e^{-\lambda_1 t} + \frac{(k_{21} - \lambda_2)(1 - e^{-\lambda_2 IT})}{(\lambda_1 - \lambda_2)(k_{eo} - \lambda_2)} e^{-\lambda_2 t} \right.$$

$$\left. + \frac{(k_{21} - k_{eo})(1 - e^{k_{eo} IT})}{(\lambda_2 - k_{eo})(\lambda_1 - k_{eo})} e^{-k_{eo} t} \right) \qquad (10-32)$$

其中,R 是输液速率;V_1 是第一个室的表观分布容积;K_{21} 是二室到一室的速率常数;k_{eo} 是假设效应室的输出速率常数;IT 是输液的持续时间;t 是输液开始后的时间;输液时,$IT = t$。

$$C_{e, Pf(oral)} = \frac{RA \cdot k_{eo}}{V_1} \left(\frac{(k_{21} - \lambda_1)(1 - e^{\lambda_1 AT})}{(\lambda_2 - \lambda_1)(k_{eo} - \lambda_1)} e^{-\lambda_1 t'} + \frac{(k_{21} - \lambda_2)(1 - e^{-\lambda_2 AT})}{(\lambda_1 - \lambda_2)(k_{eo} - \lambda_2)} e^{-\lambda_2 t'} \right.$$

$$\left. + \frac{(k_{21} - k_{eo})(1 - e^{k_{eo} AT})}{(\lambda_2 - k_{eo})(\lambda_1 - k_{eo})} e^{-k_{eo} t'} \right) \qquad (10-33)$$

其中,RA 为吸收速率(剂量除以吸收时间),AT 为吸收时间,t' 为给药后时间与滞后时间之差。PK 参数(λ、k_{21}、V_1、AT 和滞后时间)根据血清浓度数据估算,并在式(10-32)和式(10-33)中替换为常数。

在式(10-30)和式(10-31)中,普罗帕酮静脉和口服给药后假定具有相同的斜率(β_{Pf})。用 F 检验分别考察 5-羟基普罗帕酮和普罗帕酮效应的显著性:比较全回归模型和 5-羟基普罗帕酮效应斜率(β_{5OHP})或普罗帕酮效应斜率(β_{Pf})设为 0 的简化模型。

3)结果显示在 PK-PD 模型中,血清浓度与效应相关。静脉注射和口服的比较显示,5-羟基普罗帕酮具有一定的药理活性,有助于普罗帕酮的抗心律失常作用。

2. 阿替洛尔、普萘洛尔、美托洛尔、噻吗洛尔[24]

(1)采样点设计:所有的 β 受体阻滞剂在开始输注前(注射前)采集血样本。$S-(-)$-普萘洛尔在输液开始后 5 min、10 min、14 min、15 min、18 min、20 min、30 min、36 min、58 min、66 min、100 min、134 min、198 min、240 min 和 360 min 采集血液。$S-(-)$美托洛尔开始输注后 5 min、10 min、15 min、17.5 min、20 min、25 min、31 min、36 min、40 min、45 min、70 min、90 min、

120 min、180 min 采集血液。替莫洛尔在开始输注后 0 min、5 min、9 min、15 min、17.5 min、20 min、30 min、45 min、60 min、90 min、120 min、180 min 和 240 min 采集血液。PD 终点为持续记录的心率。

（2）PK 建模：采用三室模型。

（3）PD 建模

$$E = E_0 + \frac{E_{max}\tau[A]^n}{(K_A + [A])^n + \tau[A]^n} \qquad (10-34)$$

其中，E 是药物在浓度[A]下的作用，E_0 是基线心率，E_{max} 是最大药物作用，K_A 和 τ 是异丙肾上腺素的亲和力和疗效，n 是决定曲线陡度的斜率因子。

用以下微分方程假设效应点浓度等于平衡时的血浆浓度：

$$\frac{dC_e}{dt} = k_{e0}(C_p - C_e) \qquad (10-35)$$

其中，C_p 代表血浆浓度，C_e 代表作用部位浓度，k_{e0} 是描述药物转运的一阶速率常数。

$$E = E_0 + \frac{E_{max}(\tau[A])^n}{(K_A + [A] + ([B]\frac{K_A}{K_B}))^n + (\tau[A])^n} \qquad (10-36)$$

其中，E 是浓度为[A]的激动剂（异丙肾上腺素）和浓度为[B]的拮抗剂的总体效应，E_0 是基线心率，E_{max} 是激动剂的最大效应，K_A 和 τ 是激动剂的亲和力和功效，K_B 是拮抗剂的受体亲和力，n 是斜率因子。

3. 胺碘酮[25]

PD 终点左室舒张压（left ventricular diastolic pressure，*LVDP*）定义为 *LVDP = LVSP - LVEDP*。

（1）采样点设计：在 20 min 的平衡期后，胺碘酮（10 μmol/L）输注 15 min，在前 25 min 每隔 30 s 采集流出样品，下个 25 min 每隔 1 min 采集 1 次。样品在-20℃下冻结，直到分析。

（2）PK-PD 模型：描述胺碘酮心脏摄取和肌力反应的 PK-PD 模型，如图 10-7 所示。

灌流（流速 Q）和药物输入（流速 QC_{in}）及药物输出（速率常数 Q/V_1）发生

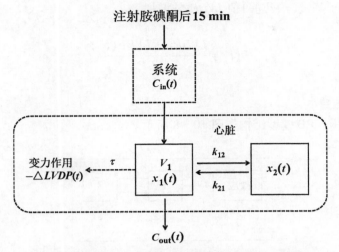

图10-7 胺碘酮心脏摄取和肌力反应的PK-PD模型

在血管内（房室1）。在拟合流出数据时，V_1 固定为 0.06 mL/g。药物向血管外（房室2）的转入和转出分别由速率常数 k_{12} 和 k_{21} 控制。

相应的微分方程描述了房室 i 中胺碘酮药量 x_i 的变化：

$$\frac{\mathrm{d}x_1(t)}{\mathrm{d}t} = -\left(\frac{Q}{V_1} + k_{12}\right)x_1(t) + k_{21}x_2(t) + QC_{\mathrm{in}} \quad (10-37)$$

$$\frac{\mathrm{d}x_2(t)}{\mathrm{d}t} = k_{12}x_1(t) - k_{21}x_2(t) \quad (10-38)$$

假设生物相中胺碘酮的浓度 $C_B(t)$ 相对于房室1的浓度有所延迟，且时间常数为 τ，则有：

$$\frac{\mathrm{d}C_B(t)}{\mathrm{d}t} = \frac{1}{\tau}\left[C_1(t) - C_B(t)\right] \quad (10-39)$$

对于 $C_B(t)$ 和肌力效应 $E(t)$ 之间的关系，假设 $E_{\max}$ 模型：

$$E(t) = \frac{E_{\max}C_B(t)}{EC_{50} + C_B(t)} \quad (10-40)$$

其中，$E_{\max}$ 和 EC_{50} 分别是最大反应和产生50%最大反应所需的浓度。

作为肌力反应 $E(t)$ 的测量，我们使用左心室舒张压 (t) 的分数变化，即

$LVDP$ 相对于基线（给药前）值 $LVDP_0$ 的增加。

$$E(t) = \frac{LVDP_0 - LVDP(t)}{LVDP_0} \qquad (10-41)$$

4. 维拉帕米[26]

（1）PK-PD模型结构如图10-8所示。

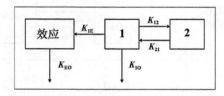

图 10-8　PK-PD模型结构图

（2）PD指标（PR间期）采用以下方程描述。

$$E = E_0 + E_0 \frac{C_{p\gamma}}{C_{p\gamma} + C_{50\gamma}} \qquad (10-42)$$

式中，E 表示在特定时间观察到的 PR 间期，E_0 是对应于药物浓度为 0 时的基线 PR 间期，C_p 是对应于血浆维拉帕米浓度，C_{50} 是对应于达到 PR 间期最大增加的 50%时血浆维拉帕米的理论浓度，γ 是 Sigmoid 系数。

5. 地尔硫草[27]

（1）PK、PD指标获取：在静脉注射地尔硫草前、静脉注射地尔硫草 2 min 后立即测量心率和血压，每 5 min 测量一次，直到在 17 min 的观察期（药物周期 1 和 3）内达到治疗效果。在连续双盲和开放标签输液（分别为药物周期 2 和 4）期间的 1 h、3 h、5 h、10 h、15 h、20 h 和 24 h 及在冲洗期间的 1 h、3 h、5 h 和 10 h 获得血液样本、血压和心率测量值。

（2）PK 分析：采用非房室分析 PK 参数 AUC、C_{max}、T_{max}、CL、V。

（3）PD 模型分析：采用 S 形 E_{max} PD 模型，观察到血浆地尔硫草浓度与心率下降率之间有很强的相关性。

6. 地高辛[28]

地高辛的机制模型结构图 10-9 所示：

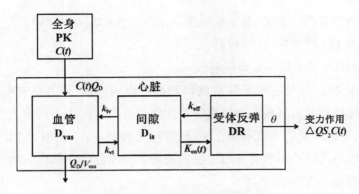

图 10-9　地高辛 PD 机制模型

心脏模型包括血管(D_{vas})、间质(D_{is})和受体结合室(DR)，PD 指标为校正后的心率变化[$\triangle QS_2 C(t)$]。通过毛细血管传输的一阶速率常数用 k_{vi} 和 k_{iv} 表示。$K_{on}(t)$ 是饱和受体结合的速率，K_{on} 和 K_{off} 分别是结合常数和解离常数。描述地高辛血浆浓度 $C(t)$ 的曲线提供了地高辛输入速率 $C(t)Q_D$，其中 Q_D 表示功能性冠状动脉血流。药物效应与结合受体数量(标度因子 e)成正比

第五节　抗慢性心力衰竭药物药动学-药效学

一、概述

(一)抗慢性心力衰竭药物的分类

在原有慢性心脏疾病基础上逐渐出现心力衰竭症状、体征的为慢性心力衰竭。临床上主要用来治疗慢性心力衰竭的药物包括利尿药、ACEI、ARB、血管紧张素受体脑啡肽酶抑制剂(ARNI)、β 受体阻滞剂、醛固酮受体拮抗剂、伊伐布雷定、洋地黄类药物以及改善能量代谢的药物。

(二)抗慢性心力衰竭药物药动学研究

1. 利尿药

详见第六节利尿药。

2. RASS 抑制剂

RAAS 在心室重塑和心力衰竭的发展过程中具有重要作用，其激活情况与

心力衰竭的严重程度相关,对于短期维持循环稳态具有关键作用。[29]

（1）ACEI：详见第一节降压药。

（2）ARB：详见第一节降压药。

（3）ARNI：有 ARB 和脑啡肽酶抑制剂的作用,后者可升高利钠肽、缓激肽和肾上腺髓质素及其他内源性血管活性肽的水平。其代表药物是沙库巴曲缬沙坦钠,可以降低心力衰竭死亡率、改善症状及预后。[30]沙库巴曲缬沙坦中的缬沙坦较单用缬沙坦有更好的生物利用度。沙库巴曲及其代谢物和缬沙坦的稳态浓度在 3 天内达到。[29]

3. β 受体阻滞剂

详见第一节降压药。

4. 醛固酮受体拮抗剂

醛固酮受体拮抗剂则具有防止心肌纤维化与心室重塑、抗心律失常作用,从而发挥心血管保护作用,降低慢性心力衰竭患者病死率。在 ACEI 基础上加用醛固酮受体拮抗剂,能进一步抑制醛固酮,对心力衰竭患者有益。目前上市的醛固酮受体拮抗剂只有螺内酯和依普利酮两种,而依普利酮目前在国内暂缺。螺内酯化学结构与醛固酮类似,在远曲小管和集合管皮质部发挥竞争作用,干扰钠离子重吸收,促进钠离子或氯离子排出而产生利尿作用,同时使钾离子排出减少,故作为保钾利尿剂用于临床。醛固酮受体拮抗剂药代动力学特征见表 10 - 18。

表 10 - 18　醛固酮受体拮抗剂药动学特征[29]

药　　物	生物利用度(%)	血浆蛋白结合率(%)	半衰期(h)	代　谢　途　径
螺内酯	90	90	1.3	活性药物代谢途径广泛
依普利酮	69	50	3~5	CYP3A4

5. 伊伐布雷定

伊伐布雷定是心脏窦房结起搏电流(If)的特异性抑制剂,以剂量依赖性方式抑制 If 电流,降低窦房结发放冲动的频率,减慢心率,而对心内传导、心肌收缩力或心室复极化无影响。[29]适用于窦性心律的左心室射血分数降低的心力衰竭(LVEF HFrEF)患者。使用 ACEI/ARB/ARNI、β 受体阻滞剂、醛固酮受体拮抗剂,且 β 受体阻滞剂已达到目标剂量或最大耐受剂量时,心率仍然 ≥70 次/分,并持续有症状,可加用伊伐布雷定。心率≥70 次/分,对 β 受体阻滞剂禁忌或不耐受者,也可使用伊伐布雷定。[30]在生理状态下,伊伐布雷定可迅速自片剂释放,水溶性高。伊伐布雷定为 S -对映体,在体内不发生生物转化。伊伐布雷定的 N -去甲基化衍生物是其在人体内的主要活性代谢产物。在禁食状态下,口服给药后,伊伐布雷定迅速、几乎完全被吸收,血浆药物浓度达峰时间约为 1 h。由于在肠道和肝脏中的首过效应,薄膜衣片的绝对生物利用度约为 40%。食物会导致本品吸收延迟约 1 h,并使血浆暴露增加 20%~30%。为减少个体内暴露的差异,建议早、晚进餐时服用。本品的血浆蛋白结合率为70%,稳态分布容积接近 100 L。其稳态平均血浆药物浓度为 10 ng/mL。伊伐布雷定在肝脏和肠道通过 CYP3A4 的氧化作用被广泛代谢,主要活性代谢产物为 N -去甲基化衍生物(S18982),S18982 的暴露量约为原型药物的 40%,CYP3A4 也参与该代谢产物的代谢。伊伐布雷定对 CYP3A4 的亲和力较低,无临床相关的诱导或抑制作用。因此,伊伐布雷定不太可能影响 CYP3A4 底物的代谢或其血浆浓度。与之相反,强效 CYP3A4 抑制剂和诱导剂对伊伐布雷定的血浆药物浓度影响很大。伊伐布雷定的血浆清除半衰期为 11 h。总清除率约为 400 mL/min,肾清除率为 70 mL/min。经粪便和尿液排泄的代谢物的量相似,约 4% 口服剂量的药物以原型经尿排出。口服剂量在 0.5~24 mg 范围内,本品呈线性药代动力学特征。[31]

口服吸收迅速,1 h 达血药浓度峰值,主要在肝脏代谢,有首过效应,生物利用度40%,血浆蛋白结合律约为 70%,代谢物经粪便和尿液排出。

6. 洋地黄类药物

洋地黄类药物通过抑制衰竭心肌细胞膜 Na^+,K^+ - ATP 酶,使细胞内 Na^+水平升高,促进 Na^+、K^+交换,提高细胞内 Ca^{2+}水平,发挥正性肌力作用。[30]地高辛是口服洋地黄制剂,口服后经小肠吸收,2~3 h 血药浓度达高峰,4~8 h 达最大效应,85% 以原型经肾脏清除,半衰期为 36 h,连续口服相同剂量经 5 个半衰期(约 7 天)后血药浓度可达稳态。地高辛可改善心力衰竭患者的症状和运动耐量。荟萃分析显示,心力衰竭患者长期使用地高辛治疗可降低住院风险。[29]

7. 改善能量代谢的药物

与传统治疗方法不同,能量代谢治疗主要是促进人体自身产生更多的能量,同时消除代谢产物的不良影响,是对传统治疗的补充与完善。能量代谢过程中的 3 个环节是能量代谢治疗的关键点,分别为调节底物利用、刺激氧化磷酸化及促进三磷酸腺苷（adenosinetriphosphate，ATP）转运和利用，常用代表药物为曲美他嗪。[29]

口服给药后，曲美他嗪片吸收迅速且完全，2 h 内即达到血浆峰浓度。单剂口服曲美他嗪 20 mg 后，血浆峰浓度约为 55 ng/mL。重复给药后，24～36 h 达到稳态浓度。表观分布容积为 4.8 L/kg，提示其具有良好的组织弥散性，蛋白结合率低（16%）。曲美他嗪主要通过尿液大部分以原型清除。清除半衰期平均为 6 h。单剂量给药最高达 100 mg 之后，曲美他嗪药代动力学参数与剂量呈线性关系。多次给药后，曲美他嗪药代动力学参数与时间呈线性关系。

（三）抗慢性心力衰竭药物药效学研究

1. 充血性心力衰竭动物模型

（1）原发性心肌损害

1）心肌缺血性心力衰竭模型：包括冠状动脉结扎/区域性心肌梗死及冠状动脉微栓塞法所致模型。

2）限制型心肌病动物心力衰竭模型：目前，可在动物模型上模拟出心肌组织的损伤（如铁含量过高、铁沉积或放射所致血管和心肌损伤）。通过基因修饰的小鼠可模拟人类先天性限制型心脏病。

（2）心脏过负荷

1）压力过负荷：包括① 主动脉瓣狭窄：可人为缩窄实验动物主动脉升降处或腹主动脉建模；② 高血压性心脏病心力衰竭模型：可模拟人类从向心性左室肥厚发展至心力衰竭的过程。

2）容量过负荷：包括① 二尖瓣关闭不全：可采用二尖瓣腱索切断法；② 动-静脉分流：可检测信号转导和蛋白水解途径等干预措施所产生的作用。

（3）快速起搏致心力衰竭模型：可较好地模拟人类慢性心力衰竭机制、结构、血流动力学和力学功能的改变，且相较于急性心力衰竭模型，更适合评价不同治疗方法的效果。

（4）基因改造心力衰竭模型：可用来研究扩张型心肌病发生发展的重要原因和机制，为扩张型心肌病的靶基因治疗提供依据，并模拟临床上相关疾病致心力衰竭患者的疾病演变过程，从而可进行相关机制及治疗的研究。

（5）射血分数保留心衰（HFpEF）动物模型：HFpEF 多由多种混合因素所致，其动物模型的制作可选用主动脉狭窄、高血压、糖尿病、心脏代谢综合征、老龄、肥胖等模型。

1）高血压：大部分 HFpEF 患者伴有高血压。建模可选用盐敏感性 SD 大鼠。

2）主动脉缩窄：目前多认为 HFpEF 主要为左心室的向心性肥厚。主动脉缩窄的大鼠在出现心力衰竭之前，即 12~18 周龄时为较好的 HFpEF 模型。

3）糖尿病：大约有 1/3 的 HFpEF 患者患有 2 型糖尿病，*ob/ob* 小鼠由于心肌肥厚和三酰甘油的积累，可出现左心室舒张功能障碍，随后逐渐可发展为收缩和舒张功能均异常的糖尿病性心肌病。

4）肥胖：Zucker 大鼠是一种遗传性肥胖病模型，多用于伴有肥胖的非胰岛素依赖型糖尿病的研究。

5）代谢综合征：应用盐敏感性大鼠（SS 大鼠）与 Zucker 大鼠杂交获得的大鼠为一种新的代谢综合征模型，与人类 HFpEF 患者有着极大的相关性。

6）年龄：建立衰老动物模型可用于了解与年龄相关的舒张功能障碍的病理生理，自然衰老小鼠（SAMP8）提供了一个良好的与心脏功能相关的衰老模型。[32]

2. 临床观察指标

（1）以右心导管或 Swan－Ganz 导管观察用药前、用药中和停药后心率、心律、血压、右房室压、肺动脉压、肺毛压、心排血指数、肺及周围血管阻力，要求观察 6~8 例。

（2）用药前后测定血钾、血钠、血氯、血镁、血钙。

（3）记录心电图以观察是否出现异常变化，有条件者可做 24 h 动态心电图。

（4）观察视觉、皮肤、呼吸、消化、造血与中枢神经系统的影响，以及血常规、尿常规、肝功能、肾功能、血糖、血脂、尿酸、出凝血机制的改变。

（5）了解受试者的自我感觉（如视觉改变、胃肠道症状等）。

（6）观察体重、呼吸次数、肺部啰音分布及程度、心律、心率、肝脏大小、水肿程度及 24 h 出入量变化。

（7）受试者心功能治疗前后分级[33]。

（四）抗慢性心力衰竭药物药动学-药效学研究

抗心力衰竭药物临床终点：

心力衰竭药物有效性的证据可以基于症状的改善（如呼吸困难）或功能的改善（如步行）。美国 FDA 可接受的终点包括个人症状或综合症状评分、运动能力、功能能力、美国纽约心脏病协会功能分级以及活动/日常生活能力测量。对于可能受到期望偏差或动机影响的终点（如 6 min 步行测试），研究人员和受试者的盲态至关重要。住院和门诊干预住院是一个重要的临床结局，反映了功能或症状恶化、日常活动中断及附加的风险和不便。迄今为止，还没有生物标志物被确认为心力衰竭临床疗效的替代终点。然而，生物标志物可用于描述心力衰竭患者的危险性（如 NTpro-BNP、左心室射出分数），这些措施可用于判断预后。此外，生物标志物对于早期的概念验证研究，特别是作为剂量选择基础的研究具有实用价值[34]。

二、实例介绍

1. 沙库巴曲缬沙坦-血管紧张素受体-脑啡肽酶抑制剂（ARNI）[35]

（1）采样点设计：在口服给药前和给药后 0.5 h、1 h、2 h、3 h、4 h、5 h、8 h、12 h 和 24 h 采集血样。在每个治疗期间，在基线和给药后收集连续的 24 h 动态心电图。

（2）PK 分析：采用非房室法评估 PK 参数，包括 C_{max}、T_{max}、$AUC_{0\sim24}$ 和 AUC_{last}。

（3）PD 分析

1）主要结局为平均基线校正和安慰剂校正的 QT（$\Delta\Delta QTcF$，Fridericia 校正）。

2）次要结局：$\Delta\Delta QTcB$（Bazett 校正）、莫西沙星对 QTcF 和 QTcB 测定的敏感性、校正（QTcF 和 QTcB）和未校正 QT 有显著变化的受试者的比例，还包括 PR 间期、QRS 持续时间和 HR 的变化及这些参数与基线相比具有显著变化的受试者比例。

（4）PK-PD 分析：采用线性混合效应模型评价 PK-PD 关系。

（5）结果：单次治疗和超治疗剂量的 LCZ696 不影响 E14 ICH 指南中定义的心脏复极。

2. 伊伐布雷定[36]

（1）PK 分析：使用 4 室模型（图 10-10，2 个用于伊伐布雷定，2 个用于代谢物）同时描述母体药物和代谢物的血浆浓度。

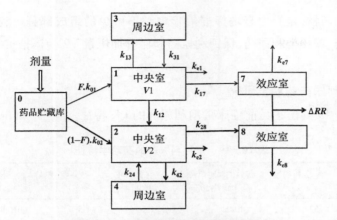

图 10-10　伊伐布雷定 PK 模型结构图

1、3 和 7 框为母体药物,2、4 和 8 框为代谢物,二者同时进行建模。其中
$V1$ 和 $V2$ 为第 1 和 2 室的体积(L);k_{ij} 为第 i 和第 j 室之间转移速率的常
数(h-1);k_{ei} 为第 i 室的消除速率常数;F 为以母体形式进入系统的剂量
分数;$(1-F)$ 为代谢物进入系统的剂量分数

（2）PD 分析：部分竞争性激动剂的 Sigmoid 模型的拟合程度最好,其中
RR 增加(定义为治疗组和安慰剂组 RR 曲线之间的差异)不仅与母体药物浓
度有关,还与代谢物浓度有关。

$$\Delta RR(t) = \frac{E_{\max_p} \cdot \left(\dfrac{Ce_p(t)}{Ce50_p}\right)^{\gamma_p} + E_{\max_m} \cdot \left(\dfrac{Ce_m(t)}{Ce50_m}\right)^{\gamma_m}}{1 + \left(\dfrac{Ce_p(t)}{Ce50_p}\right)^{\gamma_p} + \left(\dfrac{Ce_m(t)}{Ce50_m}\right)^{\gamma_m}} \qquad (10-43)$$

其中,Ce_p 和 Ce_m 为母体分子和代谢物在效应室中的稳态浓度;$E_{\max_p}$ 和 $E_{\max_m}$ 为母
体分子和代谢物诱导的最大效应;$Ce50_p$ 和 $Ce50_m$ 为母体分子和代谢物产生
50%的浓度;γ_p 和 γ_m 是母体分子和代谢物的 Sigmoid 因子。

第六节　利尿药药动学-药效学

一、概述

（一）利尿药的分类
对于有液体潴留的心力衰竭患者,利尿药是唯一能充分控制和有效消除液体潴留的药物,是心力衰竭标准治疗中必不可少的组成部分。利尿药可分为袢利尿药、噻嗪类利尿药、保钾利尿药和血管加压素 V2 受体拮抗剂。

（二）利尿药药动学研究

表 10-19 列出了目前临床常用利尿药的 PK 特征。[29]

表 10-19　常用利尿药的药动学特征

药　物	生物利用度（%）	起效时间(口服/静脉滴注,min)	达峰时间（h）	半衰期（h）	清除途径（%）
呋塞米	52	40/5	1.5	1.5	60R、40M
托拉塞米	85	40/10	1.5	3.5	30R、70M
布美他尼	85	40/5	1.5	1	65R、35M
氢氯噻嗪	60~80	120/-	4	15	50~70R、30M
氯噻酮	65	2.6/-	1.5~6	40~60	50~74R
吲达帕胺	93	60/-	2	14~18	60~80R、20F
美托拉宗	65	60/-	8	8	80R、10B、10M
阿米洛利	50	120/-	6	6~9	100R
氨苯蝶啶	30~70	120/-	6	2	50M、50R
螺内酯	90	120/-	4	1.3**	100M
托伐普坦	≥40*	120~240/-	4	12	100M

B：胆道清除；R：肾脏清除；M：代谢途径清除；F：粪便途径清除；＊：绝对生物利用度不详；＊＊：螺内酯原型半衰期为 1.3 h,活性代谢产物半衰期为 9~23 h

（1）袢利尿药：作用于髓袢升支粗段髓质部,适用于大部分心力衰竭患者,特别适用于有明显液体潴留或伴肾功能受损的患者,代表药物包括呋塞米、托拉塞米和布美他尼。袢利尿药剂量与效应呈线性关系,严重肾功能受损患者需要增大剂量。临床最常用的利尿药是呋塞米,其口服剂型生物利用度个体间差异很大(10%~90%),肠道淤血时吸收差。无严重肾功能受损时,呋塞米注射液的利尿作用相当于口服剂型的 2 倍。液体潴留明显时,静脉剂型作用更强。由于托拉塞米、布美他尼口服生物利用度更高,对部分患者利尿效果更好。口服布美他尼和托拉塞米生物利用度较高,受肠道淤血影响小,静脉和口服剂型药效相似。

（2）噻嗪类利尿药：作用于肾远曲小管,较袢利尿药作用弱,仅适用于有轻度液体潴留、伴高血压而肾功能正常的心力衰竭患者。用于控制血压的利尿药主要是噻嗪类利尿药,分为噻嗪型利尿药和噻嗪样利尿药两种,前者以氢氯噻嗪为代表,后者以吲达帕胺为代表。保钾利尿药如阿米洛利、醛固酮受体拮抗剂如螺内酯等也可用于控制难治性高血压。氢氯噻嗪 100 mg/d 已达最大效应,再增量亦无效。在肾功能减退患者中,噻嗪类利尿药作用减弱,不建议使用,但在顽固性水肿患者中,噻嗪类利尿药可与袢利尿药联用。临床常用代表药物为氢氯噻嗪和吲达帕胺。

(3)保钾利尿药:氨苯蝶啶和阿米洛利作用于远曲小管和集合管,抑制 Na^+ 重吸收,减少 K^+ 分泌,利尿作用弱,一般与其他利尿药联合使用。

(4)血管加压素 V2 受体拮抗剂:血管加压素 V2 受体拮抗剂(普坦类药物)选择性与位于肾集合管血管面的血管加压素 V2 受体结合,导致水通道蛋白 2 从集合管顶端膜脱落,阻断水的重吸收,增加水排泄,故称为排水利尿药,有利于消除器官组织水肿和维持血管内容量稳定。普坦类药物的代表药物为托伐普坦。该药对伴顽固性水肿或低钠血症者疗效显著,对于老年人、低血压、低蛋白血症、肾功能损伤等高危人群,托伐普坦依然有效。推荐用于常规利尿药治疗效果不佳、有低钠血症或有肾功能损害倾向患者。主要通过 CYP3A4 代谢,呈线性药代动力学效应,其不良反应主要为高钠血症。

(三)利尿药药效学研究

1. 联合用药对药效学的影响

利尿药是联合用药时一种最有效的降压药物。利尿药和 ACEI 有互补作用,利尿药能激活肾素-血管紧张素-醛固酮系统(renin-angiotensinsystem,RAS),从而使作用于 RAS 的 ACEI 作用更明显,利尿药与 ARB 的合用同样能出现降压疗效相加反应。ACEI 和 ARB 联用利尿药能够显著地提高降压作用。联合应用利尿药和 ACEI 可使患者从靶器官保护中获益[37]。但髓袢利尿药和噻嗪类利尿药与肾上腺皮质激素、促皮质激素及雌激素合用时,则会降低髓袢利尿药及噻嗪类利尿药的利尿作用,并会增加电解质紊乱(尤其低钾)的发生率。一些有机碱如三甲氧苄氨嘧啶和组胺受体拮抗剂,可与阿米洛利和氨苯蝶啶竞争分泌,从而削弱利尿药的疗效[38]。

2. 利尿药实验中动物的选择应用

(1)利尿药筛选实验:要判断所试药物是否有利尿作用,可选用大鼠、小白鼠、猫或犬进行实验,其中以大鼠较为常用,必要时还应再选用另一种动物实验,并加以验证。

(2)肾清除率测定实验:选用犬和大鼠均可,尤其采用大鼠进行急性实验时,较易在动物清醒状态下进行清除率测定。

(3)截流分析实验:截流分析实验常选用 10 kg 以上健康犬。

(4)肾小管微穿刺实验:常选用大鼠或犬。

3. 利尿药药效学指标

标准的中间指标(如是否出现颈静脉压升高、水肿、第三心音或呼吸困难等)对容量状况的临床评价,常缺乏敏感性和可靠性。应用利尿药 24 h 后尿量的变化是最常用的评定指标之一,但不能直接用于患者容量状况的临床评价。因此,在临床应用中可参考体重、血浆 BNP 水平、总血容量测定、血液浓缩、出现利尿药抵抗 5 个指标对利尿药进行观察和调整。

(四)利尿药药动学-药效学研究

可通过建立数学模型阐明 PK 和 PD 的关系。如有研究者以规定时间内家兔排尿量作为甘露醇利尿效应指标,发现甘露醇静脉注射给药后其药时曲线符合二室模型以及甘露醇的药理效应和效应室质量浓度的关系符合 $Sigmoid - E_{max}$ 模型[39]。

二、实例介绍

1. 呋塞米[40]

(1)取样:生理测量在基线(紧接静脉注射呋塞米之前;时间 0[T_0])和呋塞米后每小时进行一次(T_{1-6})。

(2)对收集到的数据的描述

1)T_{0-6}收集的每小时数据描述:心率;平均动脉压(通过动脉内导管转换);中心静脉压;去甲肾上腺素输注剂量;通气模式和平均气道压;吸入氧气浓度;每小时尿量;所用液体剂量和类型。

动脉血样:呋塞米浓度。

尿样:呋塞米浓度。

2)基线的附加数据(T_0):示波变异性指数。前 6 小时的总尿量。

动脉血样:pH、氧分压、二氧化碳分压、碳酸氢盐、乳酸分压;血浆钠、钾、尿素、肌酐、白蛋白、B 型利钠肽、C 反应蛋白。

尿样：钠、肌酐。

3）T_6 的其他数据

动脉血样：血浆钠、钾、尿素、肌酐。

$T_{0\sim6}$ 期间产生的总尿样：钠、肌酐。

虽然血浆肌酐浓度经常被用来量化肾功能和肾损害的严重程度，但对于肾功能不稳定的患者来说，它可能很难解释。然而，对于 AKI 的诊断，2、4 和 6 h 的肌酐清除率（CL_{Cr}）与 24 h 的 CL_{Cr} 密切相关。由于 6 h CL_{Cr} 不受单剂量呋塞米的影响，在本研究中，我们选择测定 6 h CL_{Cr}（使用 T_6 血肌酐浓度和 $T_1 \sim T_6$ 之间产生的尿液）作为肾功能的标志。作为敏感性分析，测定的 6 h CL_{Cr} 与基线 CL_{Cr}（基于给药前 1 h 的 T_0 尿量、血浆和尿肌酐浓度）之间的关系被评估，发现它们之间存在密切的相关性。采用超高效液相色谱-质谱联用法测定呋塞米的血药浓度。

（3）数据处理与分析：在单变量分析中，如果患者在服用呋塞米后 6 h 内的尿量与呋塞米前的比率大于 2，则患者被认为是"应答者"。作为一项敏感性分析，我们通过定义"响应者"，在静脉注射呋塞米后的 6 h 内使用尿量绝对量大于 100 mL/h 至少 2 h 来评估预测者的表现是否相似。

使用适当的 MannWhitney U、卡方或 Fisher 精确检验比较应答者和无应答者之间的基线特征。

计算 6 h CL_{Cr} 和基线 CL_{Cr}，以及应用呋塞米前后尿钠排泄分数。尿钠排泄总量的计算方法是收集 6 h 以上的累积尿液中的尿钠浓度乘以同期收集的尿液总量。以每小时血浆和尿呋塞米浓度作为其 PK 指标，以每微克每小时尿呋塞米排泄量作为 PD 指标。

采用重复测量的一般线性模型来比较不同 AKI 患者在呋塞米治疗后 6 h 内的血药浓度、尿排泄量和尿量。

采用线性混合模型分析（考虑受试者和 CL_{Cr} 的随机效应）来评估呋塞米药动学-药效学对静脉注射呋塞米的尿量反应的独立影响。

在所有多因素分析中，为便于临床解释，根据测量的 CL_{Cr} 对不同严重程度的 AKI 患者进行分类。最后，对静脉注射 40 mg 呋塞米的患者进行了限制性分析，以评估结果是否受到不同剂量的影响。

2. 氯噻酮[41]

（1）采血点设计：所有组的血液样本（150 μL）在大鼠灌胃给药 0 h、0.083 h、0.25 h、0.5 h、1 h、2 h、4 h、8 h、12 h、24 h、36 h、48 h 和 72 h 后采集。以血压收缩压（SBP）、舒张压（DBP）和基线平均动脉压（mean arterial blood pressure，MABP）作为 PD 指标。

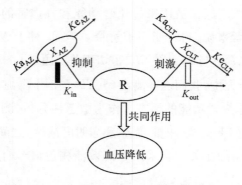

图 10 - 11　PK - PD 集成模型示意图

（2）PK - PD 建模：图 10 - 11 展示了非竞争性间接效应 PK - PD 相互作用模型，以描述阿奇沙坦酯（azilsartan medoxomil，AZ）和氯噻酮（chlorthalidone，CLT）单独和联合治疗的降压作用。单室一级吸收模型用于模拟 AZ 和 CLT 的 PK 特征，间接效应 PK - PD 模型用于解释 AZ 和 CLT 单独或联合降压反应的时间变化。由于抑制（K_{in}）和刺激因素（K_{out}）共同控制了反应，所以非竞争性相互作用模型被用来解释 AZ 和 CLT 之间的协同作用。

AZ 和 CLT 对高血压的抑制和刺激作用的变化率反应可以通过间接效应模型进行建模：

$$\frac{\mathrm{d}R}{\mathrm{d}t} = K_{in} \cdot I(t) - K_{out} \cdot R \qquad (10-44)$$

$$I(t) = 1 - \frac{I_{max} \cdot C}{IC_{50} + C} \qquad (10-45)$$

$$\frac{\mathrm{d}R}{\mathrm{d}t} = K_{in} - K_{out} \cdot S(t) \cdot R \qquad (10-46)$$

$$S(t) = 1 + \frac{S_{max} \cdot C}{SC_{50} + C} \qquad (10-47)$$

其中，$I(t)$ 是 AZ 的抑制功能，$I_{max}(0 < I_{max} < 1)$ 是抑制 K_{in} 的最大效应分数；C 是血浆药物浓度；IC_{50} 是导致 50% 最大抑制效应的浓度。$S_{max}(S_{max} > 0)$ 是刺激 K_{out} 的最大效应分数和 S_{max} 的极限（$S_{max} > 0$）；SC_{50} 是导致 50% 最大刺激的浓度。

另一方面，两种药物 AZ 和 CLT 同时给药以非竞争性的方式作用于其指定的靶点，控制相反的过程，产生一致的单向降压反应。因此，在两药联用的情况下，反应的变化率遵循非竞争性抑制和刺激模型，如下所示：

$$\frac{\mathrm{d}R}{\mathrm{d}t} = K_{in} \cdot I(t) - K_{out} \cdot S(t) \cdot R \qquad (10-48)$$

第七节　血液系统药物药动学-药效学

一、概述

（一）血液系统药物的分类

作用于血液系统的药物主要有抗血栓药、促凝血药、血容量扩充药和作用于造血系统的抗贫血药。抗血栓药又分为抗凝血药、抗血小板药和纤维蛋白溶解药。

（二）血液系统药物药动学研究

1. 抗凝血药药动学

（1）抗凝血药 PK 特点

1）肝素：肝素钠进入体内后 80% 的肝素与血浆白蛋白相结合，主要由单核-吞噬细胞系统摄取到肝内代谢，经肝素酶作用，部分分解为尿肝素，由肾脏排泄，其中少量以原型排出。根据静脉给药量的不同，消除半衰期（$t_{1/2}$）为 1~6 h。低分子肝素皮下注射后，能被迅速且完全地吸收，3~4 h 达到血浆活性峰值，拥有比普通肝素更可预测的 PK 和更好的生物利用度。低分子肝素如依诺肝素主要经肝脏代谢和肾脏排泄，$t_{1/2}$ 为 4~5 h。

2）华法林：华法林完全发挥作用需要 5~7 天。口服后胃肠道吸收迅速且完全，生物利用度高达 100%，约 90 min 后达到血浆峰浓度（C_{max}）。华法林的血浆蛋白（主要是白蛋白）结合率很高。

3）新型胃肠外抗凝血药：具体药物的 PK 特征如表 10-20 所示。

表 10-20　新型胃肠外抗凝血药的 PK 特征

	依诺肝素	达肝素钠	磺达肝癸钠	比伐卢定	阿加曲班
生物利用度	90%～92%（皮下注射）	87%（皮下注射）	100%（皮下注射）	40%～80%	100%
V_d	4.3 L	3～4 L	7～11 L	0.24 L/kg	0.174 L/kg
蛋白结合率（%）	<普通肝素	<普通肝素	94%抗凝血酶Ⅲ	无血浆蛋白；只有凝血酶	55%
达峰时间(h)	3～5（SQ）（抗Ⅹa活性）	2～4（SQ）（抗Xa活性）	2～3（SQ）（峰值稳态浓度）	推注后 2 min；输注 15 min 后 4 min（血浆浓度）	3～4（血浆浓度）
半衰期(h)	5.0(在严重肾损伤者及重复给药时延长)	3～5(在肾损伤者中延长)	17(年轻人)21(老年人)	0.5(在中重度肾损伤者中延长)	0.5～1.0
消除	80%肾脏	肾脏	肾脏	肾脏和蛋白水解	肝羟基化；16%肾排泄；14%胆汁排泄
CYP 代谢	否	否	否	否	是
CYP 同工酶	否	否	否	否	CYP3A4/5

4）新型口服抗凝血药：具体药物的 PK 特征如表 10-21 所示。

表 10-21　新型口服抗凝血药的 PK 特征

	达比加群	利伐沙班	阿哌沙班	依度沙班	贝曲西班
生物利用度	6.5%(绝对值)	66%（20 mg 剂量）随食物增加	50%(绝对值)	60%(绝对值)	34%
V_d	50～70 L	50 L	21 L	>107 L（稳态 V_d）	32 L/kg
蛋白结合率（%）	35	>90	87	40～59	60
达峰时间(h)	1～2	2～4	1～4	1～2	3～4
半衰期(h)	12～17	5～9	8～15	10～14	19～27
肾排泄；胆汁排泄	80%；~20%	66%；28%粪便	25%～30%；30%～35%	40%～50%；50%	11%胆汁分泌；85%在粪便回收
CYP 代谢	无(结合)	30%	15%	是	<1%

（2）抗血小板药 PK 特点：抗血小板药可根据使用方式的不同分为口服和静脉应用。其中口服抗血小板药物包括血小板环氧化酶-1 抑制剂、噻吩吡啶类（P2Y12 受体拮抗剂）以及其他口服抗血小板药物（选择性磷酸二酯酶Ⅲ抑制剂）。静脉应用的抗血小板药物主要为糖蛋白Ⅱb/Ⅲa 受体拮抗剂。

1）血小板环氧化酶-1 抑制剂：代表药物为阿司匹林，它可通过不可逆地抑制 COX-1 而阻止血栓素 A2 的合成及释放，抑制血小板聚集。

2）噻吩吡啶类（P2Y12 受体拮抗剂）：P2Y12 受体拮抗剂能够阻碍 ADP 与血小板表面受体结合，有效地减弱 ADP 的级联反应，降低血小板聚集效应。目前国内常用的 P2Y12 受体抑制剂主要为氯吡格雷和替格瑞洛。

氯吡格雷是前体药物，需肝脏 CYP450 酶代谢形成活性代谢物，与 P2Y12 受体不可逆地结合，减少 ADP 介导的血小板激活和聚集。口服经胃肠道吸收后在肝脏内迅速代谢，血浆中原型药物浓度极低，血药浓度达峰时间约为 1 h，血浆清除半衰期为 7~8 h，代谢产物分别通过尿液和粪便排出。但氯吡格雷抗血小板疗效的个体差异较大。替格瑞洛是一种能够与 P2Y12 受体可逆性结合的活性药，与氯吡格雷相比作用更强、起效更快。替格瑞洛血浆半衰期为 8~12 h，需每日给药 2 次。服用负荷剂量替格瑞洛后 30 min 内即可显著抑制血小板活性，达到最大药效需 2 h，疗效不受 CYP2C19 基因多态性的影响。替格瑞洛除了作用于 P2Y12 受体外，还可抑制红细胞对腺苷的再摄取，血清腺苷具有抗血小板和扩张血管作用，但同时呼吸困难和心动过缓等不良反应发生率增加。[42, 43]

3）糖蛋白Ⅱb/Ⅲa 受体拮抗剂：血小板糖蛋白（GP）Ⅱb/Ⅲa 受体是血小板聚集、血栓形成的最终共同通路，其拮抗剂可通过占据受体的结合位点，使之不能与黏附蛋白相结合，从而特异且快速地抑制血小板聚集。目前国内应用最主要的 GPⅡb/Ⅲa 受体拮抗剂（GPI）是替罗非班，其他 GPI 尚需进口。替罗非班属于小分子非肽类酪氨酸衍生物，其对 GPⅡb/Ⅲa 受体的抑制作用属于选择性竞争抑制，呈剂量依赖性，并且与 GPⅡb/Ⅲa 受体的结合模式也是可逆的，可灵活应用，安全性较高。替罗非班在静脉注射后 5 min 内即可达到抑制血小板聚集的作用，达峰时间<30 min，1 h 内即可达到稳态血浆浓度。因半衰期短（1.4~1.8 h），需要持续给药，大约 50% 的患者在停药 4 h 后血小板聚集功能恢复。因此，替罗非班具有使用后迅速起效的抗血小板聚集作用及停用后血小板功能快速恢复的特点，在防止血栓形成的同时未显著增加出血事

件的发生风险。

替罗非班在体内的代谢路径非常有限,主要从尿路及胆道排出。在健康人群中,其血浆蛋白结合率为65%,肾脏清除率占血浆清除率的39%~69%;因此,肾功能不全的患者需调整剂量,肌酐清除率<30 mL/min的患者,替罗非班的半衰期可延长3倍,此类患者出血风险明显增加,剂量应减半。[43]

4）其他口服抗血小板药物:如选择性磷酸二酯酶Ⅲ抑制剂西洛他唑,一些小规模研究证实择期PCI术后的患者应用西洛他唑与P2Y12受体拮抗剂的疗效和安全性相似。[44]本药口服后绝对生物利用度尚不明确。脂餐后吸收增加,C_{max}增加约90%,AUC增加约25%。本药主要通过CYP3A4代谢,代谢物主要经尿排泄。本药及其具有药理活性的代谢物的药代动力学特征呈剂量相关性。本药及其具药理活性的代谢物的半衰期为11~13 h,长期给药后本药及其代谢产物可引起体内蓄积,数天内血药浓度达稳态。

本药的血浆蛋白(主要是白蛋白)结合率为95%~98%,肾功能不全患者血浆中游离的西洛他唑比健康志愿者高27%。

（3）抗贫血药PK特点

1）铁剂:口服铁剂必须还原成Fe^{2+}后才能以被动转运方式在小肠上段吸收,少部分以主动转运吸收。吸收入肠黏膜的铁,一部分氧化成Fe^{3+}与去铁蛋白结合成铁蛋白,另一部分吸收入血。当铁蛋白饱和后,吸收即停止,未吸收的铁随大便排出。吸收后的铁通过肠道黏膜脱落排出体外,部分铁还可通过胆汁、尿液、汗液而排出体外。

2）叶酸:口服后血药浓度达峰时间为60~90 min,其生物利用度为76%~93%。该药主要在小肠近端通过载体介导吸收。分布半衰期为0.7 h。该药主要在肝脏、少量通过肠黏膜吸收代谢。该药约30%经肾脏排泄,少量由胆汁排出,且能分泌到乳汁中。

3）维生素B_{12}:口服8~12 h达血药浓度峰值,肌内注射后1 h达血药浓度峰值。肝脏为主要贮存部位,过量部分随尿排出。

（4）其他血液系统药物

1）纤维蛋白溶解药

阿替普酶:该药经静脉注射后迅速自血中消除,用药5 min后,总药量的50%自血中消除;用药10 min后,体内剩余药量仅占总给药量的20%;用药20 min后,则剩余10%。该药主要在肝脏代谢。

2）促凝血药

维生素 K：口服 K_1、K_2 需胆汁助溶吸收，K_3、K_4 从肠吸收后可直接进入血液循环，肌内注射各种维生素 K 往往很快被吸收，吸收后最初集中于肝中并迅速降低，仅少量的维生素 K 储存于组织中，大部分以原型经胆汁或尿中排出。

氨甲环酸：该药口服后吸收较慢且不完全，吸收率为 30%～50%，消除半衰期为 2 h，血药浓度达峰时间在给药后 3 h。口服量的 39% 或静脉注射量的 90% 于 24 h 内经肾脏排出。

3）血容量扩充药

新型淀粉：羟乙基淀粉经静脉给药 30 min 后起效，最大效应时间为 1.5 h（国产制剂）。单次静脉给药的药效持续时间为 24～48 h。小分子量的羟乙基淀粉（分子量小于 50 000）以原型分子经肾脏排泄，高分子量的羟乙基淀粉经单核-吞噬细胞系统或淀粉酶降解后，随尿液或胆汁排泄，故肾脏是主要的排泄途径。中分子量的母体物消除半衰期约为 12 h。

2. 抗凝血药在肝损伤患者体内药动学

（1）传统抗凝血药

1）肝素钠：慢性肝损伤患者，肝素钠代谢排泄延迟，有蓄积可能。因为肝素主要通过肝脏和内皮细胞代谢，所以重度肾损伤患者无须调整剂量。

2）低分子肝素：肝损伤患者应用低分子肝素过量易致出血并发症，可以缓慢静脉注射鱼精蛋白拮抗。重度肾损伤会降低低分子肝素的清除率，延长消除半衰期。

3）华法林：肝损伤患者的血浆蛋白合成减少，会导致游离的华法林增加，抗凝作用增强。华法林的代谢产物只有微弱的抗凝作用，并通过肾脏排泄，只有极少量华法林以原型从尿中排出，因此肾损伤对华法林代谢的影响并不大。但中重度的肾损伤患者仍然建议通过提高 INR 监测频率仔细调整剂量，避免出血事件发生。

（2）新型胃肠外抗凝血药

1）磺达肝癸钠：在轻至中度肝脏受损的患者中，非结合磺达肝癸钠浓度无改变，无须调整用药剂量。但在中度肝受损患者中，C_{max} 和 AUC 均有降低。肾损伤患者药物的 AUC、血浆浓度峰值和谷值也均降低。

2）阿加曲班：肝损伤会使系统清除率减小，并且使消除半衰期延长，因此在肝损伤患者中需要调整给药剂量，而在肾损伤患者中阿加曲班的 PK 和 PD 未受明显影响，无须调整剂量。

3）比伐卢定：肾脏轻度损伤的患者清除率不变，肾脏中度和重度损伤的患者对药物的清除率降低，依赖透析的患者对药物的清除率降低。所以对于肾损伤的患者需要减少剂量，同时监测患者抗凝血状况。

（3）新型口服抗凝血药

1）达比加群酯：在肝损伤患者中，中间产物转化为活性产物达比加群会更加缓慢。达比加群可以用于中度肝损伤的患者，但不推荐用于肝酶升高的患者。静脉注射后，大约 80% 的药物在首个 24 h 内经肾脏以原型随尿液排出。因此，达比加群的清除对肾功能非常敏感。肾损伤会延长达比加群的半衰期，延缓其清除，增加总达比加群暴露量。与健康受试者相比，中度或重度肾损伤患者的 AUC 分别增加了 3.2 倍和 6.3 倍，重度肾损伤患者的消除半衰期为健康受试者的两倍。

2）利伐沙班：轻度肝损伤患者与健康受试者有相似的血浆药物浓度，AUC 仅稍微增加，C_{max} 不受影响；中度肝损伤患者降低了利伐沙班的清除率，使 AUC 和 C_{max} 与健康受试者相比分别升高了 2.27 倍和 1.27 倍，达峰时间也稍稍延迟。对凝血 X a 因子活性的抑制，轻度肝损伤的患者与健康受试者相似，但中度肝损伤的患者抑制作用增强。尚无重度肝损伤患者的用药数据。与达比加群相比，利伐沙班的清除较少依赖于肾功能。肾损伤使利伐沙班的半衰期略微延长，总暴露量也略微增加。有研究显示肾损伤患者的肾脏清除率会下降而利伐沙班的暴露量会增加，AUC 也会随着肾功能降低而增加，轻度、中度和重度肾损害的患者分别升高了 1.4、1.5 和 1.6 倍。

3）阿哌沙班：与健康受试者相比，在轻度和中度肝损伤患者中，AUC 分别增加了 1.03 倍和 1.09 倍，而 C_{max} 相似。血浆蛋白结合率在健康受试者、轻度和中度肝损伤者中分别为 93%、93% 和 92%。阿哌沙班及其代谢产物可通过多种途径消除，包括肾脏（约占 25%）和胆汁排泄。在肾损伤患者中，阿哌沙班暴露量仅受到轻微的影响，中度、重度肾损害患者阿哌沙班 AUC 分别升高 0.3 倍和 0.4 倍。终末期的肾病患者在透析期间，阿哌沙班的暴露量也仅有轻度升高。轻度或中度肾损害患者无须调整剂量。有限的重度肾功能损害患者临床数据表明，该患者人群的阿哌沙班血浆浓度升高，可能增加出血风险。

4）依度沙班：与健康受试者相比，轻度或中度肝损伤患者的 AUC 分别减少了 4.2% 和 4.8%，C_{max} 分别减少了 10% 和 32%，$t_{1/2}$ 分别增加了 13% 和 38%。在健康受试者中，单剂量 60 mg 或 30 mg 给药 $t_{1/2}$ 约为 8.9 h，中度肾损伤患者 $t_{1/2}$ 轻度升高（9.4 h），重度肾损伤患者 $t_{1/2}$ 明显升高（16.9 h）。在肾功能正常的受试者中，肾脏排泄约占总消除 50%；对于肾损伤患者，肾脏排泄占总消除的比例减少，药物蓄积增加。一篇关于肾功能损伤的研究中，与肾功能正常的受试者相比，轻度、中度和重度肾损伤患者的 AUC 分别增加了 32%、74% 和 72%[45]。

（三）血液系统药物药效学研究

1. 血液系统药物药效学

抗血栓药物 PD 研究常用指标有血小板聚集率、大鼠动静脉型血栓质量、出血时间（bleeding time，BT）、凝血时间（clotting time，CT）、血小板活化指数、血浆中血栓素（thromboxane，TXB）、六酮前列腺素 1α（6 - keto-prostaglandin flalpha，6-keto-PGF1α）、深部静脉血栓形成和肺栓塞发生率。例如，Eriksson 等[46]通过比较利伐沙班与依诺肝素的抗凝血有效性（深部静脉血栓形成和肺栓塞发生率）和安全性（出血并发症），推荐利伐沙班 10 mg，每日 1 次为最佳研究剂量。王亚利等[47]通过检测血浆中 TXB 和 6-keto-PGF1α 指标的含量，探究在相同生药量下油茶枯饼各制备物对血栓疗效的强弱。

2. 联合用药对药效学的影响

采用不同的抗血小板药物之间联合用药可提高其临床疗效，如阿司匹林与氯吡格雷和（或）GPⅡb/Ⅲa 拮抗剂的联合应用。抗血小板药与调血脂药联合应用不增加副作用而有增效作用。但是抗血小板药与抗凝药的联合应用在增加疗效的同时，往往会增加出血副作用，其弊可能大于利[48]。

3. 血栓动物模型

包括物理损伤法（如机械损伤法、股动脉异物法、电流损伤法、结扎法等）和化学损伤法（如胰蛋白酶血栓形成法、过氧化氢血栓形成法、角叉菜胶血栓形成法、三氯化铁血栓形成法、光化学法）等在应用时，应根据研究的需要不同而选择合理的动物血栓模型制作方法，如机械损伤法、股动脉异物法、电流损伤法、胰蛋白酶血栓形成法、过氧化氢血栓形成法、角叉菜胶血栓形成法等适用于动脉血栓的研究；机械损伤法、结扎法则适用于静脉血栓的研究；而脑栓塞的研究可选择三氯化铁血栓形成法和光化学法[49]。

4. 弥散性血管内凝血动物模型

关于弥散性血管内凝血（disseminated intravascular coagulation，DIC）动物模型建立的研究已有许多，诱发剂多为内毒素和组织凝血酶等。WiEtou（1976）接种犬肝炎病毒，成功地建立了犬的病毒诱发 DIC 模型。但其发病慢，观察时间长，费用昂贵。随后对兔出血症的病理学研究表明其伴有 DIC 中间病理过程，而且发病时间短，费用低[50]。

（四）血液系统药物药动学-药效学研究

1. 药效学指标

围手术期失血量、释凝血酶原时间（dPT）、凝血酶生成（thrombin generation，TG）、凝血酶-抗凝血酶复合物（thrombin-antithrombin complex，TAT）等止血标志物、血栓分数、血小板聚集、P2Y12 反应单位（PRUs）、血压和心率等。

2. 药动学-药效学评价

探讨 PK 及 PD 相关性研究。例如，范红晶等[51]发现原儿茶醛、羟基红花黄色素 A 在高脂血症大鼠体内单用及合用后，符合三房室模型，在高脂血症大鼠体内原儿茶醛和羟基红花黄色素 A 具有一定的互相影响作用，并且合用后 PD 指标更好，同时，也反映了原儿茶醛、羟基红花黄色素 A 合用在临床用药的合理性。

二、实例介绍

1. 阿加曲班[52]

（1）采样点设计：在阿加曲班或传统肝素开始口服给药前、给药后 5~10 min 和 30 min、给药结束、给药后 2 h 和给药后 24 h 采血。此外，开始给药至给药结束间的每 30 min、给药结束至给药结束后 2 h 间的每 30 min 也进行一次样本采集。

（2）PK 分析：一级消除的二室模型。

（3）PK-PD 分析：阿加曲班的血药浓度与活化凝血时间（activated coagulation time，ACT）和内源性凝血酶电位（endogenous thrombin potential，ETP）之间存在显著的 S 形 E_{max} 关系，而活化部分凝血血酶时间（activated partial thromboplastin time，APTT）、Ecarin 时间（ECA-T）凝血酶原诱导的凝血时间（prothrombin induced coagulation time，PiCT）可用普通 E_{max} 模型来描述。

$$\Delta E = \frac{E_{max}C}{EC_{50} + C} \quad\quad (10-49)$$

$$\Delta E = \frac{E_{max}\,C^{\gamma}}{EC_{50}^{\gamma} + C^{\gamma}} \qquad (10-50)$$

2. 氯吡格雷[53]

PK-PD结构模型：氯吡格雷及其活性代谢物（氯吡格雷AM）和血小板反应性（P）的PK-PD模型结构如图10-12所示：

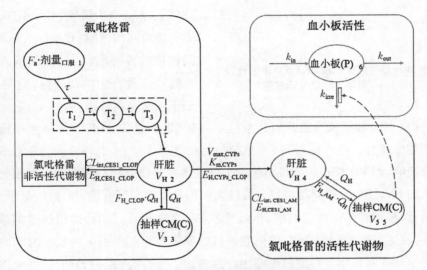

图 10-12　生理导向PK-PD模型结构图

其中，F_a是吸收分数；$T_1 \sim T_3$对于转运室 $1 \sim 3$；τ 为一级转运速率常数；$CL_{int,\ CES1\_CLOP}$为羧酸酯酶1（CES1）介导的氯吡格雷内在清除作用；$E_{H,\ CES1\_CLOP}$为由CES1介导的氯吡格雷肝提取率；$V_{max,\ CYPs}$为参与氯吡格雷生物活性的CYP450酶的最大代谢率；$K_{m,\ CYPs}$为Michaelis-Menten常数；$E_{H,\ CYPs\_CLOP}$为CYP酶介导的氯吡格雷肝提取率；F_{H_CLOP}为经肝脏首过效应进入全身循环的氯吡格雷分数；V_H为肝脏体积；Q_H为肝脏血浆流量；V_3为氯吡格雷在系统室的分布容积，$CL_{int,\ CES1\_AM}$为CES1介导的氯吡格雷AM内在清除率；$E_{H,\ CES1\_AM}$为氯吡格雷AM的肝提取率，F_{H_AM}为未经首过效应而进入系统循环的氯吡格雷AM分数，V_5为氯吡格雷AM在系统室的分布体积，k_{in}为表征血小板形成的零级速率常数；k_{out}为表征血小板自然转换的一阶速率常数；k_{irre}为表征血小板在氯吡格雷AM介导下失活的二阶速率常数。

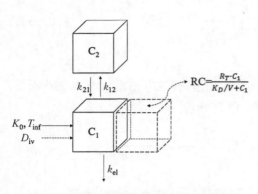

$$RC = \frac{R_T \cdot C_1}{K_D/V + C_1}$$

图 10－13　阿昔单抗 PK－PD 患者最终模型 PK 成分示意图

3. 阿昔单抗[54]

PK 部分如图 10－13 所示,PD 部分由体外血小板聚集相对于基线变化的百分比与血浆阿昔单抗游离浓度的 E_{max} 模型表征。

阿昔单抗静脉推注(D_{iv})和输注(K_0, T_{inf})与中央室(C_1)相连,游离药物可在周围室(C_2, k_{12}, k_{21})之间转移或被清除(k_{el}),虚线框表示药物靶点复合物的伪隔室,它与 C_1 处于快速平衡状态。

PK－PD 数据来自血浆阿昔单抗浓度和 20 μmol/L ADP 下体外血小板聚集的临床研究。最终模型的 PK 成分包括药物受体结合、非特异性分布和线性全身清除,而 PD 模块则假设离体动力学受游离血浆药物浓度控制。两项研究的平均 PK－PD 数据同时进行非线性回归拟合。两项研究的 PK 曲线显示,在早期,血浆阿昔单抗浓度迅速下降,但终末处置期延长。给药后很快达到最大效应,并逐渐恢复到基线值,但阿昔单抗浓度降至检测限以下后很长时间内可以测量到抑制作用。最终的模型很好地描述了所得的 PK－PD 曲线,并允许在相对较小的变异系数下进行参数估计。

（左笑丛,周凌云,阚睿漫,谷旭瑞）

参考文献

[1] 陈琦玲. 特殊类型高血压临床诊治要点专家建议[J]. 中国全科医学, 2020, 23(10): 1202－1228.

[2] 诸骏仁. 降压谷峰值比率及其对药物评价的作用[J]. 中华心血管病杂志, 1994(5): 324－325.

[3] 郭萍,杨东. 时辰药理学在服药时间上的具体应用及药效学影响[J]. 中国临床医生杂志, 2016, 44(2): 26－29.

[4] 光红梅,王庆利,王海学. 抗高血压药物非临床药效学研究与评价探讨[J]. 中国临床药理学杂志,2015,31(19): 1980－1983.

[5] 柳晓泉. 药动学-药效学结合模型的研究进展及在新药研发中的应用[J]. 中国药科大学学报, 2007,38(6): 481－488.

［6］李冉,金青.心血管系统药物的 PK - PD 模型研究进展［J］.西北药学杂志,2011,26(5)：387 - 389.

［7］口服抗高血压药物临床试验的有效性评价中国专家共识编.口服抗高血压药物临床试验的有效性评价中国专家共识［J］.中华高血压杂志,2015,23(4)：316 - 325.

［8］Mochel J P, Fink M, Peyrou M, et al. Pharmacokinetic/Pharmacodynamic Modeling of Renin-Angiotensin Aldosterone Biomarkers Following Angiotensin-Converting Enzyme (ACE) Inhibition Therapy with Benazepril in Dogs［J］. Pharm Res, 2015, 32(6)：1931 - 1946.

［9］黄晓晖,黄继汉,陈纭,等.厄贝沙坦与氢氯噻嗪联用在肾性高血压大鼠体内药动学-药效学关系研究［J］.中国临床药理学与治疗学, 2012, 17(3)：294 - 301.

［10］Schaefer H G, Heinig R, Ahr G, et al. Pharmacokinetic-pharmacodynamic modelling as a tool to evaluate the clinical relevance of a drug-food interaction for a nisoldipine controlled-release dosage form［J］. EUR J CLIN PHARMACOL,1997,51(6)：473 - 480.

［11］诸骏仁,高润霖,赵水平,等.中国成人血脂异常防治指南(2016 年修订版)［J］.中华健康管理学杂志, 2017, 11(1)：7 - 28.

［12］Fernandez-Tabera J M, Alcalde J L, Âlvavez P G, et al. Chronotherapy versus conventional statins therapy for the treatment of hyperlipidaemia［J］. Cochrane Database Syst Rev, 2016, 11(11)：D9462.

［13］Shaik A N, Bohnert T, Williams D A, et al. Mechanism of Drug-Drug Interactions Between Warfarin and Statins［J］. J Pharm Sci, 2016, 105(6)：1976 - 1986.

［14］Hirota T, Ieiri I. Drug-drug interactions that interfere with statin metabolism［J］. Expert Opin Drug Metab Toxicol, 2015, 11(9)：1435 - 1447.

［15］Kim M S, Song H J, Lee J, et al. Effectiveness and Safety of Clopidogrel Co-administered With Statins and Proton Pump Inhibitors：A Korean National Health Insurance Database Study［J］. Clin Pharmacol Ther, 2019, 106(1)：182 - 194.

［16］Chauvin B, Drouot S, Barrail-Tran A, et al. Drug-drug interactions between HMG-CoA reductase inhibitors (statins) and antiviral protease inhibitors［J］. Clin Pharmacokinet, 2013, 52(10)：815 - 831.

［17］刘志军,熊玉卿.药代动力学/药效学模型研究进展及其在他汀类药物临床治疗的应用［J］.中国临床药理学杂志,2015(15)：1552 - 1554.

［18］Jimyon, Kim, Byung-Jin,et al. A Population Pharmacokinetic-Pharmacodynamic Model for Simvastatin that Predicts Low-Density Lipoprotein-Cholesterol Reduction in Patients with Primary Hyperlipidaemia［J］. BASIC CLIN PHARMACOL,2011,109(3)：156 - 163.

［19］Ahlström C, Peletier L A, Jansson-Löfmark R, et al. Feedback modeling of non-esterified fatty acids in rats after nicotinic acid infusions［J］. J Pharmacokinet Pharmacodyn, 2011, 38(1)：1 - 24.

［20］赵德恒.欧洲治疗心绞痛药品临床试验指导原则(译文)［J］.中国临床药理学杂志,1999,15(2)：151 - 153.

［21］Tzeng T B, Fung H L. Pharmacokinetic/pharmacodynamic relationship of the duration of vasodilating action of organic mononitrates in rats［J］. Journal of Pharmacology &

Experimental Therapeutics,1992,261(2)：692－700.

［22］印晓星,张银娣. 美托洛尔光学异构体在犬体内的药动学-药效学结合模型［J］. 药学学报,1997（6）：12－16.

［23］Haefeli E W, Vozeh S, Ha H R, et al. Comparison of the pharmacodynamic effects of intravenous and oral propafenone［J］. Clin Pharmacol Ther, 1990, 48(3)：245－254.

［24］van Steeg T J, Boralli V B, Krekels E H, et al. Influence of plasma protein binding on pharmacodynamics：Estimation of in vivo receptor affinities of beta blockers using a new mechanism-based PK－PD modelling approach［J］. J Pharm Sci, 2009, 98（10）：3816－3828.

［25］Sermsappasuk P, Baek M, Weiss M. Kinetic analysis of myocardial uptake and negative inotropic effect of amiodarone in rat heart［J］. EUR J PHARM SCI, 2006, 28（3）：243－248.

［26］Colburn W A, Brazzell R K, Holazo A A. Verapamil pharmacodynamics after intravenous and oral dosing：theoretic consideration［J］. J CLIN PHARMACOL,1986, 26(1)：71－73.

［27］Dias V C, Weir S J, Ellenbogen K A. Pharmacokinetics and pharmacodynamics of intravenous diltiazem in patients with atrial fibrillation or atrial flutter［J］. CIRCULATION, 1992, 86(5)：1421－1428.

［28］Weiss M, Kang W. Inotropic Effect of Digoxin in Humans：Mechanistic Pharmacokinetic/Pharmacodynamic Model Based on Slow Receptor Binding［J］. PHARM RES－DORDR, 2004, 21(2)：231－236.

［29］国家卫生计生委合理用药专家委员会,中国药师协会. 心力衰竭合理用药指南(第2版)［J］. 中国医学前沿杂志(电子版), 2019, 11(7)：1－78.

［30］中华医学会,中华医学会临床药学分会,中华医学杂志社,等. 慢性心力衰竭基层合理用药指南［J］. 中华全科医师杂志, 2021, 20(1)：42－49.

［31］王华,梁延春. 中国心力衰竭诊断和治疗指南 2018［J］. 中华心血管病杂志, 2018, 46（10）：760－789.

［32］强思思,余奇,胡晓蕾,等. 与抗心律失常药物相关的药物相互作用［J］. 中南药学, 2008;6(4)：456－460.

［33］吴旭辉,张建平. 心血管科药物手册［M］. 北京：科学技术文献出版社,2000.

［34］Smith R J, Goldfine A B, Hiatt W R. Evaluating the Cardiovascular Safety of New Medications for Type 2 Diabetes：Time to Reassess? ［J］. DIABETES CARE, 2016, 39（5）：738－742.

［35］Langenickel T H, Jordaan P, Petruck J, et al. Single therapeutic and supratherapeutic doses of sacubitril/valsartan（LCZ696）do not affect cardiac repolarization［J］. EUR J CLIN PHARMACOL, 2016, 72(8)：917－924.

［36］Chabaud S, Girard P, Nony P, et al. Clinical trial simulation using therapeutic effect modeling：application to ivabradine efficacy in patients with angina pectoris［J］. Journal of Pharmacokinetics & Pharmacodynamics,2002,29(4)：339.

［37］黄玉兴. 利尿药临床应用的浅析［J］. 健康必读(中旬刊),2013, 12(10)：267.

［38］谢瑞芹. 利尿剂在心血管疾病中的合理使用［J］. 临床荟萃,2008, 23(10)：698－700.

[39] 谭然然,金青,李冉,等. 甘露醇右旋糖酐 40 在家兔体内的 PK-PD 模型研究[J]. 西北药学杂志,2015(4): 397-400.

[40] Silbert B I, Ho K M, Lipman J, et al. Determinants of Urinary Output Response to Ⅳ Furosemide in Acute Kidney Injury: A Pharmacokinetic/Pharmacodynamic Study[J]. Crit Care Med, 2016, 44(10): e923-e929.

[41] Kumar Puttrevu S, Ramakrishna R, Bhateria M, et al. Pharmacokinetic-pharmacodynamic modeling of the antihypertensive interaction between azilsartan medoxomil and chlorthalidone in spontaneously hypertensive rats[J]. Naunyn-Schmiedeberg\"s Archives of Pharmacology, 2017, 390(5): 457-470.

[42] 中华医学会心血管病学分会动脉粥样硬化与冠心病学组,中华医学会心血管病学分会介入心脏病学组,中国医师协会心血管内科医师分会血栓防治专业委员会,等. 冠心病双联抗血小板治疗中国专家共识[J]. 中华心血管病杂志,2021,49(5): 432-454.

[43] 替罗非班在动脉粥样硬化性脑血管疾病中的临床应用专家共识[J]. 中国卒中杂志, 2019,14(10): 1034-1044.

[44] 孙艺红. 稳定性冠心病口服抗血小板药物治疗中国专家共识[J]. 中华心血管病杂志,2016,44(2): 104-111.

[45] 朱珠,杨鸿溢,陈安妮,等. 抗凝药物在肝肾功能不全患者中的临床应用进展[J]. 中国医院药学杂志,2018,38(4): 454-458.

[46] 呼自顺.一种新型口服抗凝药物——利伐沙班的药效学及临床疗效评价[J]. 天津药学,2010,22(3): 61-64.

[47] 王亚利,申立峰,李林福,等. 基于抗血栓作用的油茶枯饼药物制备物质量表征分析 [J]. 世界科学技术-中医药现代化,2017,19(3): 516-521.

[48] 包承鑫. 抗血小板药物的药理、药效和临床应用[J]. 中华医学杂志,2004,84(6): 514-518.

[49] 刘瑜,董小黎.血栓动物模型的建立[J]. 首都医科大学学报,2002,23(3): 277-280.

[50] 赵立红. RHDV 诱发兔 DIC 动物模型的建立[J]. 中国实验动物学报,1995,3(1): 51-54.

[51] 范红晶,虞立,金伟锋,等. 原儿茶醛与羟基红花黄色素 A 单用与合用在高脂血症大鼠体内的药动学-药效学相关性研究[J]. 中国中药杂志,2017,42(13): 2564-2570.

[52] Halton J M L, Albisetti M, Biss B, et al. Phase IIa study of dabigatran etexilate in children with venous thrombosis: pharmacokinetics, safety, and tolerability [J]. Journal of Thrombosis & Haemostasis, 2017(5): 2147-2157.

[53] Jiang X L, Samant S, Lewis J P, et al. Development of a physiology-directed population pharmacokinetic and pharmacodynamic model for characterizing the impact of genetic and demographic factors on clopidogrel response in healthy adults[J]. EUR J PHARM SCI, 2016(82): 64-78.

[54] Mager D E. Simultaneous modeling of abciximab plasma concentrations and ex vivo pharmacodynamics in patients undergoing coronary angioplasty[J]. Journal of Pharmacology & Experimental Therapeutics, 2003, 307(3): 969-976.

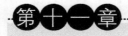

呼吸系统药物药动学-药效学

呼吸系统(respiratory system)是人体与外界空气进行气体交换的一系列器官的总称,包括鼻、咽、喉、气管、支气管、肺及胸膜等组织。其中肺由大量的肺泡、血管、淋巴管、神经构成。按呼吸系统解剖结构和病理生理学特点,呼吸系统疾病主要分为以下 7 类:① 气流受限性肺疾病,如哮喘、慢性阻塞性肺疾病、支气管扩张、细支气管炎;② 限制性通气功能障碍性肺疾病,主要包括肺实质性疾病(特发性肺纤维化、结节病等间质性肺疾病)、神经肌肉疾病(肌萎缩侧索硬化症、吉兰-巴雷综合征)及胸壁/胸膜疾病(强直性脊柱炎等);③ 肺血管疾病,如肺栓塞、肺动脉高压等;④ 恶性肿瘤,如支气管肺癌等;⑤ 感染性肺疾病;⑥ 睡眠呼吸障碍性疾病;⑦ 呼吸衰竭。其中,气流受限性肺疾病是目前呼吸系统最主要的慢性疾病,常见咳嗽、咳痰和喘息等症状。针对上述症状,临床常用的呼吸系统药物分为三大类:① 控制哮喘药物(平喘药);② 镇咳药;③ 祛痰药。本章主要针对这三类药物的 PK – PD 研究进行介绍。

第一节　平喘药药动学-药效学

一、疾病介绍

支气管哮喘(简称哮喘)是一种以慢性气道炎症和气道高反应为特征的异质性疾病。主要特征包括气道慢性炎症、气道对多种刺激因素呈现的高反应性、多变性的可逆性气流受限,以及随病程延长而导致的一系列气道结构的改变,即气道重构。哮喘的发病机制目前可概括为气道免疫-炎症机制、神经调节机制及其相互作用。慢性气道炎症反应是由多种炎症细胞、炎症介质和细胞因子共同参与和相互作用的结果,而慢性气道炎症反应是导致气道高反应性的重要机制之一。另外,神经因素是哮喘发病的重要环节之一。支气管受复杂的自主神经支配,除肾上腺素能神经、胆碱能神经外,还有非肾上腺素能非胆碱能(nonadrenergic noncholinergic, NANC)神经。哮喘患者 β 肾上腺素受体功能低下,对吸入组胺和乙酰胆碱的气道反应性显著升高,提示存在有胆碱能神经张力的增加。NANC 神经系统能释放舒张支气管平滑肌的神经介质如血管活性肠肽、一氧化氮,以及收缩支气管平滑肌的介质如 P 物质、神经激肽,两者平衡失调可引起支气管平滑肌的收缩。此外,从感觉神经末梢释放的 P 物质、降钙素基因相关肽、神经激肽 A 等导致血管扩张、血管通透性增加和炎性渗出,此即为神经源性炎症。神经源性炎症能通过局部轴突反射释放感觉神经肽而引起哮喘发作[1]。哮喘发病机制见图 11-1。

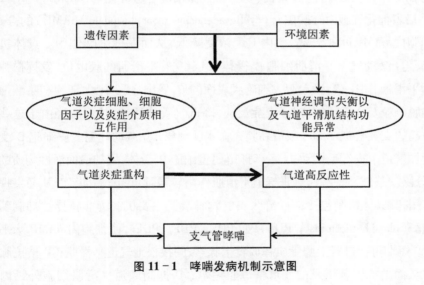

图 11-1 哮喘发病机制示意图

二、平喘药分类及其作用机制

控制哮喘药物,即平喘药,是一类能预防、缓解、消除哮喘及喘息症状的药物。临床上平喘药分三类,即支气管扩张药、抗炎平喘药和抗过敏平喘药。

支气管扩张药主要包括 β 受体激动剂、茶碱类和 M 受体阻断剂;抗炎平喘药为糖皮质激素类药物;抗过敏平喘药如色甘酸钠等。

表 11-1　平喘药的分类及代表药物

平喘药分类		代　表　药　物
支气管扩张药	β受体激动剂	沙丁胺醇、特布他林、沙美特罗
	茶碱类	茶碱、多索茶碱、氨茶碱
	M受体阻断剂	噻托溴铵、异丙托溴铵
抗炎平喘药	糖皮质激素类	丙酸倍氯米松、丙酸氟替卡松、布地奈德
抗过敏平喘药	过敏介质阻释药	色甘酸钠
	抗白三烯类药	孟鲁司特、扎鲁斯特
新型平喘药	抗IgE单克隆抗体	奥马珠单抗、ligelizumab
	其他单克隆抗体	美泊利单抗、瑞利珠单抗、贝纳利珠单抗、Tezepelumab、Pascolizumab、Pitrakinra、Altrakincept、Fevipiprant

　　支气管扩张药通过不同的作用机制起到直接或间接松弛支气管平滑肌的作用。β_2受体激动剂通过激动气道平滑肌细胞、肥大细胞、纤毛上皮细胞、肺泡Ⅱ型细胞β_2受体，激活兴奋性G蛋白（Gs），继而激活腺苷酸环化酶（adenylate cyclase，AC），后者催化细胞内环磷腺苷（cyclic adenosine monophosphate，cAMP）的合成，使细胞内cAMP水平升高，胞内Ca^{2+}浓度降低，从而发挥平喘作用。具体机制包括：① 激动气道平滑肌细胞β_2受体，稳定气管平滑肌的膜电位，发挥松弛支气管平滑肌作用；② 激动肥大细胞膜表面的β_2受体，减少肥大细胞和嗜酸性粒细胞脱颗粒及介质释放，减轻炎症反应，降低气管通透性，从而减轻由于这些介质引起的支气管痉挛和呼吸道黏膜充血水肿现象；③ 激动纤毛上皮细胞β_2受体并增加气道上皮纤毛摆动；④ 激动肺泡Ⅱ型细胞β_2受体，增加表面活性物质的合成、分泌。茶碱类平喘药舒张气道平滑肌作用较强且可抗气道炎症，从而发挥平喘作用，其具体机制包括：① 舒张支气管平滑肌主要机制为非特异性抑制磷酸二酯酶（phosphodiesterase，PDE），如PDE_3、PDE_4、PDE_5，使细胞内cAMP水平升高；② 短期可促进肾上腺髓质释放肾上腺素，间接松弛气道平滑肌；③ 拮抗腺苷受体从而拮抗腺苷诱发的气道平滑肌痉挛；④ 抑制气道平滑肌细胞外钙内流和细胞内钙释放，干扰钙转运，松弛气道平滑肌；⑤ 低浓度具有调节免疫和抗炎作用；⑥ 增强膈肌收缩力。用于平喘的M受体阻断剂为M_3受体阻断剂，其作用机制是通过阻断气道平滑肌、黏膜下腺体和血管内皮细胞的M_3受体，松弛平滑肌，减少黏液分泌，收缩血管和扩气道口径。

　　抗炎平喘药物无直接松弛支气管平滑肌的作用，主要通过下列三种方式发挥平喘作用：① 可抑制气道黏膜中各种炎症细胞的趋化、聚集、活化及多种炎症介质、致炎细胞因子的生成和释放,促进嗜酸性粒细胞凋亡,减少渗出,减轻气道黏膜的充血水肿和局部炎症反应,抑制黏液腺分泌,使破损的支气管上皮愈合,控制气道高反应性而改善肺功能;② 抑制过敏介质释放;③ 增强气道平滑肌 β₂受体反应性。

抗过敏平喘药根据作用机制分为过敏介质阻释药和抗白三烯类药。其平喘机制为抑制过敏介质释放或拮抗过敏介质作用,从而预防哮喘发作,但对急性发作期患者无效。

生物靶向治疗药物带来了新的希望。重组人源化抗 IgE 单克隆抗体,如奥马珠单抗(omalizumab)是哮喘领域的第一个靶向治疗药物。奥马珠单抗能够特异性地与 IgE 的 FceRⅠ位点结合,从而阻断 IgE 与肥大细胞、嗜碱性细胞等靶细胞结合,抑制 IgE 介导的肥大细胞和嗜碱性细胞的活化和脱颗粒。抗 IL-5 单抗(美泊利单抗,mepolizumab)是首个用于临床治疗哮喘的抗细胞因子靶向药物,已于 2015 年在美国上市。瑞利珠单抗(reslizumab)作用机制和临床疗效与美泊利单抗类似,亦适用于血嗜酸性粒细胞计数升高且大剂量吸入性糖皮质激素(inhaled corticosteroid, ICS)或两种以上控制性药物治疗仍控制不佳的哮喘患者。还有其他许多针对哮喘炎症不同环节的生物靶向治疗药物都已经进入临床试验阶段,但疗效还不确定。平喘药控制哮喘的主要作用机制见图 11-2[2]。

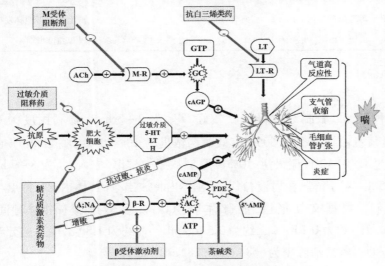

图 11-2　平喘药物作用机制

ACh:乙酰胆碱;M-R:M 胆碱受体;GC:鸟苷酸环化酶;GTP:鸟苷三磷酸;LT:白三烯;LT-R:白三烯受体;5-HT:5-羟色胺;H:组胺;A:肾上腺素;NA:去甲肾上腺素;β-R:肾上腺素 β 受体;AC:腺苷酸环化酶;ATP:腺苷三磷酸;PDE:磷酸二酯酶;cAGP:环磷酸尿苷

三、平喘药药动学特点

（一）β₂受体激动剂

根据起效快慢与作用维持时间的长短，β₂受体激动剂可分为 4 类：① 缓慢起效、作用维持时间短，如沙丁胺醇片和特布他林片；② 迅速起效、作用维持时间短，如沙丁胺醇气雾剂和特布他林气雾剂；③ 缓慢起效、作用维持时间长，如沙美特罗吸入剂；④ 迅速起效、作用维持时间长，如福莫特罗吸入剂。代表性 β₂受体激动剂的主要药动学特点见表 11-2。

表 11-2　代表性 β₂受体激动剂主要药动学特点

药　物	给药途径与剂量	起效时间 （min）	维持时间 （h）	$t_{1/2}$	消除途径
沙丁胺醇	吸入：0.1~0.2 mg 口服：2~4 mg	1~5 15~30	3~4 4~6	7~5 h	79%原型由肾排出
特布他林	吸入：0.25~0.5 mg 口服：2.5~5 mg 皮下：0.25 mg	5~15 30 5~15	4~5 4~7 1.5~5	8.8~16 h	66%~90%原型由尿排出
福莫特罗	吸入：4.5~9 μg 口服：40~80 μg	2~5 30	8~12 20	1.3~2 h	肝代谢
沙美特罗	吸入：50~100 μg	5~15	8~12		尿和粪排泄
班布特罗	每晚睡前口服：10 mg	24	—		转化为特布他林发挥作用
丙卡特罗	口服：25~50 μg	60	5~12	3~8.4 h	尿和粪排泄

（二）茶碱类

各种茶碱口服制剂口服吸收较好，T_{max} 为 2~3 h，生物利用度为 64%~96%，血浆蛋白结合率约 60%，有效血药浓度为 10~20 mg/L。约 90%在肝内主要通过 CYP1A2 代谢灭活，10%以原型从尿中排出，成人 $t_{1/2}$ 为 8~9 h，儿童约为 3.5 h。对于静脉注射液，氨茶碱在体内释放出茶碱，体内 PK 特点与口服制剂类似。根据文献报道，静脉注射 100 mg 多索茶碱（注射时间超过 10 min），T_{max} 约为 0.1 h，C_{max} 约为 2.5 μg/mL，$t_{1/2}$ 约为 1.83 h，能迅速分布到各种体液和脏器，总清除率为（683.6±197.8）mL/min。

（三）M 受体阻断剂

抗胆碱药可阻断节后迷走神经传出支，通过降低迷走神经张力而舒张支气管。其扩张支气管的作用比 β_2 受体激动剂弱,起效也较慢,但长期应用不易产生耐药性,对老年患者的疗效不低于年轻患者。异丙托溴铵是代表药物之一。异丙托溴铵吸入后,吸入剂量的 10%~30% 沉积在肺内,此部分在数分钟内进入循环系统,给药量的大部分被吞咽并经胃肠道排泄。终末消除半衰期约为 1.6 h。

新一代长效抗胆碱药噻托溴铵对 M_1、M_3 受体选择性更高、半衰期长,治疗慢性阻塞性肺疾病有效,但不用于缓解急性支气管痉挛。该药吸入给药后大部分药物沉积在胃肠道,约 40% 的药物到达肺部。该药在胃肠道的吸收差,仅为 10%~15%。年轻健康受试者吸入本品后,5~7 min 达血药峰浓度,慢性阻塞性肺疾病(chronic obstructive pulmonary diseases, COPD)患者每日 1 次吸入本品后,第 7 天达稳态,稳态血药峰浓度为 10.5 ng/mL,稳态谷浓度为 1.6 ng/mL。本品血浆蛋白结合率为 72%,表观分布容积为 32 L/kg,消除半衰期为 27~45 h。COPD 患者吸入本品后,约 18.6% 的药物随尿液排泄,其余随粪便排泄。

(四) 糖皮质激素

糖皮质激素在临床广泛使用,它是目前最有效地控制气道炎症的药物。糖皮质激素是哮喘长期治疗的首选药物。急性发作时可全身使用糖皮质激素。可口服和静脉应用。常用糖皮质激素类药物的比较见表 11-3,常见吸入糖皮质激素类药物的药动学特征见表 11-4。

表 11-3 常用糖皮质激素类药物的比较

药 物	药 理 活 性			等效剂量(mg)	消除半衰期(min)	作用持续时间(h)
	水盐代谢(比值)	糖代谢(比值)	抗炎作用(比值)			
短效						
氢化可的松	1.0	1.0	1.0	20.00	90	8~12
可的松	0.8	0.8	0.8	25.00	30	8~12
中效						
泼尼松	0.8	4.0	3.5	5.00	60	12~36
泼尼松龙	0.8	4.0	4.0	5.00	200	12~36
甲泼尼龙	0.5	5.0	5.0	4.00	180	12~36
曲安西龙	0	5.0	5.0	4.00	>200	12~36
长效						
地塞米松	0	20~30	30	0.75	100~300	36~54
倍他米松	0	20~30	25~35	0.60	100~300	36~54

表 11-4　常见吸入糖皮质激素类药物主要药动学特点

药　物	给药途径与剂量	C_{max}	T_{max}	$t_{1/2}$	消除途径
丙酸倍氯米松	吸入：320 μg	262.7 pg/mL	—	4.5 h	主要经粪便排泄，小于10%经尿排泄
布地奈德	吸入：180 μg	0.6 nmol/L	10 min	2~3 h	尿和粪排泄
氟替卡松	吸入：2 000 μg	0.06 ng/mL	0.5 h	7.2 h	大部分经粪便排泄，1%~5%随尿液排泄

（五）抗过敏平喘药

抗过敏平喘药的主要作用是抗过敏作用和轻度的抗炎作用。其平喘作用起效较慢，不宜用于哮喘急性发作期的治疗，临床上主要用于预防哮喘的发作。该类药物包括炎症细胞膜稳定药（如：色甘酸钠）、H_1受体阻断药（如：酮替芬）和半胱氨酰白三烯受体拮抗药（如：孟鲁司特、扎鲁司特和普仑司特等）。常见抗过敏平喘药主要药动学特点见表11-5。

表 11-5　常见抗过敏平喘药的主要药动学特点

药　物	给药途径与剂量	$t_{1/2}$	消　除　途　径
色甘酸钠	吸入：20 mg 口服：20 mg	80 min	尿液和胆汁排泄大致相等
曲尼司特	口服：0.1 g	8.6 h	主要经尿液排泄
孟鲁司特	口服：10 mg	2.7~5.5 h	胆汁排泄

（六）新型抗平喘药

新型抗平喘药主要为针对特定哮喘类型的分子靶向治疗药物[3,4]，为常规疗法不能控制的哮喘及重度哮喘的治疗开启了一个新的时代。目前获批上市的治疗哮喘的靶向药物有奥马珠单抗、美泊利单抗及瑞利珠单抗。主要新型抗平喘药药动学特点见表11-6。

表 11-6　主要新型抗平喘药药动学特点

药　物	平均$t_{1/2}$	平均表观分布容积	平均清除率
奥马珠单抗	26 天	(78±32) mL/kg	(2.4±1.1) mL/(kg·d)
美泊利单抗	16~22 天	3.6 L	0.28 L/d
瑞利珠单抗	24 天	5.0 L	7 mL/h

四、平喘药的药效学指标

不同的平喘药物作用机制不同,采用的 PD 指标也会有一定差异,目前临床 PK－PD 研究中,常用的 PD 指标如下:

(1) 肺功能指标:如监测第一秒用力呼气量(forced expiratory volume in the first second, FEV_1)、最大呼气量和(或)其他肺功能, 肺功能指标(尤其是 FEV_1)是支气管扩张剂最常用的药效学指标。

(2) 痰嗜酸性粒细胞计数:大多数哮喘患者诱导痰液中嗜酸性粒细胞计数增高(>2.5%),且与哮喘症状相关。抗炎治疗后可使痰嗜酸性粒细胞计数降低。诱导痰嗜酸性粒细胞计数可作为评价哮喘气道炎性指标之一,也可用于评估糖皮质激素治疗反应的敏感性。

(3) 外周血嗜酸性粒细胞:外周血嗜酸性粒细胞计数可以作为判断抗炎治疗是否有效的哮喘炎症指标之一,该指标可预测抗 IL－5 受体单抗、抗 IL－4 受体单抗、抗 IgE 等药物的治疗反应,同时也能作为激素类药物的 PD 指标。

(4) 呼出气一氧化氮(fractional concentration of exhaled nitric oxide, FeNO):一氧化氮是一种气体分子,可由气道表面多种固有细胞和炎症细胞在一氧化氮合成酶氧化作用下产生。哮喘未控制时一氧化氮水平升高,糖皮质激素治疗后降低。FeNO 测定可以作为评估气道炎症和哮喘控制水平的指标, FeNO 也可以用于判断吸入激素治疗的反应。

(5) 内源性皮质醇水平:糖皮质激素治疗与抑制内源性皮质醇浓度有关。大多数吸入糖皮质激素在临床相关剂量下也可以诱导明显的内源性皮质醇的抑制。因此,在糖皮质激素类药物安全性评价的 PK－PD 研究中,通常采用内源性皮质醇水平作为 PD 指标。

除了上述常见 PD 指标外,一些临床指标如哮喘症状、哮喘相关结局、患者哮喘特异性生活质量评估等也可作为平喘药的 PD 指标。此外,哮喘气道炎症涉及多种炎性细胞、细胞组分及炎性介质的相互作用,一些新的评估指标近年来逐渐引起关注,如尿白三烯 4(EULTE4)、骨膜蛋白(periostin)、呼出气冷凝液(EBC)分析、S-亚硝基谷胱甘肽(GSNO)、尿 F2-异前列腺素(F2IsoPs)、血清精氨酸酶等,但这些指标在目前的 PK－PD 研究中应用还较少。

五、吸入平喘药的肺部递送药动学-药效学几何模型

在治疗呼吸系统常见慢性疾病如哮喘、COPD 时,吸入制剂是一类最常用

的药物制剂。吸入制剂通过药物在肺部的局部沉积发挥作用，其 PK 行为与其他口服、静脉给药存在较大的差异。经口吸入后，一部分大的药物粒子在口咽部沉积，随后被吞咽，经胃肠道及肝脏首过消除后进入血液循环，一般来讲，在吸入制剂的 PK – PD 模型中，会设定首过消除的这一部分药物不产生药效作用。吸入药物经胃肠道进入血液循环的量，一方面取决于药物经吸入后在口咽部的沉积及药物本身的生物利用度。另一方面，一部分较小的药物粒子可随吸入动作深入到肺部。沉积在肺部的一部分药物溶解于肺上皮衬液并被其转运至肺组织细胞内，另一部分固体粒子随着纤毛的摆动，被肺泡巨噬细胞摄取，只有在肺中未结合药物才能发挥效应。因此药物在肺部的效应由纤毛对药物的清除、药物的溶解度和进入血液循环三部分的复杂综合作用决定。需注意的是，肺泡上皮衬液溶解的药物也有可能进入体内大循环。实际上肺的解剖结构复杂，小的气道物理特征具有高度的个体间变异性及个体内部随时间的变异性。吸入药物的沉积受许多因素的影响，如吸入器装置的结构、制剂的组成、受试者使用吸入器装置的能力或实际产生的吸入气流等。如前所述，吸入药物的分子直径对于吸入药物的沉积非常重要：① 口服吸入的气雾剂>5 μm 的药物粒子，主要沉积在口咽区域，无法到达远端细支气管；② <5 μm 的粒子才能深入肺部，但是对于< 2 μm 的气溶胶，会随着呼吸运动被呼出至空气中。

为了描述人体对吸入药物的处置过程，常采用两种不同的建模方式：第一种方法是对呼吸系统进行建模。将药物在器官或组织的不同浓度分布作为不同隔室的集合，其中每个隔室代表一类具有均一特征的器官或组织。假定该药物在这个隔室中是瞬时分布均匀的，由此产生一个非线性常微分方程组。在对呼吸系统进行隔室描述时，需要考虑到并不是所有隔室（例如，血液或血浆药物浓度或气管内药物浓度等）都具有良好的近似性。实际上，反复分支的支气管树具有相当复杂的解剖结构，对于通过气道给药的药物，其动态分布不仅取决于时间，而且还取决于支气管自身的物理结构和排列。第二种方法是进行计算流体力学（computational fluid dynamics，CFD）研究。通常利用 CT 扫描或其他影像学方法，在三维空间中对从喉部到下细支气管的呼吸系统进行几何建模。借助于 Navier – Stokes 公式，可以非常近似地确定药物悬浮液滴或颗粒在气道中的运动，并且可以直接计算液滴撞击支气管树内表面的区域，借此来进一步描述药物对局部的药理作用。CFD 方式可以获得更准确的信息，但是需要借助于高性能的计算机。此外，由于支气管树的三维模型存在着个体与时间上的差异性,CFD 只能对有限的个体数据进行研究。

平喘药物中,糖皮质激素和支气管扩张剂常常采用吸入剂型进行给药,目前已有学者针对这两类药物建立了相应的肺部递送 PK-PD 几何模型,分述如下。

(一) 糖皮质激素

对于糖皮质激素,药物的效应与组织内游离药物量及药物与受体的结合量相关。因此,糖皮质激素与受体的结合程度及其他相关的一些体外参数可用于描述这些吸入糖皮质激素的 PD 特性。图 11-3 为描述糖皮质激素吸入制剂肺部递送的 PK-PD 模型示意图[5]。该模型将在肺部及在全身系统中的

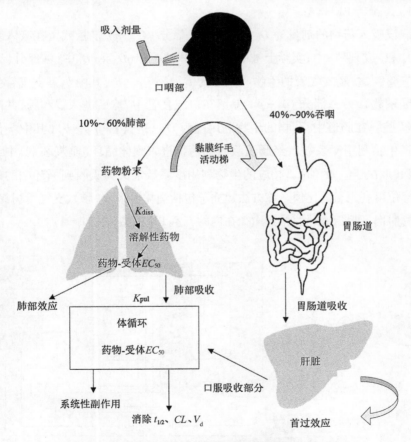

图 11-3 描述吸入制剂肺部递送系统的 PK-PD 模型

CL:清除率;EC_{50}:50%最大效应所需浓度;K_{diss}:溶解速率;
K_{pul}:肺吸收速度;$t_{1/2}$:半衰期;V_d:表观分布容积

游离药物浓度情况（PK）与相应的受体相结合（PD）进行动态描述，通过观察系统受体结合情况（不良反应的替代指标）与肺部受体结合情况（理想药效的替代指标）的差异，从而获得药物随时间变化对肺部靶向效应的变化。

（二）支气管扩张剂

Gaz C 等[6]建立了某药物在消化道吸收（肠）、支气管树黏膜、支气管肌肉、血浆和消除/排泄途径的五室 PK 模型，同时将支气管树的解剖和生理特征对吸入支气管扩张剂药物的局部反应整合到整个支气管树上，获得综合支气管树的气道结构模型的 PK-PD 模型，下文就该模型的建立过程进行重点介绍。

1. 药物的 PK 模型

假设吸入药物的剂量为 D_0，D_0 中有一部分 $(1-\eta)$ 剂量残留在吸入装置的垫片和（或）吸嘴中，实际上被吸入的药物剂量为 ηD_0。ηD_0 中，一部分 (ρ) 到达支气管腔室，经支气管的生物利用度为 $D_0 \cdot \eta \cdot \rho \cdot b_b$（其中 b_b 是支气管生物利用度系数），另一部分 $(1-\rho)$ 保留在口或食管中，然后进入胃和肠，共同构成"肠"腔。在肠道中，药物的生物利用度为 $D_0 \cdot \eta \cdot (1-\rho) \cdot b_g$（其中 b_g 代表胃肠道生物利用度系数），经肠道吸收的药物进入到体循环（血浆区室）中或直接消除（取决于 k_{xg} 的值）。相应的生物利用度系数定义为吸收到循环中的量与吸收部位可利用量的比值。该方法建立了包括消化道吸收（肠）、支气管树黏膜、支气管肌肉、血浆和消除/排泄途径在内的五室 PK 模型（图 11-4）。

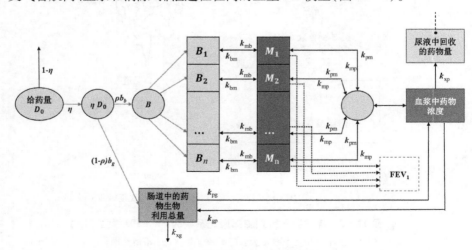

图 11-4 吸入剂五室模型示意图

五室 PK 模型的具体公式见式(11-1)~式(11-5),公式中具体的变量见表 11-7:

$$\frac{\mathrm{d}G(t)}{\mathrm{d}t} = -k_{pg}G(t) - k_{xg}G(t) + k_{gp}P(t)V_{distr}W,$$
$$G(0) = (1 - \rho) \cdot \eta \cdot b_g \cdot D_0 \tag{11-1}$$

$$\frac{\partial B(z,\,t)}{\partial t} = k_{bm}M(z,\,t) - k_{mb}B(z,\,t) + \phi_w\frac{\partial^2 B(z,\,t)}{\partial z^2},$$
$$B(z,\,0) = f(z) \cdot \eta \cdot \rho b_b \cdot D_0 \tag{11-2}$$

$$\frac{\mathrm{d}U(t)}{\mathrm{d}t} = \psi \cdot k_{xp}P(t) \cdot V_{distr}W,\ U(0) = 0 \tag{11-3}$$

$$\frac{\partial M(z,\,t)}{\partial t} = -(k_{pm} + k_{bm})M(z,\,t) + k_{mb}B(z,\,t) + \frac{k_{mp}}{\int dz}P(t) \cdot V_{distr}W,$$
$$M(z,\,0) = 0 \tag{11-4}$$

$$\frac{\mathrm{d}P(t)}{\mathrm{d}t} = -k_{xp}P(t) - k_{mp}P(t) - k_{gp}P(t) + \frac{1}{V_{distr}W}\left(k_{pg}G(t) + k_{pm}\int_{z_0}^{z_{max}}M(z,\,t)\mathrm{d}z\right),$$
$$P(0) = 0 \tag{11-5}$$

表 11-7　吸入剂药动学-药效学的变量和参数

符号	单位	值	定义
t	h		时间(h)
z	cm		支气管树上的某点到喉头的距离
D_0	μg		给药量
G	μg		肠道中的药物生物利用总量
U	μg		从尿液中回收的药物量
B	μg		支气管黏膜区室中药物的生物利用总量
M	μg		支气管肌肉区中的药物总量
P	μg/L		血浆中药物浓度
k_{xg}	h^{-1}	0	药物在消化道中的一级消除速率常数
k_{pg}	h^{-1}	1	药物从消化道到血浆的一级转化速率常数
k_{gp}	h^{-1}	0	药物从血浆到消化道的一级转化速率常数
k_{mb}	h^{-1}		从支气管到肌肉的一级转化速率常数(z 的函数)

符号	单位	值	定　义
k_{bm}	h^{-1}		从肌肉到支气管的一级转化速率常数(z 的函数)
k_{pm}	h^{-1}		从肌肉到血浆的一级转化速率常数(z 的函数)
k_{xp}	h^{-1}	1	从血浆到尿液的一级转化速率常数
k_{mp}	h^{-1}		从血浆到肌肉的表观反向转化速率常数(z 的函数)
$d_{mb\ min}$	cm	0.01	沿着支气管树从支气管表面到肌肉层的最小距离
$d_{mb\ delta}$	cm	0.09	支气管表面至肌肉层之间距离相对 $d_{mb\ min}$ 的最大值
λ_{mb}	cm^{-1}	$\ln(2)/5$	沿支气管到表面肌层的 z 值比例变化
d_{pm}	cm	0.01	支气管肌肉到循环毛细血管的距离
ψ	#	0.5	在尿液中回收消除的药物比例
ρ	#	0.3	到达细支气管的药物比例
η	#	0.9	实际沉积在吸入给药装置中的药物比例
b_b	#	0.99	沉积在支气管部位的药物的生物利用度
b_g	#	0.2	胃肠道吸收药物的生物利用度
V_{distr}	L/kg	4	药物的分布容积
W	kg		受试者体重
f	#		$t=0$ 时,药物沿 zz 的分布密度
φ_w	cm^2/h		药物沿支气管壁经黏液的扩散系数
φ_L	cm^2/h		药物通过细胞层的扩散系数
k_{mor}	h^{-1}	0.05	疾病状态下支气管收缩系数
k_{med}	$(h \cdot \mu g)^{-1}$	0.05	药效系数
h_0	#	0	$z=0$ 时的受体数
h_{max}	#	1 500	$z=z_{max}$ 时的受体数
v	#	5	Hill 受体指数
z_{h50}	cm	12	最大受体数量一半时的支气管深度

#表示该参数无单位。

在吸入时,将吸入剂量 ηD_0 分为两个部分:第一部分沉积在口咽中,被吞咽并到达肠腔隔室,公式(11-1)描述了肠腔隔室中药物的生物利用总量 G 的时间过程。第二部分到达支气管隔室,并根据分布系数 $f(z)$(该分布系数取决于药物雾化颗粒的空气动力学和流体动力学等物理性质)瞬时分布在整个支气管上,同时根据扩散系数 ϕw 沿支气管内皮细胞黏膜扩散,公式(11-2)描述了上述过程。公式(11-3)描述的是药物在血浆室中的消除过程。公式(11-4)则是描述药物经黏膜迅速吸收到支气管肌肉隔室的过程。支气管肌肉隔室是药物产生药理作用部位,药物经过支气管肌肉隔室可进入系统循环中,即血浆室中。公式(11-5)描述了药物以支气管肌肉隔室进入体循环的过程。

根据上述建立的五室模型及表11-8中的假设参数值,吸入10 μg 高水溶性、高脂扩散性及细分散形式化合物后,支气管黏膜、支气管肌层、血浆、肠和尿液中该化合物的 PK 曲线见图11-5。

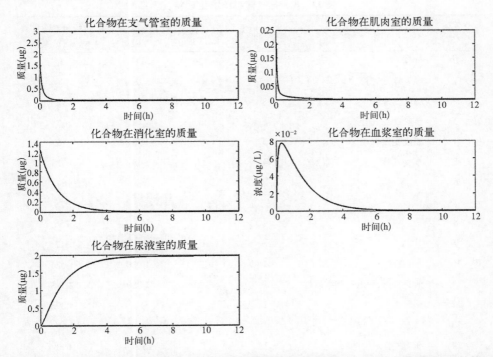

图11-5 吸入10 μg 化合物(高水溶性、高脂扩散性及细分散形式)时支气管黏膜、支气管肌层、血浆、肠和尿液中化合物的 PK 曲线

2. 气道结构模型

(1)支气管气道几何特征公式:假设支气管树下方相对距离相同的细支气管属于同一级,并具有共同的结构特征(例如直径、总周长和横截面积)和共同的行为(例如受体密度或抵抗),同时药物的药效作用取决于药物在支气管上的沉积位置。设 $z[0, z_{max}]$ 为距喉头的标准距离,设 g 为相应的支气管级数。距离 z 可以看作是一个指标变量,这个变量与每一级支气管到喉头的平均距离相关,公式(11-6)描述了 z 与 g 之间的关系:

$$g(z) = \text{round}(\alpha_g(z^2 - z))$$

$$\text{with } \alpha_g = \frac{g_{\max}}{z_{\max}^2 - z_{\max}}. \tag{11-6}$$

令 N 为在一定距离 z 处的支气管的近似数,表11-8为 z 处与支气管级数 g 之间的对应关系,公式(11-7)为 N 与 g 之间的关系:

表11-8　支气管系统的生理特征

级数 g	例　称	直径(mm)	长度(mm)	每级数量	每级分枝上的展开数(2^g)
0	气管	18	120	1	1
1	原发性支气管	12	48	2	2
2	肺叶支气管	8	9	5	4
3	节段性支气管	6	8	19	8
4	亚段支气管	5	13	20	16
5	小支气管	4	11	40	32
6					64
7					128
8					256
9					512
10		1	5	1 020	1 024
11	细支气管,原发性和继发性	1	4	2 050	2 048
12		1			4 096
13		1	3	8 190	8 192
14	细支气管末梢	1	2	16 380	16 384
15		1	2	32 770	32 768
16	呼吸性细支气管	1	2	65 540	65 536

$$N(z) = N_g(g(z)) = 2^{g(z)} \tag{11-7}$$

令 D 为每一级支气管的平均直径,下一级支气管直径的递减可用公式(11-8)表示

$$D(z) = D_g(g(z)) = d_0 \cdot 2^{-\frac{g(z)}{3}} \tag{11-8}$$

实际上,上述公式适用于正常建康人群,对于患者,需要考虑其接受治疗时 D 随时间的变化。因此,需要引入 $D(z, t)$ 来表示支气管树中单个分支在距离 z 和时间 t 处的直径。由于 $N(z)$ 是在距离 z 处的平行分支数,因此假设在相同 z 处的所有分支都具有相同的直径及圆形截面,$S(z, t)$ 表示在 z 处所有支气管截面积之和,公式(11-9)为 $S(z, t)$ 的计算方式:

$$S(z, t) = N(z) \cdot \pi \cdot \left(\frac{D(z, t)}{2} \right)^2 \tag{11-9}$$

(2)支气管系统的行为特征模型:刺激支气管平滑肌上 β_2 受体时,可引起支气管扩张。沿 z 轴的受体浓度(数量)$h(z)$ 可用连续微分的希尔函数表示[公式(11-10)]:

$$h(z) = h_0 + h_{\max} \frac{z^v}{z_{h50}^v + z^v} \tag{11-10}$$

最上层的支气管平滑肌中基本无受体,随着支气管深度的增加,受体浓度(数量)也会相应增加。

另外一方面,吸入支气管扩张剂后,药物的药效可以引起支气管阻力的局部改变。在哮喘患者中出现气道狭窄时,气道抵抗力增加,支气管扩张剂的目的是增加气道的直径,从而降低气道阻力。气道阻力主要位于第一级支气管,随着总气道横截面朝向肺泡的增加而迅速降低。研究表示,在正常健康受试者中,总支气管阻力沿 z 轴线性增加,从 $z = 0$ 到 z_{Rpeak},大致在第五分支产生;然后从 z_{Rpeak} 到无穷大呈指数下降(图 11-6)。公式(11-11)描述了阻力的这一变化过程:

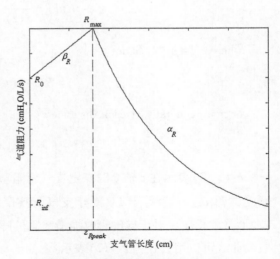

图 11-6 典型的气道阻力变化情况

$$r(z) = \begin{cases} R_0 + \beta_R z & z \in \left[0, z_{\text{Rpeak}} \right] \\ (R_{\max} - R_{\inf}) e^{-\alpha_R(z - z_{\text{Rpeak}})} + R_{\inf} & z > z_{\text{Rpeak}} \end{cases} \tag{11-11}$$

其中，$R_{\max} = R_0 + \beta_R z_{Rpeak}$

3. 药效学模型

采用第一欧姆定律［公式（11－12）］计算通过支气管的气流压力：

$$\Delta P = R\Phi \qquad (11-12)$$

其中，ΔP 是大气和肺泡之间的压力差；R 是总电阻，由 $r(z)$ 获得；Φ 是气流强度，取决于年龄、性别、身高和体重等各个参数。在恒定的呼气压力下，假设支气管几何形状和弹性回缩力恒定，根据 Φ 值，可以计算出近似 FEV_1 值。

第二欧姆定律可用于计算管腔对气流产生的阻力 $R(t)$

$$R(t) = \rho \frac{l(t)}{S(t)} \qquad (11-13)$$

其中，ρ 为阻力系数，l 为管腔的长度，S 为管腔的面积。在该模型中，可转化为公式（11－14）~式（11－16）：

$$R(t) = \frac{k_{rs}}{S(t)} \qquad (11-14)$$

where $k_{rs} = \rho \cdot l$, hence

$$k_{rs} = R(t)S(t) \qquad (11-15)$$

or more generally at each distance z:

$$k_{rs}(z) = K_r r(z) S(z, t) \qquad (11-16)$$

$\delta_m(z, 0)$ 表示在 z 轴 0 时点上支气管阻塞程度与正常直径的比值，对于健康受试者，$\delta_m(z, 0)$ 等于 1。对于支气管狭窄的患者，该值取决于病理改变部位、形状和程度。对于支气管收缩最严重的哮喘受试者，确定的 z 点上支气管收缩曲线可以用公式（11－17）表示：

$$\delta_m(z, 0) = 1 - ae^{-\frac{(z-b)^2}{2c^2}} \qquad (11-17)$$

其中，a 是最大阻力（作为 1 的分数），b 是最大阻力在 z 上的位置，c 是高斯曲线的标准偏差，它确定了收缩的程度。公式（11－18）则是对多个阻力模型的描述。

$$\delta_m(z,\,0) = 1 - \sum_{i=1}^{N_c} a_i e^{-\frac{(z-b_i)^2}{2c_i^2}} \qquad (11-18)$$

式中,N_c 表示气道狭窄的数量。

值得注意的是,支气管收缩的形状和强度是疾病模型的一部分,可以随意修改而不会影响 PK-PD 模型。由公式(11-17)或式(11-18)描述出来的钟形曲线只是一个例子。通过适当增加参数 c 或 c_i,可以使所有支气管分枝的阻力达到同质化。

药物效应随时间的变化过程与支气管平滑肌中药物的含量相关。公式(11-19)可以动态描述这一过程,

$$\frac{\mathrm{d}\delta_m(z,\,t)}{\mathrm{d}t} = k_{\mathrm{med}} h(z) M(z,\,t) \big[1 - \delta_m(z,\,t) \big] + k_{\mathrm{mor}} \big[\delta_m(z,\,0) - \delta_m(z,\,t) \big]$$

$$(11-19)$$

$M(z,\,t)$ 由模型的动力学部分计算得出[式(11-4)];其他参数在表 11-7 中均有列出。

支气管直径的大小随时间的变化根据假定的几何形状和 d_m 的变化随时间变化。公式(11-20)用于计算对于 z 点时间 t 时支气管横截面的面积 S_m,相应的阻力由公式(11-21)进行计算。

$$S_m(z,\,t) = N(z)\pi \left[\frac{D(z)\delta_m(z,\,t)}{2} \right]^2 \qquad (11-20)$$

$$r_m(z,\,t) = \frac{k_{\mathrm{rs}}(z)}{S_m(z,\,t)} \qquad (11-21)$$

总阻力可以通过 $r_m(z,\,t)$ 在 $[z_0,\,z_{\max}]$ 处的积分计算,在 t 时的 FEV_1 可直接通过公式(11-12)获得。

在上述模型中,建立了包括消化道吸收(肠)、支气管树黏膜、支气管肌肉、血浆和消除/排泄途径的五室 PK 模型,同时考虑到支气管树的许多解剖和生理特征取决于支气管的产生或与喉的平均距离,其中,直径、阻力和受体密度共同决定了对吸入药物的局部反应。将这些局部响应整合到整个支气管树上,获得综合支气管树的气道结构模型的 PD 模型。通过该模型,可以计算出患者使用支气管扩张剂后的局部响应值和气流阻力的近似值。虽然本

PK－PD模型的PK部分反映了经典的隔室假设,但PD部分将支气管树的简化的几何和功能描述添加到了对支气管肌肉的局部影响的典型经验模型中,从而可以直接计算 FEV_1。通过该模型,不仅可以描述患者吸入支气管扩张剂后药物随时间的分布情况,还能够对患者吸入给药后 FEV_1 进行定性和定量的预测,同时也能够对药物制剂情况(粒径、扩散性)与治疗效果的相关性进行预测。

六、平喘药的药动学-药效学

(一)吸入糖皮质激素

1. 评估抗炎作用的PK－PD模型

吸入糖皮质激素是目前哮喘治疗的主要手段,糖皮质激素广泛的抗炎特性可有效改善哮喘严重程度的临床和实验室指标,同时也能够最大程度降低该类药物长期全身暴露后引起的系统性不良反应。尽管吸入制剂提供了许多的优势,但是可吸入化合物的开发仍存在一系列的困难,其中最主要的挑战是对肺部 PK 与 PD 效应之间的关系了解有限。建立吸入糖皮质激素的 PK－PD 模型,通过模型了解在任何给定的时间中肺中游离药物的浓度及引起的 PD 效应,可以对给药剂量进行正确的预测。一些学者已通过计算机模型的方法进行了吸入糖皮质激素 PK 模拟的尝试,Michael Caniga 等[7]以糠酸莫米松作为参比物质,将临床前和人体临床试验数据相结合,建立了化合物在肺中的 PK－PD 模型。该模型包括三个部分：① 剂量分布模型,包括了吸入化合物的输送、吸入干粉的溶解；② 化合物通过肺和循环系统转运及分布的多室多维度模型；③ 细胞信号模型：描述过敏原和莫米松作用后的竞争性炎症和抗炎作用。图 11-7 为吸入药物后分布的数学模型示意图。

公式(11-22)和式(11-23)是对溶出模型的描述：

$$\frac{\mathrm{d}M_s(t)}{\mathrm{d}t} = -\frac{DA(t)}{h}\left(C^* - \frac{M_d(t)}{V}\right) \qquad (11-22)$$

$$\frac{\mathrm{d}M_d(t)}{\mathrm{d}t} = \frac{DA(t)}{h}\left(C^* - \frac{M_d(t)}{V}\right) - k_d\frac{M_d(t)}{V} \qquad (11-23)$$

其中, D,h,C^* 和 V 分别是被溶解化合物的扩散系数、扩散长度、以每单位体积的质量表示的溶解度及肺泡上皮衬液体积。k_d 是溶解的化合物离开肺泡上皮

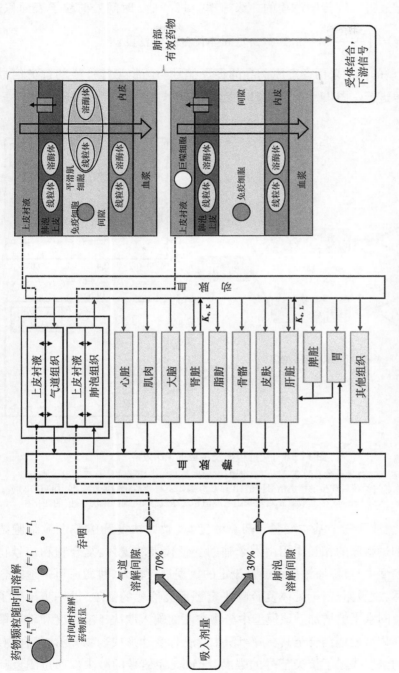

图 11-7 吸入剂量后药物分布的数学模型示意图

左侧为溶出模型,该模型解释了以干粉形式吸入的药物在肺泡和肺泡上皮衬液中的溶出速度,中间部分表示该模型如向通过动脉和静脉以及每个主要的器官室产生系统性循环,右侧为气道组织隔室模型

衬液并开始通过系统传输过程的一级速率。$A(t)$ 是 t 时间处的粒子表面积，

$$A(t) = (4\pi)^{1/3} \left(\frac{3M_s(t)}{\rho} \right)^{2/3}，$$ 其中 ρ 是固体化合物的密度。

PD 模型的构建采用变态原诱导的促炎信号与药物治疗产生的抗炎信号之间的竞争进行。图 11-8 为该 PD 模型的示意图。

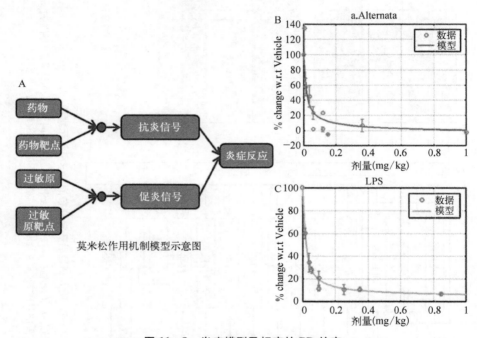

莫米松作用机制模型示意图

图 11-8 炎症模型及相应的 PD 效应

A：莫米松给药后对过敏原激发的炎症反应示意图，过敏原与肺中的靶受体结合后引发促炎反应，过敏原反应可以通过给药后产生的抗炎信号抵消；B 和 C 分别代表两种不同的炎症模型中的 PD 效应；"%change w.r.t Vehicle"：基线修正后药物组响应值相对基线修正后空白组响应值的变化率

PD 模型涉及三个基本变量：药物浓度、过敏原浓度和嗜酸性粒细胞浓度。药物和过敏原的相互作用由六个辅助变量代表的受体、复合物和信号物质介导。模型中，过敏原浓度可通过设定的数据进行输入，过敏原可逆地结合其靶标受体，过敏原-靶标受体复合物决定了促炎信号的强度，进一步导致了炎性细胞浸润水平的增加。该模型中药物浓度的输入取决于溶出度和转运模型成分。药物可逆地结合至其在肺组织中的靶标受体形成药物-受体复合物，该复合物的浓度决定了抗炎信号的强度，导致炎症信号的减少。通过测量肺泡内皮衬液中嗜酸性粒细胞水平来确定促炎和消炎信号之间的竞争。

该模型根据下列公式（11－24）~公式（11－31）进行定量描述：

$$\frac{\mathrm{d}[\mathrm{DR}]}{\mathrm{d}t} = -k_{d,\,on}[\mathrm{D}][\mathrm{DR}] + k_{d,\,off}[\mathrm{DRC}] \qquad (11-24)$$

$$\frac{\mathrm{d}[\mathrm{DRC}]}{\mathrm{d}t} = k_{d,\,on}[\mathrm{D}][\mathrm{DR}] + k_{d,\,off}[\mathrm{DRC}] \qquad (11-25)$$

$$\frac{\mathrm{d}[\mathrm{AL}]}{\mathrm{d}t} = S(t) - k_{a,\,on}[\mathrm{IG}][\mathrm{AL}] + k_{a,\,off}[\mathrm{IAC}] - k_{a,\,cl}[\mathrm{AL}] \qquad (11-26)$$

$$\frac{\mathrm{d}[\mathrm{IAC}]}{\mathrm{d}t} = k_{a,\,on}[\mathrm{IG}][\mathrm{AL}] + k_{a,\,off}[\mathrm{IAC}] \qquad (11-27)$$

$$\frac{\mathrm{d}[\mathrm{IG}]}{\mathrm{d}t} = -k_{a,\,on}[\mathrm{IG}][\mathrm{AL}] + k_{a,\,off}[\mathrm{IAC}] \qquad (11-28)$$

$$\frac{\mathrm{d}[\mathrm{AI}]}{\mathrm{d}t} = \frac{\alpha_{\mathrm{AI}}[\mathrm{DRC}]^{n_{\mathrm{AI}}}}{\beta_{\mathrm{AI}}^{n_{\mathrm{AI}}} + [\mathrm{DRC}]^{n_{\mathrm{AI}}}} - k_{\mathrm{AI,\,Cl}}[\mathrm{AI}] \qquad (11-29)$$

$$\frac{\mathrm{d}[\mathrm{PI}]}{\mathrm{d}t} = \frac{\alpha_{\mathrm{PI}}[\mathrm{IAC}]^{n_{\mathrm{PI}}}}{\beta_{\mathrm{PI}}^{n_{\mathrm{PI}}} + [\mathrm{IAC}]^{n_{\mathrm{PI}}}} - k_{\mathrm{PI,\,Cl}}[\mathrm{PI}] \qquad (11-30)$$

$$\frac{\mathrm{d}[\mathrm{ES}]}{\mathrm{d}t} = (e^{-\beta_{\mathrm{ES}}[\mathrm{AI}]} - e^{-\alpha_{\mathrm{ES}}[\mathrm{PI}]})[\mathrm{ES}] \qquad (11-31)$$

上述公式中，[D]为药物浓度，[DR]为肺组织中的药物目标浓度，[DRC]为药物-药物靶受体复合物浓度，[AL]为过敏原浓度，[IAC]过敏原-过敏原靶受体复合物浓度，[IG]为过敏原受体浓度，[AI]是指与基线相比，抗炎信号的变化，[PI]为与基线相比，促炎性信号的变化，[ES]为与基线相比，炎性细胞浓度的变化。

通过构建的 PK－PD 模型，获得莫米松吸入及气道滴入两种给药途径下肺浓度与肺上皮衬液嗜中性粒细胞浸润抑制作用的相关性（图 11－9），并应用该模型估算吸入莫米松的人体肺部的暴露量（图 11－10）。

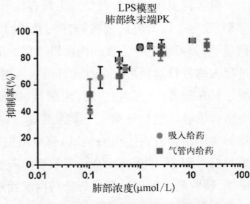

图 11－9　肺部浓度与 PD 效应的相关性

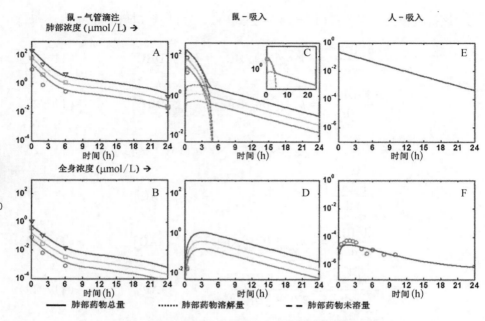

图 11-10　人类和大鼠肺部递送莫米松浓度的模型输出(见彩图)

图中实线代表糠酸莫米松浓度估计值,"▽、□、○"代表实测浓度;其中图 A,B 中,红色、绿色、蓝色分别代表 0.3 mg/kg、1 mg/kg、3 mg/kg 鼠气管内滴入剂量水平;图 C、D 中,红色、绿色、蓝色分别代表 0.1 mg/kg、0.3 mg/kg、1 mg/kg 鼠吸入剂量水平;图 E、F 表示 400 μg 临床剂量下人体肺和隔室中糠酸莫米松的浓度

同时,将布地奈德和氟替卡松的物理性质和已知的临床剂量应用于此模型,结果表明,模型能合理估算出体内和肺部药物暴露量,提示当前 PK-PD 模型中的参数可能可以用作预测其他新化学实体的肺部和全身药动学特征。

2. 评估安全性的 PK-PD 模型

吸入糖皮质激素常被设计为具有较低的口服生物利用度和较高的全身清除率,这两个因素可以改善肺部的获益/风险。但是,大多数药物在临床相关剂量下,仍可以诱导明显的内源性皮质醇的抑制,这主要是由于一部分药物通过吸入的各种途径进入全身循环。吸入糖皮质激素的皮质醇抑制程度不仅取决于其在血浆中的药物浓度(由剂量、口服生物利用度、分布容积、清除率、蛋白结合率等决定),还取决于其血浆蛋白结合率及其在作用部位的活性(与药物的受体结合力直接相关)。局部应用皮质类固醇的目标之一是最大程度发挥局部作用,并尽量减少全身吸收后的药物所导致的系统作用。利用 PK-PD模型,研究吸入糖皮质激素剂量与内源性皮质醇抑制作用的相关性,从而获得较为安全的给药剂量,也是目前吸入糖皮质激素 PK-PD 研究的一个重要方向。与药效学的 PK‑PD 研究中将嗜酸性粒细胞等炎症信号作为 PD 指标不同,这类研究通常将药物对内源性皮质醇水平的影响作为 PD 指标。

但是,由于皮质醇释放的昼夜节律(上午 6:00—10:00 间达峰值,晚上21:00 至凌晨 2:00 达谷值),这种皮质醇抑制作用的精确定量非常复杂。此外,外源性皮质类固醇还可通过负反馈机制抑制皮质醇的释放,因此需要利用数学模型将外源性糖皮质激素对内源性皮质醇水平的影响进行特征描述。目前已建立了不少数学模型,包括余弦模型(cosine model)、指数模型(exponential model)、单指数自抑制模型(monoexponential self-suppression model)、双指数自抑制模型(biexponential self-suppression model)及线性释放模型(linear release rate model)等。其中线性释放模型较其他 4 个模型能更好地描述皮质醇基线水平及外源性糖皮质激素对皮质类固醇抑制。该模型假设外源性类固醇的作用是由饱和受体介导,将内源性皮质醇浓度‑时间图转换为皮质醇释放速率‑时间图(图 11‑11),该模型不仅适用于静脉、口服给药,也适用于吸入给药。

环索奈德气雾剂(ciclesonide, CIC)是一种新型皮质类固醇抗哮喘药。环索奈德为前体药物,进入体内后可在肺部转化生成活性代谢产物 CIC‑AP(或 des-CIC),CIC‑AP(或 des-CIC)具有很高的局部抗炎作用,出肺后它会迅速在全身降解为无活性的代谢产物。S.Rohatagi 等[8] 利用 CIC 的 I 期临床研究 PK 数据(含 9 项 PK 研究,一项 PD 研究,139 例健康受试者,12 例哮喘患者),建立了 CIC 的群体药动学(population pharmacokinetics, PPK)模型,同时将上述

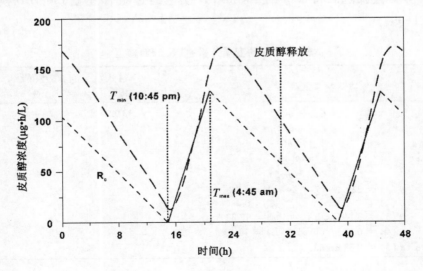

皮质醇生成公式：

从最大释放时间 T_{max} 到 T_{min} 的释放速率

$$R_C = \frac{R_{max}}{V_d \cdot (T_{max} - T_{min}) - 24} \cdot t - \frac{R_{max} \cdot T_{min}}{V_d \cdot (T_{max} - T_{min}) - 24}$$

从释放时间 T_{min} 到 T_{max} 的释放速率

$$R_C = \frac{R_{max}}{V_d \cdot (T_{max} - T_{min})} \cdot t - \frac{R_{max} \cdot T_{min}}{V_d \cdot (T_{max} - T_{min})}$$

皮质醇基线浓度方程

$$\frac{dC_{CortB}}{dt} = R_C - k_c \cdot C_{CorB}$$

$$\frac{dC_{Cort}}{dt} = R_C \cdot \left(1 - \frac{E_{max} \cdot C}{EC_{50} + C}\right) - k_c \cdot C_{Cort}$$

外源性糖皮质激素浓度抑制皮质醇的方程

图 11 - 11   皮质醇的浓度释放时间曲线

R_C：皮质醇产生的释放速率；R_{max}：最大释放速率；T_{min}：最小释放时间；T_{max}：最大释放时间；V_d：皮质醇的分布容积；C_{CortB}，安慰剂治疗后皮质醇的基线浓度；k_c：皮质醇的消除速率常数；E_{max}：外源糖皮质激素对皮质醇最大抑制程度；EC_{50}：达到最大抑制程度 50% 所需的外源糖皮质激素浓度

临床研究中 CIC - AP 对内源性皮质醇水平的影响作为 PD 指标，采用线性释放模型，用来源于安慰剂的数据计算 R_{max}、T_{max} 和 T_{min}，并对 PD 模型进行相关的协变量筛选。将最终的 PK 和 PD 模型通过组合建立 PK - PD 模型（表 11 - 9）。

表 11 - 9   协变量分析的 PK - PD 模型

问题	公　　式	目标函数	目标函数值结论（显著性影响 = YES）
基础模型	$T_{max} = \theta(1)$ $T_{min} = \theta(2)$ $R_{max} = \theta(3)$ $K_\theta = \theta(4)$ $EC_{50} = \theta(5)$	13 027	—

$\theta(1) = 22.5\ h$　　　　$\omega1 = 5.7\%$
$\theta(2) = 18.5\ h$　　　　$\omega2 = 8.48\%$
$\theta(3) = 3\ 140\ ng/h$　　$\omega3 = 17.32\%$
$\theta(4) = 0.56\ h^{-1}(fixed)$　$\omega4 = 78.1\%\ (\eta\ for\ EC_{50})$
$\theta(5) = 0.88\ ng/mL$

问题	公　式	目标函数	目标函数值结论（显著性影响＝YES）
体重是否影响 EC_{50}？	$T_{max} = \theta(1)$ $T_{min} = \theta(2)$ $R_{max} = \theta(3)$ $K_\theta = \theta(4)$ $EC_{50} = [\theta(5) \cdot (WT/75) \cdot \theta(\sigma)] \cdot EXP(\eta 70)$ $\theta(1) = 22\,h$　　　　　$\omega 1 = 4.47\%$ $\theta(2) = 18\,h$　　　　　$\omega 2 = 8.9\%$ $\theta(3) = 3\,150\,ng/h$　　$\omega 3 = 20\%$ $\theta(4) = 0.56\,h^{-1}(fixed)$　$\omega 4 = 51.9\%(\eta\ for\ EC_{50})$ $\theta(5) = 0.68\,ng/mL$ $\theta(6) = 0.68$	13 024	当目标函数值下降 3 个单位，表示能够明显降低个体间变异
体重是否影响 R_{max}？	$T_{max} = \theta(1)$ $T_{min} = \theta(2)$ $K_\theta = \theta(3)$ $EC_{50} = \theta(4)$ $R_{max} = [\theta(5) \cdot (WT/75) \cdot \theta(\sigma)] \cdot EXP(\eta 7)$ $\theta(1) = 22\,h$　　　　　$\omega 1 = 4.47\%$ $\theta(2) = 18\,h$　　　　　$\omega 2 = 8.9\%$ $\theta(3) = 0.56\,h^{-1}(fixed)$　$\omega 3 = 20\%$ $\theta(4) = 0.88\,ng/mL$　$\omega 4 = 17.32\%\ (\eta\ for\ R_{max})$ $\theta(5) = 3\,140\,ng/h$ $\theta(6) = 2.96E - 19$	13 027	否

　　结果显示，CIC－AP 的 EC_{50} 为 0.88 ng/mL，该数据相当于 800 μg 克索奈德吸入给药后所产生的峰浓度，体重是影响 EC_{50} 的重要因素，体重较大患者，EC_{50} 值较低。这也表明，克索奈德吸入常规剂量下，对肾上腺功能的影响很小。该 PK－PD 模型的数据对于该药Ⅲ临床试验剂量的确定提供了有力的支持。之后，克索奈德吸入剂 160～320 μg/d 在轻中度哮喘患者，320～640 μg/d 在重度哮喘患者中的Ⅱ～Ⅲ期临床研究也进一步证实了之前的 PK－PD 模型结论。

　　之后，Shashank Rohatagi[9] 等在 CIC 的Ⅰ～Ⅲ期临床数据基础上，进一步扩展了基于内源性皮质醇抑制作用的 PK－PD 研究，该项研究中，也是先建立了一个 PPK 模型用于评估不同 CIC 给药剂量下体内 des-CIC 的浓度及 AUC，但是在 PD 模型中，与之前使用的线性释放模型不同，研究者开发了一个简单而准确的模型来描述内源性皮质醇浓度并量化外源性皮质类固醇的作用，最后也通过建立 E_{max} 的 PK－PD 模型来评估 CIC 给药剂量下产生的 des-CIC 对内源性皮质醇释放的昼夜节律潜在影响。下文对该项 PK–PD 的研究方法进行具体描述：

根据 CIC Ⅰ~Ⅲ 期临床 PK 数据，建立了 des-CIC 的 PPK 模型：

$$CL_i = \theta_{tv} \cdot \left(\frac{WGT_i}{W_{std}} \right)^{0.75 \cdot AD} \cdot AGCL \cdot SXCL$$

$$V_i = \theta_{tv} \cdot \left(\frac{WGT_i}{W_{std}} \right)^{1 \cdot AD}$$

$$F1 = \theta_{tv} \cdot RACL \cdot DISS \cdot LVST$$

其中，CL_i 是 CL 的典型估计值，V_i 是 V 的典型估计值，F_i 是生物利用度的典型估计值，而 WGT_i 是每个受试者的个体体重。W_{std} 是人标准体重（设置为 70 kg），AD 是儿童和成人的指示标志。年龄、性别、种族、哮喘严重程度和肝功能损害程度的分类变量分别标记为 $AGCL$、$SXCL$、$RACL$、$DISS$ 和 $LVST$。

模型结果显示在 800 mg 剂量范围之内，实测值均在模型预测值的 90% CI 范围之内（图 11–12）。

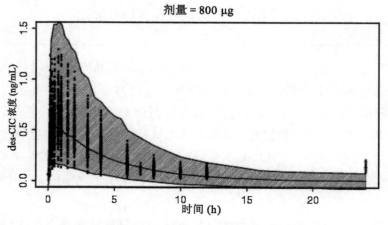

图 11–12　模型 des-CIC 的模型预测值情况

在 PD 模型的建立过程中，根据内源性皮质醇的节律性释放规律，假定固定的"给药"为每天上午 10∶00，固定的剂量为 100 mg，采用具有一级吸收的一室模型对血浆/血清皮质醇浓度进行拟合，并根据拟合的 PK 对血浆/血清内源性皮质醇的谷浓度进行估算，实际的滞后时间则可用来描述来内源性皮质醇释放的昼夜节律影响变化。同时使用 CIC 剂量及 des-CIC 的 AUC 作为体内皮质醇 CL 的协变量，来评估 CIC 对皮质醇浓度的影响。CIC 剂量与皮质醇 CL 之间的参数模型见下：

$$TV\widehat{CL} = \theta_1 + \theta_2 AUC_{\text{des-CIC}}$$

$$CL_j = TV\widehat{CL} \cdot \exp(\eta_{jCL})$$

des-CIC 的 AUC 与血清皮质醇 CL 之间的参数模型如下

$$TV\widehat{CL} = \theta_1 + \theta_2 AUC_{\text{des-CIC}}$$

$$CL_j = TV\widehat{CL} \cdot \exp(\eta_{jCL})$$

PD 模型的拟合优度表明，该模型合理地描述了血浆/血清皮质醇的谷浓度和内源性皮质醇释放的昼夜节律（图 11 - 13）。des-CIC 的 AUC 随 CIC 吸入的剂量呈线性增加，但皮质醇的 AUC 随 CIC 的吸入剂量增加无明显变化，在儿童或成人、健康或哮喘患者中，des-CIC AUC 升高时，皮质醇的 AUC 的变化也无显著增加趋势。

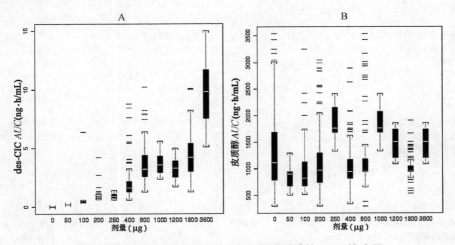

图 11 - 13　CIC 的剂量与 des-CIC 及皮质醇的 AUC 箱式图

A：剂量与 die - CIC 的 AUC 箱式图；B：剂量与皮质醇的 AUC 箱式图

从 PPK 模型中获得 des-CIC 个体预测浓度，建立 $E_{\max}$ 模型评估 des-CIC 对内源性皮质醇释放的昼夜节律潜在影响。

$$C_{\text{cort}} = E_{\max} \cdot \left(1 - \frac{C_{\text{des-CIC}}}{C_{\text{des-CIC}} + EC_{50}} \right) + C_{\text{trough}} \tag{11 - 32}$$

公式中，C_{cort}为血浆或血清中内源性皮质醇浓度，C_{trough}为估算的血浆或血清中内源性皮质醇浓度。表11-10为E_{max}模型的建立。

表11-10　E_{max}模型的建立

模型	模型描述	目标函数	参数	预估	标准偏差(%)	个体间变异(%CV)	残差 Y1(%CV) Y2(ng/mL)
皮质醇基线无剂量效应（一室模型）	$$C_{cort} = \frac{Dose_{cort}}{V \cdot (K_a - CL/V)} \cdot$$ $[e^{-(CL/V) \cdot (t - Lag\ time)} - e^{K_a \cdot (t - Lag\ time)}] + C_{trough}$ 皮质醇剂量：100 μg Lag time = 6 · θ₁/(1 + θ₁) = 3.31 h 或 01:19 am	37 353.0	$TVCL$ TVV $TVKA$ C_{trough} θ_1	0.107 L/h 0.086 7 L 0.168 h⁻¹ 49.4 ng/mL 1.23 h	6.4 14.1 8.3 6.4 4.23	54 27 20(固定) 34	25% 21.3 ng/mL
环索奈德剂量对皮质醇清除率的影响	剂量(<800 μg) $TVCL = \theta_1$ 剂量(800~1 200 μg) $TVCL = \theta_2$ 剂量(1 600 μg) $TVCL = \theta_3$ 剂量(3 600 μg) $TVCL = \theta_4$ Lag time = 6 · θ₅/(1 + θ₅) = 3.31 h 或 01:19 am	37 279.5	θ_1 θ_2 θ_3 θ_4 TVV $TVKA$ C_{trough} θ_5	0.106 L/h 0.124 L/h 0.115 L/h 0.211 L/h 0.095 L 0.171 h⁻¹ 43.4 ng/mL 1.22 h	6.0 6.6 7.1 20 14.4 7.7 5.6 4.11	55 19 20(固定) 34	24% 21.9 ng/mL
环索奈德 AUC 对皮质醇清除率的影响	$TVCL = \theta_1 + \theta_2 \cdot AUC/2.83$ 其中2.83是平均AUC Lag time = 6 · θ₃/(1 + θ₃) = 3.36 h 或 01:22 am	37 477.8	θ_1 θ_2 TVV $TVKA$ C_{trough} θ_3	0.088 9 L/h 0.012 7 L/h 0.074 6 L 0.143 h⁻¹ 43.4 ng/mL 1.27 h	8.3 31.3 15.3 10.6 10.5 4.1	50 47 9.7 20(固定) 42	25% 20.9 ng/mL
使用 E_{max} 模型评估环索奈德浓度对皮质醇浓度的影响	$$C_{cort} = E_{max} \cdot \left(1 - \frac{C_{des-CIC}}{C_{des-CIC} + EC_{50}}\right) + C_{trough}$$ Lag time = 6 · θ₁/(1 + θ₁) = 3.29 h 或 01:22 am	37 176.5	$TVCL$ TVV $TVKA$ C_{trough} θ_1 EC_{50} E_{max}	0.088 6 L/h 0.075 L 0.132 h⁻¹ 42.1 ng/mL 1.21 h 0.584 ng/mL 0.41	8.4 17.5 8.5 9.7 29.1 22.0	50 25.4 20(固定) 40.74	24.6% 20.6 ng/mL
使用 E_{max} 模型观察环索奈德浓度对皮质醇浓度的影响，E_{max}固定为1或最大可能效应为100%	Lag time = 6 · θ₁/(1 + θ₁) = 3.12 h 或 01:08 am $E_{max} = 1$(固定)	37 166.8	$TVCL$ TVV $TVKA$ C_{trough} θ_1 EC_{50}	0.091 7 L/h 0.116 L 0.147 h⁻¹ 42.4 ng/mL 1.19 h 1.96 ng/mL	8.9 14.1 9.9 10.1 4.6 15.5	53 90 20(固定) 27 84.6	22% 22 ng/mL

根据E_{max}模型，当E_{max}固定为100%时，des-CIC 的 EC_{50} 为1.96 ng/mL，这相当于1 600 mg CIC 吸入给药剂量后产生的 des-CIC 浓度。使用最终 PK 模型预测的 des-CIC 血浆/血清浓度（$C_{des-CIC}$）对 E_{max} 进行估算，得出 E_{max} 值为41%，使

用 41% 的 E_{max} 值，EC_{50} 值估计为 0.59 ng/mL。根据 PK - PD 的结果，提示即使在高达 2 880 mg 的剂量下吸入 CIC，对体内皮质醇也基本不产生抑制作用。

(二) 支气管扩张剂

支气管扩张剂主要包括 β 受体激动剂、茶碱类和 M 受体阻断剂，下文主要以 $β_2$ 受体激动剂为例介绍该类药物的 PK - PD 研究。

和糖皮质激素类似，在哮喘、COPD 等疾病的治疗中，$β_2$ 受体激动剂也通常采用吸入给药形式。尽管 $β_2$ 受体激动剂也需要通过药物与受体相结合之后方可发挥疗效，但是和糖皮质激素不同的是，β 受体在体内的分布具有组织差异性，选择性作用于 $β_2$ 受体的药物，由于 $β_2$ 受体主要分布于支气管平滑肌上，因此较少引起全身系统的不良反应，安全性的 PD 指标一般不需要考虑采用与受体的结合的作用来体现。另外一方面，$β_2$ 受体激动剂直接作用于支气管平滑肌，引起支气管平滑肌的扩张，从而引起 FEV_1 指标的改变，因此，该类药物的 PK - PD 研究中，通常采用 FEV_1 作为 PD 指标进行建模分析。

1. 基于 PBPK - PD 模型预测肺组织中目标靶浓度

目前临床前体内试验或临床药动学研究较难提供关于肺组织中游离药理活性药物的实际水平信息，也不能揭示不同肺组织区域药物的暴露程度，更重要的是，与血液中的游离药物水平相比，局部组织药物浓度如何也尚不清楚。因此，基于生理药动学（physiologically based pharmacokinetic，PBPK）模型预测吸入制剂在肺组织中的目标靶浓度，并进一步与药物效应如 FEV_1 相关联在吸入制剂 PK - PD 研究中发展迅速。Elin Boger 等[10]通过建立大鼠 PBPK 模型，以 FEV_1 为效应指标，建立了沙丁胺醇吸入剂在肺中的 PBPK - PD 模型。该研究具体过程主要包括：

（1）首先在大鼠试验中评估了沙丁胺醇肺部药动学和生化过程（如肺部各组织中的血流速度、体积、组织分配系数和渗透性），具体见公式（11 - 33）~ 式（11 - 40），构建沙丁胺醇气管滴注和静脉注射在大鼠中 PBPK 模型结构（图 11 - 14），通过实验和体内体外外推获得模型输入参数，采用临床前体内 PK 数据对 PBPK 模型参数化，确定肺组织血浆中药物分配系数 $K_{p, lung}$ [公式（11 - 41）] 及肺中游离药物浓度表观分布容积 $V_{u, lung}$ [公式（11 - 42）]，获得肺部关键参数 $K_{p, lung}$ 以及肺部渗透率因子 $β$ [公式（11 - 43）]；

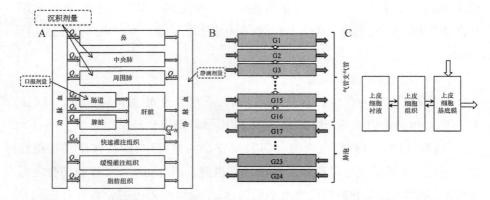

图 11-14 A 为 PBPK 结构模型示意图；B 将肺分为 24 条气道，其中 G1 ~ G16（绿色）代表支气管，G17 ~ G24（蓝色）代表肺泡区域；C 每一条气道都分为三室：（1）上皮细胞衬液，（2）上皮细胞组织，（3）上皮细胞基底膜

$$C_{\mathrm{ELF}} = C_{\mathrm{BAL}} \frac{C_{\mathrm{urea,\,pl}}}{C_{\mathrm{urea,\,bal}}} \qquad (11-33)$$

其中，C_{ELF} 为肺泡灌洗液药物浓度，$C_{\mathrm{urea,\,pl}}$ 为血浆中尿素氮浓度，$C_{\mathrm{urea,\,bal}}$ 为肺泡灌洗中尿素氮浓度。

$$Q_{\mathrm{br},\,i} = V_{\mathrm{sub},\,i}\,\bar{q}_{\mathrm{br}}F_i \qquad (11-34)$$

$$F_i = 0.19 + 2.8 e^{-5.1D_i} \qquad (11-35)$$

$$\bar{q}_{\mathrm{br},\,i} = \frac{Q_{\mathrm{br}}}{\sum_{i=1}^{16} V_{\mathrm{sub},\,i}} \qquad (11-36)$$

$$Q_{\mathrm{CO},\,i} = Q_{\mathrm{CO}} \frac{V_{\mathrm{sub},\,i}}{\sum_{i=17}^{24} V_{\mathrm{sub},\,i}} \qquad (11-37)$$

$$V_i \frac{\mathrm{d}C_i(t)}{\mathrm{d}t} = Q_i\left(C_A(t) - \frac{RC_i(t)}{K_{p,\,i}}\right),\ C_i(0) = 0 \qquad (11-38)$$

$$V_{\mathrm{fluid},\,j} \frac{\mathrm{d}C_{\mathrm{ELE},\,j}}{\mathrm{d}t} = -P\alpha_j A_j\left(C_{\mathrm{ELE},\,j}f_{u,\,\mathrm{fluid},\,j} - \frac{C_{ep,\,j}}{V_{u,\,\mathrm{lung}}}\right),\ C_{\mathrm{ELF},\,j}(0) = \frac{\mathrm{d}f_j D_{IT}}{V_{\mathrm{fluid},\,j}}$$

$$(11-39)$$

$$V_{\text{fluid},\,j}(t) = V_{\text{ELE},\,j} + \mathrm{d}f_j V_{\text{dose}}(t). \qquad (11-40)$$

注：$Q_{\text{br},\,i}$ 为 i 代支气管血流速度，$V_{\text{sub},\,i}$ 为 i 代的下皮组织体积，q_{br} 为每单位组织体积的平均血流速度，F_i 为权重系数，D_i 为通道直径（mm），$Q_{\text{CO},\,i}$ 为每肺泡区域的血流速度，V_i 为组织体积，C_i 为组织中药物浓度，Q_1 为组织中的血流速度，C_A 为动脉药物浓度，R 为血液/血浆比，$K_{p,\,i}$ 为组织-血浆分配系数。$V_{\text{fluid},\,j}$ 为 j 区的流体体积，$C_{\text{ELF},\,j}$ 为上皮内衬液 j 区域的药物浓度，P 为渗透率，α_j 为渗透率换算系数（$j=1,\cdots,16$ 对应 $\alpha=1$；$j=17,\cdots,24$ 对应 $\alpha=1/30$），A_j 为 j 区域表面积，$f_{u,\,\text{fluid},\,j}$ 为上皮内衬液 j 区域的药物浓度游离系数，$C_{ep,\,j}$ 为上皮细胞 j 区药物浓度，$V_{u,\,\text{lung}}$ 为游离药物表观分布容积，$\mathrm{d}f_j$ 为 j 区沉积分数，D_{IT} 为气管给药剂量。

$$K_{p,\,\text{lung}} = \dfrac{\displaystyle\int_0^{\infty} C_{\text{lung}}(t)\,\mathrm{d}t}{\displaystyle\int_0^{\infty} C_p(t)\,\mathrm{d}t}, \qquad (11-41)$$

$$V_{u,\,\text{lung}} = \dfrac{K_{p,\,\text{lung}}}{f_{u,\,p}}, \qquad (11-42)$$

$$P = P_{\text{eff}}/\beta, \qquad (11-43)$$

式中，$K_{p,\,\text{lung}}$ 为血肺分配系数，C_{lung} 为肺中浓度，C_p 为血浆中浓度，$V_{u,\,\text{lung}}$ 为肺中游离表观分布容积，$f_{u,\,p}$ 为血浆中游离系数，P_{eff} 为有效渗透率，β 为基于气管滴注后上大鼠模型预测值和观测值最小加权平方估算得来，为 4.25 ± 0.41。

（2）在确认了动物模型预测效果良好后通过结合已知的人体 PK 参数将使用同样的模型桥接至人，获得人体模型输入参数（表 11-11 和表 11-12），最终构建人体模型进行预测。

表 11-11　大鼠和人组织中沙丁胺醇组织-血浆分布系数

	$K_{p,\,i,\,\text{rat}}$	$K_{p,\,i,\,\text{human}}$	预测方法
肝	8.86	5.81	计算机模拟
脾	7.82	3.80	计算机模拟
血流灌注丰富组织*	7.13	3.01	计算机模拟
血流灌注不良组织**	5.37	2.27	计算机模拟

续　表

	$K_{p, i, rat}$	$K_{p, i, human}$	预测方法
肠	6.83	3.63	计算机模拟
脂肪	1.13	0.545	计算机模拟
肺	4.66	5.06	$V_{u, lung}$
鼻子	4.66	NA	$V_{u, lung}$

* 心脏、肾脏、大脑预测 K_p 的平均值；** 骨和肌肉预测 K_p 的平均值。

表 11-12　大鼠及人的模型输入参数

参　　数	大　鼠	人　类
全血血浆分配比	1	0.96
$CL_B[L/(h\cdot kg)]$	6.6	32*
$CL_P[L/(h\cdot kg)]$	6.6	31*
F	NA	0.39
$f_{u, p}$	0.71	0.77
$f_{u, fluid}$	1**	1**
$k_a(h^{-1})$	NA	0.63
$logP$	0.061	0.061
分子质量(g/mol)	239.3	239.3
$P_{app}(10^{-6}cm/s)$	1.4	1.4
pK_a	9.2	9.2
$V_{ss}(L/kg)$	5.2	2.0
$V_{u, lung}(mL/g$ 肺组织)	6.6	6.6
β	4.25±0.41	4.25±0.41

　* 静脉给药后 $(R)/(S)$ - 沙丁胺醇的 CL。沙丁胺醇在人体内的 CL 具有对映选择性，因此随给药途径的不同而不同。

　** $f_{u, fluid}$ 目前无法衡量。由于沙丁胺醇的 $f_{u, p}$ 高，因此 $f_{u, fluid}$ 假定为 1。

（3）采用时间依赖型 E_{max} PK-PD 模型［式(11-44)、式(11-45)］揭示口服和吸入沙丁胺醇后 FEV_1 与 PBPK 模型预测的血浆中 (R)-沙丁胺醇游离浓度随时间变化的关系。

$$\Delta FEV_1(\text{oral}) = \frac{E_{\max} C_{\text{p, u}}}{EC_{50} + C_{\text{p, u}}} \tag{11-44}$$

$$\Delta FEV_1(\text{inhaled}) = \frac{E_{\max} C_{\text{sub, u}}}{EC_{50} + C_{\text{sub, u}}} \tag{11-45}$$

其中，$E_{\max}$ 为最大 FEV_1 效应（500 mL），EC_{50} 为产生最大效应 50% 时浓度。

结果显示，在大鼠中所建立的沙丁胺醇静脉滴注以及气管滴注模型预测效果良好，结果如图 11-15 所示；将模型桥接至人体后，在比较沙丁胺醇吸入和口服两种剂型在人体不同部位浓度中发现，吸入和口服两种不同给药方式下沙丁胺醇浓度存在一定的差异性，相比于口服给药，吸入给药沙丁胺醇血浆浓度要更低，而肺部靶浓度要更高。相比于 2 mg 的口服剂型，400 μg 的吸入制剂能产生更大的 FEV_1 效应（图 11-16）。

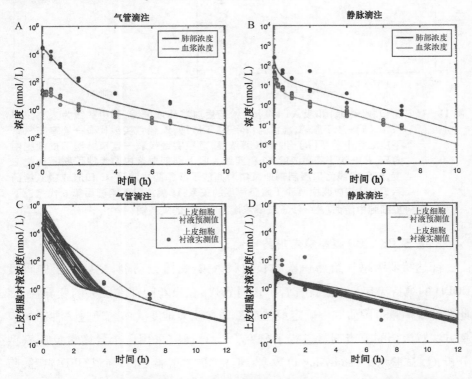

图 11-15　A 为气管滴注给药后血浆（红色）及肺部（蓝色）中沙丁胺醇预测和实测值，B 为静脉滴注给药后血浆及肺部中沙丁胺醇预测和实测值；C 为气管滴注给药后不同气道中 C_{ELF} 中沙丁胺醇预测和实测值，D 为静脉滴注给药后不同气道 C_{ELF} 中沙丁胺醇预测和实测值。实线为预测值，圆圈为实测值

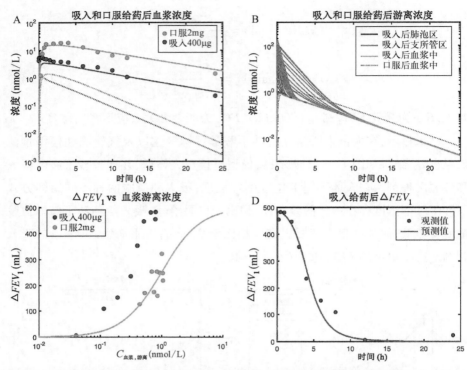

图 11 - 16 A 口服（2 mg）和吸入（400 μg）给药后血浆药浓度图，其中实线为人血浆中（R）/（S）-沙丁胺醇，虚线为（R）-沙丁胺醇；B 绿色实线代表一连串支气管下皮细胞中游离（R）-沙丁胺醇浓度，蓝色实线代表一连串肺泡下皮细胞中游离（R）-沙丁胺醇浓度；红色实线为吸入制剂血浆中游离沙丁胺醇药物浓度，红色虚线为口服制剂血浆中游离沙丁胺醇药物浓度；C 口服或吸入给药后 FEV_1 与血浆中游沙丁胺醇浓度的关系；D 模拟吸入给药后第 6 代气道下皮细胞中游离（R）-沙丁胺醇浓度与 FEV_1 的关系图

2. 基于 PK - PD 模型确定用药剂量

茚达特罗为每日给药一次的长效吸入 β_2 受体激动剂，主要用于中重度 COPD 的维持治疗。由于支气管扩张剂 FEV_1 在患者间存在巨大的变异性，因此在常规剂量范围研究中确定最佳剂量具有较大难度。该药通过一种新的模型方法对该药的上市剂量进行了研究[11]。该研究采用两个暴露量反应模型分析，① 试验水平（study-level）数据：汇总 12 项试验 8 111 个 COPD 患者，茚达特罗剂量为 18.75 ~ 600 μg，为 2 ~ 26 周多次访视数据；② 患者水平（patient-level）数据：汇总了 2 项剂量探索研究，1 835 个 COPD 患者，为 18.75 ~ 600 μg 不同剂量，为 14 天和 15 天的数据。两个分析的目的都是为茚达特罗剂量效

应关系以及茚达特罗与其他药物相比其效应关系提供精确的定量特征。主要测定指标有：最低有效剂量（minimum effect dose，*MED*），即达到中位谷 FEV_1 ［在 COPD 患者中 FEV_1 超过代表最小临床显著性区别（minimal clinically important difference，MCID）的 100~140 mL 中点］时的最低剂量。最佳给药剂量定义为达到或超过 *MED* 的最低剂量且优于所有对照药物的最低剂量；最大剂量为包括期望最大效应的 95% 的置信区间的最低剂量。

（1）试验水平数据分析：该研究的首要目的是表征茚达特罗在 COPD 患者中的剂量-效应关系，该分析采用的 E_{max} 模型进行 PD 模型的构建。具体公式如下：

$$\frac{(E_{max} + \delta_i + \gamma_{ij}) \times \text{dose}_{ij}}{EC_{50} + \text{dose}_{ij}} \tag{11-46}$$

该模型包括试验间（δ_i）、试验内以及访视间（γ_{ij}）的变异性，并通过贝叶斯反馈进行分析。

结果显示，37.5 μg 剂量组有 92% 概率达不到最小疗效差异，75 μg 剂量组有 95% 概率超过最小疗效差异，150 μg 比 75 μg 有更好的疗效，150 μg 是超过对照组平均扩支气管作用的最小有效剂量，处于最小和最大剂量的中值（图 11-17）。

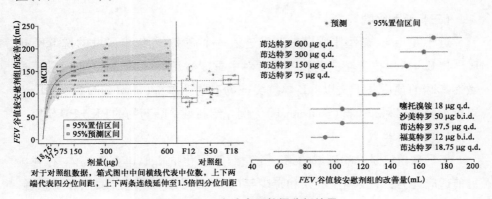

图 11-17　实验水平数据分析结果

（2）患者水平数据分析：对于患者水平分析采用的为基于 E_{max} 剂量-效应模型的非线性混合效应模型，其公式如下：

$$E_0 + E_{0i} + \frac{E_{max} \times \exp(E_{mi}) \times \text{dose}_{ij}}{EC_{50} + \text{dose}_{ij}} \tag{11-47}$$

基础模型包括个体间变异（E_{0i}和E_{mi}：以解释观察到的患者间的不同反应），以及协变量模型（基线FEV_1对E_0和E_{max}的影响，以及短小β_2受体激动剂对E_{max}的可逆性影响）。采用双侧变换方法，对效应和模型进行对数变换。对数变换后引入加和性残差项。

该模型水平纳入了患者的特征如疾病相关的协变量，并对两种建模方法进行一致性评估。该模型显示，75 μg 为提供最小扩气管的有效剂量，150 μg 对于重度 COPD 患者可以提供更多的疗效（图 11-18）。

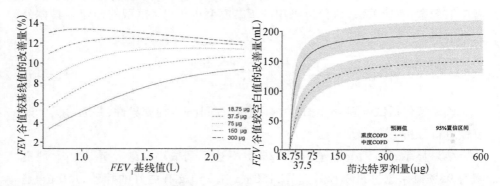

图 11-18　患者水平数据分析结果

（三）新型平喘药

近十几年来，新型平喘药的开发进入一个高潮，近年来研发的抗 IgE、抗 IL-4、IL-5 单抗等靶向药物主要针对中重度过敏性哮喘，进一步改善了过敏性哮喘的预后。下文以 IgE 单抗类药物奥马珠单抗（omalizumab）及 IL-5 单抗类药物瑞利珠单抗（reslizumab）为例介绍新型平喘药物的 PK-PD 研究。

1. 奥马珠单抗

奥马珠单抗是哮喘领域的第一个重组人源化抗 IgE 单克隆抗体，在我国目前适应证为：主要用于成人和青少年（12~18 岁）中重度过敏性哮喘患者。奥马珠单抗可通过与 IgE 的特定区域特异性结合，剂量依赖性降低游离 IgE 水平，从而阻断哮喘患者的过敏级联反应。目前已成功建立基于机制的奥马珠单抗群体 PK-PD 模型，能够比较准确地预测不同给药方案下的体内游离 IgE 的水平。下面简要介绍其相关的 PK-PD 建模过程和结果[12]。

奥马珠单抗 PK-PD 模型结构图见图 11-19。该模型包含了游离的奥马珠单抗、游离的 IgE 以及奥马珠单抗和 IgE 的免疫复合物三个成分,每个成分均采用具有线性消除特征的一室模型来构建 PPK 模型,用于预测不同剂量下的浓度。接着,采用基于机制型 PD 模型来描述奥马珠单抗的 PD 特征,即对血浆游离 IgE 的影响。最终的 PK–PD 模型参数见表 11–13。

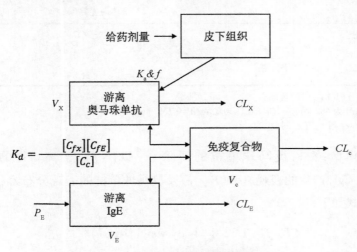

图 11–19 PK–PD 模型结构图

表 11–13 PK–PD 模型参数

PK–PD 参数	总体平均数 $\theta(SE)$	个体间变异($\omega,\%CV$)
$CL_x/f(\mathrm{mL/h})$ *	7.32(0.153)	20.3
体重权重系数(CL_x/f)	0.911(0.135)	
$\Delta CL_c/f$ (mL/h)	5.86(0.920)	34.9
$CL_E/f(\mathrm{mL/h})$ †	71.0(4.68)	25.3
基线 IgE 权重系数(CL_E/f)	−0.281(0.031 2)	
$P_E/f(\mu g/h)$ †	30.3(2.04)	23.1
基线 IgE 权重系数(P_E/f)	0.657(0.030 1)	
$\eta(CL_E/f)$ 与 $\eta(P_E/f)$ 之间的相关性	0.968	
$V_x/f(\mathrm{mL})$ *‡	5 900(107)	13.0
体重权重系数(V_x/f)	0.658(0.100)	
$V_c/f(\mathrm{mL})$	3 630(223)	25.0
$K_a(\mathrm{h}^{-1})$	0.020 0(0.001 14)	39.9

PK－PD 参数	总体平均数 $\theta(SE)$	个体间变异$(\omega,\%CV)$
$K\psi$(nmol/L)	1.07(0.118)	
α	0.157(0.030 6)	
	个体内变异$(\sigma,\%CV)$	
奥马珠单抗	16.7	
总 IgE	21.1	
游离 IgE	21.8	

* 体重为 61.1 kg 时的数值。

† 基线 IgE 为 482.4 ng/mL 时的值(30.3 μg/h=0.159 nmol/h)。

‡ 假设 V_E/f 与 V_X/f 相同。

根据模型结果,奥马珠单抗的清除率(CL_X/f)、游离 IgE 的清除率(CL_E/f),IgE 产生的表观速率(P_E/f)及奥马珠单抗的表观分布容积(V_x/f)的计算公式如下:

$$CL_X/f = 7.32 \times (\text{body weight}/61.1)^{0.911}$$

$$CL_E/f = 71.0 \times (\text{baseline IgE}/482.4)^{-0.281}$$

$$P_E/f = 30.3 \times (\text{baseline IgE}/482.4)^{0.657}$$

$$V_X/f = 5\,900 \times (\text{body weight}/61.1)^{0.658}$$

模型基于 202 例日本患者的 PK 和 PD 数据构建,同时采用 531 例白种患者注射奥马珠单抗的数据对模型进行外部验证,结果表明该模型可以准确预测不同给药方案下的奥马珠单抗的 PD 结果。模型结果提示,奥马珠单抗药效学的响应主要由体重(body weight)、基线(baseline)IgE 和剂量来决定。

2. 瑞利珠单抗

瑞利珠单抗(reslizumab)是首个用于临床治疗哮喘的抗细胞因子靶向药物,已于 2015 年在美国上市,其作用机制和临床疗效与美泊利单抗类似,主要通过抑制 IL－5 的活性,减少血嗜酸性粒细胞数量进而达到治疗哮喘的目的,适用于血嗜酸性粒细胞计数升高且大剂量 ICS 或两种以上控制性药物治疗仍控制不佳的哮喘患者。在该药的 PK－PD 研究中[13],首先按不同 mg/kg 剂量进行静脉给药,以一级消除、二室模型来构建瑞利珠单抗的 PK 模型,以血嗜酸性粒细胞水平、FEV_1、哮喘控制问卷（asthma control questionnaire，ACQ）作为主要 PD 指标，以肌肉疾病不良反应为安全性指标，构建暴露-反应（E-R）模型，以表征瑞利珠单抗暴露与关键疗效和安全终点之间的关系（表 11-14，图 11-20）。

表 11-14　瑞丽珠单抗 PK 模型参数

参　　数	最终参数估计		IIV/RV	
	均值	%RSE	%CV	%RSE
CL(mL/h)	7.16	1.36	33.3	6.54
体重权重系数(CL)	0.561	8.15	NA	NA
V_c(mL)	3 130	1.18	26.0	16.0
体重权重系数(V_c)	0.606	9.28	NA	NA
Q(mL/h)	10.0	7.51	97.2	13.2
V_p(mL)	2 050	3.35	54.8	10.1
Cov (IIV in CL,IIV in V_c)	0.041 0	14.8	NA	NA
Cov (IIV in V_p, IIV in V_c)	0.033 2	22.4	NA	NA
Cov (IIV in V_p, IIV in CL)	0.129	8.83	NA	NA
Cov (IIV in Q, IIV in CL)	0.138	16.9	NA	NA
Cov (IIV in Q, IIV in V_p)	0.382	14.6	NA	NA
RV(全数据)	0.039 8	5.70	0.199　SD	NA
RV(第二阶段数据)	0.337	39.6	0.581　SD	NA
RV(第三阶段数据)	0.107	9.15	0.327　SD	NA

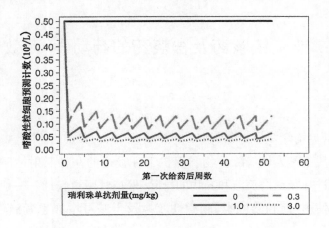

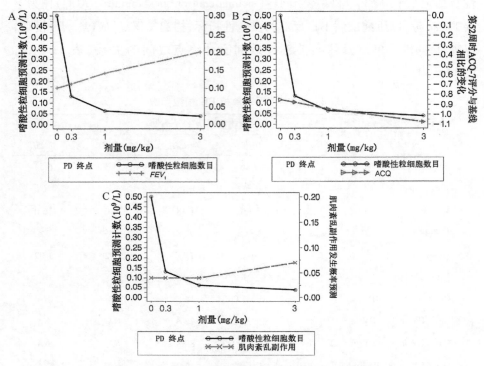

图 11－20　瑞利珠单抗不同给药剂量下 PD 预测图

　　该模型基于 958 例患者的 PK 和 PD 数据构建,可以准确预测不同给药方案下的瑞利珠单抗的 PD 结果。模型结果提示,瑞利珠单抗药效学的响应主要由体重和剂量来决定。

第二节　镇咳药及祛痰药的药动学-药效学

一、镇咳药

（一）常见镇咳药

　　咳嗽实质上是人体清除异物和保护下呼吸道的一种反射性防御,有益的咳嗽可以促进呼吸道内痰液和异物的排除,保持呼吸道畅通。一般来讲,镇痰药需要谨慎使用,但频繁咳嗽、刺激性咳嗽及干咳可增加患者痛苦而影响休息,引起喉管黏膜充血,加重局部炎症反应,造成恶性循环,或者可能引起手术创口裂开、腹直肌撕裂、气胸、尿失禁和晕厥等并发症。在这各种情况下,则需要根据情况使用镇咳药。

镇咳药按其作用机制可分为两类:① 中枢性镇咳药,该类药物通过抑制延髓咳嗽中枢起到镇咳作用。根据是否会产生成瘾性分为成瘾性和非成瘾性两类。成瘾性镇咳药包括吗啡、可待因、福尔可定等,非成瘾性镇咳药包括右美沙芬、喷托维林等;② 外周性镇咳药,通过抑制咳嗽反射感受器、传入或传出神经任一环节起镇咳作用,包括苯佐那酯、苯丙哌林等。其中苯佐那酯通过选择性抑制肺牵张感受器,阻断迷走神经反射,抑制咳嗽冲动的传导而产生镇咳作用;苯丙哌林则是通过阻断肺-胸膜的牵张感受器而抑制肺迷走神经反射起作用[14, 15]。镇咳药的作用机制见图 11-21。

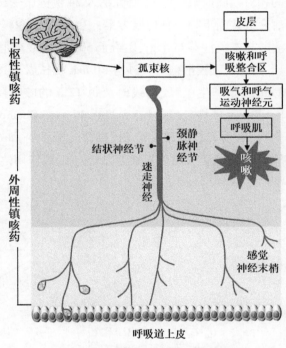

图 11-21　咳嗽及镇咳药作用示意图

（二）镇咳药的药动学-药效学

针对镇咳药的 PK-PD 研究有限,在已知的有限研究中,镇咳疗效以咳嗽反应的减少等为主要 PD 指标。下文以右美沙芬为例介绍镇咳药的 PK-PD 研究。

右美沙芬为中枢性镇咳药,主要抑制延髓的咳嗽中枢而发挥作用,其镇咳强度与可待因相等或略强。口服吸收好,15~30 min 起效,作用维持 3~6 h,半衰期为 3~4 h。右美沙芬主要通过 CYP2D6 进行代谢,主要代谢产物为 O-去甲右美沙芬,还可以经 CYP3A4 和 CYP3A5 生成 3-甲基吗啡喃,进一步脱甲基生成 3 -羟基吗啡喃。因此,右美沙芬代谢可因不同种族不同基因表型而存在差异。右美沙芬及其代谢产物 O -去甲右美沙芬均具有药理活性。一般来讲,在母体药物及其代谢物均具有活性的情况下,通常通过抑制母体药物代谢或者单独给予活性代谢物的方法来研究各自的药效作用,有学者建立了无需单独给予活性代谢产物的 PK - PD 模型来评估右美沙芬和 O -去甲右美沙芬的相对镇咳药效[16]。该研究纳入 24 例健康受试者,在随机、双盲的条件下,先后交叉接受下列 4 种口服方案:① 安慰剂;② 氢溴酸盐右美沙芬 30 mg;③ 氢溴酸盐右美沙芬 60 mg;④ 给予 50 mg 盐酸奎尼丁(右美沙芬代谢抑制剂)后 1 h 再给予氢溴酸盐右美沙芬 30 mg,受试者通过接受 5 次吸入的 10%柠檬酸 3 mL 诱导产生咳嗽,基线时及每 12 h 的咳嗽反应作为 PD 反应指标。采用 P - Pharm 软件包(版本 1.5;InnaPhase, Champs sur, France)用于 PK 和 PD 分析,采用 E_{max} 和 S 形 E_{max} 模型及右美沙芬和 O -去甲右美沙芬在同一位点的竞争性相互作用确定血浆浓度与镇咳作用之间的关系,建立了 PK - PD 模型(图 11 - 22)。

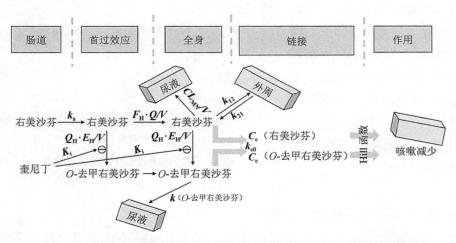

图 11 - 22 右美沙芬及其代谢产物 O -去甲右美沙芬的 PK - PD 模型示意图

建立的 PK - PD 模型公式和右美沙芬(DEX)与 O -去甲右美沙芬(DOR)在同一位点竞争相互作用效应公式如下:

$$E = Placebo\ effect \times \left\{ 1 - E_{max} \times (C_e/EC_{50})^{\eta} / \left[1 + (C_e/EC_{50})^{\eta} \right] \right\}$$

$$E = Placebo\ effect \times \left[1 - E_{max} \times (C_{DEX}/EC_{50}) \right.$$

$$+ (Pot_{DOR}C_{DOR}/EC_{50})]^n / [1 + ((C_{DEX}/EC_{50})$$
$$+ (Pot_{DOR}C_{DOR}/EC_{50}))^n]\}$$

其中,安慰剂效应(Placebo effect)公式如下:

$$Placebo\ effect = Baseline - (scale \times k_{cough})$$
$$\times [t - t_{lag}(Placebo)] \times e^{-k_{cough} \times (t - t_{lag}(Placebo))}$$

k_{cough} 为抑制咳嗽反应和恢复基线的非线性一阶速率常数,该常数与性别相关,公式如下:

$$k_{cough}(h^{-1}) = 0.049 \times Sex(Male = 1;\ Female = 2) + 0.238$$

右美沙芬(DEX)及 O-去甲右美沙芬(DOR)的 C_e 公式如下:

$$C_e(DEX) = (k_a FD_{po} \cdot k_{e0}/V_C) \times (A1 + A2 + A3 + A4)$$

$$A1 = \{(k_{21} - \alpha)/[(k_a - \alpha)(\beta - \alpha)(k_{e0} - \alpha)]\} \times e^{-\alpha(t - t_{lag})}$$
$$A2 = \{(k_{21} - \beta)/[(k_a - \beta)(\alpha - \beta)(k_{e0} - \beta)]\} \times e^{-\beta(t - t_{lag})}$$
$$A3 = \{(k_{21} - k_a)/[(\beta - k_a)(\alpha - k_a)(k_{e0} - k_a)]\} \times e^{-k_a(t - t_{lag})}$$
$$A4 = \{(k_{21} - k_{e0})/[(k_a - k_{e0})(\beta - k_{e0})(\alpha - k_{e0})]\} \times e^{-k_{e0}(t - t_{lag})}$$

$$C_e(DOR)_{systemic} = \{[D \times F \times k_a \times k_{e0}(DOR)$$
$$\times (E_H \times G_H/V_c)]/[V(DOR)/F(DOR)]\}$$
$$\times (A1_m + A2_m + A3_m + A4_m + A5_m)$$

$$A1_m = \{(k_{21} - \alpha)/[(k_a - \alpha)(\beta - \alpha)$$
$$\times (k(DOR) - \alpha)(k_{e0}(DOR) - \alpha)]\} \times e^{-\alpha(t - t_{lag})}$$
$$A2_m = \{(k_{21} - \beta)/[(k_a - \beta)(\alpha - \beta)(k(DOR) - \beta)$$
$$(k_{e0}(DOR) - \beta)]\} \times e^{-\beta(t - t_{lag})}$$
$$A3_m = \{(k_{21} - k_a)/[(\beta - k_a)(\alpha - k_a)(k(DOR)$$
$$- k_a)(k_{e0}(DOR) - k_a)]\} \times e^{-k_a(t - t_{lag})}$$
$$A4_m = (k_{21} - k(DOR))/\{[(k_a - k(DOR))$$
$$\times (\beta - k(DOR))(\alpha - k(DOR))$$
$$\times (k_{e0}(DOR) - k(DOR))]\} \times e^{-k(DOR)(t - t_{lag})}$$
$$A5_m = (k_{21} - k_{e0}(DOR))/\{[(k_a - k_{e0}(DOR))$$
$$\times (\beta - k_{e0}(DOR))(\alpha - k_{e0}(DOR))$$
$$\times (k(DOR) - k_{e0}(DOR))]\} \times e^{-k_{e0}(DOR)(t - t_{lag})}$$

　　PK 结果显示,相比于单独使用右美沙芬,先给予奎尼丁后,右美沙芬的清除率明显降低,除此之外,奎尼丁对 O-去甲右美沙芬的 k_a 和 V 也有显著影响。

其 PK 模型拟合及 PD 模型参数结果见图 11-23 与表 11-15。结果显示,安慰剂组可产生 25% 的咳嗽抑制反应,右美沙芬 60 mg 组及奎尼丁联合右美沙芬 30 mg 组均可产生 50% 的咳嗽抑制反应。

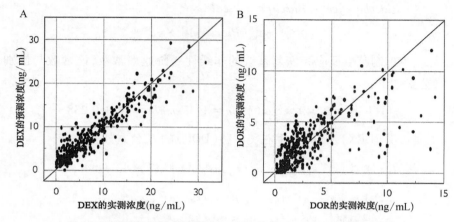

图 11-23　PK 拟合结果图(A. 右美沙芬,B. O-去甲右美沙芬)

表 11-15　右美沙芬及 O-去甲右美沙芬的群体 PD 参数

参　　　数	值	$CV(\%)$
$E_{\max}$	37.7	49
$EC_{50}(\mathrm{ng/mL})$	3.2	20
$k_{e0}(\mathrm{DOR})(\mathrm{h}^{-1})$	0.07	56
$k_{e0}(\mathrm{DOR})/k_{e0}(\mathrm{DEX})$	0.17	28
$\mathrm{Pot}_{\mathrm{DOR}}$(相对于 DEX 有效的 DOR)(%)	38	69
n	3.9	195

之后,Gemma L 等[17]在这个模型的基础上,采用体内-体外外推法,考察基于 PK-PD 型的 CYP2D6 基因多态性对右美沙芬止咳效应的影响,结果发现,虽然只需纳入较少数量的受试者(n = 6)即可体现出 PK 的显著差异(效能达 80%),但是,如果需要体现出人群 PD(镇咳效应)的显著差异性,需要纳入更多的受试者(图 11-24),提示应优先采用将体内外推算与临床相结合的模拟,以避免不确定的药物遗传学研究。

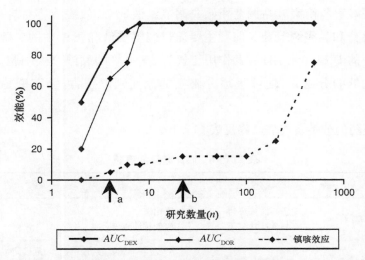

图 11 - 24　不同受试者数量显示的 CYP2D6 表型之间的药动学(AUC)和
镇咳效应(AUEC)显著差异的模型效能(%)

二、祛痰药

(一) 常见祛痰药物

痰量增多是呼吸道常见疾病的重要临床特征之一,气道黏液(痰液)是由
气管、支气管中杯状细胞分泌的黏蛋白及黏膜下腺体分泌的水、糖类、蛋白质、
脂类及矿物质组成的混合物。正常分泌的气道黏液具有保护气道、湿润空气
等作用,但在吸烟、感染、氧化应激等多种致病因素作用下,可产生大量促分泌
因子作用于分泌细胞,导致气道杯状细胞肥大和增生,产生过量黏液。气道黏
液高分泌和纤毛功能失调是慢阻肺、哮喘、支气管扩张症等呼吸系统常见疾病
的特征性病理生理学改变[18, 19]。

祛痰药是一类针对气道黏液分泌异常的药物,按传统药理作用分为痰液
稀释药和黏痰溶解药两大类。痰液稀释药口服后可增加痰液中水分的含量,
稀释痰液,又分为恶心性祛痰药和刺激性祛痰药。

恶心性祛痰药口服后刺激胃黏膜,通过迷走神经反射性促进支气管腺体
分泌增加,使痰液稀释易于咳出,同时,药物分泌至呼吸道,提高管腔渗透压,
保留水分而稀释痰液;刺激性祛痰药可刺激支气管分泌,促进痰液稀释而易咳
出,同时还有微弱的抗菌作用,减少痰液的恶臭。

黏痰溶解药使痰液黏稠度降低或调节黏液成分，使痰液容易排出，包括黏痰溶解药和黏痰调节药。前者主要通过裂解痰液黏蛋白中的二硫键或降解痰液中的 DNA 起作用；后者作用于气管、支气管的黏液产生细胞，促使其分泌黏性低的分泌物，使呼吸道分泌液的流变恢复正常，痰液变稀而容易咳出。

祛痰药的分类及代表药物见表 11 – 16。

表 11 – 16　临床常见祛痰药

药　物　分　类		代　表　药　物
痰液稀释药	恶心性祛痰药	氯化铵
	刺激性祛痰药	愈创甘油醚
黏痰溶解药		N-乙酰半胱氨酸、羧甲司坦、厄多司坦、溴己新、氨溴索

近期的研究表明，一些黏痰溶解药如 N-乙酰半胱氨酸、羧甲司坦、厄多司坦、氨溴索等也同时具有抗炎抗氧化作用，能够在 COPD 等呼吸系统慢性疾病中发挥更好的作用。如 N-乙酰半胱氨酸有直接和间接两种抗氧化作用（图 11 – 25）。直接作用是指其巯基和羟自由基、过氧化氢以及次氯酸相互作用以清除氧自由基。还可以与谷胱甘肽过氧化酶结合，减少脂质过氧化物的生成；间接作用是作为合成谷胱甘肽的前体，维持肺组织中足够量的谷胱甘肽含量，保护细胞免受细胞毒素损害。

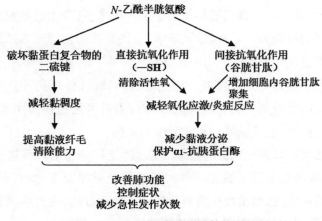

图 11 – 25　N-乙酰半胱氨酸的作用机制

（二）祛痰药的药效学指标

祛痰药的 PD 指标主要包括痰的物理化学性质、流变学参数、肺功能指标以及患者表观症状、生活质量等。痰的物理化学性质的评价指标主要为痰表观黏度及痰弹性；痰的流变学参数主要有痰中 DNA、白蛋白、总蛋白、总 IgA、乳铁蛋白和溶菌酶含量等。由于祛痰药可以间接改善 COPD 等患者的肺功能，因此，在 PK－PD 研究中，也常将肺功能指标如用力肺活量（forced vital capacity，FVC）、FEV_1 和 $FEV_1/FVC\%$ 作为药物的 PD 指标。此外，患者表观症状如咳嗽、咳痰及呼吸困难症状、急性发作率、住院率、慢阻肺急性加重率等也常作为该类药物的 PD 指标[20]。

由于一些黏痰溶解药具有抗炎抗氧化作用，因此，有研究也把血清 IL－8、IL－10、TNF－α 水平等炎症标志物及血浆中同型半胱氨酸、半胱氨酸、总谷胱甘肽浓度等氧化应激指标纳入 PD 指标。

（三）祛痰药的药动学-药效学

目前，祛痰药的 PK－PD 研究并不多，主要集中在黏痰溶解药，且多数研究为早期，研究的关注点主要在于相应剂量下 PK 参数及 PD 改变，少见量效关系的探索性 PK－PD 研究。早在 1990 年，就有学者探讨了厄多司坦在 COPD 患者中的 PK－PD 研究[21]。厄多司坦为黏痰溶解药，主要用于急性和慢性支气管炎痰黏稠所致的呼吸道阻塞。作为一种前体药物，口服后迅速被胃肠道吸收，通过肝脏生物转化成含有游离巯基的活性代谢产物，使支气管分泌物的黏蛋白的二硫键断裂而发挥黏痰溶解作用，另外，还具有增强黏膜纤毛运动功能等作用。该研究共纳入 24 例慢性阻塞性支气管炎患者，在研究厄多司坦 PK 的同时，针对该药的作用机制，通过评估患者痰生化、流变学参数和肺功能指标，对厄多司坦在 COPD 患者中的 PD 进行了研究。主要 PD 指标包括痰的表观黏度，痰弹性，痰中 DNA、白蛋白、总蛋白、总 IgA、乳铁蛋白和溶菌酶含量及肺功能指标 FVC、FEV_1 和 $FEV_1/FVC\%$ 等。结果发现，使用 2 周的厄多司坦（300 mg，每天 3 次）后，痰的表观黏度、岩藻糖含量和大分子物质干重可显著降低，总 IgA/白蛋白、乳铁蛋白/白蛋白、溶菌酶/白蛋白可以显著提高痰弹性。厄多司坦治疗前后的痰液流变学测量显示其黏度有统计学上的显著降低，而弹性几乎保持不变。FVC、FEV_1 和 $FEV_1/FVC\%$ 在使用厄多司坦或安慰剂治疗期间均没有明显变化。其药动学数据表明，在使用黏液调节剂的单次和多次治疗后，厄多司坦及其代谢物的血浆水平保持不变。

N-乙酰半胱氨酸为具有抗炎抗氧化作用的祛痰药，研究发现[22] N-乙酰半胱氨酸 1 200 mg/d 与 600 mg/d 不仅均可以改善 COPD 急性加重患者咳嗽、咳痰及呼吸困难症状、肺功能，还能降低炎症标志物 IL-8 含量及血浆中 C 反应蛋白的水平；相对于 600 mg/d 组，1 200 mg/d 组效果更明显，认为 N-乙酰半胱氨酸的黏液溶解与抗炎抗氧化的作用有益于COPD急性加重期患者。考虑到终末期肾脏疾病（end stage renal disease，ESRD）与系统性氧化应激相关，Thomas D. Nolin 等以血浆中同型半胱氨酸（HCY）、半胱氨酸（CYS）、不对称二甲基精氨酸（ADMA）、对称二甲基精氨酸（SDMA）、精氨酸（ARG）、总谷胱甘肽（GSH）和蛋白质羰基浓度这些氧化应激指标作为 PD 指标，开展了一项 N-乙酰半胱氨酸缓释制剂在 ESRD 人群中的 PK-PD 研究。该研究纳入 24 例 ESRD 受试者（给药方案为 600 mg q12 h.或 1 200 mg q12 h.）及 7 例健康受试者（给药方案为 600 mg q12 h.），连续口服给药 N-乙酰半胱氨酸缓释制剂 14 天，分别于第 1 天和第 15 天采集血样进行测定，采用 Phoenix WinNolin 通过非房室模型进行 PK 参数计算。结果显示，在 ESRD 患者中口服 600 mg 与 1 200 mg 剂量后的 AUC 和 C_{max} 存在显著性剂量依赖性，ESRD 患者和健康受试者之间的 PK 存在显著差异，相比于对照组，ESRD 患者 N-乙酰半胱氨酸总清除率明显降低[（56.1±12.7）L/h vs （4.9±3.5）L/h]，半衰期显著延长。所有血液透析患者的血浆 HCY、CYS、ADMA、SDMA 和蛋白羰基基线水平均显著高于健康受试者，在口服 N-乙酰半胱氨酸 600 mg 或 1 200 mg 14 天后，健康对照组和 ESRD 受试者的血浆 HCY 浓度均显著性降低。PK-PD 相关性分析发现，在 N-乙酰半胱氨酸给药后 14 天，HCY 浓度的百分比变化与 N-乙酰半胱氨酸 AUC_{0-8} 之间存在显著的相关性，但是没有发现 PK 参数与其他 PD 指标间具有相关性。

主要参考文献

[1] 陈灏珠，钟南山，陆再英. 内科学[M]. 9 版. 北京：人民卫生出版社，2019.
[2] 朱依谆，殷明. 药理学[M]. 8 版. 北京：人民卫生出版社，2016.
[3] 甘辉，刘光辉，喻明霞. 支气管哮喘的靶向药物治疗[J]. 中华临床免疫和变态反应杂志，2019，13(2)：157-162.
[4] 柳亚慧，时国朝. 支气管哮喘的精准治疗[J]. 中国实用内科杂志，2020，40(5)：

371 −376.

[5] Tayab Z R, Hochhaus G. Pharmacokinetic/pharmacodynamic evaluation of inhalation drugs：application to targeted pulmonary delivery systems[J]. Expert Opin Drug Deliv, 2005, 2(3)：519 −532.

[6] Gaz C, Cremona G, Panunzi S, et al. A geometrical approach to the PKPD modelling of inhaled bronchodilators[J]. J Pharmacokinet Pharmacodyn, 2012, 39(5)：415 −428.

[7] Caniga M, Cabal A, Mehta K, et al. Preclinical Experimental and Mathematical Approaches for Assessing Effective Doses of Inhaled Drugs, Using Mometasone to Support Human Dose Predictions[J]. J Aerosol Med Pulm Drug Deliv, 2016, 29(4)：362 −377.

[8] Rohatagi S, Arya V, Zech K, et al. Population pharmacokinetics and pharmacodynamics of ciclesonide[J]. J Clin Pharmacol, 2003, 43(4)：365 −378.

[9] Rohatagi S, Krishnaswami S, Pfister M, et al. Model-based covariate pharmacokinetic analysis and lack of cortisol suppression by the new inhaled corticosteroid ciclesonide using a novel cortisol release model[J]. Am J Ther, 2005, 12(5)：385 −397.

[10] Boger E, Fridén M. Physiologically Based Pharmacokinetic/Pharmacodynamic Modeling Accurately Predicts the Better Bronchodilatory Effect of Inhaled Versus Oral Salbutamol Dosage Forms[J]. J Aerosol Med Pulm Drug Deliv, 2019, 32(1)：1 −12.

[11] Renard D, Looby M, Kramer B, et al. Characterization of the bronchodilatory dose response to indacaterol in patients with chronic obstructive pulmonary disease using model-based approaches[J]. Respir Res, 2011, 12(1)：54.

[12] Hayashi N, Tsukamoto Y, Sallas W M, et al. A mechanism-based binding model for the population pharmacokinetics and pharmacodynamics of omalizumab [J]. Br J Clin Pharmacol, 2007, 63(5)：548 −561.

[13] Passarell J, Jaworowicz D, Ludwig E, et al. Population Pharmacokinetic and Pharmacokinetic/Pharmacodynamic Modeling of Weight-Based Intravenous Reslizumab Dosing[J]. J Clin Pharmacol, 2020, 60(8)：1039 −1050.

[14] 杨宝峰,陈建国. 药理学[M]. 9 版. 北京：人民卫生出版社, 2018.

[15] 杨世杰. 药理学[M]. 2 版. 北京：人民卫生出版社, 2010.

[16] Moghadamnia A A, Rostami-Hodjegan A, Abdul-Manap R, et al. Physiologically based modelling of inhibition of metabolism and assessment of the relative potency of drug and metabolite：dextromethorphan vs. dextrorphan using quinidine inhibition[J]. Br J Clin Pharmacol, 2003, 56(1)：57 −67.

[17] Dickinson G L, Rezaee S, Proctor N J, et al. Incorporating in vitro information on drug metabolism into clinical trial simulations to assess the effect of CYP2D6 polymorphism on pharmacokinetics and pharmacodynamics：dextromethorphan as a model application[J]. J Clin Pharmacol, 2007, 47(2)：175 −186.

[18] Johnson D C. Airway mucus function and dysfunction[J]. N Engl J Med, 2011, 364(10)：978.

[19] Curran D R, Cohn L. Advances in mucous cell metaplasia：a plug for mucus as a therapeutic focus in chronic airway disease. Am J Respir Cell Mol Biol, 2010, 42(3)：

268－275.

[20] 黄绍光,康健,林江涛,等. 慢性气道炎症性疾病气道黏液高分泌管理中国专家共识 [J]. 中华结核和呼吸杂志, 2015, 38(10): 723－729.

[21] Marchioni C F, Moretti M, Muratori M, et al. Effects of erdosteine on sputum biochemical and rheologic properties: pharmacokinetics in chronic obstructive lung disease[J]. Lung, 1990, 168(5): 285－293.

[22] Nolin T D, Ouseph R, Himmelfarb J, et al. Multiple-dose pharmacokinetics and pharmacodynamics of N-acetylcysteine in patients with end-stage renal disease[J]. Clin J Am Soc Nephrol, 2010, 5(9): 1588－1594.

（李　昕）

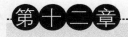

消化系统药物药动学-药效学

第一节 消化系统疾病种类及用药

一、疾病种类

消化系统由口腔、食管、胃、小肠(十二指肠、空肠、回肠)、大肠(盲肠、阑尾、结肠、直肠、肛管)、肝、胆囊、胆道及胰腺等组成,发生于这些脏器的疾病统称为消化系统疾病。按照发生部位来分类,分为消化道器官和消化道以外器官两大类疾病。

(一)消化道器官疾病

消化道器官疾病指发生在口腔、食管、胃、小肠和大肠的疾病,如胃食管反流病、食管癌、胃炎(急性胃炎、慢性胃炎、特殊类型的胃炎)、消化性溃疡、胃癌、肠结核和结核性腹膜炎、炎症性肠病(溃疡性结肠炎、克罗恩病)、结直肠癌、功能性胃肠病(功能性消化不良、肠易激综合征)等。

(二)消化道以外器官的疾病

消化道以外器官的疾病指发生在肝脏、胆道、胰腺等器官的疾病,如病毒性肝炎、脂肪性肝病(非酒精性脂肪性肝病、酒精性肝病)、自身免疫性疾病(自身免疫性肝炎、原发性胆汁性胆管炎、原发性硬化性胆管炎)、药物性肝病、肝硬化、原发性肝癌、急性肝衰竭、肝外胆系结石及炎症(胆囊结石及胆囊炎、肝外胆管结石及胆管炎)、胆道系统疾病(胆石症、胆囊炎、急性化脓性胆管炎、胆囊癌、胆管癌)、胰腺炎(急性胰腺炎、慢性胰腺炎)、胰腺癌、腹痛等。后文重点介绍胆道系统疾病及其临床用药。

二、各类消化系统疾病用药

消化系统疾病是一类常见性疾病，发病率高，药物治疗在该类疾病的治疗中发挥重要作用，下面介绍一些常见消化系统疾病的用药。

（一）胃溃疡用药

胃溃疡（gastric ulcer，GU）指胃黏膜发生的炎性缺损，病变穿透黏膜肌层或达更深层次。发病机制通常与胃液中胃酸的消化作用、幽门螺杆菌感染等因素有关，临床用药多从降低胃内酸度、增强胃黏膜保护作用、根除幽门螺杆菌的角度来考虑，常见用药包括：

1. 抗酸药

抗酸药多为无机弱碱类，可直接中和胃酸，降低胃酸对胃黏膜的刺激性。

2. 抑酸药

通过抑制胃酸分泌，减少胃酸对胃黏膜的刺激，包括 H_2 受体拮抗剂（histamine 2 receptor antagonist，H_2RA）和质子泵抑制剂（proton pump inhibitor，PPI）。其中 H_2RA 可有效抑制组胺和胃黏膜上 H_2 受体的结合，减少壁细胞的胃酸分泌，同时能够对胃泌素和胰岛素刺激所造成的胃酸分泌进行有效的抑制；PPIs 通过抑制质子泵（即 H^+/K^+-ATP 酶），从而抑制胃壁细胞 H^+ 和 K^+ 交换，减少胃酸分泌。

3. 保护胃黏膜药

此类药物通过增强胃黏膜的保护屏障来治疗疾病。例如，硫糖铝在酸性环境下解离出的复合离子可聚合成不溶性的带负电荷的胶体，与溃疡或炎症处带正电荷的蛋白质渗出物相结合，形成一层保护膜，促进溃疡的愈合，同时能吸附胃蛋白酶、中和胃酸和胆汁酸，并能促进内源性前列腺素 E 的合成及吸附表皮生长因子，使之在溃疡或炎症处浓集，有利于黏膜再生。

4. 根除幽门螺杆菌药物

幽门螺杆菌通过其特异性脂蛋白（幽门螺杆菌黏附素）定植于人的胃黏膜上皮细胞，释放毒力因子等其他物质，使胃上皮细胞发生病理性变化而导致胃溃疡。因此，抗幽门螺杆菌药物已经成为胃溃疡治疗的重要环节，包括三联疗法和四联疗法[1,2]。具体药物见表 12-1。

表 12 - 1 消化性溃疡用药

降低胃内酸度药物	
抗酸药	氢氧化铝、三硅酸镁、碳酸钙、铝碳酸镁
抑酸药	
H_2 受体拮抗药	西咪替丁、雷尼替丁、法莫替丁
质子泵抑制剂	奥美拉唑、埃索美拉唑、兰索拉唑、泮托拉唑、雷贝拉唑
保护胃黏膜药物	硫糖铝、枸橼酸铋钾、米索前列醇
根除幽门螺杆菌药物	标准三联疗法(PPI+克拉霉素+阿莫西林或 PPI+克拉霉素+甲硝唑) 标准四联疗法(铋剂+PPI+2 种抗菌药)

(二)胃食管反流病用药

胃食管反流病(gastro-esophageal reflux disease,GERD)是一种由胃和十二指肠内容物反流入食管引起不适症状和(或)并发症的疾病,胃灼热、反流和胸骨后疼痛是最常见的症状[3]。GERD 治疗的基本原则是缓解症状、预防和治疗并发症、防止复发,在治疗时常采用 PPI 和 H_2RA 的抑酸药和促胃肠动力药(如多潘立酮、莫沙必利、依托必利),其中 PPI 为首选药物。

(三)炎症性肠病用药

炎症性肠病(inflammatory bowel disease,IBD)系由发生在结肠或小肠的慢性非特异性炎症引起的疾病,主要包括溃疡性结肠炎(ulcerative colitis,UC)和克罗恩病(Crohn disease,CD)。

UC 是一种发病原因和致病机制尚未明确的慢性炎症性疾病,目前治疗 UC 的药物主要以抗炎和免疫调节药物为主。常用药物包括:

1. 氨基水杨酸类

该类药物可抑制前列腺素和炎症介质白三烯的形成,具有消炎作用,是临床上治疗溃疡性结肠炎的基础用药。

2. 糖皮质激素

糖皮质激素具有促进抗炎因子(脂皮素、IL - 10 等)合成、抑制炎症因子(TNF - α、CAM - 1、NO 等)生成、提高机体对细菌内毒素耐受性等作用,可在短时间内迅速发挥抗炎作用。其副作用较大,常在紧急时刻使用。

3. 免疫抑制剂

免疫抑制剂可通过干扰嘌呤合成,或作用于免疫反应过程的某一点而治疗炎症性肠病，主要用于激素治疗无效或者激素依赖的 UC 患者的治疗。

4. 新型生物制剂

该类药物通过作用于免疫或炎症过程的某一环节而发挥治疗效果。TNF－α 单抗通过抑制能够促进炎症细胞增殖分化的 TNF－α 而降低机体炎症反应；黏附分子（整合素 α4β1、α4β7、αEβ7 等）可促进大量淋巴细胞聚集并迁移到肠道黏膜而加重肠道炎症反应，而选择性黏附分子抑制剂通过阻断黏附分子与血管内皮细胞受体结合，来降低肠道炎症程度。相关药物见表 12－2[4]。

表 12－2　溃疡性结肠炎治疗药物

氨基水杨酸类	柳氮磺吡啶、巴柳氮、奥沙拉嗪、美沙拉嗪
糖皮质激素	布地奈德、间苯磺酸泼尼松龙
免疫抑制药	硫唑嘌呤、甲氨蝶呤、环孢素
新型生物制剂	
TNF－α 单抗	英夫利昔单抗、阿达木单抗、戈利木单抗
选择性黏附分子抑制剂	那他珠单抗、维多珠单抗

CD 呈节段性分布，病变可累及肠壁全层，常呈透壁性发展。发病机制复杂，通常认为在有遗传易感性前提下，感染、环境、饮食、菌群失调等因素可诱发肠道黏膜免疫损害。因 CD 与 UC 在病因和发病机制上有许多相似之处，所以临床治疗采用同类药物[5]。

（四）胆道疾病的临床用药

胆道疾病指发生于胆道系统的疾病，其中较为常见的有胆石症、胆囊炎、急性化脓性胆管炎、胆囊癌、胆管癌等。胆道疾病多数采用外科手术治疗，对胆石症、慢性胆囊炎等疾病可尝试药物溶石或利胆消炎治疗。此类药物主要是通过促进胆汁分泌、降低胆汁中胆固醇饱和度，或增强胆囊收缩、舒张 Oddi 括约肌等发挥作用。临床上常用的治疗胆道疾病药物见表 12－3。

表 12－3　胆道疾病治疗药物

利胆药	亮菌甲素、羟甲香豆素、羟甲烟胺、茴三硫、阿嗪米特
溶石治疗	熊去氧胆酸、鹅去氧胆酸

第二节 消化系统药物药动学-药效学

一、质子泵抑制剂

PPI 是目前最有效的胃酸分泌抑制剂[6,7]，并且 PPI 也是目前消化系统中 PK-PD 研究最成熟的药物。所以，本章节以 PPI 药物为例，阐明在消化道系统药物的 PK-PD 研究中需要关注的问题和要点。

（一）质子泵抑制剂药物简介

PPI 药物是一类用于治疗胃、十二指肠溃疡，反流性食管炎和卓-艾综合征等酸相关性疾病的抑酸药物，且具抗氧化、抗炎、抗凋亡及抗癌等多重药理活性。

PPI 作用机制：胃壁细胞处于非活动状态时，细胞质内有大量小管泡，质子泵（即 H^+/K^+-ATP 酶）贮存在小管泡膜内，当受到化学的、神经的、激素的刺激后，壁细胞内的小管泡迅速与分泌小管相融合，质子泵转移到小管膜上，并在有氧代谢中高能磷酸键产生的能量的参与下，将 H^+ 从壁细胞胞质中跨梯度转运到分泌小管管腔内，最后进入胃腔。当质子泵抑制剂进入血液后，可自由通透生物膜，进入到壁细胞的分泌小管腔的酸性环境中，立即与 H^+ 结合，且不再能透过生物膜。PPI 经过手性亚砜键（埃索美拉唑和右兰索拉唑为非手性的，故除外）的酸催化裂解为活性亚砜酸或磺胺，与 H^+/K^+-ATP 酶上的半胱氨酸残基共价结合（图 12-1）。当质子泵受到抑制时，由于阻断了胃酸形成的最终步骤，所以，不论是基础胃酸分泌，还是各种形式引起的应激性胃酸分泌，都能受到有效抑制。

目前国内已上市的 PPI 有奥美拉唑、埃索美拉唑、泮托拉唑、兰索拉唑、雷贝拉唑，以及艾普拉唑。研究发现，这些 PPI 多为苯并咪唑类衍生物，在结构上都具有吡啶环、硫氧基和苯并咪唑环这 3 个部分，不同之处在于对吡啶环或苯并咪唑环进行不同的修饰从而增强胃酸抑制效果[8]。

（二）质子泵抑制剂药物的药动学和药效学特征

PPI 作用机制相同[9]，体内 PK 特征（吸收、分布、消除）具有很大相似性。

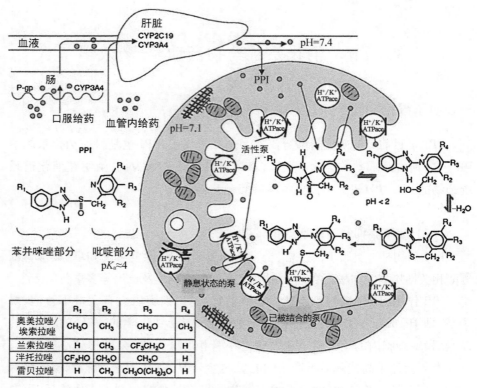

图 12-1 PPI 药物作用机制图[8]

对 PPI 的药动学研究中发现，不同的 PPI，其代谢酶不同，对代谢酶的抑制程度也不同。在肝脏，CYP2C19、CYP3A4/5 酶为介导 PPI 羟基化和硫氧化的两个主要代谢酶[10]，其中 CYP2C19 酶存在基因多态性，致使药物在 PK 和 PD 特征上存在明显的个体差异。第一代 PPI（奥美拉唑、兰索拉唑、泮托拉唑）主要经 CYP2C19、CYP3A4 酶代谢，有着明显的个体差异。第二代 PPI（雷贝拉唑、埃索美拉唑、艾普拉唑）经 CYP2C19 酶代谢的程度都有所降低，个体差异明显减少，抑酸效果也更强；其中雷贝拉唑 85% 通过非酶代谢，与其他药物的相互作用小。PPI 大多经肾脏途径排泄，其中兰索拉唑部分由粪便途径排泄。而由于临床对 PPI 的联用需求（如采用 PPI 来降低氯吡格雷的消化道不良反应），进行 PK 研究时，常关注 PPI 对酶学的抑制程度，为药物-药物相互作用（DDI）研究和临床用药提供依据。此外，有研究发现，奥美拉唑、兰索拉唑、泮托拉唑均经 P-糖蛋白介导转运，且对 P-糖蛋白有抑制作用[11]。

另一方面,所有苯并咪唑类 PPI 的药效学是通过抑制 H^+/K^+-ATP 酶来抑制胃酸分泌,胃内 pH 是其直接效应指标。临床上常把给药后 24 h 内 pH>4 和 pH>6 的时间百分率(%)分别作为评价 PPI 口服制剂和静脉制剂对于酸性相关疾病抑制效果的 PD 参数。表 12-4 总结了六种 PPI 的 PK 和 PD 特征。

表 12-4 质子泵抑制剂的 PK 和 PD 特征概要

参数(单位)	奥美拉唑(20 mg/d)	泮托拉唑(40 mg/d)	兰索拉唑(30 mg/d)	雷贝拉唑(20 mg/d)	埃索美拉唑(40 mg/d)	艾普拉唑(10 mg/d)
C_{max}(μg/mL)	0.08~0.8	1.1~3.3	0.6~1.2	0.4	1.6	0.8
T_{max}(h)	1~3	2~4	1.3~2.2	3.1	1.5	0.8~1
AUC(μg·h/mL)	0.2~1.2	2~5	1.7~5	0.8	3.9	2.6
$t_{1/2}$(h)	0.6~1	0.9~1.9	0.9~1.6	1	1.2	2.5±0.6
CYP2C19 代谢	++	++	++		++	+
CYP3A4 代谢	+	+	++	+	+	++
非酶代谢	-	-	-	++	-	+
排泄途径	肾脏	肾脏	肾脏、粪便	肾脏	肾脏	非肾脏排泄
给药后第 5 天 24 h 内 pH >4 的时间百分率(%)[a]	49.2	41.9	48.0	50.5	58.4	82.8
24 h 内平均 pH[a]	3.5	3.3	3.6	3.7	4.0	6.0

文献来源[8, 12-16]。表中参数值为连续给药 5 天后采样测定值。艾普拉唑的参数取自艾普拉唑静脉输注形式的临床试验结果,其余为 PPI 口服制剂 PK-PD 数据总结。++表示主要代谢途径;+表示次要代谢途径;-表示不包括或者没有相关代谢途径;C_{max} 表示峰浓度;AUC 表示药时曲线下面积;T_{max} 表示达峰时间;$t_{1/2}$ 表示消除半衰期;NA:未获得数据。a 表示奥美拉唑(20 mg/d)、泮托拉唑(40 mg/d)、兰索拉唑(30 mg/d)、雷贝拉唑(10 mg/d)连续给药第 5 天后在第 5 天测得的值。

(三)质子泵抑制剂药物的药动学-药效学研究

1. 受试人群的选择和试验设计

根据 PPI 的 PK 特征可知,CYP2C19 酶是绝大多数 PPI 的代谢酶。此外,CYP2C19 酶在外显子 4(*3)和外显子 5(*2)中存在基因多态性,包括纯合子强代谢者(HomEM)、杂合子强代谢者(HetEM)、弱代谢者(PM)[17]。不同种族具有不同程度的 CYP2C19 基因多态性,其中亚洲人中的 CYP2C19 弱代谢者比例高达 13%~23%(表 12-5)。由于 CYP2C19 基因多态性影响 PPI 代谢速率,从而影响其 PD 效果,因此在对 CYP2C19 酶为主要代谢酶的

PPI 进行 PK 和 PD 研究时,需对受试者 CYP2C19 酶进行基因多态性分层分析。

表 12-5　CYP2C19 基因多态性对 PPI 代谢的作用

代谢表型	基因型	比例(亚洲人)(%)	比例(高加索人)(%)	PPI 的代谢
HomEM	*wt/wt*	30~40	70	快代谢速率
HetEM	*wt/m*1 or *wt/m*2	45~55	25~27	中等代谢速率
PM	*m*1/*m*2	13~23	3~5	慢代谢速率

HomEM 代表纯合子强代谢者;HetEM 代表杂合子强代谢者;PM 代表弱代谢者;*wt*:野生型等位基因;*m*1/*m*2:突变等位基因。

由于大多数 PPI 经 CYP2C19 酶代谢,存在着与酶代谢相关的 DDI 问题,因此在选择受试者时,尽量选取在入选前三周内未服用过其他药物(尤其是对 CYP 酶有抑制或诱导作用的药物)的健康受试者,以排除潜在的 DDI 影响。

2. 药效学指标的测定

(1)胃酸分泌的生理影响因素:胃酸分泌是一个复杂过程,受多个因素影响,除了受到 PPI 的影响外,还受到食物、昼夜节律等生理因素的影响。

首先,食物对胃酸具有直接稀释作用,可升高胃内 pH。同时进食引起的胃扩张激活了刺激胃酸分泌的两条神经途径(迷走神经-迷走神经反射途径和局部内源性途径),促进了胃酸分泌。在神经反射途径中,迷走神经通路的激活促使乙酰胆碱和胃泌素释放肽释放,后者刺激胃泌素从 G 细胞释放。胃泌素将通过激活壁细胞上的 CCK_2 受体直接刺激胃酸分泌,并通过增强胃内肠内分泌细胞的组胺释放间接刺激胃酸分泌。在局部内源性途径中,机械性扩张激活局部内源性途径,释放乙酰胆碱,刺激壁细胞分泌酸性物质。乙酰胆碱除了直接作用于壁细胞,还可间接作用于胃肠内分泌细胞释放组胺,从而促进壁细胞分泌胃酸。化学传感的作用是有限的,因为胃内低 pH 会通过增强 D 细胞生长抑素的释放,抑制胃酸的分泌,而胃腔中氨基酸和寡肽的存在会促进胃泌素的释放和胃酸的分泌。

胃酸分泌还具有"昼夜节律",一项在 10 例无幽门螺杆菌感染的健康人的胃酸测定研究中发现,胃内 H^+ 浓度在 24 h 内呈现非对称昼夜节律变化,在上午 6:00~12:00 达到最低,午夜至清晨期间增加,并且午夜时胃内 H^+ 浓度为一天内最高(图 12-2)[18]。

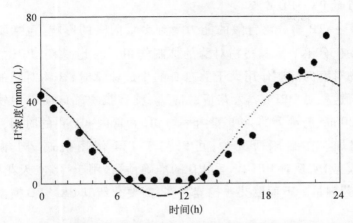

图 12 - 2　10 位无幽门螺杆菌感染的健康受试者的胃酸昼夜节律变化图

黑点代表每个小时内胃酸平均值,以 H^+ 浓度(mmol/L)来表示

因此,为了区分 PPI、食物、昼夜节律这三个因素对胃酸的影响,胃酸基线的测定具有重要意义;并且在进行临床研究时,需要对受试者的饮食和饮水情况进行严格控制。

(2)胃酸基线的评估:为了将食物、昼夜节律对胃酸分泌的影响与 PPI 的作用区分开,在注射用艾普拉唑的一项临床 PK - PD 研究中,同期开展了男、女健康受试者胃内 pH 基线值的 24 h 测定,结果如图 12 - 3 所示[16]。此胃内 pH 基线图包含了昼夜节律与食物(午餐、晚餐)对于胃酸的影响。

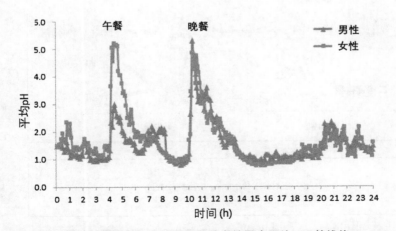

彩图 12 - 3

图 12 - 3　男性(蓝线)和女性(红线)受试者的胃内平均 pH 基线值(见彩图)

3. PPI 的 PK‐PD 建模

H^+/K^+‐ATP 酶分泌胃酸的能力受到多重因素的影响，包括酶的生成和降解、昼夜分泌节律和药物对酶的抑制作用。因此，基于 PPI 的作用机制，当药物对酶的抑制作用大于酶自身的生成速率时，药物对酶的抑制会达到最大，这就是 PPI 的"天花板效应"。艾普拉唑临床研究中发现该药 10 mg 和 20 mg 剂量下的 24 h 胃内平均 pH 和胃内 pH>4 的时间百分比没有显著增加。在临床研究中，可以基于 PPI 作用机制，构建机制型 PK‐PD 模型，实现对 PPI PK 和 PD 的准确预测，用于探索"天花板效应"和优化给药剂量。下面以艾普拉唑为例，简要介绍其 PK‐PD 模型的建立过程和结果。

艾普拉唑 PK‐PD 模型的建立采用两步法（图 12‐4）。首先，采用具有线性消除特征的二房室模型来构建艾普拉唑 PK 模型，用于预测艾普拉唑的血药浓度。然后，采用机制型 PD 模型来描述 PPI 的 PD 特征，包括 H^+/K^+‐ATP 酶的生成、降解、艾普拉唑对酶的不可逆抑制作用，昼夜节律对胃酸分泌的作用，以及食物对胃内 pH 的影响。

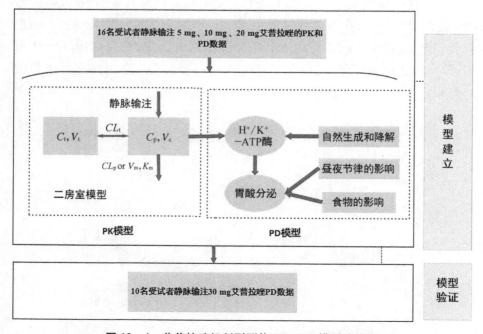

图 12‐4 艾普拉唑机制型群体 PK‐PD 模型路线图

作者在描述昼夜节律对胃酸分泌的影响时,在非对称昼夜节律函数的基础上加入了胃酸基线值评估[19],进行了优化:

$$f_{\text{circadian}} = \frac{1 + \dfrac{MA}{\left(\dfrac{MT_{\max}}{MW}\right)^4 + 1}}{1 + \dfrac{MA}{\left(\dfrac{t - MT_{\max}}{MW}\right)^4 + 1}} \qquad (12-1)$$

其中,$MT_{\max}$ 是夜间胃内 H^+ 峰的峰值时间,MA 和 MW 是夜间胃内 H^+ 峰的振幅和宽度。

在描述食物对胃酸分泌的影响时,食物的神经刺激作用可忽略不计,只考虑食物对胃酸的稀释作用[20],公式如下:

$$F_e = \begin{cases} 1 & t < 4 \\ 1 + FE_{4h} \times e^{(-k_{FE}) \times (t-4)} & 4 \leqslant t < 10 \\ 1 + FE_{4h} \times e^{(-k_{FE}) \times (t-4)} + FE_{10h} \times e^{(-k_{FE}) \times (t-10)} & 10 \leqslant t \end{cases}$$

$$(12-2)$$

$$H^{\text{obs}} = \frac{H}{F_e} \qquad F_e(0) = 1; \qquad (12-3)$$

其中,F_e 为 H 与 H^{obs} 之比,代表食物对胃酸分泌的影响,其中 H^{obs} 为餐后 H^+ 浓度,H 为无食物影响时的 H^+ 浓度;FE_{4h} 和 FE_{10h} 代表午餐和晚餐的食物效应;k_{FE} 是食物效应消除速率常数,它反映了进食对胃内 H^+ 浓度的稀释作用以及食物效应的消除速率常数。

基于 16 例健康受试者静脉输注艾普拉唑 5 mg、10 mg、20 mg 的 PK 和 PD 数据构建模型,用 Akaike 信息准则(AIC)、拟合优度图和可视化预测检查评估模型。模型的 PK 和 PD 结果如图 12-5 和图 12-6 所示,观测值和预测值的拟合程度较好。同时,采用静脉输注 30 mg 艾普拉唑后的胃内 24 h pH 数据对模型进行外部验证,如图 12-7 显示,模型预测值和观测值基本重合,说明该模型可以准确预测不同给药方案下的艾普拉唑 PD 结果。

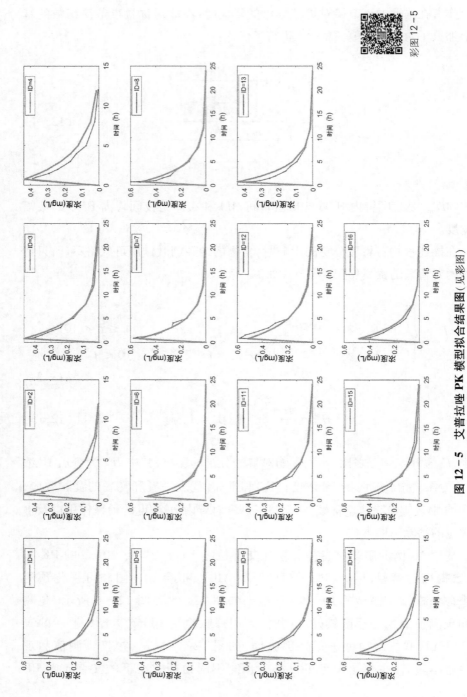

图 12 - 5 艾普拉唑 PK 模型拟合结果图（见彩图）

血药浓度的观测值（蓝线）与预测值（红线）比较。结果显示，观测值与预测值基本重合，拟合结果较好

彩图 12-6

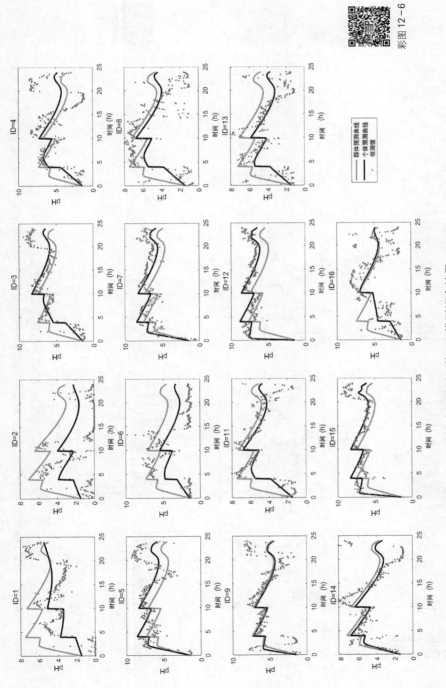

图 12-6 艾普拉唑机制型群体 PD 模型拟合结果（见彩图）

胃内 pH 的观测值（蓝点）与个体预测值（黑线）、群体预测值（红线）比较。结果显示，观测值与预测值基本重合，拟合结果较好

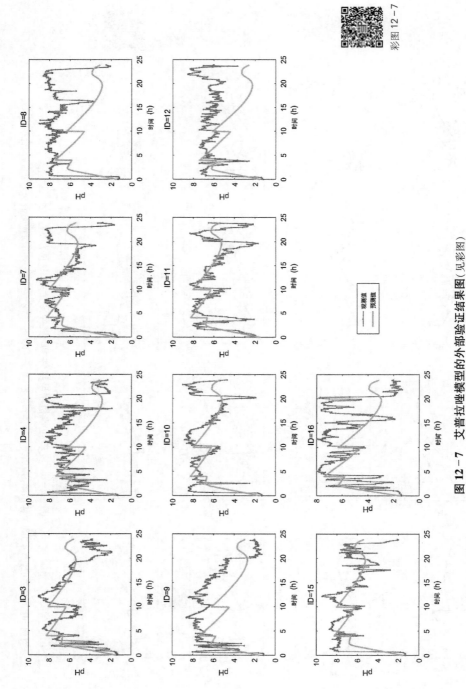

图 12 - 7　艾普拉唑模型的外部验证结果图（见彩图）

胃内 pH 的观测值（蓝线）与预测值（红线）比较。通过该模型预测预测的静脉输注 30 mg 艾普拉唑后，胃内 24 h pH 观测值与预测值基本重合

　　模型进一步预测了艾普拉唑 40 mg 下的胃内 pH,结果发现,40 mg 与 30 mg 剂量组下的 PD 结果基本重合,即艾普拉唑在 40 mg 下的药效并未增加,已达到剂量上限。

二、其他消化系统药物

(一) 英夫利昔单抗(IFX)的药动学-药效学研究

1. IFX 的作用机制

　　如前所述,TNF-α 在 IBD 患者的疾病发展中发挥着关键作用。IFX 是人鼠嵌合单克隆抗体,其 Fab 片段能特异性识别并结合人的 TNF-α 来发挥中和作用,从而起到减轻炎症的效果。

2. 药动学-药效学模型

　　Koji Kimura 等根据以往文献报道来构建基于机制的 PK-PD 模型,其中采用二房室模型来描述单次给药后 IFX 的血药浓度变化。对于 PD 模型的构建,采用评价炎症程度的评分方法[即部分 Mayo 评分和克罗恩病疾病活动指数(CDAI)评分]分别作为 IFX 治疗溃疡性结肠炎和克罗恩病的药效指标。模型中假设影响炎症程度变化的因素包括:① IFX 引起 TNF-α 变化的药效因素(K^{IFX});② 非 IFX 药物因素(K^{else}),如宿主的遗传易感性、肠道微生物群和其他环境因素;③ 机体自身炎症缓解功能,即体内炎症以 k_r 的速率常数在缓解[21-24]。

　　在描述 TNF-α 的浓度变化时,将以下三个因素考虑入模型:① TNF-α 的自身生成和消除效应:TNF-α 以 k_s 的速率常数生成,并以 k_{T1} 的速率常数消除;② IFX 与 TNF-α 的结合-解离效应:以 k_{on} 的结合速率常数与 IFX 形成络合物,并以 k_{off} 的离解速率常数与络合物分离;③ IFX-TNF-α 复合物的内化效应:内化速率常数为 k_{T2}(图 12-8)。

　　模型验证结果(图 12-9)表明 PD 指标的预测值和观测值吻合良好,预测误差在可接受范围内。被验证后的模型可用于预测不同剂量给药方案下的患者病情评分变化,为临床用药方案的变化提供理论指导。

(二) Etrolizumab 的药动学-药效学研究

1. 作用机制

　　Etrolizumab 是一种人源化免疫球蛋白 G1 单抗,可特异性结合异源二聚体

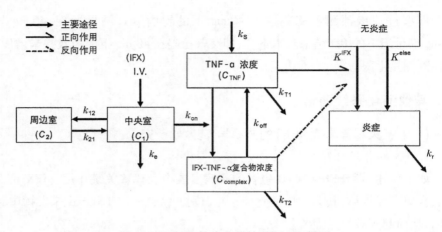

图 12 - 8　IFX 抗炎作用的 PK - PD 模型

注：k_e，中央室的消除速率常数；k_{12} 和 k_{21}，房室间转运速率常数；k_{on}，TNF - α 与英夫利昔单抗的结合速率常数；k_{T1}，TNF - α 的消除速率常数；k_{T2}，IFX - TNF - α 复合物的内化速率常数；k_s，TNF - α 的生成速率常数；K^{IFX}，基于英夫利昔单抗作用的炎症抑制速率常数；K^{else}，非英夫利昔单抗作用引起的炎症速率常数；k_r，炎症缓解速率常数

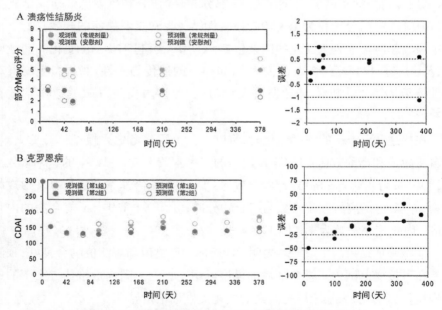

图 12 - 9　英夫利昔单抗 PK - PD 模型的验证图（见彩图）

A 为溃疡性结肠炎患者的验证图。蓝色实点和圆圈分别表示常规剂量下的观测值和预测值（0、2 和 6 周时为 5 mg/kg，此后每 8 周一次 5 mg/kg）。红色实点和圆圈分别显示安慰剂给药后的观测值和预测值。B 为克罗恩病患者的验证图。蓝色实点和圆圈分别表示第 1 组的观测值和预测值（第 0、2 和 6 周时为 5 mg/kg，此后每 8 周一次 5 mg/kg）。红色实点和圆圈分别显示第 2 组的观测值和预测值（第 0、2 和 6 周时为 5 mg/kg，此后为每 8 周一次 10 mg/kg）。误差：观测值-预测值

整合素 α4β7 和 αEβ7 的 β7 亚基,阻断它们与各自配体、黏膜地址素细胞黏附分子(MAdCAM－1)和 E－钙黏蛋白的相互作用,从而用于治疗 IBD。

2. 药动学-药效学模型

Wei 等[25]基于 25 例中至重度 UC 患者的 I 期临床试验数据来建立 etrolizumab 的 PK－PD 模型。因为单克隆抗体的 PK 和 PD 通常受到靶点介导的药物处置(TMDD)复杂机制的影响。因此,在 PK 模型中,采用具有准稳态假设(QSS)的靶点介导的药物清除(TMDD)的二房室模型来描述血清 etrolizumab 浓度和游离循环 β7 受体之间的关系。在 PD 模型中,把可检测到的表达 β7 受体的细胞(ABS)数量作为药效指标,并采用 Sigmoid 方程来描述游离循环 β7 受体和 ABS 数量之间的关系(图 12－10)。

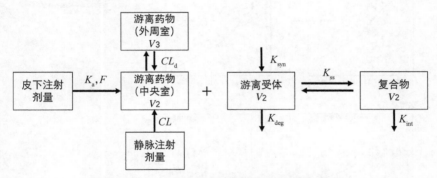

图 12－10　etrolizumab 的 PK－PD 模型示意图

CL,清除率;CL_d,房室间清除率;F,单剂口服的生物利用度;K_a,吸收速率常数;K_{deg},降解速率常数;K_{int},药物-靶点复合体的降解率;K_{ss},药物-靶点复合物的准稳态常数;K_{syn},合成速率常数;V_2,中央室房室容积;V_3,周边室房室容积

模型建成后,将模型预测值与 I 期试验观测值进行对比(图 12－11),结果显示模型可以准确地描述 etrolizumab 血药浓度及游离循环 β7 受体的变化曲线。最后,etrolizumab II 期临床试验的数据用来进一步地验证 QSS TMDD 模型,图 12－12 显示模型预测 PK－PD 曲线与 II 期观测值吻合良好,表明模型的预测准确性好。

三、展望

消化系统疾病是一大类常见性疾病,其治疗药物包括胃溃疡、胃食管反流病、炎症性肠病及胆道疾病的临床用药。PK－PD 模型可以将药物在体内的动

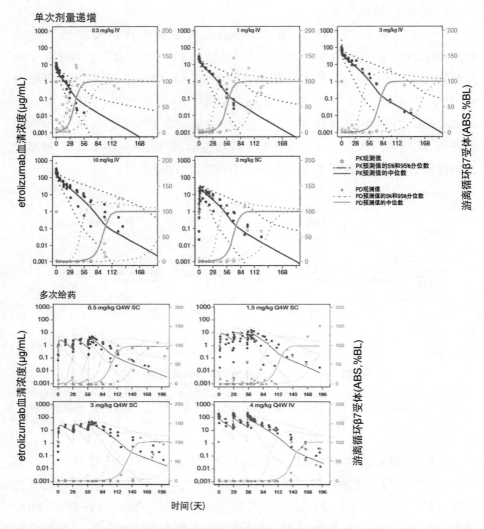

图 12–11 etrolizumab 单剂量递增和多剂给药的不同剂量 PK 观测值（蓝点）和 PD 观测值（红圈）与预测值比较结果

IV,静脉注射；Q4W,每四周；SC,皮下注射

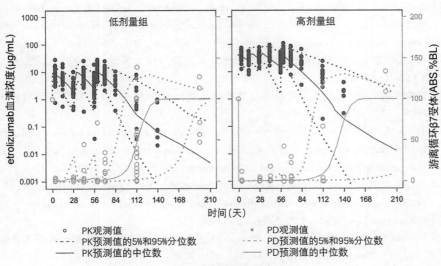

彩图 12-12

彩图 12-12

图 12-12 模型验证图（见彩图）

模型药动学预测值（PK；蓝色）/药效学预测值（PD；红色）曲线与Ⅱ期临床试验中的剂量方案观测值吻合良好；左侧图：在第 0、4 和 8 周给予 etrolizumab 100 mg；右侧图：第 0 周给予 etrolizumab 420 mg，第 2、4 和 8 周给予 etrolizumab 300 mg

态变化过程与其药效连接起来，可定量描述药物浓度、时间、效应三者之间的关系，并可根据模型预测不同剂量时的药物效应，用于优化临床剂量。目前 PK-PD 模型在消化系统药物中的建立不多，PPI、IFX 和 etrolizumab 等药物的作用机制较为明确，PD 指标可以量化，其 PK-PD 模型的建立具有机制和实践层面的基础。PPI、IFX、etrolizumab 的模型建立为其他消化系统药物 PK-PD 模型建立提供了参考，发挥了优化剂量和指导临床合理用药的作用。对于缺乏量化指标的其他药物，应该基于作用机制开发和验证合适的生物标志物，并与临床终点建立相关性，从而更加有效地开展消化系统药物 PK-PD 研究。

（王洪允）

参考文献

［1］ 王昊. 克拉霉素三联疗法治疗小儿幽门螺杆菌阳性消化性溃疡临床分析[J]. 中国现代药物应用，2019，13(4)：104-106.

［2］ Kavitt R T, Lipowska A M, Anyane-Yeboa A, et al. Diagnosis and Treatment of Peptic Ulcer Disease[J]. Am J Med, 2019, 132(4)：447-456.

［3］ Stefanidis G, Viazis N, Kotsikoros N, et al. Long-term benefit of transoral incisionless fundoplication using the esophyx device for the management of gastroesophageal reflux disease responsive to medical therapy［J］. Dis Esophagus, 2017, 30(3): 1 − 8.

［4］ 陈锋, 严常开. 治疗溃疡性结肠炎药物的最新进展［J］. 世界华人消化杂志, 2016, 24 (12): 1840 − 1845.

［5］ 欧阳春晖. 克罗恩病的治疗药物以及单药与联合治疗的抉择［J］. 实用药物与临床, 2019, 22(6): 566 − 568.

［6］ Farley A, Wruble L D, Humphries T J. Rabeprazole versus ranitidine for the treatment of erosive gastroesophageal reflux disease: a double-blind, randomized clinical trial. Raberprazole Study Group［J］. Am J Gastroenterol, 2000, 95(8): 1894 − 1899.

［7］ Wolfe M M, Sachs G. Acid suppression: optimizing therapy for gastroduodenal ulcer healing, gastroesophageal reflux disease, and stress-related erosive syndrome ［J］. Gastroenterology, 2000, 118(2 Suppl 1): S9 − S31.

［8］ Litalien C, Theoret Y, Faure C. Pharmacokinetics of proton pump inhibitors in children ［J］. Clin Pharmacokinet, 2005, 44(5): 441 − 466.

［9］ Sachs G, Shin J M, Howden C W. Review article: the clinical pharmacology of proton pump inhibitors［J］. Aliment Pharmacol Ther, 2006, 23 (Suppl 2): 2 − 8.

［10］ Zhang H J, Zhang X H, Liu J, et al. Effects of genetic polymorphisms on the pharmacokinetics and pharmacodynamics of proton pump inhibitors［J］. Pharmacol Res, 2020(152): 104606.

［11］ Pauli-Magnus C, Rekersbrink S, Klotz U, et al. Interaction of omeprazole, lansoprazole and pantoprazole with P-glycoprotein［J］. Naunyn Schmiedebergs Arch Pharmacol, 2001, 364(6): 551 − 557.

［12］ de Bortoli N, Martinucci I, Giacchino M, et al. The pharmacokinetics of ilaprazole for gastro-esophageal reflux treatment［J］. Expert Opin Drug Metab Toxicol, 2013, 9(10): 1361 − 1369.

［13］ Periclou A P, Goldwater R, Lee S M, et al. A comparative pharmacodynamic study of IY-81149 versus omeprazole in patients with gastroesophageal reflux disease ［J］. Clin Pharmacol Ther, 2000, 68(3): 304 − 311.

［14］ Miner P, Katz P O, Chen Y, et al. Gastric acid control with esomeprazole, lansoprazole, omeprazole, pantoprazole, and rabeprazole: a five-way crossover study ［J］. Am J Gastroenterol, 2003, 98(12): 2616 − 2620.

［15］ Johnson D A. Review of esomeprazole in the treatment of acid disorders［J］. Expert Opin Pharmacother, 2003, 4(2): 253 − 264.

［16］ Wang H, Lang L, Ou N, et al. Pharmacokinetics, Pharmacodynamics and Safety of Multiple-Infusion Ilaprazole in Healthy Chinese Subjects［J］. Clin Drug Investig, 2016, 36 (6): 463 − 470.

［17］ Kuo C H, Lu C Y, Shih H Y, et al. CYP2C19 polymorphism infuences Helicobacter pylori eradication［J］. World J Gastroenterol, 2014, 20(43): 16029 − 16036.

[18] Saitoh T, Watanabe Y, Kubo Y, et al. Intragastric acidity and circadian rhythm[J]. Biomed Pharmacother, 2001, 55(Suppl 1): 138s-41s.

[19] Liu D, Yang H, Jiang J, et al. Pharmacokinetic and Pharmacodynamic Modeling Analysis of Intravenous Esomeprazole in Healthy Volunteers[J]. J Clin Pharmacol, 2016, 56(7): 816 – 826.

[20] Puchalski T A, Krzyzanski W, Blum R A, et al. Pharmacodynamic modeling of lansoprazole using an indirect irreversible response model[J]. J Clin Pharmacol, 2001, 41 (3): 251 – 258.

[21] Fasanmade A A, Adedokun O J, Blank M, et al. Pharmacokinetic properties of infliximab in children and adults with Crohn's disease: a retrospective analysis of data from 2 phase III clinical trials[J]. Clinical Therapeutics, 2011, 33(7): 946 – 964.

[22] Fasanmade A A, Adedokun O J, Ford J, et al. Population pharmacokinetic analysis of infliximab in patients with ulcerative colitis. European Journal of Clinical Pharmacology, 2009, 65(12): 1211 – 1228.

[23] Kimura K, Takayanagi R, Yokoyama H, et al. Theory-based analysis of anti-inflammatory effect of infliximab on Crohn's digease and rheumatoid arthritis[J]. Rheumato Int, 2012, 32(1): 145 – 150.

[24] Kimura K, Yoshida A, Katagiri F, et al. Prediction of treatment failure during infliximab induction therapy in inflammatory bowel disease patients based on pharmacokinetic and pharmacodynamic modeling[J]. Eur J Pharm Sci, 2020, 150: 105317.

[25] Wei X H, Gibiansky L, Wang Y H, et al. Pharmacokinetic and Pharmacodynamic Modeling of Serum Etrolizumab and Circulating β7 Receptor Occupancy in Patients With Ulcerative Colitis[J]. J Clin Pharmacol, 2018, 58(3): 386 – 398.

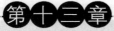

内分泌系统及代谢性疾病治疗药物药动学-药效学

内分泌及代谢性疾病的病因和发病机制复杂,治疗药物种类繁多,本章重点介绍糖尿病治疗药物、骨质疏松治疗药物、肾上腺皮质激素类药物和抗甲状腺药物等的药动学-药效学。

第一节　胰岛素及其他降糖药物药动学-药效学

一、概述

糖尿病是全球发病率和死亡率最高的疾病之一,可分为胰岛素依赖性糖尿病(1型)及非胰岛素依赖性糖尿病(2型)。1型糖尿病的常规治疗为定期注射普通胰岛素;2型糖尿病的常规治疗为口服降糖药物,主要包括磺酰脲类、双胍类、胰岛素增敏剂、α-葡萄糖苷酶抑制剂及餐食血糖调节剂类药物。此外,以胰高血糖素肽-1(glucagon like peptide-1, GLP-1)为作用靶点的药物、胰岛淀粉样多肽类似物、钠-葡萄糖协同转运蛋白2(sodium-dependent glucose transporters 2, SGLT2)抑制剂、二肽基肽酶-4(dipeptidyl peptidase-4, DPP-4)抑制剂等新型药物的上市也为糖尿病治疗开辟了新的途径。

(一)胰岛素及其他降糖药物药动学特征

1.胰岛素

胰岛素作为一种蛋白质,口服易被消化酶破坏,常采用皮下注射给药。主要经肝、肾灭活,经谷胱甘肽转氨酶还原二硫键,再由蛋白水解酶水解成短肽或氨基酸,也可被肾胰岛素酶直接水解,约10%以原型经尿液排出。因此,严重肝、肾损伤时可影响其灭活。依据起效快慢、达峰时间及作用持续时间长短等,胰岛素可分为速效胰岛素、中效胰岛素、长效胰岛素、单组分胰岛素等(表13-1)。

表13-1 不同类型胰岛素的药动学特征

胰岛素制剂	名 称	起效时间(h)	T_{max}(h)	作用持续时间(h)
速效胰岛类似物	门冬胰岛素	0.16~0.25	1~2	4~6
速效胰岛素类似物	赖脯胰岛素	0.16~0.25	1~1.5	4~5
短效胰岛素	普通胰岛素	0.25~1	2~4	5~8
中效胰岛素	低精蛋白锌胰岛素	2.5~3	5~7	13~16
长效胰岛素	精蛋白锌胰岛素	3~4	8~10	>20

2. 磺酰脲类降糖药物

磺酰脲类降糖药物口服吸收迅速而完全,血浆蛋白结合率高,表观分布容积小。多数药物在肝内氧化成羟基化合物,从尿中排出。因血浆蛋白结合率高,磺酰脲类降糖药物可与其他药物(如保泰松、水杨酸钠、吲哚美辛、青霉素、双香豆素等)血浆蛋白发生竞争性结合,致其游离药物浓度升高而引起低血糖反应。磺酰脲类降糖药物的药动学特征主要如表13-2所示。

表13-2 磺酰脲类降糖药物的药动学特征

磺酰脲类药物	T_{max}(h)	$t_{1/2}$(h)	血浆蛋白结合率(%)	作用持续时间(h)
甲苯磺丁脲	3~5	8	90%	6~12
氯磺丙脲	2~6	25~60	—	24~48
格列本脲	2~5	10	99%	24
格列吡嗪	1~2	2~4	92%~99%	>10
格列齐特	2~6	6~14	85%~87%	24

3. 双胍类降糖药物

该类药物主要有二甲双胍、苯乙双胍等。二甲双胍 $t_{1/2}$ 约为1.5 h,基本不与血浆蛋白结合,大部分以原型从尿中排出。苯乙双胍 $t_{1/2}$ 约为3 h,约30%以原型从尿中排出,作用维持4~6 h。

4.胰岛素增敏剂类降糖药物

胰岛素增敏剂类降糖药物主要有吡格列酮、罗格列酮和曲格列酮等,药动学特征主要如表 13－3 所示。

表 13－3　胰岛素增敏剂类降糖药物的药动学特征

胰岛素增敏剂类药物	T_{max}(h)	$t_{1/2}$(h)	血浆蛋白结合率
吡格列酮	2.5~3	3.3~4.9	—
罗格列酮	1	3~4	>98%
曲格列酮	2~3	16~34	>99%

5.α－葡萄糖苷酶抑制剂与餐食血糖调节剂类降糖药物

α－葡萄糖苷酶抑制剂主要有阿卡波糖、伏格列波糖等。阿卡波糖口服吸收极少,血浆蛋白结合率低,主要分布在胃、小肠黏膜、结肠等部位,约 50% 以原型从粪便中排出,$t_{1/2}$约为 8 h。

瑞格列奈为第一个餐食血糖调节剂。口服给药后迅速经胃肠道吸收入血,约 15 min 起效,达峰时间约为 1 h,主要经 CYP450 酶代谢,其中约 92% 随胆汁进入消化道经粪便排出,其余约 8% 经尿排泄,$t_{1/2}$约为 1 h。

6.新型降血糖药物

新型降血糖药物主要包括以 GLP－1 为作用靶点的药物、胰岛淀粉样多肽类似物、SGLT2 抑制剂和 DPP－4 抑制剂等。依克那肽为长效 GLP－1 受体激动剂,$t_{1/2}$约为 10 h。醋酸普兰林肽为胰岛淀粉样多肽类似物,也是至今为止继胰岛素之后的第二个获准用于治疗 1 型糖尿病的药物,其绝对生物利用度为 30%~40%,达峰时间约为 20 min,$t_{1/2}$约为 50 min;主要经肾脏代谢和排泄。

（二）胰岛素及其他降糖药物药效学特征

降糖药物种类繁多,作用机制各异(表 13－4)。大多数降糖药的作用机制均与胰岛素有关,因此对降糖药 PD 模型的研究主要集中在血糖-胰岛素系统。

表 13－4　降糖药物的分类及作用机制

分　类	代表药物	作　用　机　制
磺酰脲类	甲苯磺丁脲、氯磺丙脲等	促进 B 细胞分泌胰岛素
双胍类	二甲双胍、苯乙双胍等	减少肝糖输出,增加脂肪合成和葡萄糖代谢

续　表

分　类	代表药物	作　用　机　制
噻唑烷二酮	吡格列酮、罗格列酮等	增加肌肉的葡萄糖摄取和代谢,脂肪组织内降低脂肪分解,促进糖摄取
葡萄糖苷酶抑制剂	阿卡波糖、伏格列波糖等	延缓糖的消化/吸收
GLP-1激动剂	艾塞那肽、利拉鲁肽等	促进B细胞分泌胰岛素,抑制A细胞分泌胰高血糖素
SGLT2抑制剂	达格列净、恩格列净、卡格列净等	减少肾脏对葡萄糖的重吸收
DPP-4抑制剂	西格列汀、维格列汀等	促进B细胞分泌胰岛素,抑制A细胞分泌胰高血糖素

注:SGLT2为钠-葡萄糖协同转运蛋白2;GLP-1为胰高血糖素样肽-1;DPP-4为二肽基肽酶-4。

　　糖尿病是一种多器官疾病,主要表现为葡萄糖-胰岛素系统平衡紊乱。尽管降糖药物的作用机制各异(表13-4),但发挥作用多与胰岛素有关,因此对降糖药PK-PD模型的研究主要集中在血糖-胰岛素系统。胰岛素和其他内源性物质对葡萄糖系统的调节如图13-1所示,相关生物标志物通过刺激或抑制其他内源性物质的产生或利用而发挥作用。

　　常用的PD指标有葡萄糖、胰岛素和糖化血红蛋白A1c(hemoglobin A1c,HbA1c)。HbA1c是红细胞中的血红蛋白与血清中的糖类相结合的产物,其含量的多少取决于血糖浓度以及血糖与血红蛋白接触时间,而与采血时间、患者是否空腹、是否使用胰岛素等因素无关,故其可有效地反映糖尿病患者过去1~2个月内血糖控制的情况。

　　据文献报道,在糖尿病治疗中可能的辅助生物标志物包括游离脂肪酸(free fatty acid,FFA)、胰高血糖素样肽1(GLP-1)、促胰岛素多肽(glucose-dependent insulinotropic polypeptide,GIP)、脂联素及瘦素等。FFA对B细胞功能和胰岛素分泌具有重要作用。FFA浓度的增加刺激肝脏糖异生,减少骨骼肌对葡萄糖的摄取。持续增加的FFA浓度会促进骨骼肌和肝脏的胰岛素抵抗。由于75%~80%的胰岛素介导的葡萄糖转运和摄取由骨骼肌完成,因此外周胰岛素抵抗导致的肌肉葡萄糖摄取减少,可显著增加血浆葡萄糖浓度。GLP-1和GIP均可刺激B细胞分泌葡萄糖依赖性胰岛素,增强B细胞增殖并增强B细胞抗凋亡的能力。此外,GLP-1还可抑制胰高血糖素的分泌,减少胃排空,降低食欲及进食量。脂联素是脂肪组织特异分泌的激素,可刺激骨骼肌对葡萄糖的摄取和利用,并抑制肝脏中的葡萄糖生成,故能增加胰岛素敏感

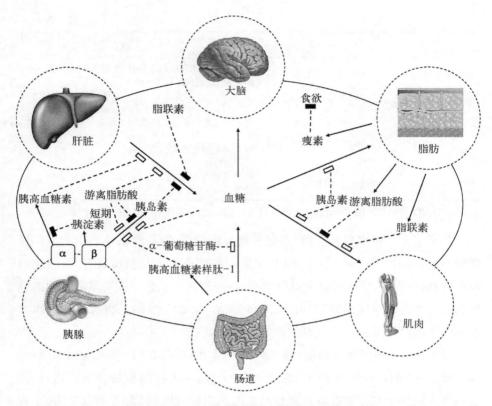

图 13 - 1　葡萄糖代谢调节的简化图

相关生物标志物通过刺激（空心柱）或抑制（实心柱）生产/利用其他内源性物质。
尚有其他生物标志物参与葡萄糖调节，但为清楚起见已从该图中省略

性，降低血浆葡萄糖浓度。而瘦素可以减少食物摄入，刺激能量消耗并增加胰岛素的敏感性。

描述降糖药物的 PD 模型较多，包括生物相模型（biophase models）、直接效应模型（direct response models）、最简模型（the minimal models）、间接效应模型（indirect response models）和生物标志物模型（models that describe effects on ancillary biomarkers）等。

1. 生物相模型

当患者服用降糖药物时，葡萄糖浓度通常不会立即降低，而是会有所延迟。生物相模型假设延迟是由药物从血液扩散到作用部位（生物相）所需的时间决定。图 13 - 2 显示了生物相模型的房室结构和对应的方程及相应的参数解释。生物相分布模型被用于作用机制不同的降糖药物（表 13 - 4）。

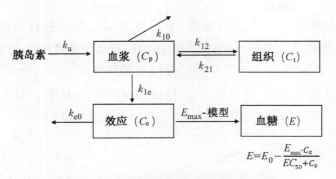

图 13-2　生物相模型的房室结构及模型

2. 直接效应模型

直接效应模型是指血药浓度与作用部位药物浓度直接相关,用药后两者之间迅速达到平衡,因此血药浓度可直接作为效应的输入函数(图 13-3 和表 13-5)。

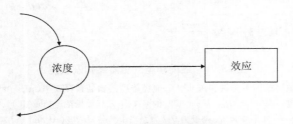

图 13-3　直接效应模型示意图

表 13-5　降糖药物的生物相模型和直接效应模型应用实例

模 型 类 型	药 物 效 应	药　物	参 考 文 献
生物相模型	降低葡萄糖浓度	格列苯脲 格列齐特 甲苯磺丁脲 普兰林肽	[1] [2] [3] [4]
直接效应模型	降低葡萄糖浓度	西他列汀 曲格列酮	[5] [6]

3. 最简模型

最简模型是由 Bergman 等[7]开发,用于评估静脉注射葡萄糖耐受试验胰岛素敏感性和葡萄糖效应。其目的是找到一个可以捕获葡萄糖-胰岛素系统最重要的生理特征并估计关键参数。作者利用两只静脉注射葡萄糖后犬的数据,比较了 7 个不同的模型,根据模型拟合度和参数估计的意义比较,选出最佳模型。图 13-4 为最简模型的房室结构和对应的方程及相应的参数解释。近来,最简模型的扩展已被用于研究降糖药的药物效应,包括利拉鲁肽[8]、艾塞那肽[9]、甲苯磺丁脲[10]、格列本脲[11]、格列美脲[12]和维格列汀[13]等。

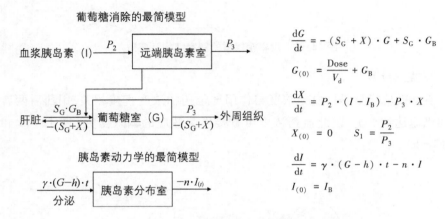

图 13-4 最简模型的房室结构及模型

γ 为高于目标血糖值时胰腺每分钟和每 mg/dL 血糖浓度的胰岛素释放率($\mu U \cdot mL^{-1} \cdot min^{-2} \cdot dL \cdot mg^{-1}$);$G$ 为血糖浓度(mg/dL);$G_{(0)}$ 为 $t=0$ 时的 G;G_B=基线血糖浓度(mg/dL);h 为胰岛素目标血糖浓度(mg/dL),$(G-h)$ 如果 $G<h$,则设为 0;I 为血浆中胰岛素浓度($\mu U/mL$);$I_{(0)}$ 为时间 $t=0$ 时的;I_B 为试验结束时的基础胰岛素浓度($\mu U/mL$);$I(t)$ 为时间 t 时的 I;IVGTT 为静脉葡萄糖耐量试验;n 为血浆中胰岛素的一级衰变率常数(min^{-1})。P_2 为胰岛素在间质液中出现的分型速率($min^{-2} \cdot \mu U^{-1} \cdot mL$);$P_3$ 为胰岛素从间质室的分型清除率(一级速率常数)(min^{-1});S_G=葡萄糖有效性(min^{-1}),描述了基础胰岛素浓度下组织对葡萄糖的摄取情况。S_1 为胰岛素敏感性指数($min^{-1} \cdot \mu U^{-1} \cdot mL$),描述肝脏和外周胰岛素敏感性,是远端胰岛素稳定性和葡萄糖对胰岛素敏感性的综合衡量指标;t 为给药后的时间;V_d 为分布容积;X 为"远端房室"的胰岛素作用(间质液,单位为 X:min^{-1});$X_{(0)}$ 为 $t=0$ 时的 X

4. 间接效应模型

间接效应模型是指血药浓度与作用部位的药物浓度无直接相关性,二者在用药后需经过一段时间方达到平衡,而作用部位的药物浓度变化往往滞后于血药浓度变化,故药效变化也滞后于血药浓度变化。对这类药物,需要借助假想的效应室将血药浓度和作用部位的浓度间接地联系起来,建立间接联系 PK-PD 模型,以效应室浓度作为效应室效应的输入函数。间接反应模型有以下四种形式(图 13-5)。

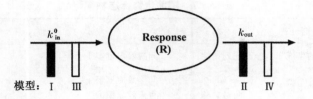

模型： I   III   II   IV

I. 抑制-k_{in}^0

$$\frac{dR}{dt} = k_{in}^0 \cdot \left(1 - \frac{I_{max} \cdot C_p}{IC_{50} + C_p}\right) - k_{out} \cdot R$$

$0 < I_{max} \leq 1$

III. 刺激-k_{in}^0

$$\frac{dR}{dt} = k_{in}^0 \cdot \left(1 + \frac{S_{max} \cdot C_p}{SC_{50} + C_p}\right) - k_{out} \cdot R$$

$S_{max} > 0$

II. 抑制-k_{out}

$$\frac{dR}{dt} = k_{in}^0 - k_{out} \cdot \left(1 - \frac{I_{max} \cdot C_p}{IC_{50} + C_p}\right) \cdot R$$

$0 < I_{max} \leq 1$

IV. 刺激-k_{out}

$$\frac{dR}{dt} = k_{in}^0 - k_{out}\left(1 + \frac{S_{max} \cdot C_p}{SC_{50} + C_p}\right) \cdot R$$

$S_{max} > 0$

图 13-5 间接效应模型的四种基本形式

I：抑制 k_{in}；II：抑制 k_{out}；III：刺激 k_{in}；IV：刺激 k_{out}。其中 k_{in} 表示效应产生的表观零级速率常数，k_{out} 表示效应消失的一级速率常数

已经有研究者用间接反应模型对多种机制的降糖药物对葡萄糖和胰岛素的调节作用进行了建模（表 13-6）。

表 13-6 降糖药物的间接效应模型应用实例

作 用 机 制	药 物
抑制葡萄糖生成	胰岛素 二甲双胍 吡格列酮
刺激胰岛素生成	格列齐特 格列美脲
促进葡萄糖利用	罗格列酮 Tesaglitazar
抑制葡萄糖生成和刺激葡萄糖利用	二甲双胍

5. 生物标志物模型

除了葡萄糖、胰岛素和 HbA1c 等成熟的生物标志物外，一系列内源性物质作为糖尿病潜在生物标志物正在研究中。表 13-7 概述了已提出的辅助生物标志物模型。

表 13 - 7　辅助生物标志物模型

作　用　机　制	药　物	模　型	参考文献
抑制山梨糖醇的生成	托列司他	间接效应模型 I	[14]
抑制甘油三酯的生成	Tesaglitazar 曲格列酮	间接效应模型 I 直接效应模型	[15] [6]
FFA 对葡萄糖的影响	腺苷 A1 受体激动剂	间接效应模型 I 和 E_{max} 模型 间接效应模型 I 具有激动性的运作模型	[16] [17]
血红蛋白糖基化	罗格列酮 Tesaglitazar	间接效应模型 转导模型	[18] [19]
皮质类固醇对磷酸烯醇丙酮酸羧化激酶调节的影响	甲泼尼龙	包含多种机制的 PK－PD－PG 模型	[20]
C 肽动力学 胰高血糖素	NA NA	各种扩展的最简模型 葡萄糖稳态控制模型	[21] [22]

PG：Pharmacogenomics，药物基因组学。

（三）胰岛素及其他降糖药物的药动学-药效学研究概述

目前国内外对降糖药物 PK－PD 结合模型研究较多（表 13－8），但主要集中在胰岛素、磺酰脲类降糖药、双胍类降糖药、胰岛素增敏剂、DPP－4 抑制剂等，对 α-葡萄糖苷酶抑制剂类的药物研究较少。降糖药物 PK－PD 模型也日益呈现出精细化和复杂化的趋势，并在降糖药物的临床前药理、制剂设计和临床试验阶段得到广泛使用。在对该类药物现有的 PK－PD 研究中，多以葡萄糖、胰岛素等为效应指标，PD 模型涉及各个类别，而以 S 形 E_{max} 模型居多。

文献中的模型均假设在整个研究的观察期内疾病状态是恒定的。由于糖尿病是一种慢性进行性疾病，该假设对于长期研究来说并不合适。因此，在抗糖尿病药物的长期研究中，将疾病进展纳入模型中尤为重要。疾病进展模型描述的是在没有研究药物的情况下，患者疾病状态随时间的变化。理想情况下，应该有来自安慰剂组或未治疗组的数据，然而，由于伦理原因上述数据通常不可获得。因此需要开拓新的研究思路，充分考虑疾病进程及药物本身的作用机制和特点，建立适宜的 PK－PD 模型，探讨上述药物与机体相互作用的关系，从而使研究更具临床意义。

表 13-8　降糖药物所采用的 PK-PD 结合模型

药物名称	实验对象	效应指标	PK 模型	PD 模型	参考文献
胰岛素	四氧嘧啶诱导的糖尿病犬	调整后的基础血浆中葡萄糖浓度的变化百分比	二房室开放模型	γ-线性效应模型/S 形 E_{max} 模型	[23]
	雄性 Wistar 大鼠	葡萄糖	Michaelis-Menten 消除动力学二房室开放模型	S 形 E_{max} 模型	[24]
	健康的尤卡坦小型猪	葡萄糖	二房室开放模型	间接效应模型	[25]
	健康男性受试者	葡萄糖输注率	一房室模型	S 形 E_{max} 模型	[26]
	健康受试者	葡萄糖	NA	最简模型	[27]
格列本脲及其活性代谢产物 M1 和 M2	健康受试者	与空白组相比血糖降低百分比	静脉注射格列本脲药动学用双指数模型描述/口服格列本脲药动学用一级输入,一级输出,带有滞后时间的二房室模型描述;活性代谢产物 M1 和 M2 用带推注输入和一级输出的三指数模型描述	M1 和 M2 的代谢产物模型用重新参数化的 S 形 E_{max} 模型来描述,格列本脲和 M1 及 M2 的模型用竞争性模型	[1]
格列美脲	健康受试者	胰岛素,葡萄糖	带有滞后时间的二房室模型	最简模型	[12]
二甲双胍	健康受试者	葡萄糖	二房室开放模型	间接效应模型	[28]
	糖尿病大鼠	葡萄糖	多房室模型	间接效应模型	[29]
曲格列酮	2 型糖尿病患者	空腹血糖,甘油三酯	NA	S 形 E_{max} 模型	[6]
西他列汀	2 型糖尿病患者	血浆 DPP-4 活性的平均抑制百分比;GLP-1 浓度;口服葡萄糖耐量试验葡萄糖增量;GIP 浓度	NA	E_{max} 模型	[5]
维格列汀	2 型糖尿病患者	葡萄糖,胰岛素,C 肽,胰岛素分泌速率	NA	最简模型	[13]
普兰林肽	胰岛素依赖型糖尿病患者	葡萄糖和乳酸盐	二房室模型	S 形 E_{max} 模型	[4]

　　胰岛素及降糖药物群体 PK-PD 研究目前已报道众多(表 13-9)。与 PK-PD 研究相似,该类药物的群体 PK-PD 研究,多将葡萄糖、胰岛素和 HbA1c 等作为效应指标,PD 模型涉及各个类别,而以间接效应模型居多。

表 13 - 9　降糖药物所采用的群体 PK - PD 模型

药物名称	实验对象	效应指标	PK 模型	PD 模型	参考文献
胰岛素	大鼠	葡萄糖	具有同时混合阶吸收亚模型的一房室模型	间接效应模型	[30]
格列本脲	健康受试者	胰岛素,葡萄糖	非线性输入的二房室模型	最简模型	[11]
甲苯磺丁脲	健康受试者	胰岛素,葡萄糖	非线性输入的一房室模型	最简模型	[3]
格列齐特	2 型糖尿病患者	FPG 和空腹血清胰岛素水平, HbA1c	NA	间接效应模型	[31]
二甲双胍	2 型糖尿病患者	FPG 和空腹血清胰岛素水平, HbA1c	NA	间接效应模型	[31]
二甲双胍	2 型糖尿病患者	空腹血糖	一级吸收的一房室模型	间接效应模型	[32]
吡格列酮	2 型糖尿病患者	FPG 和空腹血清胰岛素水平, HbA1c	NA	间接效应模型	[31]
替格列扎	2 型糖尿病患者	空腹血糖,血红蛋白,HbA1c	一级吸收,一级消除的一房室模型	间接效应模型	[33]

二、实例介绍

（一）胰岛素药动学-药效学研究

Gopalakrishnan 等[30]利用 NONMEM 软件建立了大鼠皮下注射胰岛素单用、肺部注射胰岛素单用和羟甲基氨基丙酸（hydroxy methyl amino propionic acid，HMAP）与胰岛素合用的群体 PK - PD 模型。所选用的 PD 指标为葡萄糖。群体药效学建模通过序贯 PK - PD 建模方法,即采用单独的 PK 参数来驱动 PD 建模。使用对数正态分布模型描述每个 PD 参数在大鼠体内变异性。使用比例模型来描述残差变异。使用一级条件估计法（FOCE）同时拟合所有剂量的数据。建立的 PK - PD 模型如图 13 - 6 所示。

胰岛素的药动学建模采用标准的两阶段方法。第一步,获得各个药动学参数的估计值;第二步,确定协变量效应和模型参数的近似分布,并获得参数的总体均值和方差估计。

步骤 1

皮下给药和肺部喷雾给药后血浆胰岛素浓度-时间曲线使用一房室模型

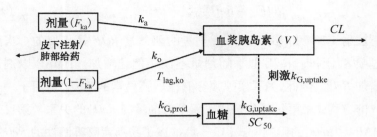

图 13-6　胰岛素在大鼠体内的 PK-PD 模型

F_{ka} 代表一级动力学过程下的药物吸收分数；k_a 和 k_o 分别代表一级和零级吸收速率常数，CL 和 V 分别代表清除率和表观分布容积，$t_{lag,ko}$ 代表零级吸收的滞后时间，$k_{G,prod}$ 和 $k_{G,uptake}$ 分别代表血糖的零级生成和一级消除速率常数，SC_{50} 代表达最大的刺激分数（S_{max}）一半时的胰岛素浓度

和同时混合阶吸收亚模型描述。根据此亚模型，部分剂量通过一阶过程被吸收；剩余部分在时滞之后，以缓慢的零阶过程被吸收。大鼠中的胰岛素浓度使用微分方程式（13-1）和（13-2）描述。

$$\frac{\mathrm{d}A_{\mathrm{depot}}}{\mathrm{d}t} = -RelF \cdot k_a \cdot A_{\mathrm{depot}} \qquad (13-1)$$

$$\frac{\mathrm{d}A_{\mathrm{plasma}}}{\mathrm{d}t} = RelF \cdot F_{ka} \cdot k_a \cdot A_{\mathrm{depot}} + RelF \cdot k_o - \frac{CL}{V} \cdot A_{\mathrm{plasma}} \qquad (13-2)$$

$$k_o = \frac{(1 - F_{ka}) \cdot Dose}{t_{ko}} \ \text{when} \ t > t_{\mathrm{lag},k_o}$$

其中，F_{ka} 是剂量吸收比例，吸收过程符合一阶吸收，k_a 和 k_o 是一阶和零阶吸收速率常数，CL 和 V 是清除率和表观分布容积，F 是绝对值生物利用度，$t_{lag,ko}$ 是零阶输入开始的时间，t_{ko} 是零阶输入的持续时间，Aplasma 和 Adepot 是血浆和给药部位（皮下组织或肺）中胰岛素的含量，$RelF$（relative bioavailability）是相对于皮下给予 0.26 U/kg 胰岛素的相对生物利用度。

步骤 2

非房室分析表明 $RelF$ 取决于给药途径（皮下或肺部喷给药），胰岛素给药剂量以及胰岛素和 HMAP 的组合。单独的 CL/F 估计值用于估计 $RelF$。所有生物利用度计算均相对于 0.26 U/kg 的皮下剂量。皮下胰岛素的 $RelF$ 用公式（13-3）估算。

$$RelF_{sc} = RelF_{sc0.26} + RelF_{sc1.3,\ sc2.6} \qquad (13-3)$$

皮下注射 1.3 U/kg 和 2.6 U/kg 剂量的胰岛素 $RelF$ 是相似的。当胰岛素单独通过喷雾滴注时，$RelF$ 似乎随剂量不成比例地增加。HMAP 以剂量依赖性方式增加 $RelF$。因此，为了模拟喷雾滴注后胰岛素的 $RelF$，使用了一个由两部分组成的方程式。第一部分描述了胰岛素剂量与 $RelF$ 的关系。第二部分描述了 HMAP 对 $RelF$ 的影响。式（13-4）描述了胰岛素喷雾滴注的 $RelF$ 模型。

$$RelF_{si} = \frac{FI_{max} \cdot D_{insulin}}{D_{insulin_{50}} + D_{insulin}} \cdot \left(1 + \frac{FH_{max} \cdot D_{HMAP}}{D_{HMAP_{50}} + D_{HMAP}}\right) \qquad (13-4)$$

其中，FI_{max} 是相对于皮下 0.26 U/kg 的喷雾胰岛素的最大 $RelF$，$D_{insulin}$ 是胰岛素的剂量，$D_{insulin\,50}$ 是 FI_{max} 一半时的胰岛素剂量，FH_{max} 是由于 HMAP 剂量而导致的 FI_{max} 的最大增加分数（D_{HMAP}），$D_{HMAP_{50}}$ 是 FH_{max} 一半时 HMAP 的剂量。

计算一级吸收率常数（k_a）、输注时间（t_{ko}）、滞后时间（$t_{lag,\ ko}$）和通过一级过程吸收比例（F_{ka}）的几何均值和方差。上述参数的个体估计值分别用指数模型与加和模型进行拟合，并根据描述不同分布（对数正态和正态）的模型之间目标函数值的变化确定最佳分布。

胰岛素有助于葡萄糖进入肌肉（供能）、脂肪以及其他一些组织，并刺激肝脏以糖原形式储存葡萄糖，从而降低血糖水平。间接效应模型假定该药物通过刺激或抑制药理反应的产生或消除来激发其作用。公式（13-5）使用了一种间接效应模型，该模型假设胰岛素刺激葡萄糖吸收到肌肉细胞中。

$$\frac{dG}{dt} = k_{G,\ prod} - k_{G,\ uptake} \cdot \left(1 + \frac{S_{max} \cdot C_{plasma}}{SC_{50} + C_{plasma}}\right) \cdot G \qquad (13-5)$$

其中，$k_{G,\ prod}$ 是葡萄糖的基线零阶生成率，$k_{G,\ uptake}$ 葡萄糖摄取的一阶速率常数，S_{max} 是 $k_{G,\ uptake}$ 从基线值吸收的最大刺激分数，SC_{50} 是 S_{max} 50%时的胰岛素浓度，C_{plasma} 和 G 是血浆胰岛素和葡萄糖浓度。

结果表明，胰岛素的药动学模型可用同时具有一阶和滞后零阶吸收的一房室模型描述，药效学模型可用间接效应模型描述，所建立的 PK-PD 模型能很好地描述和预测胰岛素和血糖间的关系。在皮下和肺部两种给药方式下，药物的零级和一级吸收同时存在；且 PK 和 PD 参数恒定，与给药剂量和给药方式无关；HMAP 的加入可增加肺部给药的相对生物利用度，并呈剂量依赖性。

（二）双胍类药动学-药效学研究

Stepensky 等[29]考察了二甲双胍十二指肠给药，门静脉注射和静脉注射三种给药方式下的 PK 和 PD，如图 13-7 所示。

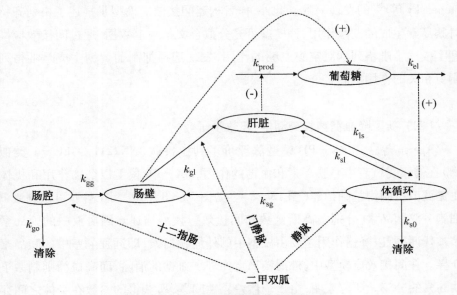

图 13-7　二甲双胍的 PK-PD 模型图

k_{go}代表二甲双胍从肠腔消除的一阶消除速率常数；k_{gg}代表二甲双胍从肠腔到肠壁分布的一阶分布速率常数；k_{gl}代表二甲双胍从肠道到肝脏分布的一阶分布速率常数；k_{sg}代表二甲双胍从体循环到肠壁分布的一阶分布速率常数；k_{s0}代表二甲双胍从体循环消除的一阶消除速率常数；k_{sl}代表二甲双胍从体循环到肝脏分布的一阶分布速率常数；k_{ls}代表二甲双胍从肝脏到体循环分布的一阶分布速率常数；k_{prod}代表胰岛素生成的一阶生成速率常数；k_{el}代表胰岛素消除的一阶消除速率常数；（+）代表正反馈；（-）代表负反馈

该模型采用多房室的 PK 模型描述药物的体内动力学行为，隔室间转运符合一级动力学过程，药物向肠壁聚集采用一级动力学参数 k_{sg} 表示。肝脏的药物能够抑制血糖的生成，而位于肠道和系统中的药物则加速血糖的消除，同时 PD 采用间接效应模进行描述。结果表明肠壁中的药物降糖作用最强，肝脏次之，肌肉和脂肪最弱。此结果说明十二指肠给予二甲双胍有最好的降糖效果。

（三）磺酰脲类及胰岛素增敏剂类药动学-药效学研究

de Winter 等[31]使用两项研究数据包括 2 408 例接受 1 年以上二甲双胍、格列齐特或吡格列酮治疗的 2 型糖尿病患者,开发了基于间接效应模型组合的群体 PD 模型,采用的 PD 指标为空腹血清胰岛素、FPG 和 HbA1c。作者利用间接效应模型 I 描述了二甲双胍对空腹血糖的影响——抑制葡萄糖的生成,发现抑制葡萄糖生成可能不是二甲双胍作用的主要机制,该结论与 Stepensky 等[29]的发现一致。此外,作者构建间接效应模型Ⅲ描述了格列齐特对胰岛素生成的刺激作用,该模型可充分拟合文献报道数据;通过间接效应模型 I 描述了吡格列酮对空腹血糖的作用,发现选择抑制葡萄糖生成是吡格列酮更相关的作用机制。

（四）新型降血糖药物药动学-药效学研究

Agerso 等[8]用 PK‑PD 模型法评价了利拉鲁肽(NN2211，GLP‑1 类似物)在健康受试者中对胰岛素和血糖的作用。PK‑PD 模型以药物作用和机体血糖调节机制为基础构建(图 13‑8)。如图 13‑8 所示,利拉鲁肽可以刺激 B 细胞分泌胰岛素,分别用高斯函数和间接效应模型描述。因血液中的胰岛素多被代谢,所以降糖作用主要由模型中的外周胰岛素,即远程隔室中的胰岛素介导。在间接效应模型中,外周胰岛素促进了血糖的消除,而高血糖则刺激了胰岛素的分泌。研究表明,由于个体差异性问题,所获得的参数在个体之间存在较大的差异,并且随着给药剂量的增加,用于表征药效强度的参数也随之增大,其原因有待进一步研究。

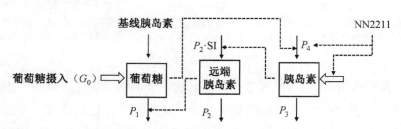

图 13‑8　静脉注射葡萄糖耐量试验的 PD 模型示意图

G_0代表葡萄糖的初始输入量;P_1代表与葡萄糖的效能相关的常数,用来表示葡萄糖刺激自身消除并抑制内源性生成的能力;P_2代表控制胰岛素向外周室分布的速率常数;SI 代表胰岛素敏感性;P_3代表控制胰岛素消除的速率常数;P_4代表控制胰岛素输出的速率常数

第二节　骨质疏松治疗药物药动学-药效学

一、概述

骨质疏松症(osteoporosis)是一种以骨量降低、骨组织细微结构破坏、骨力学功能减弱、骨脆性增加为特征的全身代谢性疾病。骨质疏松的主要病理机制为骨代谢过程中骨吸收与骨形成的动态平衡紊乱,骨吸收大于骨形成,导致骨量丢失,引起骨质疏松。依据其病理机制,抗骨质疏松药物主要分为骨吸收抑制药、骨形成促进药和骨矿化促进药。

(一)骨质疏松治疗药物药动学特征

虽然骨质疏松治疗药物有多种,但有关 PK 的报道相对较少,本节重点介绍骨吸收抑制药的 PK 特征(表 13-10)。

表 13-10　骨吸收抑制药的 PK 特征

骨吸收抑制药	药　物	C_{max}	$T_{max}(h)$	AUC	$t_{1/2}$	血浆蛋白结合率(%)
双膦酸盐类	阿仑膦酸钠	NA	2	NA	10 年	80
降钙素类	鲑降钙素	45 pg/mL	~0.5	28.1~36.3 pg/mL·h	0.15~0.25 h	30~40
雌激素	7-甲基异炔诺酮	0.9~1.6 ng/mL	0.9~1.3	NA	45 h	NA

(二)骨质疏松治疗药物药效学特征

尿羟脯氨酸(urinary hydroxyproline,OHP)为骨基质中氨基酸,骨胶原分解后从尿中排出的产物,其为衡量骨吸收的主要生化指标。OHP 的排出量与骨吸收率显著相关,可通过 OHP 与肌酐的比值(OHP/Cr)来判断骨质吸收的情况。OHP/Cr 随年龄的增长而升高,在绝经后骨质疏松症中 OHP/Cr 明显升高,在骨质疏松症状好转过程中,OHP/Cr 会逐渐下降。Ⅰ 型胶原蛋白链的 C 端交联肽(C-telopeptide of the α chain of type I collagen, CTX)是监测骨质疏松症的药物治疗效果的重要指标。国外有研究提示骨转换标志物,特别是 CTX 的变化明显早于骨密度[34, 35]。

骨质疏松治疗药物常用的 PD 指标因药而异,帕米膦酸二钠的 PD 指标有 OHP 和 Cr;伊班膦酸的敏感 PD 指标为 CTX。

(三)骨质疏松治疗药物药动学-药效学研究概述

目前对骨质疏松治疗药物 PK－PD 结合模型的研究相对较少。研究表明,PK 有三房室和四房室模型;PD 模型有间接效应模型、E_{max} 模型和 S 形 E_{max} 模型。

二、实例介绍

骨质疏松治疗药物的 PK－PD 研究多集中在双膦酸盐类。Serge Cremers 等[36]建立了骨质疏松患者静脉注射双膦酸盐后的 PK－PD 模型。PK 模型采用 SAAM－II 软件进行拟合,建立基于生理学的混合三房室 PK 模型(图 13－9)。第 1 房室量(q1)代表血清中双膦酸盐总量。第 2 房室量(q2)代表与骨表面结合的双膦酸盐总量;第 3 房室(q3)代表双膦酸盐进入骨内的总量;PD 指标选择为血肌酐(Cr)及 OHP 值。分别选用了不同的 PK－PD 模型进行数据拟合:① 模型中 uOHP/Cr 值取决于结合于骨上的双膦酸盐量;② 模型中 uOHP/Cr 值取决于骨内双膦酸盐量;③ 模型中 uOHP/Cr 值取决于结合于骨上及骨内的双膦酸盐量;根据建立的 PK－PD 模型,推

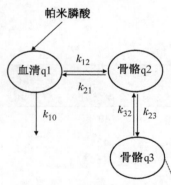

图 13－9　帕米膦酸盐治疗骨质疏松症的三房室药动学模型

测静脉注射双膦酸盐 1 年的效果及对 uOHP/Cr 水平的影响。结果表明模型 3 可充分描述 uOHP/Cr 变化,每个疗程后最大效果降低且在下一个疗程上升。因此,第三个 PK－PD 模型最能描述骨质疏松患者静脉注射双膦酸盐的效果及对 uOHP/Cr 水平的影响。

第三节 肾上腺皮质激素类药物
药动学-药效学

一、概述

肾上腺皮质激素类药物包含糖皮质激素、盐皮质激素、促皮质素及皮质激素抑制药等。

(一)肾上腺皮质激素类药物药动学特征

肾上腺皮质激素虽然分类较多,但目前研究多集中在糖皮质素激素类药物,表 13 - 11 概述了糖皮质激素类药物的 PK 特征。

表 13 - 11　常用糖皮质激素类药物的比较

类别	药　物	药理活性			等效剂量（mg）	T_{max}（h）	$t_{1/2}$（h）	蛋白结合率（%）
		水盐代谢（比值）	糖代谢（比值）	抗炎作用（比值）				
短效	氢化可的松	1.0	1.0	1.0	20	1~2	1.33~2.40	90
	可的松	0.8	0.8	0.8	25.0	NA	0.5	NA
中效	泼尼松	0.8	4.0	3.5	5.0	NA	1	NA
	泼尼松龙	0.8	4.0	4.0	5.0	1~2	2~3	NA
	甲泼尼龙	0.5	5.0	5.0	4.0	NA	2.5	40~60
	曲安西龙	0	5.0	5.0	4.0	NA	>200	>90
长效	地塞米松	0	20~30	30	0.75	NA	100~300	77
	倍他米松	0	20~30	25~35	0.60	NA	100~300	NA

表中水盐代谢、糖代谢、抗炎作用的比值均以氢化可的松为 1 计;等效剂量以氢化可的松为标准记。

(二)肾上腺皮质激素类药物药效学特征

1. 肾上腺皮质激素的分泌、调节及作用机制

肾上腺皮质激素的分泌和生成受到垂体前叶产生的促肾上腺皮质激素(adrenocorticotropic hormone, ACTH)的调节,后者的合成和释放又受促肾上腺

皮质激素释放因子(corticotropin-releasing factor，CRF)调节。皮质醇对下丘脑、垂体前叶具有负反馈作用。外源皮质类固醇通过相同的负反馈机制抑制内源性皮质醇分泌(图 13-10)。据报道，治疗剂量的甲泼尼龙和泼尼松龙可导致肾上腺皮质醇抑制长达 18 h；地塞米松具有更明显的负反馈作用，口服 0.5~1.5 mg 剂量可导致其对皮质醇抑制达 24~36 h，并在大约 48 h 后恢复基线水平。

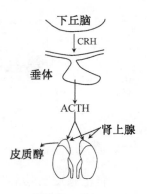

图 13-10
肾上腺皮质激素
分泌的调节

2. 肾上腺皮质激素类药物 PD 指标的选择

静脉推注糖皮质激素后，机体迅速出现皮质醇抑制、组胺抑制和淋巴细胞减少等效应。因此进行 PK-PD 建模时常纳入上述 PD 指标构建 PD 模型。由于皮质醇释放的昼夜节律性导致皮质醇抑制的精确定量非常复杂。皮质醇在早晨(上午 6:00—10:00) 达到高峰(顶峰期)，在夜间(下午 21:00 至凌晨 2:00)达到低谷。除此之外，在一些 PK-PD 模型中，也将嗜碱性粒细胞的变化和辅助性 T 细胞(helper T cell, Th)迁移作为 PD 指标。

(三) 肾上腺皮质激素类药物药动学-药效学研究概述

肾上腺皮质激素类药物的 PK-PD 模型研究相对较多(表 13-12)。在现有的 PK-PD 研究中，PK 多以二房室模型为主；PD 指标以皮质醇抑制、组胺抑制和淋巴细胞减少为主，PD 模型有直接效应模型和间接效应模型。如果选择皮质醇和淋巴细胞作为 PD 指标，则需考虑其昼夜节律性。常见的描述生物节律的函数有单余弦、双斜波、双零阶、双余弦等。除了可预测对称皮质醇浓度的单个余弦函数外，每个函数对应的公式在描述基线和抑制皮质醇浓度方面的拟合度均良好。

表 13-12 不同类别糖皮质激素所采用的 PK-PD 模型

药物名称	实验对象	效应指标	PK 模型	PD 模型	参考文献
泼尼松	健康受试者	皮质醇；血液淋巴细胞	线性的二房室模型，皮质醇昼夜节律用具有抑制作用的线性释放模型描述	药效血浆皮质醇浓度的基线曲线下面积与泼尼松龙暴露后血浆皮质醇浓度的曲线下面积的差值；间接效应模型(淋巴细胞总运输)	[37]

药物名称	实验对象	效应指标	PK 模型	PD 模型	参考文献
泼尼松龙	健康男性受试者	皮质醇;嗜碱性粒细胞改变;辅助性 T 细胞运输	二房室模型;二房室嗜碱性粒细胞贩运模型	整合昼夜节律的辅助性 T 细胞贩运模型	[38]
甲泼尼龙	健康男性受试者	血浆类固醇;血液组胺	非房室模型	直接抑制效应模型	[39]
曲安西龙	健康男性受试者	皮质醇抑制	二房室模型	线性释放模型	[40]
布地奈德	健康男性受试者	皮质醇抑制;总淋巴细胞及其选定的亚型	二房室模型	直接效应模型(皮质醇抑制);间接效应模型(淋巴细胞)	[41]

二、实例介绍

　　泼尼松龙和泼尼松是临床广泛应用的皮质类固醇,泼尼松龙是其在体内的活性形式。血浆中的总泼尼松龙由于其与血浆蛋白的非线性结合而呈现出非线性 PK 特征。除此之外,其他因素如可逆代谢(泼尼松龙与泼尼松之间的相互转化)、内源性皮质醇与蛋白质竞争性结合、皮质醇昼夜节律及泼尼松龙介导的皮质醇抑制等导致泼尼松龙体内 PK 更加复杂。Xu 等[42]利用 PK－PD 技术开发了一种描述总泼尼松龙的非线性药动学并预测血浆中总泼尼松龙浓度的新方法。

　　基于文献数据,Xu 等建立了线性的二房室 PK 模型,以充分描述游离泼尼松和泼尼松龙之间的可逆代谢(图 13－11)。皮质醇和泼尼松龙的蛋白结合率为 Langmuir 和线性结合的总和;并采用文献报道的线性释放速率PK－PD 模型描述泼尼松或泼尼松龙暴露期间的内源性皮质醇昼夜节律和皮质醇抑制作用;通过整合结合、游离泼尼松和泼尼松龙的 PK 模型,皮质醇抑制的线性释放速率模型及皮质醇和泼尼松龙之间的蛋白竞争性结合模型建立最终的 PK－PD 模型。结果表明,建立的模型预测的血浆中泼尼松龙的总浓度与文献报道的数据高度吻合。尽管此 PK－PD 方法基于单剂量方案,但可以扩展为多剂量应用,需要进一步研究来评估这种方法在临床应用中的价值。

A. (静脉注射)泼尼松(PN)　　泼尼松龙 (PNL)

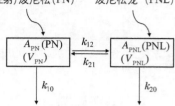

B. (口服) 泼尼松 (PN) /泼尼松龙 (PNL)

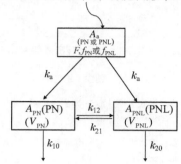

图 13-11　游离泼尼松(PN)和泼尼松龙(PNL)的药动学模型

k_{12} 代表 PN 到 PNL 转换的一阶转换速率常数；k_{21} 代表 PNL 到 PN 转换的一阶转换速率常数；V_{PN} 代表 PN 的表观分布容积；V_{PNL} 代表 PNL 的表观分布容积；k_{10} 代表 PN 的一阶消除速率常数；k_{20} 代表 PNL 的一阶消除速率常数；A_{PN} 代表 PN 吸收进入体循环的量；A_{PNL} 代表 PNL 吸收进入体循环的量；F 代表生物利用度，f_{PN} 是 PN 进入体循环的比例，f_{PNL} 是 PNL 进入体循环的比例；k_a 为 PN/PNL 的一阶吸收速率常数

（一）泼尼松和泼尼松龙的静脉注射模型

静脉注射泼尼松或泼尼松龙后，游离泼尼松和泼尼松龙的浓度可用线性二房室可逆代谢模型拟合（图 13-11A）。泼尼松龙和泼尼松之间假设有一个线性的相互转化过程。该模型可以用以下微分方程[式(13-6)～式(13-9)]描述。

$$\frac{dA_{PN}}{dt} = k_{21} \cdot A_{PNL} - (k_{10} + k_{12}) \cdot A_{PN} \qquad (13-6)$$

$$\frac{dA_{PN}}{dt} = k_{12} \cdot A_{PN} - (k_{20} + k_{21}) \cdot A_{PNL} \qquad (13-7)$$

$$C_{PN}^{Free} = \frac{A_{PN}}{V_{PN}} \qquad (13-8)$$

$$C_{PNL}^{Free} = \frac{A_{PNL}}{V_{PNL}} \qquad (13-9)$$

其中 A_{PN} 和 A_{PNL} 分别是泼尼松和泼尼松龙的量，C_{PN}^{Free} 和 C_{PNL}^{Free} 分别是泼尼松和泼尼松龙在每个房室中的游离浓度。

（二）泼尼松和泼尼松龙的口服模型

口服后，泼尼松或泼尼松龙通过一阶过程从 Depot 室吸收进入体循环；然后，泼尼松和泼尼松龙在肝脏中经历了即时的首过转换。一旦泼尼松和泼尼松龙到达体循环后，二者可用静脉注射的线性二房室可逆代谢模型描述。口服模型的描述见图 13 - 11B。

泼尼松给药后，其浓度变化可用以下微分方程描述：

$$A_{aPN}(0) = Dose_{PN} \cdot F_{PN} \qquad (13-10)$$

$$\frac{dA_{aPN}}{dt} = -K_{aPN} \cdot A_{aPN} \qquad (13-11)$$

$$\frac{dA_{PN}}{dt} = f_{PN} \cdot k_{aPN} \cdot A_{aPN} + k_{21} \cdot A_{PNL} - (k_{10} + k_{12}) \cdot A_{PN} \qquad (13-12)$$

$$\frac{dA_{PNL}}{dt} = (1 - f_{PN}) \cdot k_{aPN} \cdot A_{aPN} + k_{12} \cdot A_{PN} - (k_{20} + k_{21}) \cdot A_{PNL}$$

$$(13-13)$$

泼尼松龙给药后，其浓度变化可用以下微分方程描述：

$$A_{aPNL}(0) = Dose_{PNL} \cdot F_{PNL} \qquad (13-14)$$

$$\frac{dA_{aPNL}}{dt} = -K_{aPNL} \cdot A_{aPNL} \qquad (13-15)$$

$$\frac{dA_{PN}}{dt} = (1 - f_{PNL}) \cdot k_{aPNL} \cdot A_{aPNL} + k_{21} \cdot A_{PNL} - (k_{10} + k_{12}) \cdot A_{PN}$$

$$(13-16)$$

$$\frac{dA_{PN}}{dt} = f_{PNL} \cdot k_{aPNL} \cdot A_{aPNL} + k_{12} \cdot A_{PN} - (k_{20} + k_{21}) \cdot A_{PNL} \qquad (13-17)$$

其中，$A_{aPN}(0)$ 和 $A_{aPNL}(0)$ 是泼尼松和泼尼松龙在零时在 Depot 室中的吸收量，而 $Dose_{PN}$ 和 $Dose_{PNL}$ 是泼尼松和泼尼松龙的剂量。

利用先前已报道的线性释放速率 PK - PD 模型描述泼尼松或泼尼松龙给药后内源性皮质醇的昼夜节律及对其抑制作用[43]。同时考虑到泼尼松龙能同时结合白蛋白和皮质激素传递蛋白，结合过程可以用 Langmuir 型（反式皮质素）和线性（白蛋白）结合的总和来描述。通过将预测值与一些临床研究中报告的数据进行比较,证明了所开发的PK-PD方法对泼尼松龙总血浆浓度的可预测性。

该研究开发了一种能够结合几个重要因素(可逆代谢,蛋白结合,皮质醇昼夜节律及其抑制)的综合PK-PD方法来预测总泼尼松龙血浆浓度并证明了总泼尼松龙的非线性PK特征。除了总泼尼松龙外,该方法还可预测体系中其他物质,包括游离泼尼松龙、总泼尼松、游离泼尼松、总皮质醇和血浆中的游离皮质醇。通过该方法可获得皮质醇浓度,并用预测累积的皮质醇抑制作为泼尼松和泼尼松龙全身活性的重要替代指标。尽管此PK-PD方法基于单剂量方案,但可以扩展为多剂量应用,要进一步评估该方法在临床应用中的益处。

第四节　抗甲状腺药物药动学-药效学

一、概述

目前常用的抗甲状腺药有硫脲类、碘和碘化物、β受体阻滞剂和放射性碘。硫脲类是最常用的抗甲状腺药,可分为两类：① 硫氧嘧啶类,包括甲硫氧嘧啶和丙硫氧嘧啶；② 咪唑类,包括甲巯咪唑和卡比马唑。碘及碘化物常用的为复方碘溶液,又称卢戈液,含碘5%、碘化钾10%,也可用碘化钾或碘化钠。普萘洛尔等β受体阻断药是甲亢及甲状腺危象的辅助治疗药物。

(一) 抗甲状腺药物药动学特征

甲硫氧嘧啶口服吸收迅速,达峰时间为2h,生物利用度约80%;血浆蛋白结合率约75%,分布于全身各组织,以甲状腺浓集较多;约60%在肝脏被代谢,部分结合葡糖醛酸后排出,$t_{1/2}$为2h。甲巯咪唑的血浆$t_{1/2}$为6~13h,在甲状腺组织中的药物浓度可维持16~24h,其疗效与甲状腺内药物浓度有关,而后者的浓度与每日给药剂量呈正相关。

普萘洛尔口服后胃肠道吸收较完全,吸收率约90%,1~1.5h血药浓度达峰值,但进入体循环前即有大量被肝代谢而失活,生物利用度约为30%,进食后生物利用度增加。血浆蛋白结合率约93%,表观分布容积约为6 L/kg。普萘洛尔在肝脏广泛代谢。普萘洛尔$t_{1/2}$为2~3h,主要经肾脏排泄,包括大部分代谢产物及小部分(小于1%)原型药。

（二）抗甲状腺药物药效学特征

1. 抗甲状腺药物作用机制

甲状腺激素的分泌受下丘脑-垂体-甲状腺（hypothalamus-pituitary-thyroid，HPT）调节，垂体前叶分泌的促甲状腺激素（thyroid stimulating hormone，TSH）可促进甲状腺激素的合成与分泌，而 TSH 的分泌又受到下丘脑促甲状腺激素释放激素（thyrotropin releasing hormone，TRH）的调节。血中三碘甲状腺原氨酸（triiodothyronine，T_3）和甲状腺素（thyroxine，T_4）浓度对 TRH 和 TSH 的分泌具有负反馈调节作用。甲状腺过氧化物酶（thyroid peroxidase，TPO）参与甲状腺滤泡细胞中 T_3 和 T_4 的合成。图 13-12 显示了甲状腺激素的合成、分泌、调节及抗甲状腺药物作用环节。

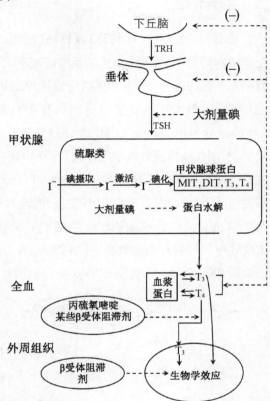

图 13-12　甲状腺激素的合成、分泌、调节及抗甲状腺药作用环节示意图

2. 抗甲状腺药物 PD 指标的选择、测定方法与临床评价

T_3、T_4 和 TSH 具有重要的生理功能。定量预测药物对甲状腺激素的作用至关重要，在药效学模型构建时常用 T_3、T_4 和 TSH 作为 PD 指标。

（三）抗甲状腺药物药动学-药效学研究概述

多年来，已经提出了下丘脑-垂体-甲状腺轴的不同数学模型，多根据人类甲状腺激素数据构建。大多数非临床模型都涉及碘化物的代谢或饮食中碘化物的摄入。近年来，通过增加许多参数，这些模型在更加接近生理状态，但有时也变得更加复杂。

二、实例介绍

硫脲类药物通过抑制 TPO 发挥药理作用。Petra 等[44]建立了一个基于激素生理学和药动学-药效学概念的系统药理学模型以描述 TPO 抑制对犬体内甲状腺激素平衡的影响,并用于预测药物诱导的甲状腺激素水平在人体内的变化。通过同时分析犬在每日灌胃一次具有 TPO 抑制特性的髓过氧化物酶抑制剂(myeloperoxidase inhibitor, MPO－IN)长达 6 个月后的 T_4、T_3 和 TSH 浓度-时间数据,利用非线性混合效应软件包(NONMEM)对犬的激素数据进行建模。该研究给予犬每日单次灌胃 MPO－IN1 或 MPO－IN2 或赋形剂,持续 1 或 6 个月,根据测得的不同时刻 T_3、T_4 和 TSH 浓度-时间数据建立群体模型。该模型由 T_4、T_3 和 TSH 的相关联的间隔室组成,包括 T_4 对 TSH 浓度的负反馈。基于犬稳态血药浓度和甲状腺激素浓度数据,开展 PK－PD 分析。该研究开发了一种基于生理反馈的 PK－PD 模型,可描述 TPO 酶抑制剂对甲状腺激素的作用(图 13－13)。

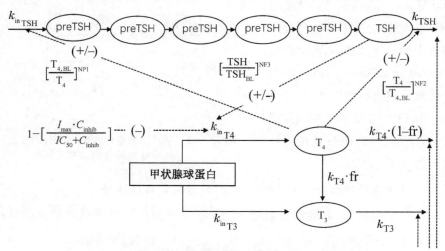

图 13－13　甲状腺激素稳态和药物介导的甲状腺
过氧化物酶(TPO)抑制的反馈模型

激素相互作用以虚线显示,其中+/-表示激素浓度降低或升高后的正或负调控作用。T_4 浓度降低会刺激 TSH 的产生,并降低 TSH 的消除。TSH 浓度增加会刺激 T_4 的产生。绿色隔室代表在血浆中可观察到的甲状腺激素。TSH_{BL}、$T_{4,BL}$、$T_{3,BL}$ 是甲状腺激素的基线(稳态血浆浓度)。化合物之间的药物特异性参数效价(IC_{50})不同。系统特定参数,如一级消除物种(犬和人)的 TSH、T_4 和 T_3(k_{TSH},k_{T4} 和 k_{T3})的速率常数以及与 T_4 转换成 T_3 比例(fr)不同。I_{max} 是对 T_4 的最大抑制。NF1 和 NF2 是描述 T_4 对 TSH 产生和消除的影响的关系的斜率因子。NF3:关系的斜率因子,描述了 TSH 对 T_4 产生的影响。$k_{in_{TSH}}$、$k_{in_{T4}}$ 和 $k_{in_{T3}}$:是 TSH、T_4 和 T_3 的零级消除率常数

　　血浆中 TSH(TSHp)的产生由瞬时房室模型描述,假设 TRH 刺激垂体前叶中产生 TSH 的细胞(preTSH),通过单一传输速率常数 k_{TSH} 和 n 隔室,可导致血浆中 TSH 的释放[式(13-18)~式(13-20)]。

$$\frac{dpreTSH(1)}{dt} = k_{inTSH} \cdot FEED1 - k_{TSH} \cdot preTSH(1) \qquad (13-18)$$

$$\frac{dpreTSH(n)}{dt} = k_{TSH} \cdot preTSH(n-1) - k_{TSH} \cdot preTSH(n) \quad (13-19)$$

$$\frac{d\,TSH_p}{dt} = k_{TSH} \cdot preTSH(n) - k_{TSH} \cdot TSH_p \cdot FEED2 \qquad (13-20)$$

k_{inTSH} 是垂体中 TSH 前体生成的零级速率常数,k_{TSH} 是 TSH 从第$(n-1)$个房室到第 n 个房室消除的一级消除速率常数。在模型开发中,隔室的数目通常在 $1 \sim 10$。

　　TSH 的生成受血浆 T_4 的调节,降低 T_4 浓度通过以下方式刺激 preTSH 的产生:

$$FEED1 = \left[\frac{T_{4,\,BL}}{T_4}\right]^{NF1} \qquad (13-21)$$

其中,$T_{4,\,BL}$ 是血浆中 T_4 的基线浓度,而 $NF1$ 是斜率因子。

　　据文献报道,降低的 T_4 浓度也可能会降低 TSHp 的周转率,描述如下:

$$FEED2 = \left[\frac{T_4}{T_{4,\,BL}}\right]^{NF2} \qquad (13-22)$$

$NF2$ 是斜率因子。

　　血浆中 T_4 的产生和消失可以用以下公式描述:

$$\frac{dT_4}{dt} = k_{inT_4} \cdot [STIM \cdot DRUG] - k_{T_4} \cdot T_4 \qquad (13-23)$$

其中,k_{inT_4} 是 T_4 生成的零级生成速率常数,k_{T4} 是 T_4 清除的一级清除速率常数。MPO-IN1 和 MPO-IN2 假定通过抑制 TPO 抑制 T_4 的生成,并由以下 I_{max} 方程描述:

$$DRUG = 1 - \left[\frac{I_{max} \cdot C_{ss}}{IC_{50} + C_{ss}} \right] \quad\quad (13-24)$$

其中，I_{max}代表对 TPO 的最大抑制；IC_{50}是对 TPO 抑制达最大抑制作用的 50% 时对应的药物的血浆浓度；C_{ss}是 MPO 抑制剂的稳态血浆浓度。

TSHp 浓度的增加会刺激 T_4 的生成并且释放到血液（STIM）中，可用以下公式描述：

$$STIM = \left[\frac{TSH}{TSH_{BL}} \right]^{NF3} \quad\quad (13-25)$$

T_3 的生成由两种途径：① 甲状腺球蛋白产生；② 外周通过 T_4 的转换得到：

$$\frac{dT_3}{dt} = k_{T4} \cdot T_4 \cdot fr + k_{in\,T3} - k_{T3} \cdot T_3 \quad\quad (13-26)$$

其中，fr 是 T_4 经外周转换为 T_3 的比例，$k_{in\,T3}$是甲状腺中的 T_3 生成的零级速率常数，k_{T3}是 T_3 从血浆中消失的一级速率常数。$T_{3,\,BL}$是 $t=0$ 时 T_3 的基线值。T_4 转化为 T_3 的比例可以用以下公式计算：

$$Fraction = \frac{k_{T4} \cdot T_4 \cdot fr}{k_{T4} \cdot T_4 \cdot fr + k_{in\,T3}} \qu\quad (13-27)$$

模型的开发和选择是基于甲状腺激素垂体轴，结果表明该模型很好地描述犬甲状腺激素的药时曲线概况。根据体外犬 TPO 抑制效能成功预测了 MPO-IN2 给药 1 个月后激素浓度。利用人体甲状腺激素周转率和 TPO 抑制效能数据，基于在体外和动物研究中获得的结果，可预测 MPO-IN1 处理后的人 T_4 和 TSH 浓度。通过 TPO 抑制预测药物对人血浆甲状腺激素浓度的影响提供了科学依据。

（田　鑫，刘帅兵）

参考文献

[1] Rydberg T, Jönsson A, Karlsson M O, et al. Concentration-effect relations of glibenclamide and its active metabolites in man: modelling of pharmacokinetics and pharmacodynamics [J]. Br J Clin Pharmacol, 1997, 43(4): 373-381.

[2] Frey N, Laveille C, Paraire M, et al. Population PKPD modelling of the long-term

hypoglycaemic effect of gliclazide given as a once-a-day modified release (MR) formulation [J]. Br J Clin Pharmacol, 2003, 55(2): 147 – 157.

[3] Kirchheiner J, Bauer S, Meineke I, et al. Impact of CYP2C9 and CYP2C19 polymorphisms on tolbutamide kinetics and the insulin and glucose response in healthy volunteers[J]. Pharmacogenetics, 2002, 12(2): 101 – 109.

[4] Colburn W A, Gottlieb A B, Koda J, et al. Pharmacokinetics and pharmacodynamics of AC137 (25,28,29 tripro-amylin, human) after intravenous bolus and infusion doses in patients with insulin-dependent diabetes[J]. J Clin Pharmacol, 1996, 36(1): 13 – 24.

[5] Herman G A, Bergman A, Steven C, et al. Effect of single oral doses of sitagliptin, a dipeptidyl peptidase-4 inhibitor, on incretin and plasma glucose levels after an oral glucose tolerance test in patients with type 2 diabetes[J]. J Clin Endocrinol Metab, 2006, 91 (11): 4612 – 4619.

[6] Young M A, Eckland D J, Eastmond R, et al. Establishing the dose response curve for metabolic control with troglitazone, an insulin action enhancer, in type 2 diabetes patients [J]. Ann Med, 1998, 30(2): 206 – 212.

[7] Berman M. Insulin kinetics, models, and delivery schedules[J]. Diabetes Care, 1980, 3 (2): 266 – 269.

[8] Agerso H, Vicini P. Pharmacodynamics of NN2211, a novel long acting GLP-1 derivative [J]. Eur J Pharm Sci, 2003, 19(2-3): 141 – 150.

[9] Mager D E, Abernethy D R, Egan J M, et al. Exendin-4 pharmacodynamics: insights from the hyperglycemic clamp technique[J]. J Pharmacol Exp Ther, 2004, 311(2): 830 – 835.

[10] Rostami-Hodjegan A, Peacey S R, George E, et al. Population-based modeling to demonstrate extrapancreatic effects of tolbutamide[J]. Am J Physiol, 1998, 274(4): E758 – 771.

[11] Kirchheiner J, Brockmöller J, Meineke I, et al. Impact of CYP2C9 amino acid polymorphisms on glyburide kinetics and on the insulin and glucose response in healthy volunteers[J]. Clin Pharmacol Ther, 2002, 71(4): 286 – 296.

[12] Yun H Y, Park H C, Kang W, et al. Pharmacokinetic and pharmacodynamic modelling of the effects of glimepiride on insulin secretion and glucose lowering in healthy humans[J]. J Clin Pharm Ther, 2006, 31(5): 469 – 476.

[13] Mari A, Sllas W M, He Y L, et al. Vildagliptin, a dipeptidyl peptidase-IV inhibitor, improves model-assessed beta-cell function in patients with type 2 diabetes[J]. J Clin Endocrinol Metab, 2005, 90(8): 4888 – 4894.

[14] van Griensven J M, Jusko W J, Lemkes H H, et al. Tolrestat pharmacokinetic and pharmacodynamic effects on red blood cell sorbitol levels in normal volunteers and in patients with insulin-dependent diabetes[J]. Clin Pharmacol Ther, 1995, 58(6): 631 – 640.

[15] Hamre'n B, Ericsson H, Öhman P, et al. Pharmacokinetic and pharmacodynamic modelling of the dual PPAR α/γ agonist tesaglitazar in patients with manifestations of

insulin resistance [EB/OL]. www. page-meeting. org/page/page2005/PAGE2005P39. pdf [2005 - 06 - 16].

[16] van Schaick E A, Zuideveld K P, Tukker H E, et al. Metabolic and cardiovascular effects of the adenosine A1 receptor agonist N6 - (p-sulfophenyl) adenosine in diabetic Zucker rats: influence of the disease on the selectivity of action[J]. J Pharmacol Exp Ther, 1998, 287(1): 21 - 30.

[17] Van der Graaf P H, Van Schaick E A, Visser S A, et al. Mechanism-based pharmacokinetic-pharmacodynamic modeling of antilipolytic effects of adenosine A (1) receptor agonists in rats: prediction of tissue-dependent efficacy in vivo[J]. J Pharmacol Exp Ther, 1999, 290(2): 702 - 709.

[18] Benincosa L, Jusko W, Corporation S K B. Novel method of treatment[M]. Geneva: World Intellectual: Property Organization, 1999.

[19] Hamre'n B, Björk E, Karlsson M O. Mechanism-based pharmacokinetic and pharmacodynamic modelling of tesaglitazar in type 2 diabetes patients[EB/OL]. www.page-meeting.org/page/page2006/P2006II_06.pdf[2006 - 06 - 14].

[20] Jin J Y, DuBois D C, Almon R R, et al. Receptor/gene-mediated pharmacodynamic effects of methylprednisolone on phosphoenolpyruvate carboxykinase regulation in rat liver[J]. J Pharmacol Exp Ther, 2004, 309(1): 328 - 339.

[21] Mari A. Mathematical modeling in glucose metabolism and insulin secretion[J]. Curr Opin Clin Nutr Metab Care, 2002, 5(5): 495 - 501.

[22] Peng J Z, Denney W S, Musser B J, et al. A semi-mechanistic model for the effects of a novel glucagon receptor antagonist on glucagon and the interaction between glucose, glucagon, and insulin applied to adaptive phase II design [J]. AAPS J, 2014, 16(6): 1259 - 1270.

[23] Brown S A, Nelson R W, Bottoms G D. Models for the pharmacokinetics and pharmacodynamics of insulin in alloxan-induced diabetic dogs[J]. J Pharm Sci, 1987, 76 (4): 295 - 299.

[24] Miyazaki M, Mukai H, Iwanaga K, et al. Pharmacokinetic-pharmacodynamic modelling of human insulin: validity of pharmacological availability as a substitute for extent of bioavailability[J]. J Pharm Pharmacol, 2001, 53(9): 1235 - 1246.

[25] Lin S S, Chien Y W. Pharmacokinetic-pharmacodynamic modelling of insulin: comparison of indirect pharmacodynamic response with effect-compartment link models[J]. J Pharm Pharmacol, 2002, 54(6): 791 - 800.

[26] Woodworth J R, Howey D C, Bowsher R R. Establishment of time-action profiles for regular and NPH insulin using pharmacodynamic modeling[J]. Diabetes Care, 1994, 17 (1): 64 - 69.

[27] Østerberg O, Erichsen L, Ingwersen S H, et al. Pharmacokinetic and pharmacodynamic properties of insulin aspart and human insulin[J]. J Pharmacokinet Pharmacodyn, 2003, 30(3): 221 - 235.

[28] Lee S H, Kwon K I. Pharmacokinetic-pharmacodynamic modeling for the relationship between glucose-lowering effect and plasma concentration of metformin in volunteers[J]. Arch Pharm Res, 2004, 27(7): 806 - 810.

[29] Stepensky D, Friedman M, Raz I, et al. Pharmacokinetic-pharmacodynamic analysis of the glucose-lowering effect of metformin in diabetic rats reveals first-pass pharmacodynamic effect[J]. Drug Metab Dispos, 2002, 30(8): 861 - 868.

[30] Gopalakrishnan M, Suarez S, et al. Population pharmacokinetic-pharmacodynamic modeling of subcutaneous and pulmonary insulin in rats [J]. J Pharmacokinet Pharmacodyn, 2005, 32(3 - 4): 485 - 500.

[31] de Winter W, Dejongh J, Post Teun, et al. A mechanism-based disease progression model for comparison of long-term effects of pioglitazone, metformin and gliclazide on disease processes underlying Type 2 Diabetes Mellitus[J]. J Pharmacokinet Pharmacodyn, 2006, 33(3): 313 - 343.

[32] Hong Y, Rohatagi S, Habtemariam B, et al. Population exposure-response modeling of metformin in patients with type 2 diabetes mellitus[J]. J Clin Pharmacol, 2008, 48(6): 696 - 707.

[33] Hamren B, Björk E, Sunzel M, et al. Models for plasma glucose, HbA1c, and hemoglobin interrelationships in patients with type 2 diabetes following tesaglitazar treatment[J]. Clin Pharmacol Ther, 2008, 84(2): 228 - 235.

[34] Cabral H W S, Andolphi B F G, Ferreira B V C, et al. The use of biomarkers in clinical osteoporosis[J]. Rev Assoc Med Bras (1992), 2016, 62(4): 368 - 376.

[35] Cosman F, de Beur S J, LeBoff M S, et al. Clinician's Guide to Prevention and Treatment of Osteoporosis[J]. Osteoporos Int, 2014, 25(10): 2359 - 2381.

[36] Cremers S, Sparidans R, Hamdy N, et al. A pharmacokinetic and pharmacodynamic model for intravenous bisphosphonate (pamidronate) in osteoporosis[J]. Eur J Clin Pharmacol, 2002, 57(12): 883 - 890.

[37] Xu J, Winkler J, Sabarinath S N, et al. Assessment of the impact of dosing time on the pharmacokinetics/pharmacodynamics of prednisolone[J]. AAPS J, 2008, 10(2): 331 - 341.

[38] Wald J A, Law R M, Ludwig E A, et al. Evaluation of dose-related pharmacokinetics and pharmacodynamics of prednisolone in man[J]. J Pharmacokinet Biopharm, 1992, 20(6): 567 - 589.

[39] Kong A N, Ludwig E A, Slaughter R L, et al. Pharmacokinetics and pharmacodynamic modeling of direct suppression effects of methylprednisolone on serum cortisol and blood histamine in human subjects[J]. Clin Pharmacol Ther, 1989, 46(6): 616 - 628.

[40] Rohatagi S, Bye Alan, Mackie A, et al. Mathematical modeling of cortisol circadian rhythm and cortisol suppression[J]. European Journal of Pharmaceutical Sciences, 1996, 4(6): 341 - 350.

[41] Stark J G, Werner S, Homrighausen S, et al. Pharmacokinetic/pharmacodynamic modeling

of total lymphocytes and selected subtypes after oral budesonide[J]. J Pharmacokinet Pharmacodyn, 2006, 33(4): 441－459.

[42] Xu J, Winkler J, Derendorf H. A pharmacokinetic/pharmacodynamic approach to predict total prednisolone concentrations in human plasma[J]. J Pharmacokinet Pharmacodyn, 2007, 34(3): 355－372.

[43] Rohatagi S, Bye A, Mackie A E, Mathematical modeling of cortisol circadian rhythm and cortisol suppression[J]. Eur J Pharm Sci, 1996, 4(6): 341－350.

[44] Ekerot P, Ferguson D, Glämsta E L, et al. Systems pharmacology modeling of drug-induced modulation of thyroid hormones in dogs and translation to human[J]. Pharm Res, 2013, 30(6): 1513－1524.

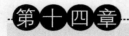

抗肿瘤药物药动学-药效学

在抗肿瘤药物开发过程中,候选药物在经历体外实验和动物实验对药物的有效性和安全性进行筛选和研究后,最终还需要进入临床试验在人体内对其有效性和安全性进行验证。在这一过程中,尽早预测候选药物的临床疗效及优化临床试验方案可减少临床试验的失败率,降低药物研发成本。此外,在抗肿瘤临床治疗中往往涉及多个抗肿瘤药物的联合应用,而药物联合治疗策略往往也需要进行用药方案的优化以期达到最佳疗效。因此,建立抗肿瘤药物的剂量与其疗效之间的定量关系将有助于提高抗肿瘤药物研发的效率和成功率。由于药物的效应和毒性与药物在体内的暴露密切相关,PK-PD模型为定量了解药物量效关系提供了一种有力的工具。应用PK-PD模型对药物的暴露-效应关系进行关联后,通过虚拟仿真可对药物在不同暴露情况下的抗肿瘤效应进行预测,因此,PK-PD模型的建立能够基于抗肿瘤药物早期研究结果预测药物的临床疗效,并可用于优化药物临床用药方案,如给药剂量、给药间隔、药物联用等。本章主要阐述了不同种类抗肿瘤药物的PK-PD研究以及PK-PD模型在抗肿瘤药物研究中的应用。

第一节 细胞毒类抗肿瘤药物药动学-药效学

一、药物概述

细胞毒类抗肿瘤药物通过影响细胞核酸和蛋白质的结构和功能,直接抑制肿瘤细胞的增殖或者诱导肿瘤细胞凋亡。根据作用机制的不同,细胞毒类药物可分为：① 直接影响 DNA 结构和功能的药物,包括环磷酰胺、氮芥类药物、铂类药物及作用于拓扑异构酶的伊立替康、拓扑替康和羟喜树碱等。② 干扰核酸生物合成的药物,如胸苷酸合成酶抑制剂氟尿嘧啶、卡培他滨、雷替曲塞,DNA 多聚酶抑制剂阿糖胞苷和吉西他滨,二氢叶酸还原酶抑制剂甲氨蝶呤和培美曲塞,核苷酸还原酶抑制剂羟基脲,嘌呤核苷酸合成酶抑制剂6-巯嘌呤。③ 干扰转录过程和阻止 RNA 合成的药物多柔比星、柔红霉素、表柔比星和吡柔比星。④ 干扰蛋白质合成和功能的药物,包括抗微管类药物长春新碱、长春地辛、长春瑞滨、紫杉醇、多西紫杉醇,干扰核糖体功能的三尖杉生物碱类及影响氨基酸供应的 L-门冬酰胺酶。

二、药动学-药效学概述

(一) 细胞毒类药物药动学研究

细胞毒类药物主要以静脉输注的方式给药,因此不需要考虑药物的吸收过程。药物进入血液循环系统后与血浆蛋白结合形成的结合型药物难以分布到组织,只有游离型药物才可分布到组织产生药效或者毒性。高血浆蛋白结合率药物(如多西他赛、替尼泊苷)在与其他高血浆蛋白结合率药物联用时将导致游离药物浓度增加,从而增强药物的药效和毒性。铂类药物与血浆蛋白和红细胞发生不可逆结合。在进行这些药物的 PK 研究时需要考察药物的游离浓度以便更好地将其与药物的药效和毒性相关联。肿瘤细胞膜表达的外排转运体(如 P-gp 和 BCRP)可将进入细胞内的药物排出细胞,降低细胞内药物浓度从而使药物的药效下降,这是肿瘤细胞耐药的一种重要机制。CYP 酶代谢和肾脏排泄是细胞毒药物消除的主要方式,代谢酶的基因多态性和药物相互作用可能导致细胞毒药物的药动学发生改变。此外,伊立替康等前药也需要 CYP 酶进行代谢形成活性代谢物以发挥抗肿瘤活性。因此,进行 PK 研究是理解细胞毒药物药效的基础。

在细胞毒药物的临床药动学研究中,肿瘤患者通常被作为受试者进行试验,以避免细胞毒药物对健康受试者带来的不必要损害。细胞毒药物的治疗窗窄,药物的有效剂量和毒性剂量通常很接近。在设定临床起始剂量时,剂量较高将导致患者出现严重毒性,甚至死亡,使得原本具有潜力的有效药物不能继续研发;而较低的起始剂量一方面会延长试验周期,另一方面将使肿瘤患者暴露在无效剂量下。因此,在抗肿瘤药物的起始剂量选择时需要综合考虑非临床研究中的药效、毒理、药动学及毒代动力学研究结果[1]。Ⅰ期临床试验单次给药起始剂量原则上相当于非临床试验中啮齿类动物最大耐受剂量（maximum tolerated dose，MTD）的 1/10。若非啮齿类动物为最敏感动物，则以该动物 MTD 剂量的 1/6 作为起始剂量。剂量递增方案的设计通常采用改良的 Fibonacci 法，在起始剂量后依次按照 100%，67%，50%，33%…递增。此外，为了尽量减小患者暴露于无效或毒性剂量的风险，剂量递增方案的设计还需根据临床前研究的暴露量-效应/毒性曲线关系对剂量递增的幅度进行调整。

（二）细胞毒类药物药效学研究

1. 体外研究

体外细胞毒实验通常用于抗肿瘤药物药效的初步评估，为鉴别对药物敏感的肿瘤类别及浓度范围提供参考。在进行细胞毒实验时，不同浓度的药物与肿瘤细胞共同孵育一段时间后，以对照组肿瘤细胞的存活率作为对照，计算药物在不同浓度下对肿瘤细胞的抑制率，并以浓度-抑制率作图得到量效曲线，计算半数抑制浓度（inhibition concentration 50，IC_{50}）。在体外细胞毒实验中，若化合物抗肿瘤效应的 IC_{50} 值在 1 μmol/L 以下时则认为药物具有较好的体内抗肿瘤活性。

2. 临床前研究

荷瘤小鼠是进行抗肿瘤药物药效研究的主要动物模型，该模型可通过给予致癌物质、射线或某些致病病毒诱发肿瘤模型，也可通过直接移植肿瘤细胞或组织建立。移植性小鼠肿瘤模型中若移植的肿瘤细胞来源于同系或同种实验动物则称为同种移植，反之则称为异种移植。在评价抗肿瘤药物药效时，通常将人的肿瘤细胞移植到小鼠体内。由于异种移植时会产生免疫排斥反应，因此需要选择免疫缺陷（如 severe disease combined with immunodeficiency，SCID）小鼠作为移植对象。在向小鼠移植肿瘤细胞时，移植标准化的癌种细胞系进行建模则被称为人源肿瘤细胞系异种移植（cell derived xenograft，CDX）模型，建立 CDX 模型时肿瘤细胞容易获得，建模成功率高，但与临床肿瘤组织存在一定的差异。将肿瘤患者身上获得的肿瘤组织或细胞移植到小鼠身上获得的模型称为人源肿瘤组织来源移植（patient derived xenograft，PDX）模型，这类肿瘤模型具有临床肿瘤特点，但这一模型样本获取较为困难，且肿瘤的生长周期较 CDX 模型更久，成功率更低。在肿瘤细胞接种至小鼠体内一段时间后,肿瘤组织长到一定体积即可用于药效评价。

小鼠肿瘤组织的体积和重量常用作药效指标评价肿瘤细胞对药物的敏感性。虽然肿瘤组织重量能更加准确地反映瘤组织生长情况,但这一指标需要切除肿瘤后方可测量。肿瘤组织体积通过测定组织的长度(a)与宽度(b)后以公式(14-1)计算可得,虽然其准确性不及肿瘤组织重量,但可反复测定,更加适合用作药效指标。由于肿瘤组织体积随时间增加,在药效研究时通常需要设置一组对照组用以考察肿瘤组织的自然生长情况,将给药组肿瘤组织生长情况与之比较评价药物的抗肿瘤药效。

$$V = 0.5 \cdot a \cdot b^2 \qquad (14-1)$$

3. 临床研究

临床研究中抗肿瘤药物药效评估指标包括总生存期(overall survival, OS)、无病生存期(disease free survival, DFS)、无进展生存期(progression free survival, PFS)、疾病进展时间(time to progression, TTP)、客观缓解率(objective remission rate, ORR)等[2]。其中总生存期指从随机分组开始到因各种原因导致患者死亡之间的时间,这是评价抗肿瘤药物疗效最可靠的指标,但这一指标在大型临床试验中随访期较长且可能受到随后的抗肿瘤治疗影响,因此难以用作抗肿瘤药物临床试验的主要终点。无病生存期通常定义为患者从随机分组开始到出现肿瘤复发或由任何原因引起死亡之间的时间,这一指标常常代替总生存期用作抗肿瘤药物Ⅲ期临床试验的主要终点。疾病进展时间指从随机分组开始至出现肿瘤客观进展之间的时间,而无进展生存期指从随机分组开始至出现肿瘤客观进展或死亡之间的时间。无进展生存期反映了肿瘤的生长,相对于总生存期缩短了药效评价的时间,也可用于评估药物的抗肿瘤临床疗效。当大多数死亡与癌症不相关的情况下,TTP也可以是一个合适的终点指标。客观缓解率指肿瘤体积缩小到预先规定值并能维持最低时限要求的患者比例。根据实体瘤疗效评价标准(response evaluation criteria in solid tumors, RECIST),当所有靶病灶全消失则被认为是完全缓解(complete remission, CR),靶病灶直径总和缩小超过30%是部分缓解(partial remission, PR),增加超过20%或出现新的病灶被定义为疾病进展(progression of disease, PD),处于两者之间则为疾病稳定(stable disease, SD)。客观缓解率为完全缓解和部分缓解比例之和,这一指标通常用作Ⅱ期临床试验临床疗效评价的终指标。

（三）细胞毒类药物药动学-药效学研究

影响药效的药物因素包括药物暴露浓度及药物暴露时长。体外实验可任意改变药物暴露时长或暴露浓度以定量考察这两个因素对药物药效的影响,在此基础上建立 PK－PD 模型可初步探讨药物暴露与其抗肿瘤活性之间的定量关系。公式(14－2)描述了基于体外实验建立的描述药物暴露浓度和暴露时间依赖性抗肿瘤活性的 PK－PD 模型,式中 C_e 表示药物的暴露浓度,t_{exp} 表示药物在 C_e 水平下暴露时长,n 是一个反映影响因素在药物抗肿瘤活性中重要性的参数,当 $n<1$ 时表明暴露时间更重要,而当 $n>1$ 时表明暴露浓度更重要,当 $n=1$ 时药物的药效与 AUC 相关,式中 A 和 m 为常数。通过上述分析,若药物对于暴露时间更敏感,则可以通过增加用药频率或延长静脉滴注时间来维持药物在有效浓度以上的暴露时长来提高药物的抗肿瘤活性;若是药物对于浓度更敏感,则可以通过增加单剂给药剂量来提高药效。

$$S = \frac{1}{1 + A \cdot (t_{exp} \cdot C_e^{\,n})^m} \qquad (14-2)$$

相对于体外研究,在体水平的抗肿瘤 PK－PD 研究能更加准确地了解药物暴露-效应关系,为抗肿瘤药物的开发应用提供参考。由于肿瘤组织在自然条件下将无限增殖,在建立 PK－PD 模型描述药物对肿瘤组织生长的抑制作用时,首先需要建立模型对肿瘤组织的生长动力学进行分析。线性生长模型[公式(14－3)]是最简单的肿瘤生长动力学模型,该模型假设肿瘤组织以恒定的速率 k_g 进行生长[3]。指数生长模型则假设肿瘤组织的生长速率与肿瘤组织的大小成正比[公式(14－4)],T 为肿瘤组织的体积。线性生长和指数生长模型都假设肿瘤组织能够无限生长,而实际上肿瘤组织的生长并不是无限的,Logistic[公式(14－5)]和 Gompertz 生长模型[公式(14－6)]则描述了肿瘤组织的生长速率随肿瘤体积增加而变化的情况。Logistic 生长模型假设机体对肿瘤组织的承载能力有一个上限,而 Gompertz 生长模型假设肿瘤组织的生长速率随时间而改变,这两种模型更加接近真实的生理情况,式中 T_{max} 表示肿瘤的承载能力。此外,还有一类综合了指数和线性肿瘤生长的模型[公式(14－7)],该模型描述了肿瘤组织一开始以指数模型生长,在达到一定阈值后变为以恒定速率生长的特征,式中 λ_0 为指数增长率,λ_1 为线性增长率。由于肿瘤组织生

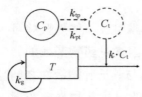

图 14-1
抗肿瘤药物 PK - PD
模型示意图

C_p: 血浆室; C_t: 组织;
k_{tp}、k_{pt}: 药物在血浆和组
织中转移的速率;
T: 肿瘤组织; k: 药物抑制
肿瘤生长速率常数; k_g:
肿瘤组织增殖速率

长存在不均一性,肿瘤组织中一部分细胞处于增殖期,另一部分细胞处于非增殖期,因此也有肿瘤生长模型将肿瘤细胞分为增殖[公式(14-8)]和非增殖[公式(14-9)]肿瘤细胞两类,这两种细胞以一定速率相互转换,肿瘤细胞的增殖由前述肿瘤生长模型进行描述,式中 T_p 是肿瘤增殖部分,T_Q 则指肿瘤非增殖部分,m_1、m_2 为转化速率常数。如图 14-1 所示,在选择合适的生长模型描述肿瘤组织的自然生长后,采用药物效应模型描述药物浓度(或暴露)依赖的肿瘤生长抑制作用即可将药物的 PK 和 PD 关联起来进行研究[公式(14-10)]。

$$\frac{\mathrm{d}T}{\mathrm{d}t} = k_g \tag{14-3}$$

$$\frac{\mathrm{d}T}{\mathrm{d}t} = k_g \cdot T \tag{14-4}$$

$$\frac{\mathrm{d}T}{\mathrm{d}t} = k_g \cdot T \cdot \left(1 - \frac{T}{T_{max}}\right) \tag{14-5}$$

$$\frac{\mathrm{d}T}{\mathrm{d}t} = k_g \cdot T \cdot \ln\left(\frac{T_{max}}{T}\right) \tag{14-6}$$

$$\frac{\mathrm{d}T}{\mathrm{d}t} = \frac{\lambda_0 \cdot T}{\left[1 + \left(\frac{\lambda_0}{\lambda_1} \cdot T\right)^{20}\right]^{\frac{1}{20}}} \tag{14-7}$$

$$\frac{\mathrm{d}T_p}{\mathrm{d}t} = f(T_p) - m_1 \cdot T_p + m_2 \cdot T_Q \tag{14-8}$$

$$\frac{\mathrm{d}T_Q}{\mathrm{d}t} = m_1 \cdot T_p - m_2 \cdot T_Q \tag{14-9}$$

$$\frac{\mathrm{d}T}{\mathrm{d}t} = f(T) - f(C) \cdot T \tag{14-10}$$

在进行抗肿瘤药物 PK - PD 分析时,由于药物的消除速率远远快于肿瘤组织的生长和消亡速率,即药效学滞后于药动学的变化,难以直接将药物浓度与肿瘤体积变化进行关联,针对这一问题有学者提出了转导房室模型。转导房室模型分为信号转导模型(图14-2A)和细胞分布模型(图14-2B)两类,其中信号转导模型认为效应的滞后是由信号转导过程引起的,该模型假设药物效应的滞后是由于药物与靶点结合后激活细胞内信号通路导致细胞死亡[公式(14-11)~式(14-15)]。细胞分布模型认为效应的滞后是由于细胞死亡周期导致的,细胞处于分裂的不同时期使得细胞对药物的敏感性不同导致药物效应滞后于浓度变化[式(14-16)~式(14-20)]。转导房室模型采用一个或多个转导房室来描述这种滞后作用,每一个房室之间的传导速率相同。应用转导房室模型将药物浓度和效应关联起来后能够描述出抗肿瘤效应的滞后。

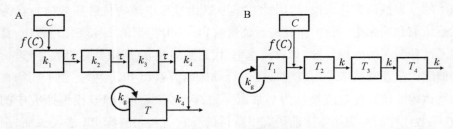

图14-2 转导房室模型示意图(A 信号转导模型;B 细胞分布模型)

$k_1, k_2, k_3, k_4, T_1, T_2, T_3, T_4$: 转导房室;
τ: 房室间转导速率; k_g: 肿瘤组织增殖速率; k: 细胞死亡速率常数

$$\frac{\mathrm{d}k_1}{\mathrm{d}t} = \frac{1}{\tau}(f(C) - k_1) \qquad (14-11)$$

$$\frac{\mathrm{d}k_2}{\mathrm{d}t} = \frac{1}{\tau}(k_1 - k_2) \qquad (14-12)$$

$$\frac{\mathrm{d}k_3}{\mathrm{d}t} = \frac{1}{\tau}(k_2 - k_3) \qquad (14-13)$$

$$\frac{\mathrm{d}k_4}{\mathrm{d}t} = \frac{1}{\tau}(k_3 - k_4) \qquad (14-14)$$

$$\frac{\mathrm{d}T}{\mathrm{d}t} = f(T) - k_4 \cdot T \qquad (14-15)$$

$$\frac{\mathrm{d}T_1}{\mathrm{d}t} = f(T) - f(C) \cdot T_1 \qquad (14-16)$$

$$\frac{\mathrm{d}\,T_2}{\mathrm{d}t} = f(C) \cdot T_1 - k \cdot T_2 \qquad (14-17)$$

$$\frac{\mathrm{d}\,T_3}{\mathrm{d}t} = k \cdot T_2 - k \cdot T_3 \qquad (14-18)$$

$$\frac{\mathrm{d}\,T_4}{\mathrm{d}t} = k \cdot T_3 - k \cdot T_4 \qquad (14-19)$$

$$T = T_1 + T_2 + T_3 + T_4 \qquad (14-20)$$

　　临床前抗肿瘤 PK-PD 研究的一个重要目的是指导临床试验给药剂量的选择。在临床前 PK-PD 模型的临床转化过程中，一个主要的假设在于小鼠肿瘤组织是基于人肿瘤细胞培养起来的，该组织的生理病理特征、药物在肿瘤组织中的分布被认为与人接近，因此在模型转化过程中药物抗肿瘤效应被认为在临床前和临床是一致的。在进行临床前 PK-PD 模型的临床转化过程中，首先通过种属间的生理差异（如血流速率、代谢酶的差异、组织器官组成等）进行种属间比放预测临床 PK，或者直接进行临床研究获得 PK 参数。由于药物在动物体内的抗肿瘤效应被认为与临床一致，因此临床 PK-PD 模型研究中的 PD 参数往往直接应用临床前研究中获得的参数直接与临床 PK 进行关联，最后通过改变给药方案（剂量、给药频率等）对药物的临床抗肿瘤疗效进行预测。

　　在评价抗肿瘤药物的疗效时，相对于肿瘤体积等药效指标，总生存率、无进展生存期等临床终点更能反映肿瘤患者的获益。因此，建立 PK-PD 模型对药物的暴露和临床终点进行关联能够更好地预测抗肿瘤药物的药效。此外，临床肿瘤患者的个体间差异较大，除药物因素外，患者自身的因素也会影响抗肿瘤药效，采用群体 PK-PD 模型将药物暴露与临床终点进行关联，通过协变量分析将有助于筛选抗肿瘤疗效相关的个体因素，从而更好地针对患者制定给药方案。将 PK-PD 模型中的参数或者患者的个体参数引入参数化的实时事件（time-to-event，TTE）模型可用于预测抗肿瘤药物的临床疗效。如公式（14-21）所示，实时事件模型中有两个关键的函数，一是生存函数，二是危险率函数。生存函数 $[S(t)]$ 是在时刻 t 以后某一事件发生的概率，风险函数 $[h(t)]$ 是某一未发生事件在某一时刻发生的概率。公式（14-22）描述了常数风险函数模型，式中 $h_0(t)$ 为基线风险函数，x_1，x_2，$\cdots$，x_n 为预测因子，β_1，β_2，$\cdots$，β_n 是相关性参数。此外时间依赖的 Weibull 风险函数模型及 Gompertz 风险函数模型也常用于抗肿瘤药物临床疗效评价。

$$S(t) = e^{-\int_0^t h(t)\mathrm{d}t} \qquad\qquad (14-21)$$

$$h(t) = h_0(t) \cdot e^{\beta_1} \cdot x_1 + \cdots + \beta_n \cdot x_n \qquad\qquad (14-22)$$

三、实例介绍

(一)基于药动学-药效学模型指导细胞毒药物给药剂量选择

抗肿瘤药物研发失败率高的一个重要原因在于无法准确预测候选药物的临床疗效及其有效剂量。药物的抗肿瘤效应通常是基于荷瘤小鼠肿瘤生长抑制实验进行评价的,在此基础上建立 PK-PD 模型预测药物的临床疗效已被证明是可行的。为了建立一个可靠的临床有效剂量预测方法,Rocchetti 等[4]对 10 个已上市的细胞毒药物进行了 PK-PD 模型分析,探讨如何基于临床前研究预测抗肿瘤药物的临床有效剂量。根据荷瘤小鼠瘤组织的生长动力学,综合了指数和线性肿瘤生长的模型[公式(14-7)]被用于描述肿瘤组织的自然生长过程。通过对氟尿嘧啶、顺铂、多西他赛、多柔比星、依托泊苷、吉西他滨、伊立替康、紫杉醇、长春花碱以及长春新碱 10 种药物在荷瘤小鼠体内的 PK 进行分析后,作者根据药物的 PK 特征建立了合适的房室模型描述上述药物的 PK。线性效应模型被用于描述药物对肿瘤细胞的杀灭作用,考虑到药物杀灭肿瘤细胞的滞后性,细胞分布模型[公式(14-16)~式(14-20)]用于描述肿瘤体积的变化。基于上述药物临床前抗肿瘤 PK 和 PD 的研究结果对所建立的 PK-PD 模型参数进行了估算。在对所建立的PK-PD 模型的微分方程进行分析得到了抑制肿瘤生长的阈值浓度: $C_T = \lambda_0/k_2$,即当药物的稳态浓度高于C_T时,肿瘤的生长受到抑制。上述公式中λ_0为肿瘤生长模型中描述肿瘤组织指数生长的参数,是一个系统性参数,对于每种药物而言并无差别;k_2是一个表示不同药物药效的参数,反映了不同药物杀灭肿瘤的效应强度,k_2越大表明药物的抗肿瘤活性越强。将临床前研究得到的C_T和所研究药物在人体内的清除率(CL)乘积与这些药物的给药剂量相比发现两者之间呈现高度相关的关系($r = 0.939$),表明该 PK-PD模型研究为抗肿瘤药物的临床有效剂量预测提供了一种有效的方法。

(二)药动学-药效学模型预测药物毒性

细胞毒药物在抑制肿瘤细胞增殖的过程中也对机体骨髓中血细胞的增殖产生了抑制作用,因此骨髓抑制是此类药物最常见的一种不良反应。细胞毒类药物的骨髓抑制作用已建立了基于机制的 PK‑PD 模型对这类药物的暴露‑不良反应关系进行描述[5]。如图 14‑3 所示，这一模型描述了血细胞前体的增殖、分化及在循环系统中的暴露。效应模型中增殖细胞室描述了血细胞前体的增殖，3 个转导房室描述了血细胞的成熟分化过程，最后一个血液室描述了循环系统中的血细胞变化，循环系统中血细胞数量的变化又可反馈性刺激前体细胞增殖，这一过程由反馈参数 γ 描述。在药物治疗前，血细胞的生成与消除处于平衡状态，因此前体细胞的生成、分化成熟及血液中血细胞的消除速率相同，均以转导速率常数 K_{tr} 表示。描述药物浓度变化房室模型的中央室药物对血细胞前体增殖的抑制作用采用线性或者 E_{max} 模型等效应模型进行描述。前体细胞的生成被抑制后，分化成熟的细胞逐渐减少，血液中血细胞的数量也逐步下降，因此循环系统中血细胞数量下降的过程滞后于药物浓度的变化。由于反馈机制的存在，当血细胞数量下降时，前体细胞的生成速率增加。因此，在血细胞数量下降一段时间达到最低值后又将逐渐回升至正常水平。采用这一模型，可对不同给药方案下药物导致的骨髓抑制作用进行预测以优化给药方案，降低药物的毒性。

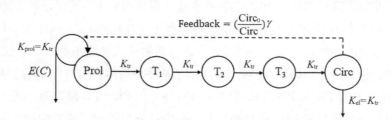

图 14‑3 细胞毒药物骨髓抑制 PK‑PD 模型示意图

Prol：前体血细胞；T_1、T_2、T_3：转导房室；Circ：血液中血细胞数；K_{prol}：前体细胞生成速率；K_{el}：血液中血细胞的消除速率；K_{tr}：转导速率常数；γ：反馈参数

第二节 抗激素类抗肿瘤药物药动学-药效学

一、药物概述

乳腺癌、前列腺癌、甲状腺癌、宫颈癌、卵巢癌和睾丸癌等肿瘤的发生发展

与机体激素水平失调有关。应用相关激素或者其拮抗剂来改变激素失调状态将有助于抑制这类肿瘤的生长。雄激素可对抗雌激素作用用于乳腺癌的治疗，抗雌激素类药物他莫昔芬对雌激素受体的激动作用较雌二醇更低，表现出抗雌激素的作用，托瑞米芬与雌激素竞争性结合雌激素受体，来曲唑和阿那曲唑通过抑制芳香化酶减少雌激素的生物合成，氨鲁米特通过特异性抑制雄激素转化为雌激素的芳香化酶活性以抑制雌激素的生成，这几类药物均可用于乳腺癌的治疗。促性腺激素释放激素（gonadotropin releasing hormone，GnRH）类似物戈舍瑞林、曲普瑞林和亮丙瑞林等通过与 GnRH 受体结合下调 GnRH 受体，GnRH 拮抗剂阿巴瑞克通过直接抑制 GnRH 受体阻断下丘脑-垂体-性腺轴，这些药物均可降低睾酮的生成从而用于前列腺癌的治疗。雌激素类药物可通过直接对抗雄激素用于治疗前列腺癌，雄激素拮抗剂氟他胺及其代谢物可与雄激素竞争雄激素受体，主要用于前列腺癌的治疗。合成的黄体酮衍生物甲羟孕酮酯具有类似天然黄体酮的作用，主要用于治疗肾癌、乳腺癌、子宫内膜癌。

二、药动学-药效学概述

（一）抗激素类药物药动学研究

抗激素药物通过控制体内激素水平发挥抗肿瘤作用，需要多次给药以保证药物浓度在治疗窗范围内，因此其给药方式主要以口服为主。对于口服给药的药物，首过效应和食物是影响药物吸收的主要原因。食物通过降低胃排空速率、促进胆汁分泌、改变内脏血流速率等作用影响药物的吸收。例如，乙酸阿比特龙酯在与低脂饮食同时服用时其血药峰浓度和 AUC 相对于空腹状态分别增加 7 倍和 5 倍，在与高脂饮食同时服用时分别增加 17 倍和 10 倍。肝首过效应决定了吸收的药物最终到达循环系统的量。肝损伤导致乙酸阿比特龙酯生物利用度在不同患者之间出现高变异。药物的分布是决定血浆药物浓度的关键因素之一，患者的体重指数（body mass index，BMI）与脂溶性药物的分布密切相关。高 BMI 患者体内脂肪含量较高，导致药物的表观分布容积较大。作为一种高脂溶性药物，来曲唑在 BMI 较高患者体内的暴露量下降。抗激素药物主要是通过 CYP 酶进行代谢生成活性或者非活性代谢物。代谢酶的多态性与药物及活性代谢物的暴露相关。他莫昔芬经 CYP2D6 代谢为活性代谢物 endoxifen，在 CYP2D6 中度和弱代谢者体内 endoxifen 浓度较低。此外，当抗激素药物与 CYP 酶的诱导剂或者抑制剂同时应用时也可能影响这些药物的代谢，从而改变其暴露。在抗激素药物的吸收、分布、代谢、排泄过程中，食物、BMI、年龄、代谢酶多态性、药物相互作用等因素均可影响抗激素药物的血浆暴露水平，从而影响药物的药效，采用治疗药物监测（therapeutic drug monitoring，TDM）的方法可根据患者的暴露水平对给药剂量进行调整以达到目标治疗浓度，确保药物的抗肿瘤药效。

（二）抗激素类药物药效学研究

在评价抗激素类药物的抗肿瘤活性时，肿瘤体积仍然是一个可靠的药效指标，但在前列腺癌和卵巢癌的临床药效评价中，肿瘤体积测定的准确性不高，因此需要选择合适的替代指标评估患者的肿瘤负荷。生物标志物（biomarker）是一种可以客观地测量和评价正常的生物学过程、致病过程或对治疗干预的药理学反应的指标。在前列腺癌患者体内，由前列腺上皮细胞分泌产生的前列腺特异抗原（prostate specific antigen，PSA）在正常人血清中含量极低，在前列腺癌患者体内 PSA 水平升高，且血清 PSA 水平能够反映患者的肿瘤负荷。因此，PSA 作为前列腺癌的肿瘤标志物不仅是该疾病诊断的首选标志物，也被用于反映前列腺癌疾病进程的标志物以评价药物的药效。芳香化酶抑制剂通过抑制雌激素生成发挥抗乳腺癌作用，循环系统中雌激素水平的变化可作为生物标志物用于评价这类药物的效应。这类描述药物药理效应的生物标志物被称为药理生物标志物，在药物开发过程中不仅有助于理解药物作用机制也可用于优化用药方案、预测药物疗效/毒性。由于血浆雌激素水平较低，绝经后妇女的雌激素水平难以准确测定，该指标作为生物标志物评价这类药物的乳腺癌抗肿瘤活性具有一定局限性。促性腺激素（黄体生成素 luteinizing hormone，LH，卵泡刺激素 follicle stimulating hormone，FSH，性激素结合蛋白）和雌激素水平具有负相关的关系，有研究表明促性腺激素可作为雌激素的替代指标用于评价雌激素生长抑制剂的抗肿瘤效应。

（三）抗激素类药物药动学-药效学研究

在以生物标志物为药效评价指标的 PK-PD 研究中，首先需要建立模型描述生物标志物的动态变化过程，该过程通常采用间接作用模型（图 14-4）进行描述。模型中公式中 R 代表生物标志物水平，在给药前测定初始效应设为

R_0，k_{in} 代表生物标志物的零级生成速率，k_{out} 代表生物标志物的一级消除速率常数[公式（14-23）]。根据作用机制不同，药物可能通过刺激或抑制生物标志物的生成（k_{in}）或消除（k_{out}）发挥药效。因此，这类 PK-PD 模型可分为抑制 k_{in}、抑制 k_{out}、刺激 k_{in} 和刺激

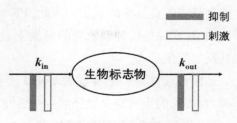

图 14-4　间接作用模型

k_{out} 4 类[式（14-24）~式（14-27）]。式中 C 为药物浓度，既可以是血浆药物浓度，也可以是效应室药物浓度，I_{max} 为药物对效应生成的最大抑制能力，I_{max} 的值通常在 0~1，当药物能够完全抑制某一效应的产生时，I_{max} 的值为 1，IC_{50} 为达到最大抑制效应一半时所需要的药物浓度。在以 PSA 作为药效指标评估前列腺癌药效的 PK-PD 模型中，这一方法被广泛应用。

$$\frac{dR}{dt} = k_{in} - k_{out} \times R \qquad R(0) = R_0 \qquad (14-23)$$

$$\frac{dR}{dt} = k_{in} \times \left(1 - \frac{I_{max} \times C}{C + IC_{50}} \right) - k_{out} \times R \qquad (14-24)$$

$$\frac{dR}{dt} = k_{in} - k_{out} \times \left(1 - \frac{I_{max} \times C}{C + IC_{50}} \right) \times R \qquad (14-25)$$

$$\frac{dR}{dt} = k_{in} \times \left(1 + \frac{E_{max} \times C}{C + EC_{50}} \right) - k_{out} \times R \qquad (14-26)$$

$$\frac{dR}{dt} = k_{in} - k_{out} \times \left(1 + \frac{E_{max} \times C}{C + EC_{50}} \right) \times R \qquad (14-27)$$

三、实例介绍

前列腺癌是一种雄激素依赖性肿瘤，对睾酮水平极为敏感。抗雄激素治疗是前列腺癌主要治疗手段之一，其治疗目标是将血清睾酮水平维持在去势水平以下从而达到减缓肿瘤生长的目的。作用于 GnRH 受体对下丘脑-垂体-性腺轴进行调节的戈舍瑞林、曲普瑞林、亮丙瑞林及阿巴瑞克是常用的抗雄激素治疗药物。然而这类药物通过抑制雄激素生成将导致骨质疏松、潮热、去势

综合征等不良反应的发生。因此,PK－PD研究被用于指导这类药物的研发和应用,旨在维持抗肿瘤效应的前提下避免不必要的雄激素生成抑制导致的不良反应发生。

曲普瑞林是一个合成的 GnRH 类似物,相对于 GnRH 具有更高的受体亲和力、更长的半衰期及更强的生物活性。在与 GnRH 受体结合后,曲普瑞林一开始刺激垂体分泌 FSH 和 LH,导致血清睾酮水平上升,然而在 3~4 周以后由于受体脱敏和下调使得垂体分泌的 FSH 和 LH 下降,进而导致血清睾酮水平降低,抑制肿瘤的生长。采用静脉注射给药后,曲普瑞林在健康受试者、肝损伤患者以及肾损伤患者体内的消除半衰期分别为 2.8 h、6.6 h 及 7.7 h。由于抗雄激素治疗前列腺癌需要长期给药以维持血清睾酮在去势水平以下,而曲普瑞林消除半衰期较短,其缓释制剂被开发用于提高患者的顺应性。在包括 1 项 Ⅰ 期、2 项 Ⅱ 期及 1 项 Ⅲ 期的 4 项随机开放临床试验中,给药后不同时间点采集受试者血清测定药物及药效指标睾酮的浓度进行曲普瑞林注射液及其 5 种缓释制剂的 PK 和 PD 研究[6],基于上述研究,PK－PD结合模型被建立用于优化用药方案和探寻与药效相匹配的药动学特征以指导剂型设计。如图 14－5 所示,曲普瑞林在人体内处置由三房室模型进行描述,药物的清除率、中央室向两个外周室的分布清除率及三个房室的表观分布容积等 PK 参数根据曲普瑞林注射液的药动学研究结果进行估算。上述研究中 5 种缓释制剂对药动学的影响主要体现在药物的吸收过程,在对该 5 种缓释制剂药动学进行

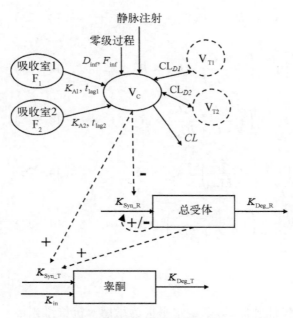

图 14－5　曲普瑞林抗前列腺癌 PK－PD 模型

F_1、F_2:吸收室;V_c:中央室;V_{T1}、V_{T2}:外周室;CL:清除率;K_{Syn_R}:受体生成零级动力学参数;K_{Deg_R}:受体消除一级动力学参数;K_{Syn_T}:GnRH 受体激活介导的睾酮生成一级动力学参数;K_{in}:睾酮的零级生成速率;K_{Deg_T}:睾酮消除一级动力学参数

研究时将曲普瑞林在体内分布与消除相关的参数固定,仅对药物吸收相关的参数进行估算。在比较不同的吸收模型后,5 种曲普瑞林缓释制剂的吸收均由包括 3 个吸收室的药动学模型进行描述,3 个吸收室包括一个以零级速率释放药物和两个以一级速率释放药物的房室。血清睾酮水平是评价曲普瑞林抗前列腺癌的药效指标,其变化由间接作用模型进行描述,零级生成速率 K_{in} 描述了睾酮的生成,一级动力学参数 K_{Deg_T} 与血清睾酮水平之乘积描述了睾酮的消除。此外,由于曲普瑞林通过下调 GnRH 受体降低睾酮的生成,GnRH 受体激活介导的睾酮生成由一级动力学参数 K_{Syn_T} 与激活受体水平之乘积进行描述。GnRH 受体的激活水平由受体表达水平和受体占用水平两个因素决定。受体表达水平采用间接作用模型进行描述,零级动力学参数 K_{Syn_R} 描述了受体的生成,一级动力学参数 K_{Deg_R} 与受体水平之乘积描述了受体的消除。由于曲普瑞林与 GnRH 受体的结合将下调受体表达,描述这一下调作用的参数 D_R 用公式(14-28)进行描述,式中 FRAC 描述了 GnRH 受体占用水平,而 F_{RAC} 与 F_{RAC_0} 之差描述了曲普瑞林与 GnRH 受体结合的水平,R_T 为受体水平。GnRH 受体的占用由体内 GnRH 水平和曲普瑞林水平共同决定。血清曲普瑞林浓度以及内源性 GnRH 受体激动剂与其各自的受体稳态解离常数 K_D 之比被用于描述受体占用水平。至此,PK-PD 模型以血清曲普瑞林水平作为效应浓度,描述了该药物激活 GnRH 受体并刺激睾酮的生成,以及下调 GnRH 受体以减少睾酮生成的作用机制。应用上述临床试验中获得的 PK 和 PD 数据,以及模型中相应的 PD 参数采用群体方法进行了估算,建立基于曲普瑞林降低血清睾酮水平机制的 PK-PD 模型。采用曲普瑞林治疗前列腺癌时要求血清睾酮水平维持在 50 ng/dL 以下,为了计算能达到这一要求的最低血清曲普瑞林浓度水平,假设在此药物浓度水平下血清睾酮浓度达到 50 ng/dL 的稳态水平,且 GnRH 受体的生成也达到稳态水平,通过对模型中的微分方程进行求解可知血清曲普瑞林浓度在 0.060 9 ng/mL 以上时即可保证血清睾酮浓度在 95% 概率上低于 50 ng/dL。因此,这一 PK-PD 指标可以作为曲普瑞林缓释制剂药物释放速率的设计依据。另外,针对已有的曲普瑞林缓释制剂而言,应用上述 PK-PD 模型进行模拟可以比较不同给药方案对血清睾酮水平的控制,对用药方案进行优化。

$$D_R = \frac{D_{R\_50}}{F_{RAC} - F_{RAC\_0}} \cdot \left[\frac{R_T}{R_{T0}} \cdot \left(2 - \frac{R_T}{R_{T0}} \right) \right] \qquad (14-28)$$

第三节　分子靶向抗肿瘤药物
药动学-药效学

一、药物概述

　　分子靶向药物为针对恶性肿瘤生理病理发生发展的关键靶点开发的药物,目前通常将其分为单克隆抗体和小分子化合物两类。单克隆抗体类药物包括作用于细胞膜分化相关抗原的单克隆抗体,如靶向 CD20 的利妥昔单抗、奥滨尤妥珠单抗(obinutuzumab);靶向 CD52 的阿伦珠单抗;靶向 CD38 的达雷木单抗;作用于表皮生长因子受体的帕尼单抗、西妥昔单抗;作用于人表皮生长因子受体 2 的曲妥珠单抗、帕妥珠单抗等;作用于血管内皮生长因子(vascular endothelial growth factor, VEGF)的贝伐珠单抗等。此外,单抗与小分子细胞毒类药物偶联形成的抗体药物偶联物(antibody drug conjugate, ADC)也有上市,如靶向 CD33 的吉妥珠单抗与卡奇霉素衍生物形成的 ADC;靶向 CD30 的本妥昔单抗与抗微管药 MMAE 偶联形成的 Brentuximab Vedotin;靶向 HER2 的曲妥珠单抗-美坦新偶联物(T–DM1)等。小分子靶向抗肿瘤药物可分为单靶点和多靶点两类。其中单靶点药物包括蛋白酪氨酸激酶断裂点簇集区-C-ABL 原癌基因(breakpoint cluster region-C-ABL oncogene, BCR–ABL)抑制药伊马替尼、达沙替尼、尼罗替尼,成红细胞性白血病病毒致癌因子 1/表皮生长因子受体(erythroblastic leukemia viral oncogene homolog 1/epidermal growth factor receptor, ErbB1/EGFR)酪氨酸激酶抑制药吉非替尼、厄洛替尼、埃克替尼及奥西替尼等,丝/苏氨酸蛋白激酶哺乳动物雷帕霉素靶点(mammalian target of rapamycin, mTOR)抑制药坦罗莫司和依维莫司。多靶点抗肿瘤靶向小分子药物包括索拉非尼、舒尼替尼、克唑替尼、阿昔替尼、帕唑帕尼、拉帕替尼等。

二、药动学-药效学概述

　　抗肿瘤小分子药物的 PK 研究已在本章其他部分介绍,本节将不再赘述,这里主要介绍大分子靶向药物以及 ADC 药物的 PK 研究。

（一）靶向药物药动学研究

抗肿瘤单抗药物主要是通过静脉滴注给药，药物直接进入血液循环系统，因此不考虑药物的吸收过程。单抗药物的高分子量和亲水性导致其难以通过扩散方式从血液分布到组织中，而是通过细胞旁路转运或者跨细胞转运分布到组织外液。由于单抗药物是针对靶细胞特异性或高表达的抗原设计的，组织中靶细胞抗原表达水平越高、药物-靶点亲和力越强则药物在组织中的分布越多，药物表观分布容积越大。由于体内抗原有限，血药浓度增加将导致抗原逐渐被饱和，药物的表观分布容积将随给药剂量增加而逐渐减少。因此，单抗药物在低浓度时可能表现出非线性 PK 特征，而随着浓度增加，抗原完全被饱和以后药物表现出线性 PK 特征。由于单抗药物分子量较大，难以通过肾小球滤过，因此分解代谢是这类药物的主要消除方式。单抗药物在体内的消除方式包括 Fc 受体介导和靶点介导的药物消除途径两类，其中前者是非特异性的线性消除，而后者由于细胞表面靶点数目有限导致这一消除方式具有可饱和性，因此靶点介导的消除是非线性的。由于细胞内的 FcRn 受体能够保护单抗药物使其免于被细胞内的溶酶体降解，使得单抗药物的消除速率较低。在与人体内的 FcRn 结合时，人源化抗体与 FcRn 亲和力最高，因此人源化单抗类药物的消除半衰期最长，通常长达 10 余天。此外，单抗药物进入体内后可能引起免疫反应刺激机体形成特异性抗药抗体，如中和抗体，这类抗体可与单抗药物结合影响其消除，从而改变单抗药物的 PK 特征。

针对单抗药物特殊的消除方式，靶点介导的药物消除（target-mediated drug elimination，TMDD）模型被用于研究单抗药物的 PK。TMDD 模型中描述药物消除的方式有两种：一是药物从中央室的线性消除，另一种是药物与靶点结合形成药物-靶点复合物后以复合物的形式进行消除。在描述靶点介导的消除时，受体的合成和消除、药物与受体的结合和解离均被描述出来，即 TMDD 模型整合了机体受体水平及药物与受体亲和力等信息。通过文献报道或者体内外研究比较不同种属间受体表达水平及受体与药物亲和力之间的差异，TMDD 模型可用于单抗药物种属间的 PK 转化研究。虽然其他的一些方法（如米-曼氏方程）也可以用于描述药物的非线性消除，但这种基于经验的模型难以进行种属间的转化研究。因此，TMDD 模型在单抗药物的 PK 研究中广泛使用。

用于抗肿瘤治疗的 ADC 类药物通常是通过一个化学链将小分子细胞毒

药物与抗体药物结合,靶向递送细胞毒药物至肿瘤组织。小分子药物往往在机体广泛分布,而单抗药物的主要分布在循环系统及表达抗原的靶组织,当小分子药物与单抗结合后其分布主要由抗原决定,这使得小分子药物在体内非肿瘤组织的分布减少,降低了细胞毒药物对其他组织器官的毒性。因此,ADC药物主要是通过改变小分子细胞毒药物的分布达到增效减毒的目的。由于与单抗药物结合的小分子药物难以进入代谢器官进行代谢,因此小分子药物仅在与抗体药物解离后才能发生代谢。ADC药物的消除由细胞摄取水解单抗药物以及化学链断裂导致的抗体-小分子药物解离的速率所共同决定。在进行ADC药物PK研究时,若能对总单抗浓度、结合单抗浓度、结合小分子药物浓度、解离单抗浓度以及解离小分子药物浓度进行测定则能更好地理解ADC药物的体内过程,但这对分析方法是一个巨大的挑战。在药物开发过程中,ADC浓度、总抗体浓度以及解离小分子药物浓度常被测定用于共同研究ADC药物的PK特征,这是由于总抗体药物浓度能够反映ADC在体内的稳定性和完整性,解离的小分子药物浓度可以反映ADC药物的解离,且与ADC药物的毒性有直接关系。

(二)靶向药物药效学研究

单抗类药物可通过中和游离抗原(如血管内皮生长因子)使抗原丧失结合受体的能力从而失去生物学功能,也可与靶细胞表面受体结合以阻止配体结合、激活配体功能、递送细胞毒药物等机制发挥抗肿瘤作用。靶向药物的药效是通过对受体的调节产生的,受体占位率可以直观地体现药物与靶点作用水平的关系,是评价抗体类药物药效的一个重要指标。目前抗体类药物的受体占用率检测主要采用流式细胞技术,识别抗体对受体和(或)药物进行荧光标记,测定总受体水平以及药物占据受体(或未被占据受体)水平计算受体占用率。受体占用率数据常常作为PD指标用于选择合适的体内实验给药剂量。当药物为受体拮抗剂时,阻断下游受体信号通常需要较高的受体占用水平,药物的最大效应可能对应90%以上的受体占用率;而对于受体激动剂而言,低水平的受体占用率即可产生信号激活下游通路,小于10%受体占用率即可能达到药物最大效应。

靶向药物被设计用于作用在特定的肿瘤发生发展相关的分子通路,当药物与靶点结合后将导致信号通路下游的信号分子表达发生改变,在这些信号分子中选择合适的指标作为药效生物标志物反映药物与靶点的有效结合及结合的水平等信息。这些信息能够直接或间接地与药物暴露相关联最终用于评价药物的抗肿瘤效应。对于靶向 VEGF/血管内皮生长因子受体（vascular endothelial growth factor receptor，VEGFR）的药物，血浆 VEGF 和可溶性 VEGFR 可作为生物标志物评估其药效。蛋白激酶抑制剂是一类重要的抗肿瘤靶向药物，蛋白激酶抑制后其信号通路下游的磷酸化蛋白水平将改变，因此，这些磷酸化蛋白常常被用作这类药物的生物标志物。例如，磷酸化细胞外信号调节激酶（extracellular signal-regulated kinase，ERK）（p - ERK）用于 MEK、鼠类肉瘤病毒癌基因同源物 B1（v-raf murine sarcoma viral oncogene homolog B1，BRAF）、EGFR 靶向药物，p - EGFR 用于 EGFR 靶向药物，p - AKT 用于磷脂酰肌醇 3 激酶（phosphatidylinositol 3 kinase，PI3K）靶向药物的生物标志物。

（三）靶向药物药动学-药效学研究

小分子药物通常被认为与靶点可逆结合，药物在靶组织的暴露决定药物的药效，靶组织对药物的 PK 并无影响。而对于抗肿瘤单抗药物而言，药物与肿瘤细胞表面受体结合后一方面发挥抗肿瘤效应，另一方面药物将通过受体介导的内吞进入细胞进行消除，因此，肿瘤组织不仅是单抗药物的靶器官，也可看作单抗药物的消除器官。肿瘤组织的生理病理特征，如受体密度、肿瘤负荷等，将同时影响药物的 PK 和 PD。应用 PK - PD 结合模型将药物的 PK - PD 进行关联能够更加准确地定量单抗药物的抗肿瘤量效关系。在建立单抗药物 PK - PD 模型时，非结合受体水平由其零级合成速率以及一级消除速率进行描述（图 14 - 6）。在给予药物后，药物与受体可逆结合，其结合和解离速率常数分别用 k_{on} 和 k_{off} 进行描述，药物与受体形成的复合物通过内吞等形式进行消除，这一过程也是药物的消除过程之一。根据药物作用机制，给予药物后受体水平的变化可直接或者与信号转导过程中下游的标志物关联后对肿瘤组织的生长或消除速率产生影响，从而描述药物暴露与抗肿瘤药效之间的定量关系 ［式（14 - 29）~式（14 - 32）］。

$$\frac{dX_c}{dt} = R_0 - (k_{el} + k_{ct}) \cdot X_c + k_{tc} \cdot X_t - \left(k_{on} \cdot \frac{X_c}{V_c} \cdot R_f - k_{off} \cdot X_R \right) \cdot V_c$$

$$(14 - 29)$$

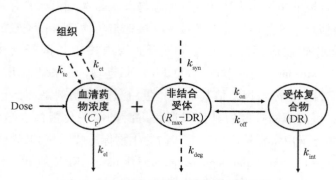

图 14 - 6　单抗药物 PK - PD 模型示意图

k_{tc}, k_{ct}：药物在组织和血清中转移的速率；k_{el}：血清药物清除速率常数；
k_{syn}：零级合成速率；k_{deg}：一级消除速率；k_{on}：复合物结合速率常数；
k_{off}：复合物解离速率常数

$$\frac{\mathrm{d} X_t}{\mathrm{d} t} = k_{ct} \cdot X_c - k_{tc} \cdot X_t \qquad (14-30)$$

$$\frac{\mathrm{d} R_f}{\mathrm{d} t} = k_{syn} - k_{deg} \cdot R_f - k_{on} \cdot \frac{X_c}{V_c} \cdot R_f + k_{off} \cdot X_R \qquad (14-31)$$

$$\frac{\mathrm{d} X_R}{\mathrm{d} t} = k_{on} \cdot \frac{X_c}{V_c} \cdot R_f - k_{off} \cdot X_R - k_{int} \cdot X_R \qquad (14-32)$$

　　肿瘤的生长依赖于大量新生血管的生成，以 VEGF/VEGFR 信号传导通路为靶点的药物通过发挥抗血管作用抑制肿瘤生长。在描述这类药物的药效时，首先需要建立依赖于血管生成的肿瘤生长模型。在肿瘤组织生长过程中血液为其提供必需的营养物质，当血流供应不足时肿瘤组织将不能继续生长，血管生成被认为是决定了肿瘤组织的承载能力。在描述肿瘤组织生长的 Logistic 和 Gompertz 生长模型［式(14 - 33) ~ 式(14 - 35)］中均包含描述肿瘤生长极限的参数(E)，这一参数由肿瘤血管生成决定。因此，在建立模型描述血管生成依赖的肿瘤生长时，血管生长用肿瘤生长极限值进行描述。肿瘤生长极限(血管生成)由生长速率 k 与肿瘤体积决定。式中肿瘤体积的指数项是一个经验值，通常被设为 2/3，表示新生血管的生长与肿瘤的表面积相关，BM_0 为生物标志物的基线，BM_t 指 t 时间点的生物标志物的数量。此外，对于直接作用于 VEGFR 的药物，如舒尼替尼，血浆中可溶性 VEGFR 常常被用作生物标志物来描述肿瘤组织的生长[式(14-36)]。生物标志物相对于基础值的变化被用于描述肿瘤生长抑制速率。

$$\frac{\mathrm{d}T}{\mathrm{d}t} = k_g \cdot T \cdot \left(1 - \frac{T}{E}\right) \qquad (14-33)$$

$$\frac{\mathrm{d}T}{\mathrm{d}t} = k_g \cdot V \cdot \log\left(\frac{E}{T}\right) \qquad (14-34)$$

$$\frac{\mathrm{d}E}{\mathrm{d}t} = k \cdot T^{\frac{2}{3}} \qquad (14-35)$$

$$\frac{\mathrm{d}T}{\mathrm{d}t} = f(T) - k \cdot \left(\frac{\mathrm{BM}_0 - \mathrm{BM}_t}{\mathrm{BM}_0}\right) \cdot T \qquad (14-36)$$

三、实例介绍

1. 抗体药物药动学-药效学模型

利妥昔单抗是作用于 CD20 的嵌合型单克隆抗体,主要用于治疗复发或耐药的滤泡性淋巴瘤和弥漫性大 B 细胞淋巴瘤等。在利妥昔单抗上市后有临床研究发现增加剂量或增加静脉滴注次数相对于最初的给药方案[375 mg/(m²·周),用药 4 周]表现出更好的药效。为了优化利妥昔单抗治疗滤泡性淋巴瘤的给药方案,PK-PD 模型被建立用于描述利妥昔给药剂量与无进展生存期之间的关系[7]。在建立的 PK-PD 模型中,利妥昔单抗的体内处置采用了房室模型进行描述,患者的无进展生存期采用指数模型进行描述。指数模型中的风险函数 λ 采用式(14-37)进行描述。式中药物浓度为一段时间内药物的平均浓度,由这段时间内药物的暴露量(AUC)与时间之比计算。γ 为 Hill 系数。在对建立的 PK-PD 模型进行验证后,以患者 24 个月的无进展生存率作为目标,该模型被用于不同给药方案的仿真以选择总给药剂量最小的用药方案。在引导治疗中比较了连续 4 周每周给药 1 次和 3 周内给药 8 次两种方案下不同给药剂量(375 mg/m²,750 mg/m²,1 500 mg/m² 和 2 250 mg/m²)的药效。在维持治疗中比较了无维持治疗及 2 个月静脉滴注 1 次和 3 个月静脉滴注 1 次给予不同剂量(375 mg/m²、750 mg/m²、1 500 mg/m² 和 2 250 mg/m²)的药效。通过所建立 PK-PD 模型仿真实验,1 500 mg/m² 的利妥昔单抗维持剂量能够进一步提高滤泡性淋巴瘤患者的获益。

$$\lambda = \lambda_{max} \cdot \left(1 - \frac{C^{\gamma}}{C_{50}^{\gamma} + C^{\gamma}} \right) \tag{14-37}$$

2. 小分子药物药动学-药效学模型

舒尼替尼是一个口服多靶点酪氨酸激酶抑制剂,通过抑制 VEGFR,血小板源生长因子受体(platelet-derived growth factor receptor, PDGFR)及其他酪氨酸激酶发挥抗肿瘤作用,主要用于治疗转移的肾细胞癌、胃肠道间质瘤等实体瘤。鉴于舒尼替尼临床药效差异较大,群体PK-PD模型被建立用于分析舒尼替尼的体内暴露、药物效应以及临床疗效之间的定量关系及其影响因素,以期在此基础上优化给药方案以提高其抗肿瘤疗效[8]。在建立的舒尼替尼PK-PD模型中,舒尼替尼及其活性代谢物 SU12662 的药动学分别采用二房室模型进行描述,血浆可溶性 VEGFR(sVEGFR-2 和 sVEGFR-3)被用作PD 指标,其变化采用间接作用模型进行描述,血浆中非结合的舒尼替尼和SU12662 浓度之和作为效应浓度用于描述药物通过抑制酪氨酸激酶从而抑制 sVEGFR-2 和 sVEGFR-3 生成的作用(图 14-7)。应用临床试验数据对所建立的舒尼替尼 PK-PD 模型进行模拟后,该模型进一步与实时事件模型进行关联用于结局分析。研究结果表明 sVEGFR-2 水平的初始值与转移性

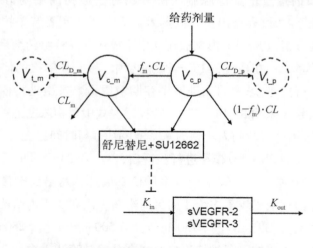

图 14-7 舒尼替尼抗肿瘤 PK-PD 模型示意图

V_{t_m}:组织中舒尼替尼的代谢物 SU12662;V_{c_m}:血浆中的 SU12662;V_{c_p}:血浆中的舒尼替尼;V_{t_p}:组织中的舒尼替尼;f_m:代谢成 SU12662 的部分;CL:代谢清除率;CL_D:舒尼替尼及其代谢物的室间清除率。K_{in}:血浆中 VEGFR 的零级生成速率;K_{out}:VEGFR 一级消除速率常数

肾细胞癌的结局相关,而在转移性色素瘤患者中代谢物的浓度可用于预测患者的结局。

3. ADC 药物药动学-药效学模型

基于临床前研究结果选择合适的临床剂量是抗肿瘤药物开发过程中的一个难点。传统基于经验的方法主要是依据临床前毒理实验结果结合种属间比较的方法设定临床起始剂量,这种方法主要适用于治疗窗窄的细胞毒药物。ADC 药物通过连接体将细胞毒药物与抗体药物偶联可达到增效减毒的目的,拓宽了细胞毒药物的治疗窗。因此,ADC 药物的临床剂量选择将不仅仅是考虑药物的毒性,还需要考虑药物的药效。抗肿瘤药物的临床前药效评价通常是在荷瘤小鼠体内进行,因此,如何将临床前荷瘤小鼠瘤体积抑制作用转化为临床药效并在此基础上优化药物的给药剂量则是抗肿瘤药物开发过程的一个难点。PK-PD 模型可整合药物的处置过程与药效关联,是进行药效临床转化的有力工具。T-DM1 是曲妥珠单抗和 emtansine 的偶联体,已上市用于治疗乳腺癌。在 T-DM1 的药物开发过程中,PK-PD 模型被用于整合临床前 PK 和 PD 研究结果以及预测该药物的临床药效[9]。这一工作分为 5 个部分:首先是基于细胞药动学的研究建立了细胞药动学模型描述 T-DM1 在细胞内和细胞外的处置过程,包括 T-DM1 在细胞内外解离释放药物,T-DM1 与细胞表面受体结合内吞进入细胞,载体药物与靶点的可逆结合及在细胞内外的转运等,并应用细胞药动学实验结果对模型参数进行估算。其次,基于荷瘤小鼠组织分布研究结果建立房室模型,结合肿瘤处置模型描述 T-DM1 在机体全身的处置及在肿瘤组织的分布。再次,应用荷瘤小鼠肿瘤生长抑制实验结果结合药物的肿瘤处置模型建立 PK-PD 模型,描述 T-DM1 对荷瘤小鼠肿瘤生长的抑制作用,获得 PD 模型相关参数。再次,考虑到单抗药物在小鼠体内的 PK 处置过程与人体具有较大差异,T-DM1 在猴体内的药物浓度研究结果被用于建立房室模型描述 T-DM1 在猴体内的处置。最后,基于猴 PK 模型参数比放至人,以预测 T-DM1 在人体内的药动学,同时结合小鼠 PK-PD 模型中 T-DM1 在肿瘤组织的分布以及抗肿瘤作用相关的参数建立 T-DM1 在人体内的抗肿瘤 PK-PD 模型,并通过仿真实验对临床无进展生存期进行预测,以辅助临床给药方案的优化。该模型的仿真实验结果表明,在给药剂量不变的条件下,增加给药频率有助于提高药物的抗肿瘤药效。

第四节　免疫治疗药物药动学-药效学

一、药物概述

肿瘤免疫治疗采用免疫学原理和方法,提高肿瘤细胞的免疫原性和对效应细胞杀伤的敏感性,激发和增强机体抗肿瘤免疫应答,协同机体免疫系统杀伤肿瘤,从而达到抑制肿瘤生长的目的。免疫治疗药物可分为主动免疫治疗药物和被动免疫治疗药物两类,前者通过激发机体抗肿瘤免疫应答能力,如免疫检查点抑制剂、肿瘤疫苗及免疫调节剂等;后者通过向宿主转移有抗肿瘤活性的治疗因子或细胞发挥抗肿瘤效应,如治疗抗体、过继型免疫疗法等。免疫检查点类药物主要是通过阻断程序性死亡受体-1(programmed death receptor, PD-1)与其配体 PD-L1 和 PD-L2 间相互作用,从而阻断 PD-1 通路介导的免疫抑制反应,提高肿瘤细胞的免疫原性,包括作用于 PD-1 的尼伏单抗(nivolumab)、派姆单抗及作用于 PD-L1 的奥体珠单抗和度伐单抗,以及作用于细胞毒性 T 淋巴细胞相关蛋白 4(cytotoxic T lymphocyte associated protein-4, CTLA-4)的伊匹单抗。过继型免疫疗法通过从肿瘤患者体内分离免疫活性细胞在体外进行扩增和功能鉴定后回输至患者体内达到直接杀灭肿瘤细胞或者激发机体免疫应答杀伤肿瘤细胞的目的,如嵌合抗原受体(chimeric antigen receptor, CAR)-T 细胞药物通过收集患者的 T 细胞进行遗传修饰以指导 T 细胞靶向并杀灭肿瘤细胞,目前上市的 CAR-T 细胞药物包括 Tisagenlecleucel 和 Axicabtagene ciloleucel。治疗抗体通过与肿瘤细胞结合后对肿瘤细胞进行标记使得免疫系统能够识别并清除肿瘤细胞,如利妥昔单抗,或者抗体同时具有效应细胞和肿瘤细胞的结合域,通过同时结合两者以缩小其空间距离从而起到抗肿瘤作用,如 CD19/CD3 双特异性抗体博纳吐单抗通过同时结合 B 淋巴母细胞表面的 CD19 蛋白和 T 细胞表面的 CD3 蛋白以激活 T 细胞来识别和杀灭过度增殖的 B 淋巴细胞。癌症疫苗通过激发对肿瘤特异性或者肿瘤相关抗原的免疫反应,促使免疫系统攻击携带这些抗原的肿瘤细胞,如 sipuleucel-T。免疫调节剂通过增强机体免疫反应发挥抗肿瘤作用,如干扰素、白介素等。

二、药动学-药效学概述

（一）免疫治疗药物药动学研究

根据药物性质肿瘤免疫治疗药物可分为治疗性抗体、细胞、疫苗等。这些类型的药物在药动学行为上具有显著的差异。治疗性单抗药物的药动学研究参考上一节介绍，疫苗通常不需要进行药动学研究，因此，本节主要介绍细胞药物的药动学研究。CAR-T细胞治疗和传统药物治疗不同之处在于其"药物"是活的细胞，CAR-T细胞体内水平采用单位重量DNA中转基因拷贝数进行定量。细胞药物在机体体内的处置过程和传统药物存在较大差异。CAR-T细胞经血管给药进入体内后几个小时内将广泛分布于机体的各个组织器官，在接下来的若干天内CAR-T细胞将与抗原结合并发生快速的增殖，在达到最大值后CAR-T细胞的数量将呈现先快后慢的双指数特征下降，其快速下降过程是由于T细胞消退引起的，而缓慢下降过程则是由于记忆T细胞形成导致的。消退过程被认为是程序性死亡引起的CAR-T细胞数量降低，而持续过程则被认为是由于体内形成了记忆T细胞导致CAR-T细胞在体内长时间的存在。根据上述体内过程，CAR-T细胞的PK模型将CAR-T细胞的体内过程分为3相：增殖相、消退相和持续相。其中增殖相用于描述CAR-T细胞增殖，消退相描述了在初始的免疫反应后被激活的效应淋巴细胞引起的程序性凋亡导致的下降，而持续相描述了记忆淋巴细胞的逐步下降，这一过程在体内将持续数年甚至数十年。这一PK模型中涉及的PK参数包括$C_{\max}$，$T_{\max}$，$fold_x$，F_B，α和β。$C_{\max}$表示CAR-T细胞的最高水平，$T_{\max}$表示达到CAR-T细胞最高水平的时间，$fold_x$表示CAR-T细胞扩增倍数，F_B表示$T_{\max}$时刻CAR-T细胞量快速消除的百分数，α和β分别代表α消除相和β消除相时CAR-T细胞减少的速率。根据上述PK参数，CAR-T细胞水平可用公式（14-38）进行描述。其中，R_0代表给药后血浆中CAR-T细胞的初始水平，A和B代表快速下降的CAR-T细胞水平和缓慢下降的CAR-T细胞水平。CAR-T细胞的AUC可用公式（14-39）进行计算。

$$f(t) = \begin{cases} R_0 \cdot e^{\rho t} & t < T_{\max} \\ A \cdot e^{-\alpha(t-T_{\max})} + B \cdot e^{-\beta(t-T_{\max})} & t \geq T_{\max} \end{cases} \quad (14-38)$$

$$R_0 = \frac{C_{\max}}{fold_x} \qquad A = \frac{C_{\max}}{(1-F_B)} \qquad B = \frac{C_{\max}}{F_B}$$

$$AUC_{0-\infty} = C_{max} \cdot \left[\frac{1}{\rho} + \frac{1-F_B}{\alpha} + \frac{F_B}{\beta} \right] \qquad (14-39)$$

（二）免疫治疗药物药效学研究

免疫治疗药物通过直接激活免疫系统或者间接减少肿瘤组织对免疫系统的抑制作用使得免疫细胞直接作用于肿瘤细胞导致其死亡。因此,采用细胞毒实验评价免疫治疗药物的抗肿瘤药效时需要根据待研究的肿瘤细胞(靶细胞)加入一定比例的免疫细胞(效应细胞)。体外实验的药效评价中,不仅需要考察药物对肿瘤细胞的杀灭作用,还需要通过炎症细胞因子(如 INF-γ)考察药物的免疫激活作用。采用动物模型评价这类药物的药效时需要考虑免疫治疗药物的作用机制。主动免疫治疗药物可激发机体抗肿瘤免疫应答能力,其效应的产生需要依赖机体自身的免疫细胞,因此需要选择具有正常免疫功能的小鼠,通过同品系肿瘤细胞系移植或者通过致癌物诱导建立荷瘤小鼠模型评价药效。药物对免疫系统的影响,如对肿瘤组织中浸润免疫细胞的激活和杀伤功能进行检测,也是免疫治疗药物药效评价的一部分。被动免疫治疗药物是通过转移有抗肿瘤活性的治疗因子或细胞发挥抗肿瘤效应。在应用动物模型进行药效评估时由于需要将人源的肿瘤细胞、肿瘤组织及修饰后的人源 T 细胞成功接种于小鼠,需要使用高度免疫缺陷的实验小鼠,目前被动免疫治疗药物动物实验中常用非肥胖糖尿病重症联合免疫缺陷(non-obese diabetic, NOD/SCID)小鼠及 NSG 小鼠作为动物模型进行药效评价。

在临床研究中,传统的肿瘤药效评价指标,如肿瘤体积(response evaluation criteria in solid tumour, RECIST)的变化也是无法对药效进行评估。例如,在免疫治疗初期,肿瘤体积的增加患者最终也表现出获益,而根据传统的标准这类情况将被归结为肿瘤进展。免疫治疗药物通过诱导肿瘤特异性的免疫反应或调节非特异性免疫过程发挥抗肿瘤作用。由于免疫活化需要时间,免疫治疗的临床起效时间相对于其他抗肿瘤治疗方法更晚,且暂时的免疫细胞浸润也可能导致肿瘤组织体积增加。以瘤体大小变化作为评价指标的 WHO 标准和 RECIST 标准在对免疫治疗药物疗效进行评价时常常会因为没有明显的瘤体改变而得出治疗无效的结论,因此传统的抗肿瘤药效评价标准并不适用于免疫治疗药物。针对免疫疗法抗肿瘤作用的特点,免疫相关反应标准(immune

related response criteria，irRC）被提出用于评价这类药物的临床药效[10]。irRC
定义 CR 为在间隔不小于 4 周的两次连续观观察中所有病灶均完全消失，PR
为在至少间隔 4 周的两次连续观察中总肿瘤负荷较基线肿瘤负荷下降大于或
等于 50%，SD 为在两次连续观察中总肿瘤负荷较基线肿瘤负荷下降小于 50%
或增加小于 25%，PD 为在至少间隔 4 周的两次连续观察中任一时间检测到总
肿瘤负荷较基线增加大于或等于 25%。

（三）免疫治疗药物药动学-药效学研究

在建立 PK－PD 模型分析免疫治疗药物的抗肿瘤药效时，药物的作用靶点
在于免疫系统，而其药效最终还是反映在肿瘤组织的变化，因此在分析药物效
应之前首先需要建立免疫反应与肿瘤组织生长之间的关系。在免疫反应相关
的肿瘤生长模型中，肿瘤体积和免疫反应随时间的变化分别用式（14－40）和
式（14－41）进行描述。在描述肿瘤变化时，首先采用肿瘤生长模型（如线性生
长模型、Logistic 生长模型等）描述肿瘤组织的自然生长过程。肿瘤组织的消
除速率由 3 部分进行描述：免疫反应依赖的消除过程$[f(I)]$，肿瘤组织体积
(T)及描述免疫反应依赖的肿瘤消除随肿瘤生长发生的耐受过程$(h/T+h)$。
免疫反应依赖的肿瘤消除是免疫细胞和细胞因子依赖的，且可能涉及的免疫
细胞不止一种。式（14－41）描述了免疫反应依赖的肿瘤消除速率随时间的变
化。式中 I_1、I_2、$\cdots$、I_n 代表了不同免疫细胞水平，d_n 为速率常数，h 是肿瘤细胞
对药物耐受的常数，g 是反映免疫反应对细胞因子依赖的常数，$(I/I+g)$ 描述了
免疫反应对细胞因子的依赖性。当细胞因子水平很低时，免疫反应较弱，而高
水平的细胞因子则使免疫反应增强。

$$\frac{\mathrm{d}T}{\mathrm{d}t} = f(T) - f(I) \cdot T \cdot \left(\frac{h}{T+h} \right) \tag{14-40}$$

$$f(I) = (d_1 \cdot I_1 + d_2 \cdot I_2 + \cdots + d_{n-1} \cdot I_{n-1}) \cdot \left(\frac{I_n}{I_n + g} \right) \tag{14-41}$$

三、实例介绍

1. 免疫检查点类药物药动学-药效学模型

帕博利珠单抗是以 PD－1 为靶点的人源化单克隆抗体，通过阻断 PD－1

与 PD－L1 和 PD－L2 的结合促进淋巴细胞对肿瘤细胞的识别和杀伤。在剂量爬坡实验中发现在每两周给予 1 mg/kg，3 mg/kg 或 10 mg/kg，或者每三周给予 2 mg/kg 或 10 mg/kg 的给药方案下未出现剂量依赖性毒性，且每个剂量组均表现出抗肿瘤活性，这导致在接下来的扩展队列试验中给药剂量范围难以确定。因此，PK－PD 模型被建立以用于探索这一问题。在采用房室模型描述帕博利珠单抗血浆 PK 后，肿瘤组织生理模型被建立用于描述药物在肿瘤组织血管、核内体及组织间液的处置。肿瘤组织间液药物浓度被作为效应浓度计算了肿瘤组织中 PD－1 的受体占用率，并用其描述肿瘤组织的生长抑制[11]。应用帕博利珠单抗在小鼠体内的 PK、血液和肿瘤组织受体占用率以及肿瘤生长抑制的研究结果对模型参数进行优化后，这些参数通过种属间比放的方法计算出人的相关模型参数。其中，由于已有帕博利珠单抗临床 PK 研究，PK 模型的参数直接采用人体 PK 模型的相关参数。在获得人体 PK－PD 模型相关参数后，该模型被用于仿真不同给药方案下帕博利珠单抗对肿瘤生长的抑制作用。PK－PD 模型仿真实验结果表明：2 mg/kg 是该药物最低有效剂量，该剂量被用作剂量范围确定实验中的最低剂量。

2. 过继型免疫疗法药动学-药效学模型

CAR－T 细胞药物的 CARs 在识别并结合肿瘤细胞抗原后激活 CAR－T 细胞，溶解肿瘤细胞并释放细胞因子，这些细胞因子紧接着促进 CAR－T 细胞快速地扩增及记忆分化。基于 CAR－T 细胞药物的作用机制建立的 PK－PD 模型能够进一步帮助定量地了解药物相关的因素（如给药剂量）和机体自身系统相关的因素（如肿瘤体积）是如何影响 CAR－T 细胞药物的疗效，从而有助于进一步设计和开发 CAR－T 药物及基于临床前 CAR－T 药物筛选研究进行有效的临床前向临床转化[12]。如图 14－8 所示，CAR－T 细胞在进入血液循环系统后，首先从血液向肿瘤组织间液迁移，该过程采用一级速率常数 J_{tumor} 进行描述，在肿瘤组织中 CAR－T 细胞上的 CAR 识别并结合肿瘤细胞表面的抗原发生可逆结合形成复合物，这一过程采用结合和解离常数 K_{on} 和 K_{off} 进行描述，形成的复合物一方面刺激 CAR－T 细胞的扩增，另一方面介导了抗肿瘤作用。CAR－T 细胞的扩增采用 E_{max} 模型来描述复合物对 CAR－T 细胞倍增时间的缩短，复合物对肿瘤组织的抑制作用也采用 E_{max} 模型描述，每个肿瘤细胞形成的复合物数量决定了 CAR－T 细胞的扩增速率及肿瘤组织生长的抑制作用。在肿瘤组织中未与肿瘤细胞结合的 CAR－T 细胞通过肿瘤组织的淋巴回

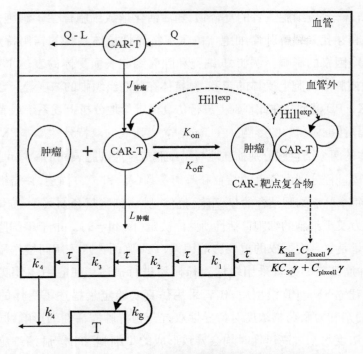

图 14 - 8　CAR - T 细胞药物抗肿瘤 PK - PD 模型示意图

Q：血流量；J_{tumor}：一级迁移速率常数；L_{tumor}：未结合 CAR - T 细胞通过肿瘤组织的淋巴液再次进入循环系统的速率；K_{on}：结合速率常数；K_{off}：解离速率常数；k_g：肿瘤组织增殖速率；K_{kill}：肿瘤生长抑制率；KC_{50}：抗肿瘤敏感性参数；γ：Hill 系数；k_1、k_2、k_3、k_4：信号转导房室；τ：房室间转导速率；$C_{plxcell}$：CAR -靶点复合物浓度

流再次进入循环系统。在细胞水平研究的基础上，建立的 PD 模型被用于定量研究 CAR - T 细胞上 CAR 的密度和亲和力、肿瘤细胞表面抗原密度及肿瘤细胞数量对 CAR - T 细胞体外活性的影响，包括肿瘤细胞杀灭、CAR - T 细胞扩增等。在建立一个描述 CAR - T 细胞在荷瘤小鼠体内分布的 PBPK 模型并结合 PD 模型后，该模型用于同时描述 CAR - T 细胞在荷瘤小鼠体内的扩增及杀灭肿瘤细胞的作用，基于建立的 PBPK - PD 模型对肿瘤初始体积及 CAR - T 细胞给药剂量比较发现前者对 CAR - T 细胞的扩增影响更大，此外，CAR 的亲和力和密度及肿瘤细胞抗原密度通过影响 CAR -肿瘤细胞复合物的数量对 CAR - T 细胞的扩增及抑制肿瘤生长的能力产生影响。

3. 双特异性抗体药动学-药效学模型

免疫治疗双特异性抗体的两个结合域分别与 T 细胞和肿瘤细胞结合形成

靶细胞-抗体-效应细胞三者的复合物,随后活化形成细胞毒性 T 细胞,通过释放颗粒酶和穿孔素裂解肿瘤细胞。由于双特异性抗体独特的作用特点,其药效受到多个因素的影响。例如,T 细胞和肿瘤细胞表面受体的表达水平、抗体与 T 细胞或肿瘤细胞上受体的亲和力、抗体在肿瘤组织中的浓度等。建立基于机制的 PK-PD 模型并在此基础上进行仿真可定量地分析上述系统或者药物因素对双特异性抗体药效的影响。在 Jiang 等[13]建立的双特异性抗体 PK-PD 模型中,抗体的两个结合域分别独立地与 T 细胞或肿瘤细胞表面的受体可逆结合,结合和解离过程分别由各自的结合和解离参数(K_{on} 和 K_{off})描述,肿瘤细胞的杀灭作用由每个肿瘤细胞结合的 T 细胞-抗体-肿瘤细胞复合物数量、抗体激活 T 细胞的能力及 T 细胞的细胞毒活性所共同决定(图 14-9)。由于 T 细胞和肿瘤细胞的数量是复合物形成的重要影响因素,T 细胞的数量采用间接作用模型进行描述,肿瘤细胞的数量采用线性生长模型进行描述。在应用体外实验数据进行模拟建立 PK-PD 模型后,作者采用仿真实验定量描述了受体的表达水平、受体的亲和力及药物浓度对特异性双抗药物抗肿瘤活性的影响,同时也发现药物在浓度水平过高过低时均会导致形成的 T 细胞-抗体-肿瘤细胞复合物数量下降从而降低药物的抗肿瘤活性。此外,将模型中的系统参数(如效应细胞和靶细胞的数量、受体表达等)用人体数据代替体外数据后,该模型被用于

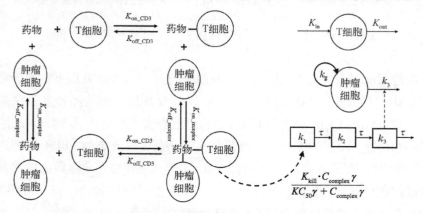

图 14-9　双特异性抗体抗肿瘤 PK-PD 模型示意图

K_{on}:结合速率常数;K_{off}:解离速率常数;K_{in}:T 细胞生成速率;K_{out}:T 细胞消除速率;K_{kill}:肿瘤生长抑制率;KC_{50}:抗肿瘤敏感性参数;γ:Hill 系数;k_1、k_2、k_3:信号转导房室;τ:房室间转导速率;k_g:肿瘤细胞增殖速率;K_{on_CD3}:药物与 T 细胞结合速率;K_{off_CD3}:药物与 T 细胞复合物的解离速率;$K_{on\_receptor}$:药物与肿瘤细胞结合速率;$K_{off\_receptor}$:药物与肿瘤细胞复合物的解离速率;$C_{complex}$:药物-T 细胞-肿瘤细胞复合物浓度

预测博纳吐单抗临床治疗急性淋巴细胞白血病的药效,其预测结果与临床一致,表明该模型可基于体外实验预测特异性双抗药物的临床疗效。

第五节　抗肿瘤药物联合用药
药动学-药效学

一、联合用药物概述

　　鉴于肿瘤患者及肿瘤细胞的异质性,不同患者对同一抗肿瘤药物的敏感性存在差异,这使得肿瘤治疗效果和疾病进程难以预测和把握。此外,患者采用单一药物进行抗肿瘤治疗往往需要较高的给药剂量以达到有效杀灭肿瘤细胞的浓度,且容易引起获得性耐药。因此在临床实践中通常采用多种抗肿瘤药物联合应用的方法以提高抗肿瘤药效、减少单个药物的给药剂量以降低药物毒性及推迟药物耐受发生。在药物联用过程中,联用药物各自的给药剂量及给药次序(如同时给药、序贯给药)等因素对药物的抗肿瘤效应均可能产生影响。在制定抗肿瘤联合治疗方案时,这些因素均需要进行考察。在联合用药方案的探索过程中,若直接通过临床前研究对药物联用方案进行优化则需要大量的实验对剂量、给药频率、用药顺序等因素进行探索,而PK-PD模型的建立和应用则可通过仿真的方法对不同联用策略进行比较,快速优化出最佳的联用方案。

　　随着抗肿瘤药物的发展,在传统化疗药物联用的基础上进一步发展出了化疗药物与靶向药物、免疫治疗药物及靶向药物与免疫治疗药物之间等多种抗肿瘤药物联合应用方案。根据这些药物作用机制的不同及肿瘤生长的特征,我们将药物联用分为以下几类:① 同类型不同作用机制的抗肿瘤药物联用;② 肿瘤生长抑制药物与杀灭肿瘤药物联用;③ 肿瘤承载能力抑制药物与抑制肿瘤生长或杀灭肿瘤细胞药物联用。在本节中我们将分别介绍上述类型抗肿瘤药物联用的PK-PD模型。

二、同类型不同作用机制的抗肿瘤药物联用

　　在抗肿瘤治疗中通常将多种不同杀灭肿瘤细胞机制的药物联用以提高其

抗肿瘤活性。在建立 PK-PD 模型描述抗肿瘤药物联合应用时，通常在其中一个药物的效应模型中引入药物相互作用参数 ψ 描述药物间的相互作用[式（14-42）]。

$$\frac{\mathrm{d}T}{\mathrm{d}t} = f(T) - [f(C_1) + f(C_2,\psi)] \cdot T \qquad (14-42)$$

Miao 等[14]建立了 PK-PD 模型考察卡培他滨和曲贝替定对胰腺癌细胞的抗肿瘤协同效应。作者首先考察了不同浓度的卡培他滨和曲贝替定单用及联用情况下对 PaCa-2 和 BxPC-3 生长的抑制作用。在建立的 PK-PD 模型中，肿瘤细胞的增殖应用 Logistic 生长模型，药物抑制细胞生长的作用采用 Hill 模型，药物效应的滞后应用转导模型分别进行描述（图 14-10）。药物相互作用参数 ψ 与吉西他滨的抗肿瘤敏感性参数 KC_{50} 相乘用于描述两个药物合用时药效的改变。当 ψ 等于 1 时表明两者是加和作用，即联合用药的药效为两者分别用药时药效之和；当 ψ 大于 1 时表明两者是拮抗作用，联合用药的药效小于两者分别用药时药效之和；当 ψ 小于 1 时表明两者是协同作用，联合用药的药效大于两者分别用药时药效之和。通过拟合卡培他滨和曲贝替定对胰腺癌细胞的作用得到两者作用于 PaCa-2 细胞时 ψ 值为 0.806，作用于 BxPC-3 细胞时为 0.843，表明这两个药物的联合应用有助于提高抗胰腺癌的药效。

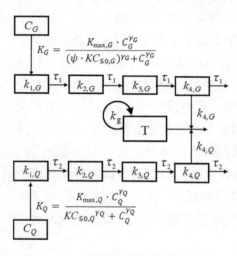

图 14-10 卡培他滨和曲贝替定抗肿瘤联用 PK-PD 模型示意图

K_{max}：单一剂量最大肿瘤细胞抑制率；KC_{50}：抗肿瘤敏感性参数；C_G、C_Q：药物浓度；γ：Hill 系数；τ_1、τ_2：室间转导速率；$k_{n,G}$、$k_{n,Q}$：转导房室；k_g：肿瘤组织增殖速率

三、肿瘤生长抑制药物与杀灭肿瘤药物联用

由于肿瘤细胞具有无限增殖性，肿瘤组织的体积由肿瘤细胞的生成与消亡共同决定。在抗肿瘤治疗中，抑制肿瘤细胞的增殖和促进肿瘤细胞的死亡均能控制肿瘤体积。因此，抗肿瘤药物也可分为杀灭肿瘤细胞类药物（如细胞

毒类化疗药物、免疫治疗药物及部分靶向药物)和肿瘤生长抑制药物(如抗激素药物和靶向药物)。这两类药物也常常联用以提高药物的抗肿瘤活性。西妥昔单抗通过作用于 EGFR 发挥抑制肿瘤增殖的作用,而顺铂通过与 DNA 结合引起交叉联结破坏 DNA 的功能直接发挥杀灭肿瘤细胞的作用。Cardilin 等[15]建立了 PK - PD 模型对西妥昔单抗和顺铂联合治疗非小细胞肺癌的作用进行了研究。如图 14 - 11 所示,模型中西妥昔单抗通过抑制肿瘤生长速率 k_g,顺铂通过刺激肿瘤杀灭速率 k_k 发挥作用。在建立 PK - PD 模型后,作者以肿瘤体积不发生变化时药物的暴露水平作为肿瘤静息药物暴露水平,分别计算了两个药物的单独给药剂量以及两药的不同给药比例绘制肿瘤静息药物暴露水平曲线,将该曲线与两药单独给药剂量的连线进行比较以评价药物联用的协同作用,曲线上距离连线最远的点即为药效协同的最佳组合点。

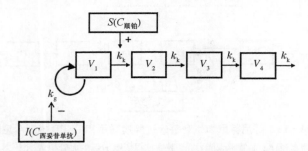

图 14 - 11　西妥昔单抗和顺铂抗肿瘤联用 PK - PD 模型示意图

V:肿瘤体积;k_g:肿瘤生长速率;k_k:肿瘤杀灭速率

四、肿瘤承载能力抑制药物与其他抗肿瘤药物联用

肿瘤组织的生长伴随着大量新生血管的形成以维持肿瘤组织生长所需的氧和营养物质。作用于肿瘤新生血管形成的药物(如 VEGF 抑制剂、部分细胞毒药物)通过抑制血管生成减少氧和营养物质供应从而抑制肿瘤生成。在应用 PK - PD 模型描述这类药物的药效时通常认为其抑制肿瘤组织的承载能力,即肿瘤组织能达到的最大生长体积。这类药物也常常与抑制肿瘤生长或者直接杀灭肿瘤的药物联用。Wilson 等[16]发现 VEGFR 抑制剂舒尼替尼与拓扑异构酶抑制剂伊立替康联用对结直肠癌荷瘤小鼠肿瘤体积的抑制中具有协同作用。作者认为这一效应得益于舒尼替尼正常化肿瘤血管后肿瘤细胞死亡速率加快。因此,作者建立了 PK - PD 模型描述舒尼替尼与伊立替康抗肿瘤效应的

协同作用模型,并希望通过该模型优化舒尼替尼和伊立替康的给药方案以增加缩减肿瘤体积的作用。如图 14 - 12 所示,作者采用了细胞分布模型描述了舒尼替尼和伊立替康的抗肿瘤作用。肿瘤细胞在与伊立替康作用后进入程序性死亡过程,这一过程由一个包括 3 个转导室的转导模型进行了描述,转导速率 k_C 描述了肿瘤体积缩减的速率。肿瘤承载能力由肿瘤组织新生血管进行描述,舒尼替尼通过抑制新生血管形成降低肿瘤承载能力。此外,舒尼替尼还可通过正常化血管促进伊立替康减少瘤体积。在建立的模型中,舒尼替尼通过作用于 k_C 对伊立替康减少肿瘤体积的速率进行了调节。在建立了 PK - PD 模型后,作者通过仿真研究发现以肿瘤体积作为药效指标时,在舒尼替尼治疗的第 6 天给予伊立替康具有最佳的抗肿瘤联合作用。

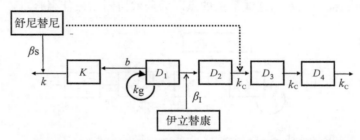

图 14 - 12   舒尼替尼和伊利替康抗肿瘤联用 PK - PD 模型示意图

D:肿瘤直径;K:血管承载能力;b:肿瘤体积依赖的新生血管生成速率;k_C:肿瘤体积缩减的速率;β_I:伊立替康杀灭肿瘤细胞的速率;β_S:舒尼替尼抑制肿瘤新生血管的速率;k_g:肿瘤细胞增殖速率

（何   华）

------- | **参考文献** | -------

[1] 国家药品监督管理局药品审评中心. 抗肿瘤药物临床试验技术指导原则, 2012.

[2] 国家药品监督管理局药品审评中心. 抗肿瘤药物临床试验终点技术指导原则, 2012.

[3] Yin A, Moes D, Van Hasselt J G C, et al. A Review of Mathematical Models for Tumor Dynamics and Treatment Resistance Evolution of Solid Tumors[J]. CPT: Pharmacometrics & Syst Pharmacol, 2019, 8(10): 720 - 737.

[4] Rocchetti M, Simeoni M, Pesenti E, et al. Predicting the active doses in humans from animal studies: a novel approach in oncology[J]. Eur J Cancer, 2007, 43(12): 1862 - 1868.

[5] Friberg L E, Henningsson A, Maas H, et al. Model of chemotherapy-induced

myelosuppression with parameter consistency across drugs[J]. J Clin Oncol, 2002, 20 (24): 4713-4721.

[6] Romero E, De Mendizabal N V, Cendros J M, et al. Pharmacokinetic/pharmacodynamic model of the testosterone effects of triptorelin administered in sustained release formulations in patients with prostate cancer[J]. J Pharmacol Exp Ther, 2012, 342(3): 788-798.

[7] Ternant D, Cartron G, Henin E, et al. Model-based design of rituximab dosage optimization in follicular non-Hodgkin's lymphoma[J]. Br J Clin Pharmacol, 2012, 73 (4): 597-605.

[8] Diekstra M H, Fritsch A, Kanefendt F, et al. Population Modeling Integrating Pharmacokinetics, Pharmacodynamics, Pharmacogenetics, and Clinical Outcome in Patients With Sunitinib-Treated Cancer[J]. CPT: Pharmacometrics & Syst Pharmacol, 2017, 6(9): 604-613.

[9] Singh A P, Shah D K. Application of a PK-PD Modeling and Simulation-Based Strategy for Clinical Translation of Antibody-Drug Conjugates: a Case Study with Trastuzumab Emtansine (T-DM1)[J]. AAPS J, 2017, 19(4): 1054-1070.

[10] Wolchok J D, Hoos A, O'day S, et al. Guidelines for the evaluation of immune therapy activity in solid tumors: immune-related response criteria[J]. Clin Cancer Res, 2009, 15 (23): 7412-7420.

[11] Lindauer A, Valiathan C R, Mehta K, et al. Translational Pharmacokinetic/ Pharmacodynamic Modeling of Tumor Growth Inhibition Supports Dose-Range Selection of the Anti-PD-1 Antibody Pembrolizumab[J]. CPT: Pharmacometrics & Syst Pharmacol, 2017, 6(1): 11-20.

[12] Singh A P, Zheng X, Lin-Schmidt X, et al. Development of a quantitative relationship between CAR-affinity, antigen abundance, tumor cell depletion and CAR-T cell expansion using a multiscale systems PK-PD model[J]. MAbs, 2020, 12(1): 1688616.

[13] Jiang X, Chen X, Carpenter T J, et al. Development of a Target cell-Biologics-Effector cell (TBE) complex-based cell killing model to characterize target cell depletion by T cell redirecting bispecific agents[J]. MAbs, 2018, 10(6): 876-889.

[14] Miao X, Koch G, Straubinger R M, et al. Pharmacodynamic modeling of combined chemotherapeutic effects predicts synergistic activity of gemcitabine and trabectedin in pancreatic cancer cells[J]. Cancer Chemother Pharmacol, 2016, 77(1): 181-193.

[15] Cardilin T, Almquist J, Jirstrand M, et al. Evaluation and translation of combination therapies in oncology — A quantitative approach[J]. Eur J Pharmacol, 2018, 834: 327-336.

[16] Wilson S, Tod M, Ouerdani A, et al. Modeling and predicting optimal treatment scheduling between the antiangiogenic drug sunitinib and irinotecan in preclinical settings[J]. CPT: Pharmacometrics & Syst Pharmacol, 2015, 4(12): 720-727.

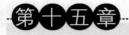

免疫调节药物药动学-药效学

　　免疫调节治疗是近年来发展最快的药物研发领域之一,尤其是有很多生物大分子创新药物涌现。免疫调节治疗涵盖了众多的疾病种类,包括皮肤、胃肠道、呼吸道、关节和各个脏器等的炎性疾病或异常的炎症反应。免疫系统是人体内最复杂的系统之一,由免疫器官(骨髓、脾脏、淋巴结、扁桃体、小肠集合淋巴结、阑尾、胸腺等)、免疫细胞(淋巴细胞、单核/吞噬细胞、中性粒细胞、嗜碱性粒细胞、嗜酸性粒细胞、肥大细胞、血小板等),以及免疫活性物质(抗体、溶菌酶、补体、免疫球蛋白、干扰素、白细胞介素、肿瘤坏死因子等细胞因子)组成。它的基本功能是识别"自我"和"非我"。"非我"可以是感染的外源体、移植的器官或者被误识别的内源性细胞。人体对"非我"的免疫反应可以大致分为两种,即先天性免疫和获得性免疫,这两种免疫反应都有两个组成部分,即细胞免疫和体液免疫。先天性免疫无特异性,没有记忆淋巴细胞参与,吞噬细胞、包括自然杀伤细胞(natural killer cell, NK 细胞)在内的先天淋巴细胞、补体系统及其他一些血浆蛋白在其中发挥重要作用。获得性免疫由病原体诱导,产生长期存在的记忆淋巴细胞,当相同病原体再次暴露时,包括 T 淋巴细胞和 B 淋巴细胞在内的免疫系统加速产生免疫应答。通常情况下,先天性和获得性免疫反应互相配合,控制或消除感染。在一些情况下,先天性免疫应答足够清除外源体,另外很多情况下,某些特定的先天免疫细胞,如抗原呈递细胞(antigen presenting cell, APC),能够将外源性物质加工成小片段,然后激活适应性免疫系统去清除外源体。

　　淋巴细胞系统是许多药物的作用靶点,淋巴干细胞能够分化产生成熟的 T 淋巴细胞、B 淋巴细胞以及 NK 细胞。T 和 B 淋巴细胞主要参与适应性免疫应答,NK 细胞主要参与先天性免疫应答。当暴露于特定抗原,B 淋巴细胞分化为能够产生抗体的成熟浆细胞(plasma cell),又称效应 B 淋巴细胞。与此同时,T 淋巴细胞在胸腺激素的作用下,迁移到胸腺组织,抗原呈递细胞和 T 细胞受体结合,激活 T 细胞分化成辅助 T 细胞(CD4⁺T 细胞)和细胞毒 T 细胞(CD8⁺T 细胞)。CD4⁺辅助 T 细胞(Th 细胞)在胸腺外进一步分化为不同的表型: Th1、Th2 和 Th3 细胞,这些不同亚型的 Th 细胞合成分泌不同的细胞因子(如 IL－2、IFN－γ)。Th1 细胞产生细胞因子,激活 T 淋巴细胞和 NK 细胞的增殖和分化。这些细胞因子在细胞免疫的过程中发挥重要作用。Th2 细胞释放 IL－4、IL－5、IL－10 和 IL－13 等细胞因子,激活 B 淋巴细胞的体液免疫反应。Th3 细胞分泌抗炎的 IgA 免疫球蛋白,并通过分泌转化生长因子－β(TGF－β)而下调 Th1 和 Th2 细胞功能[1, 2]。

　　所有调节或改变免疫反应的药物可称为免疫调节药物,主要通过作用于免疫细胞或者免疫活性物质来影响免疫系统的上下游反应。免疫调节药物根据功能可以大致分为两类,即免疫抑制剂和免疫增强剂。以下将在这两大分类的基础上,再根据作用机制进一步细分,并选择每一分类下有代表性的药物来阐述其PK－PD的特征。值得注意的是,一些免疫调节药物在影响不同的免疫反应时,可能表现出免疫抑制或增强的不同效果。

第一节　免疫抑制剂药动学-药效学

　　阻断或抑制复杂的免疫应答通路上的任一信号或组成,均可能抑制免疫反应,因此免疫抑制剂种类多样,作用机制各有不同。表 15－1 按照作用机制将免疫抑制剂进行大致分类[2],并选择近年来一些热门分类下的代表性药物,阐述其PK－PD特征。

表 15－1　免疫抑制剂的分类

类别	作用机制	药物举例
1	抑制淋巴细胞基因表达	糖皮质激素
2	抑制淋巴细胞信号传导 1)钙调神经磷酸酶抑制剂 2)雷帕霉素靶蛋白(mTOR)	 环孢素,他克莫司 雷帕霉素,依维莫司
3	细胞毒类药物 1)抗代谢药物 2)致烷基化药物	 甲氨蝶呤,环磷酰胺,来氟米特

续　表

类别	作用机制	药物举例
4	细胞因子抑制剂（抗体） 1）TNF-α 抑制剂 2）IL-2 抑制剂 3）IL-6 抑制剂 4）IL-12/IL-23 抑制剂 5）IL-17 抑制剂	 依那西普,英夫利昔单抗,阿达木单抗 达克珠单抗 托珠单抗 乌司奴单抗 苏金单抗
5	针对特定免疫细胞分子的抗体 1）多克隆抗体 2）单克隆抗体	 抗胸腺细胞球蛋白 利妥昔单抗（抗 CD20 单抗）,阿仑单抗（抗 CD-52 单抗）,Teplizumab（抗 CD-3 单抗）
6	免疫细胞黏附抑制剂	依法利珠单抗（IFA-1 抑制剂）
7	其他	RhoD 免疫球蛋白

* 表格内容在参考文献基础上有补充调整。

一、抑制淋巴细胞信号传导

代表药物：环孢素（ciclosporin）

（一）作用机制

环孢素是由 11 个氨基酸组成的环形多肽,属于钙调磷酸酶抑制剂（calcineurin inhibitor, CNI）。钙调磷酸酶（calcineurin, CN）是 T 淋巴细胞活化步骤中重要的限速酶,通过调节活化 T 细胞核因子,激活 IL-2、IFN-γ、TNF-α 和 GM-CSF 等细胞因子的基因转录。环孢素进入细胞后与亲环蛋白（cyclophilin）结合形成复合物,环孢素-亲环蛋白复合物进一步和钙调磷酸酶结合,在 T 细胞内抑制 Ca^{2+} 介导的核转录因子的脱磷酸作用。核转录因子不能完成脱磷酸化,也就不能进入细胞核,不能激活 T 细胞产生免疫应答。因此通常认为环孢素是一种选择性作用于 T 淋巴细胞的强效免疫抑制剂。环孢素同时也上调 TGF-β 的表达,TGF-β 对 IL-2 介导的 T 细胞增殖和细胞毒性 T 细胞的产生起到抑制作用[2]。

（二）药动学

环孢素可以口服或者静脉给药,口服生物利用度的个体间和个体内变化非常大,普通剂型环孢素（山地明）生物利用度变化极大,为 1%~89%,平均为

30%，环孢素微乳剂（新山地明）的生物利用度明显提高，为 16%～55%，但个体间差异仍较大[3]。口服给药时高脂性的食物能显著升高该药的生物利用度和清除率，但 AUC 变化不大[4]。环孢素的分布受理化性质及血中的脂蛋白和红细胞等生物载体和结合蛋白如亲环蛋白的影响[5]。尽管亲脂性高，但环孢素不进入脑组织，其代谢物可以分布入脑。环孢素主要在肝脏由 CYP3A4 酶代谢，代谢物主要经胆汁从粪便排出，很少量从尿中排出。环孢素的血浆半衰期约为 24 h，其药动学受很多因素的影响，包括年龄、种族、胃肠功能状态、摄入食物、合并用药和移植的器官种类等，其中，胃肠动力改变对环孢素生物利用度的影响尤为明显，尿毒症透析及糖尿病胃肠排空延迟等均影响其吸收[2, 6]。器官移植后 1～2 周，随着胃肠动力改善、进食和其他因素的影响，大多数患者环孢素吸收逐渐增加。肾移植患者至移植后一个月环孢素吸收方达到稳态，在肝移植患者中环孢素胃肠道吸收达稳态的时间长达 2 个月[7, 8]。

（三）药效学

环孢素的药效学评估主要包括酶活性检测和免疫检测两方面。环孢素免疫抑制作用主要是通过抑制 T 淋巴细胞中的钙调磷酸酶来抑制 T 细胞的活化，酶的检测主要是钙调磷酸酶活性的检测。在环孢素给药后，钙调磷酸酶的活性迅速下降，给药 6 h 后，逐渐恢复到给药前的活性水平[9]。免疫检测是针对 T 细胞活化标志物的检测，如细胞因子 mRNA 转录水平、细胞因子（IL－2、IFN－γ、TNF－α、GM－CSF 等）的浓度、表面活化标志物的表达和细胞增殖等[9]。对细胞因子 mRNA 转录水平的分析表明，最大抑制发生在给药后约 2 h，与钙调磷酸酶观察到的数据类似，基因表达在给药后 6 h 恢复到给药前水平[10]。

（四）药动学-药效学和治疗药物监测

与药物疗效和不良反应关系最密切的 PK 参数是 AUC，研究表明，给药后 2 h 的血药浓度 C_2 与 AUC 的相关性较好，无论在肾移植或肝移植中监测 C_2 并据此调整环孢素的口服剂量均可减少急性排斥反应发生率[11]。研究也表明，环孢素的 C_2 提示药效学较为准确，血药谷浓度（C_0）可能和耐受性及不良反应更相关，在临床实践中这二者可以协同使用。

环孢素选择性作用于 T 淋巴细胞，通过抑制淋巴细胞中的钙调磷酸酶来发挥免疫抑制作用,而环孢素在血中主要与血浆脂蛋白及红细胞结合,有研究认为环孢素在淋巴细胞中的浓度和药效的关系更直接,比全血浓度能更好地预测其免疫抑制作用。一项研究表明,肾移植后的前 3 个月内,发生急性排斥反应的患者与没有发生的相比,全血环孢素浓度未观察到显著差异,但在发生急性排斥反应的患者体内,观察到 T 淋巴细胞内环孢素的 AUC 较低,在临床诊断急性排斥反应的前 3 天,淋巴细胞中环孢素水平下降明显[12]。其他研究则报道了一些阴性的结果。

Yano[11]总结了 12 个钙调磷酸酶活性评估的研究后发现,钙调磷酸酶的活性与急性排斥反应的发生相关,监测其浓度对确定环孢素的个体化剂量调整可能有益。有报道在肝移植患者中,外周血单个核细胞中钙调磷酸酶的活性随着环孢素血药浓度的升高而急剧下降,直到达到 700 μg/L 后,环孢素浓度继续升高,钙调磷酸酶的活性降低不明显[11]。有研究表明,肾、心、肝脏移植的患者在接受免疫抑制治疗时,细胞因子转录物(IL-2、IFN-γ、GM-CSF)表达水平降低,与环孢素浓度呈负相关[10]。一项心脏移植患者的研究表明,术后接受以环孢素为基础的免疫抑制治疗时,监测患者服药后 2 h 的细胞增殖标志物 PCNA(proliferating cell nuclear antigen)和 T 细胞表面标志 CD11a、CD25、CD71、CD95、CD134、CD152、CD154,以上指标均观察到降低[13]。环孢素口服后个体间变异大,治疗窗较窄,血药浓度监测和药效学监测相结合对其个体化治疗有重要意义。

二、细胞毒类药物

代表药物:甲氨蝶呤(methotrexate, MTX)

(一)作用机制

甲氨蝶呤治疗类风湿关节炎(rheumatoid arthritis, RA)有几种可能的作用机制,主要包括抗增殖、抗炎及免疫抑制。甲氨蝶呤是二氢叶酸还原酶(dihydrofolate reductase, DHFR)的竞争性抑制剂,阻止二氢叶酸还原为活化的四氢叶酸,使胸腺嘧啶核苷酸和嘌呤核苷酸的合成原料耗竭,干扰 DNA 和 RNA 的合成,从而抑制恶性细胞的增殖。此外,甲氨蝶呤抑制促炎因子的产生,促进腺苷的释放,诱导 T 细胞凋亡,抑制淋巴细胞增殖、中性粒细胞趋化及中性粒细胞黏附,减小血清免疫球蛋白浓度,具有抗增殖及免疫抑制作用[14, 15]。大剂量的甲氨蝶呤主要用于肿瘤的治疗,而用于治疗 RA 的剂量较小。

（二）药动学

在治疗 RA 中,口服和肌内注射给药较为普遍,常用剂量为每周 7.5～25 mg。甲氨蝶呤口服给药后主要从近端空肠迅速吸收,口服给药后约 1.5 h 血药浓度达峰值,肌内注射给药后约 1.3 h 血药浓度达峰值。相比于口服给药,肌内注射可以减少胃肠道不良反应,如恶心等。甲氨蝶呤口服给药的生物利用度为 50%～80%,个体间变异较大[16, 17]。随着剂量升高,生物利用度降低,尤其在大剂量时,生物利用度下降明显[18]。甲氨蝶呤分布广泛,包括肝脏、肾脏和关节滑液等。它进入细胞的方式有两种,被动扩散和叶酸表面受体介导的主动运输。在甲氨蝶呤转运进类风湿关节炎滑膜组织细胞的过程中还原型叶酸载体 1(reduced folate carrier1,RFC1)发挥重要作用,有机阴离子转运体 3(organic anion transporter 3,OAT3)是介导其经肾排泄的主要转运体[19]。甲氨蝶呤在血浆中 20%～70% 和白蛋白结合,体内半衰期为 7～10 h,部分经肝脏代谢。甲氨蝶呤以多重谷氨酸盐(methotrexate polyglutamate,MTXGlu)的形式在肝脏和红细胞中可停留更长时间[19]。其主要消除途径是经肾排出,80%～90%的甲氨蝶呤以原型短期内经尿液排出,肾小球滤过受损可致血药浓度升高,引起毒性反应。10%～30%的甲氨蝶呤经胆汁排出,这一代谢途径在肾功能不全的患者中发挥重要的代偿作用。

（三）药效学

低剂量甲氨蝶呤起到免疫抑制和抗炎的作用。在免疫抑制方面,甲氨蝶呤抑制淋巴细胞(尤其是 CD3 和 CD4 淋巴细胞)、单核-巨噬细胞和多形核中性粒细胞等免疫细胞的增殖。研究表明,在 0.1～10 μmol/L 的浓度,甲氨蝶呤诱导外周血 T 细胞的凋亡[17]。有研究表明,低剂量甲氨蝶呤能促进 Th2 细胞产生 IL-4 和 IL-10 等细胞因子,并抑制 Th1 细胞产生 IFN-γ 和 IL-2 等细胞因子,进而发挥抗炎和免疫调节的作用。在细胞内,甲氨蝶呤抑制多种酶的代谢活性,主要包括 DHFR、胸苷酸合成酶(thymidylate synthase,TMS)和 5-氨基咪唑-4-甲酰胺核糖基-5-磷酸化甲酰转移酶(AICAR-甲酰转移酶)[20]。对 AICAR-甲酰转移酶的部分抑制导致细胞内 AICAR 蓄积,高浓度的 AICAR 促进腺苷释放入血,腺苷进一步激活单核-巨噬细胞的胞外受体 A_{2a}、A_{2b} 和 A_3,抑制 TNF-α、IL-6 和 IL-8 的产生,促进抗炎因子 IL-10 的分泌[17]。此外,腺苷激活内皮细胞表面的受体,会抑制 IL-6 和 IL-8 的产生。

（四）药动学-药效学和治疗药物监测

在临床研究中,常使用相应适应证的疗效评估来进行PK-PD分析。在一项银屑病患者的研究中[21],24例患者给予每周7.5 mg或15 mg甲氨蝶呤治疗,周剂量分3次给予,间隔12 h,共治疗13周。研究表明,甲氨蝶呤第13周的AUC相比于第1周的AUC,蓄积仅为12%。甲氨蝶呤的稳态AUC和银屑病面积和严重程度指数(psoriasis area and severity index, PASI)呈现负相关,$AUC_{24\sim36\,h} \geq 700$ nmol/L·h的14例患者中,13例的PASI评分下降超过50%,治疗有效。$AUC_{24\sim36\,h} \leq 700$ nmol/L·h的10例患者中,仅4例治疗有效,这为治疗药物监测提供了依据。另一研究[22]报告了相似结论,并观察到发生头痛和恶心患者的达峰浓度(C_{max})为0.76 μmol/L ± 0.28 μmol/L,高于未发生的患者为0.24 μmol/L±0.15 μmol/L。丙氨酸氨基转移酶(alanine transaminase, ALT)升高超过100%的患者,第1周的AUC_{MTX}显著高于肝功能正常的患者(4.2 μmol/L·h±2.4 μmol/L·h vs. 1.8 μmol/L·h ± 0.09 μmol/L·h),同时观察到甲氨蝶呤的稳态红细胞浓度在ALT升高患者中也明显较高。

在对RA适应证的研究中[23, 24],未观察到甲氨蝶呤的血浆浓度及PK参数和疗效的相关性。甲氨蝶呤在细胞内可被代谢为甲氨蝶呤多谷氨酸盐(MTX-PGs),常表示为MTX-PG$_n$,其中n代表谷氨酸的数量。甲氨蝶呤通过MTX-PGs发挥治疗RA的作用,因此检测细胞内MTX-PGs能够指导药物治疗。Angelis-Stoforidis等[25]观察到红细胞内的MTX-PGs水平在治疗应答者中最高(60.7 nmol/L ± 18.9 nmol/L),部分应答者中次之(50.8 nmol/L ± 23.3 nmol/L),而无应答者中最低(21.5 nmol/L ± 10.5 nmol/L),具有统计学意义($P=0.000\,1$)。研究还观察到发生不良反应患者的红细胞MTX-PGs水平较高,但无统计学意义。由此,MTX-PGs可作为生物标志物来预测RA患者的疗效并调整给药方案。在一个多中心观察性研究中[26],对226例甲氨蝶呤中位治疗期为51个月的RA患者进行红细胞MTX-PGs和红细胞叶酸多谷氨酸盐浓度的检测,在调整了多种混杂因素后发现,红细胞MTX-PGs浓度和疗效显著相关。MTX-PGs浓度 < 60 nmol/L的患者对甲氨蝶呤应答不佳的可能性升高约4倍。研究者还发现,还原性叶酸载体,AICAR甲酰转移酶和胸苷酸合成酶的基因多态性和疗效相关,同时,高浓度的红细胞叶酸多谷氨酸盐水平可能部分减弱甲氨蝶呤的疗效,导致疼痛加重和肿胀关节数增加[26]。

三、细胞因子抑制剂(抗体)

(一)代表药物 1：依那西普(etanercept)

1. 作用机制

依那西普是肿瘤坏死因子(tumor necrosis factor, TNF)的抑制剂。TNF 是一种细胞因子,和受体 TNFR1 和 TNFR2 结合后,会激活重要的炎症反应通路,如 NF-κB 和 MAPK。在自身免疫性疾病的患者体内,TNF 水平升高。依那西普在结构上由 2 个 p75 TNF 受体和人 IgG 的 Fc 段融合,作为 TNF-α 和 TNF-β 的可溶性受体,和靶点结合后能够抑制下游的炎症反应,被普遍用于治疗类风湿关节炎、强直性脊柱炎、幼年特发性关节炎、银屑病等[27]。

2. 药动学

依那西普皮下给药后,缓慢吸收,达峰时间为 48~60 h,并从体内缓慢清除,半衰期为 70~100 h。依那西普在健康受试者皮下给药的绝对生物利用度约为 58%。依那西普在健康受试者的 PK 特征和其在类风湿关节炎、强直性脊柱炎、充血性心力衰竭和银屑病患者的 PK 特征相近。在 4~8 岁的儿童,依那西普的清除率可能比成人略降低[28]。

在群体药动学模型分析中[29],一房室、一级吸收、一级清除模型能较好地拟合数据,协变量性别、体重和治疗时间对表观清除率(CL/F)有显著影响,协变量体重对表观分布容积(V/F)有显著影响。稳态 CL/F 的群体典型值在男性中为 0.129~0.138 L/h,在女性中为 0.117~0.148 L/h[29, 30]。清除率随时间变化,在开始治疗后 2 周内较低,第 3~4 周快速升高,然后逐渐稳定到稳态清除率的水平。V/F 的群体典型值也观察到随时间变化,在第 1 周为 16.11 L,第 2~4 周为 20.01 L,4 周后为 22.51 L[29]。除了某些协变量的设定不同,群体药动学在 RA 和银屑病患者估得的依那西普 PK 参数非常相近。根据模型模拟的结果,在成人患者,依那西普 25 mg 每周 2 次和 50 mg 每周 1 次产生的稳态药物暴露相近[29, 31]。

3. 药效学

有研究发现[32],在接受依那西普治疗的银屑病患者中,一系列炎症标志物在治疗前后的变化和疗效相关,如外周血白细胞、中性粒细胞、纤维蛋白原、铁蛋白、超敏 C 反应蛋白(hypersensitive C-reactive protein, hs-CRP)、红细胞沉降率(erythrocyte sedimentation rate, ESR)、结合珠蛋白、血浆铜蓝蛋白和 α₁-抗胰蛋白酶等。所有标志物的表达水平均在治疗后降低($P < 0.001$)，PASI 评分与纤维蛋白原和 hs‐CRP 表达水平有相关性，hs‐CRP 和 ESR 治疗前后的差异越大（治疗前后数值相减），获得 PASI75（银屑病面积和严重性指数改善75%）的可能性越高。研究表明炎性标志物，尤其是 hs‐CRP 以及相关性稍差一些的纤维蛋白原和 ESR，可以辅助评估疾病活动度以及依那西普治疗银屑病的应答。和其他适应证相关的疗效指标，如 RA 中综合评估患者达到 20%、50% 或 70% 缓解的 ACR20、ACR50、ACR70 或疾病活动性评分的 DAS28 也常作为依那西普的药效学评估参数。

4. 药动学-药效学和治疗药物监测

在一项 420 例 RA 患者的研究中[33]，患者随机接受 50 mg 依那西普每周 1 次或者 25 mg 依那西普每周 2 次，主要疗效终点是 8 周时 ACR20 的达标率。结果表明，接受 50 mg 每周 1 次的患者中有 50% 的比例达到 ACR20，接受 25 mg 每周 2 次的患者中有 49% 的比例达到 ACR20，同时达到 ACR50 的患者比例在两个组中均为 18%。依那西普的稳态暴露在两个组也相近，由此认为这两种给药方案的临床疗效是相当的。

有研究[30]使用依那西普的稳态 *AUC* 作为 PK 特征，ACR20 作为疗效指标，建立逻辑回归模型来分析 PK 和疗效之间的关系，模型预测给予 RA 患者依那西普 25 mg 每周 2 次，持续 6 个月，ACR20 的达标率将达到 54.9%，这个预测值和观测值 52.9% 很接近。

（二）代表药物 2：托珠单抗（tocilizumab）

1. 作用机制

IL‐6 是由 T、B 淋巴细胞和肝细胞等多种细胞分泌的具有广泛生物学活性的一类小分子蛋白，能够诱导肝细胞产生急性期蛋白，并激活补体、诱导促炎性细胞因子释放和刺激中性粒细胞趋化，促进炎性反应[34]。在关节囊局部，IL‐6 活化内皮细胞使之释放 IL‐8 和单核细胞趋化因子，增加黏附分子的表达，促进白细胞向炎性部位聚集。IL‐6 还可刺激滑膜细胞增殖，激活破骨细胞活性，与 IL‐1 共同作用使基质金属蛋白酶产量增加，引起关节软骨的破坏，这些是 IL‐6 在 RA 发病中的重要机制[34, 35]。

托珠单抗是一种人源性抗 IL‐6 受体的单克隆抗体，可通过与 IL‐6 竞争结合位点而抑制 IL‐6 向细胞内转导信号，阻断 IL‐6 的生物学活性，从而抑制炎性反应。托珠单抗已在日本、欧洲和美国先后获得许可,用于治疗 RA 和全身型幼年特发性关节炎(systemic juvenile idiopathic arthritis, sJIA)[34]。

2. 药动学

对于 RA 患者,托珠单抗给药量为 8 mg/kg 每 4 周静脉滴注 1 次,如发生不良反应,可减量为 4 mg/kg。在 RA 患者的临床研究中[36],托珠单抗 8 mg/kg 每 4 周静脉给药 1 次,其血药浓度逐渐升高并在约 16 周后达到稳态,稳态时托珠单抗的给药前浓度约为 18 μg/mL。当 162 mg 托珠单抗每周皮下给药时,稳态给药前浓度约为 40 μg/mL。当 162 mg 托珠单抗每 2 周 1 次皮下给药时,稳态给药前浓度约为 7.4 μg/mL[36]。

群体药动学模型显示[36, 37],托珠单抗的 PK 特征为一室或者二室模型,线性清除和饱和清除平行共存。皮下给药为一级吸收,其绝对生物利用度约为 79.5%。线性清除的清除率为 216~249.6 mL/d,中央室分布容积为 4~5 L,饱和清除米氏方程中的 K_M 和 V_M 在不同研究中的结果差异较大[36-38]。研究观察到,随着体重的增加,稳态给药前托珠单抗的浓度下降,不同的群体模型分析表明,体重和 CRP 可能是清除率的协变量,体重也可能是分布容积的协变量,随着体重增加,清除率和分布容积都增加[36, 37]。

3. 药效学

托珠单抗 162 mg 皮下每周给药 1 次和 8 mg/kg 静脉每 4 周给药 1 次观察到的体内 IL-6 和可溶性 IL-6 受体(soluble interleukin-6 receptor, sIL-6R)水平变化是相近的[36],IL-6 水平从给药前的约 50 pg/mL 上升并维持稳态谷浓度约为 100 pg/mL,sIL-6R 水平从给药前的约 50 ng/mL 上升并维持稳态谷浓度为 500~600 ng/mL[36]。CRP 和 ESR 水平在这两种给药方式下的变化也是相近的,CRP 和 ESR 水平随着托珠单抗的浓度升高而迅速下降,稳态谷浓度维持在正常范围的上限以下[36]。多个研究表明,CRP 在给药后 2 周左右降到正常范围以内,ESR 和血清淀粉样蛋白 A 在给药后 6 周内降到正常范围内[38]。

4. 药动学-药效学和治疗药物监测

托珠单抗皮下每 2 周给药 1 次的方案下,临床疗效(患者达到 ACR20/50/70 的比例)和托珠单抗的稳态谷浓度暴露呈现正相关,谷浓度越高,临床疗效越好。但这种关系在皮下每周给药 1 次的方案下并不明显,药效参数在谷浓度的第一个四分位后就表现出平台现象[36]。托珠单抗的暴露和不良反应之间没有观察到明显的关系。

（三）代表药物 3：乌司奴单抗（ustekinumab）

1. 作用机制

银屑病和克罗恩病是由免疫系统紊乱介导的炎症性疾病，IL-12 和 IL-23 在发病过程中起了重要的作用。IL-12 和 IL-23 分别促进 Th1 和 Th17 的增殖分化，后者又进一步分泌 TNF-α、IL-17 和 IL-22 等炎症因子，促进下游炎症反应，如促使角质形成细胞增殖和银屑病斑块的形成[39, 40]。乌司奴单抗是一种全人源化的靶向抑制 IL-12/23 的单克隆抗体，通过特异性结合 IL-12 和 IL-23 的共有亚基 p40，拮抗 IL-12 和 IL-23 的信号传导，从而阻断后续的级联生物效应而发挥治疗作用。乌司奴单抗目前在国内外获批的适应证包括青年及成人患者所患的中重度斑块性银屑病、活动性银屑病关节炎和克罗恩病等。

2. 药动学

银屑病患者单次皮下给药 45 mg 或 90 mg 乌司奴单抗后，血清浓度 T_{max} 为 7~13.5 天，银屑病患者单次皮下给药的绝对生物利用度约为 57.2%。银屑病患者接受多次给药后约在第 28 周前达到稳态。对于不超过 100 kg 的患者，连续给予 45 mg 乌司奴单抗，稳态谷浓度为 0.69 μg/mL ± 0.69 μg/mL，对于超过 100 kg 的患者，连续给予 90 mg 乌司奴单抗，稳态谷浓度为 0.74 μg/mL ± 0.78 μg/mL[41]。

在克罗恩病患者中，负荷剂量为静脉给药，体重小于 55 kg 的患者，推荐给予 260 mg 乌司奴单抗，体重为 55~85 kg 的患者，给予 390 mg 乌司奴单抗，体重大于 85 kg 的患者，给予 520 mg 乌司奴单抗，之后每 8 周给予 90 mg 皮下注射作为维持剂量。负荷静脉给药后，患者体内的达峰浓度为 125.2 μg/mL ± 33.6 μg/mL，在第 2 次维持剂量给药前乌司奴单抗即可达到稳态浓度，为 2.51 μg/mL ± 2.06 μg/mL[41]。

乌司奴单抗在银屑病患者体内的半衰期为 14.9~45.6 天，在克罗恩病患者体内约为 19 天。群体药动学分析表明，乌司奴单抗抗体检测阳性患者的清除率趋向较高[41]。

3. 药效学

在银屑病治疗中，最常用的药效学指标为 PASI 评分，也就是银屑病皮损面积和严重程度指数。在国外患者的临床研究结果表明，乌司奴单抗治疗第 12 周时，45 mg 与 90 mg 治疗组的银屑病皮损面积和严重指数改善至少 75%

（PASI75）的反应率分别为 67% 和 66%，在第 24 周时达到峰值（76% 和 85%）并维持至试验结束[42]。对 45 mg 和 90 mg 两组之间疗效差异的分析表明，两组疗效的差异不与剂量相关，而是受到患者体重的影响。针对中国患者的研究表明，乌司奴单抗 45 mg 治疗 12 周时，达到 PASI75 改善的患者比例为 82.5%，在第 24 周时达到峰值 91.6% 并维持到治疗结束[43]。

在克罗恩病患者中，评价疗效的指标主要为临床疗效（Mayo 评分）、组织学特征和炎症指标（包括 C 反应蛋白、粪钙卫蛋白、粪乳铁蛋白等）水平。研究表明，单剂静脉给药负荷剂量阶段，乌司奴单抗可以明显改善临床症状，并且对于有疗效反应的患者，皮下给药维持治疗阶段可以持续获益[44]。

4. 药动学-药效学和治疗药物监测

在克罗恩病患者研究中，对第 8 周的血浆乌司奴单抗浓度和维持治疗阶段的稳态平均谷浓度进行四分位分析，观察到药物暴露和临床疗效之间呈正相关性。在静脉诱导阶段和皮下给药维持治疗阶段，第三分位和第四分位的药物暴露所对应的疗效差异都较小，提示较高暴露下可能出现疗效饱和。研究还观察到，在诱导阶段没有达到稳健疗效的患者，在皮下给药维持治疗阶段，药物浓度和疗效之间表现出更强的正相关关系。四分位分析还显示乌司奴单抗浓度和 C 反应蛋白、粪钙卫蛋白、粪乳铁蛋白水平之间都存在正相关关系，不论是静脉诱导还是皮下维持治疗阶段[45]。

ROC 曲线（receiver operating characteristic curve）分析表明诱导阶段第 8 周的目标浓度为 3.7 μg/mL，乌司奴单抗的浓度大于该值时患者临床获益的可能性较大。在维持治疗阶段第 44 周时，ROC 曲线分析表明达到目标浓度 1.3 μg/mL 及以上时，患者临床症状缓解的可能性较大[45]。

一项研究[46]建立了乌司奴单抗的群体药动学-药效学模型，数据来自 1 312 例连续给予 45 mg 或 90 mg 乌司奴单抗的银屑病患者，以及 665 例给予安慰剂的银屑病患者。PASI 分值和时间以及药物浓度之间的关系用基于 turnover 模型来描述，并加入安慰剂效应。使用该模型可以预测不同给药方案下银屑病患者人群的疗效及获益比例，为临床研究选择剂量提供更多依据。

（四）代表药物 4：司库奇尤单抗（secukinumab）

1. 作用机制

IL-17 是人体正常炎症和免疫应答过程中天然形成的细胞因子，有研究观察到银屑病患者血清和受损皮肤中 IL－17A 水平明显升高。IL－17A 作为银屑病的相关信号因子，其受体广泛表达于免疫细胞途径，包括内皮细胞、上皮细胞、成纤维细胞、角质形成细胞、成骨细胞、单核细胞和巨噬细胞[47]，可能通过 ACT1 和 NF－κB 介导[48]，导致角质形成细胞的增殖和经典炎症性病变。

司库奇尤单抗是一种人源化 IgG1κ 单克隆抗体，能够选择性结合细胞因子 IL－17A，并抑制其与 IL－17 受体的相互作用，从而抑制促炎细胞因子和趋化因子的释放。司库奇尤单抗目前已被 EMA（European Medicines Agency）和美国 FDA 批准用于治疗银屑病、银屑病关节炎和强直性脊柱炎，在中国国家药品监督管理局（National Medical Products Administration，NMPA）被批准用于银屑病。

2. 药动学

斑块状银屑病患者接受 150 mg 或 300 mg 单次皮下给药后，司库奇尤单抗的血清浓度于给药后 6 天达到峰值，C_{max} 分别为 13.7 μg/mL ± 4.8 μg/mL 和 27.3 μg/mL ± 9.5 μg/mL。司库奇尤单抗 150 mg 或 300 mg 每 4 周一次皮下给药后，在第 24 周达到稳态浓度，稳态谷浓度分别为 16.7 μg/mL± 8.2 μg/mL 和 34.4 μg/mL± 16.6 μg/mL。健康受试者和斑块状银屑病患者接受司库奇尤单抗 150 mg 或 300 mg 皮下给药后，其生物利用度为 55%～77%[49]。

斑块状银屑病患者接受单次静脉给药后的终末期表观分布容积为 7.1～8.6 L，清除率为 0.13～0.36 L/d，清除半衰期为 18～46 天。在群体药动学分析中，斑块状银屑病患者的平均清除率为 0.19 L/d，平均消除半衰期为 27 天，清除率不受性别、剂量和时间的影响[50, 51]。65 岁及 65 岁以上患者司库奇尤单抗的表观清除率与 65 岁以下患者相似。同时分析结果表明，司库奇尤单抗的清除率和分布容积随体重增加而升高[49, 50]。多项研究中司库奇尤单抗静脉给药剂量从 0.3～10 mg/kg、皮下给药剂量从 25～300 mg 得到的 PK 数据表明，其暴露量和剂量呈比例关系[49]。

3. 药效学

在两项双盲，52 周的 III 期研究中[52]，2 000 多例银屑病患者随机分组，接受 300 mg 或 150 mg 司库奇尤单抗（每周 1 次，连续 5 周，之后每 4 周 1 次），安慰剂或依那西普（每周 2 次×12 周，之后每周 1 次）治疗。治疗第 12 周时，接受司库奇尤单抗 300 mg 及 150 mg 患者的 PASI75 的应答率分别为 81.6% 和 71.6%，依那西普治疗组为 44%，安慰剂组为 4.5%～4.9%。SCULPTURE 试验结果显示，接受司库奇尤单抗治疗的银屑病患者的 PASI 75/90/100 应答率在第 1 年分别为 88.9%、68.5% 和 43.8%,在第 5 年分别为 88.5%、66.4% 和 41.0%,显示出司库奇尤单抗治疗为患者带来的长期获益[53]。

近年来,真实世界的研究数据也表明司库奇尤单抗治疗中至重度银屑病有良好疗效。接受治疗的银屑病患者 1 年内 PASI90 的应答率为 40%~66%,在前期未接受过其他生物类药品治疗的患者中,这一比率上升到 61%~76%[51, 54, 55]。

在强直性脊柱炎患者的Ⅲ期研究中,司库奇尤单抗能显著改善患者的临床症状,不论患者是否之前使用过 TNF 抑制剂进行治疗[56]。研究观察到,强直性脊柱炎患者接受司库奇尤单抗长期治疗(长达 5 年)能持续获益,包括脊柱活动度、身体机能、生活质量和工作能力的改善[56]。研究还观察到司库奇尤单抗减轻了骶髂关节部位的炎症,以及其缓慢的影像学进展。

4. 药动学-药效学和治疗药物监测

司库奇尤单抗结合人体内的 IL-17A,阻止该细胞因子结合受体,阻断其下游的信号传导。司库奇尤单抗和 IL-17A 结合复合物在体内的清除比游离 IL-17A 慢,导致司库奇尤单抗给药后,体内总 IL-17A(游离+复合物)浓度升高,因此,总 IL-17A 是提示司库奇尤单抗综合作用的生物标志物[50]。在Ⅲ期银屑病患者的研究中观察到,总 IL-17A 浓度在基线时低于定量下限。给予司库奇尤单抗皮下注射 300 mg 或 150 mg 每周一次,连续 4 周后,观察到总 IL-17A 浓度上升到 121~142 pg/mL,约 24 周达到稳态。值得注意的是,在不同剂量下,总 IL-17A 浓度的升高非常接近,提示和体内的靶点浓度相关[50, 54]。

研究还表明,司库奇尤单抗不仅作用于全身,也作用于真皮局部,在局部的药物浓度能够抑制 IL-17A 的作用。这也许能解释司库奇尤单抗在改善角化细胞介导的病理过程方面的迅速起效,如给药后 2 周可观察到表皮细胞厚度的减少和角化不全症状的减轻,这和司库奇尤单抗给药后快速分布到皮肤组织可能相关。此外,研究还观察到银屑病患者的皮损局部和血清中人 β 防御素 2(human β-defensin 2, hBD-2)水平的升高,hBD-2 和角化细胞增生以及中性粒细胞趋化相关,这都是银屑病发病过程的重要机制[50, 51, 54, 55]。

四、针对特定免疫细胞分子的抗体

代表药物 5:利妥昔单抗(rituximab)

1. 作用机制

利妥昔单抗是人-鼠嵌合的单克隆抗体,由抗人类 CD20 小鼠抗体的多变区和人类 IgG1κ 链的恒定区组成。CD20 是分子量为 33 000~37 000 的完整细胞膜蛋白,表达于前 B 细胞、未成熟 B 细胞和所有成熟 B 细胞,但在 B 细胞分化为浆细胞的过程中丢失,因此绝大多数浆细胞 CD20 阴性。利妥昔单抗通过补体依赖性的细胞杀伤作用(complement dependent cellular cytotoxicity, CDCC)、抗体依赖性的细胞杀伤作用(antibody dependent cellular cytotoxicity, ADCC)、诱导细胞凋亡、增加对糖皮质激素或细胞毒药物反应的敏感性等多种途径清除 B 细胞[57]。

利妥昔单抗是首个批准用于治疗表达 CD20 恶性淋巴瘤的单抗,其抗肿瘤机制主要有:ADCC、CDCC、诱导肿瘤细胞凋亡和化疗增敏作用[58]。对于类风湿关节炎患者,关节滑膜中的 B 细胞在 T 细胞激活中起到了重要的作用,使用利妥昔单抗去除滑膜 B 细胞将导致 TNF-α 和 IFN-γ 的快速减少,能够显著减轻类风湿关节炎的症状和体征[57]。随着对 B 细胞及其作用机制认识的深入,利妥昔单抗的治疗范围已经从 B 细胞恶性淋巴瘤扩展至慢性淋巴细胞白血病、多发性骨髓瘤和多种自身免疫系统疾病,甚至在造血干细胞移植中也发挥重要作用[58]。

2. 药动学

利妥昔单抗在不同适应证的用法用量不同。首次接受利妥昔单抗治疗的非霍奇金淋巴瘤患者,接受 375 mg/m² 每周静脉输注给药,连续 4 周,第 4 次输注后的平均 C_{max} 为 486 μg/mL(范围为 77.5~996.6 μg/mL),个体间变异较大。利妥昔单抗的峰谷浓度与血液 CD-19 阳性 B 细胞计数和肿瘤负荷基线值相关。相对而言,缓解患者的血清浓度比无缓解患者高[59]。在复发性低级别或滤泡性非霍奇金淋巴瘤患者的研究中[60]观察到清除率随时间的变化,患者接受利妥昔单抗 375 mg/m²,每周 1 次,共 4 次的治疗,观察到药物半衰期从第 1 次给药后的 76.3 h 上升到第 4 次给药后的 205.8 h,清除率从 38.2 mL/h 降低到 9.2 mL/h[60]。

在 RA 患者,按照在第 0 周和第 2 周静脉输注 1 000 mg 利妥昔单抗后,平均终末半衰期为 20.8 天,平均清除率为 0.23 L/d,平均稳态分布容积为 4.6 L。群体药动学分析表明,体表面积和性别是解释 PK 参数个体间差异的最重要的协变量,但性别相关的药动学差异没有临床意义,不需要调整给药剂量。在 500~1 000 mg 范围内,利妥昔单抗的药动学参数随剂量变化成比例变化[59]。

3. 药效学

166 例复发或难治的低度滤泡性非霍奇金淋巴瘤患者接受利妥昔单抗

375 mg/m² BSA 静脉给药,每周 1 次,连续 4 周,在目标人群中总体缓解率为 48%,其中 6% 为完全缓解,42% 为部分缓解,缓解患者的中位进展时间为 13 个月,25% 的缓解患者在治疗后维持缓解超过 36 个月[61]。年龄、性别、淋巴瘤等级、初诊、是否高肿瘤负荷、正常或升高的 LDH、节外病变对利妥昔单抗的应答率均没有统计学上的显著影响[59, 61]。37 例复发或耐药的低度或滤泡性 B 细胞非霍奇金淋巴瘤患者接受利妥昔单抗 375 mg/m² BSA 静脉给药,每周一次,共 8 周,患者的总体缓解率为 57%,中位进展时间为 19.4 个月[59]。39 例高肿瘤负荷复发或耐药的低度或滤泡性 B 细胞非霍奇金淋巴瘤患者接受利妥昔单抗 375 mg/m² BSA 静脉给药,每周 1 次,共 4 周,患者在总体缓解率为 36%,中位进展时间为 9.6 个月。

利妥昔单抗用于类风湿关节炎、系统性红斑狼疮、干燥综合征、系统性硬化等自身免疫性疾病时,主要以相应适应证的临床疗效指标作为药效指标进行分析[62]。

4. 药动学-药效学和治疗药物监测

在复发性低级别或滤泡性非霍奇金淋巴瘤患者的研究中观察到,应答者体内的药物浓度显著高于非应答者,62 例应答者连续治疗 3 个月后的治疗后浓度的中位值为 25.4 μg/mL,42 例非应答者为 5.9 μg/mL[60]。线性回归分析表明,基线时循环外周血 B 细胞的绝对值和抗体浓度呈负相关关系[60]。血浆利妥昔单抗浓度还和基线时最大病变的最大直径、6 个最大病灶的垂直直径的乘积之和与这两个肿瘤负荷指标呈负相关关系。此外,研究中还观察到血浆利妥昔单抗浓度和患者的组织学亚型相关,国际工作分型(International Working Formulation, IWF)A 型患者体内的利妥昔单抗的浓度显著低于 B、C 和 D 型的患者[60]。

第二节 免疫增强剂药动学-药效学

一、细胞因子类

(一)代表药物 1:γ 干扰素

1. 作用机制

干扰素是一种类似多肽激素的细胞功能调节物质,属细胞因子类。根据干扰素氨基酸序列和其特异性识别受体的不同,将干扰素分为Ⅰ型干扰素、Ⅱ型干扰素和Ⅲ型干扰素,它们都是由单核细胞和淋巴细胞产生的具有多种功能的活性蛋白质,都具有抑制病毒复制、抗寄生虫、抑制多种细胞增殖、激活免疫细胞的杀伤活性、参与免疫调节的作用。Ⅰ型干扰素有 IFN-α 和 IFN-β,Ⅱ型干扰素只有 IFN-γ。IFN-γ 也被称为免疫干扰素,大量研究表明,IFN-γ 除具有广谱抗病毒功能外,对免疫系统也起着关键的调节作用。多种免疫细胞能够产生 IFN-γ,包括 CD4+T 辅助细胞、CD8+ 细胞毒性淋巴细胞、NK 细胞,以及 B 细胞、NKT 细胞、抗原提呈细胞(antigen presenting cell, APC)等。抗原提呈细胞(包括单核/巨噬细胞、树突状细胞)分泌 IFN-γ,可能对组织局部细胞的激活发挥重要作用[63]。

IFN-γ 的分泌受到 APC 分泌的其他细胞因子的调节,比较显著的有 IL-12 和 IL-18。巨噬细胞识别抗原后分泌 IL-12 和趋化因子,这些趋化因子吸引 NK 细胞来到炎症部位,IL-12 促进 NK 细胞合成、分泌 IFN-γ[63]。在巨噬细胞、NK 细胞和 T 细胞,IL-12 和 IL-18 的协同作用进一步促进 IFN-γ 的产生。IFN-γ 的负调节因子包括 IL-4、IL-10、TGF-β 和糖皮质激素等[63]。

重组人 IFN-γ 已批准的适应证包括肝脏纤维化和类风湿关节炎。IFN-γ 具有较强的免疫调节功能,能增强抗原递呈细胞功能,加快免疫复合物的清除和提高吞噬异物功能,对淋巴细胞具有双向调节功能,提高抗体依赖的细胞毒反应,增强某些免疫活性细胞 HLA-Ⅱ 类抗原表达。对肝星状细胞的活化、增生和分泌细胞外基质具有很强的抑制作用,并能抑制胶原合成,促进胶原降解。对类风湿关节炎患者的滑膜纤维母细胞有抑制作用[64]。

2. 药动学

在适应证人群,IFN-γ 100 万 IU 肌内或皮下注射后被缓慢吸收达 89% 以上,皮下注射的消除半衰期为 9.35 h,皮下注射后的浓度最高峰出现在 3.4 h 以后,最高浓度为 37.4 IU/mg[64]。

在一项研究中[65],胃肠道恶性肿瘤患者接受 IFN-γ 10 μg、25 μg、50 μg、75 μg 和 100 μg(IFN-γ 在每个 28 天的周期的第 1、3、5 天给药),以及亚叶酸和氟尿嘧啶联合化疗后,观察到 IFN-γ 的血药浓度-时间曲线符合有延迟的线性吸收、线性清除的一室模型。AUC 和 C_{max} 随着 IFN-γ 剂量的升高而升高,IFN-γ 的 PK 特征表现出较大的个体间差异。IFN-γ 的中位表观清除率为 46 L/(m^2·h) [2.6~92 (L/m^2·h)], $t_{1/2}$ 的中位值为 6.8 h(2.8~75.8 h), K_a 的中位值为 0.26 h^{-1}(0.064~0.78 h^{-1})。

3. 药效学

IFN-γ 在人体内的药效学过程较为复杂,涉及众多细胞因子的调节。在一项研究中,14 例类风湿关节炎患者接受每天一次皮下注射 IFN-γ 的治疗,检测外周血中性粒细胞表面的 Fcγ 受体水平在治疗前和治疗后 21 天的变化。结果观察到接受治疗的患者相比于接受安慰剂的患者,治疗后外周中性粒细胞表面 Fcγ I 型受体水平明显下降,同时,Fcγ II 型和 III 型受体的表达没有观察到明显变化。然而,Fcγ I 型受体水平的变化未发现和第 21 天或研究终点第 24 周的临床应答相关[66]。

4. 药动学-药效学和治疗药物监测

在一项研究中,胃肠道恶性肿瘤患者接受 IFN-γ 10 μg、25 μg、50 μg、75 μg 和 100 μg(IFN-γ 在每个 28 天的周期的第 1、3、5 天给药),以及亚叶酸和氟尿嘧啶联合化疗后,检测 IFN-γ 首次给药后 24 h 和 48 h 外周血单核细胞表面的 Fas 受体水平,评估 IFN-γ 的系统暴露和 Fas 水平上调之间的关系[65]。研究结果表明,首次给药后 24 h,IFN-γ 剂量和 CD4$^+$ 细胞表面的 Fas 水平上调之间有显著关系($P = 0.024$),首次给药后 48 h,IFN-γ 剂量和 CD56$^+$ 细胞表面的 Fas 水平上调之间有显著关系($P = 0.044$)[65]。IFN-γ 的 AUC_∞ 和给药后 24 h 时各种淋巴细胞(包括 CD15$^+$、CD3$^+$、CD4$^+$、CD8$^+$、CD56$^+$ 和 CD14$^+$ 细胞)表面的 Fas 水平上调都有显著关系($0.001 \leqslant P \leqslant 0.045$)。所有的相关性都是正相关($0.59 \leqslant rho \leqslant 0.83$),提示 IFN-γ 的暴露升高会导致 Fas 水平的上调增高[65]。同时观察到,IFN-γ 的血浆浓度高于 33.3 pg/ml 的时长和给药后 24 h 时 Fas 在总淋巴细胞、CD15$^+$、CD4$^+$ 和 CD19$^+$ 细胞表面的平均上调水平呈显著正相关($0.009 \leqslant P \leqslant 0.037$),提示 IFN-γ 高于阈值的时间越长,Fas 的上调水平越高[65]。

(二) 代表药物 2:白介素-2

1. 作用机制

白介素-2(IL-2)可用于多种恶性肿瘤的治疗,也可用于淋巴因子激活的杀伤细胞的培养。可用于手术、化疗及放疗后的癌症患者的治疗,可加强机体的免疫功能,也可用于先天或后天免疫缺陷症的治疗,提高患者细胞免疫功能和抗感染能力[67]。对某些病毒性、杆菌性、胞内寄生菌感染性疾病，如乙型肝炎、麻风病、肺结核、白色念珠菌感染等有一定的治疗作用[67]，也可用于治疗由耐药结核菌引起的难治性肺结核[68]。

作为一种淋巴因子，IL-2可使细胞毒性T细胞、自然杀伤细胞和淋巴因子活化的杀伤细胞增殖，并使其杀伤活性增强，还可以促使淋巴细胞分泌抗体和干扰素，具有抗病毒、抗肿瘤和增强机体免疫功能等作用[68]。

2. 药动学

IL-2皮下注射给药后，经渗透进入相应部位的淋巴管和毛细血管，再转入血液循环。当皮下给药剂量从 $1.0×10^6$ IU增加到 $3.0×10^6$ IU，生物利用度从119%下降到38%（以2 h静脉输注同样剂量 IL-2 为对照）。IL-2表观分布容积为6.3~7.9 L[69]。IL-2能够透过血脑屏障，进入脑脊液中，在脑脊液中的半衰期为4~8 h[70]。静脉给药后，IL-2的分布半衰期为7~13 min，是一个快速的分布相。

IL-2主要在肾小管中被代谢排泄，肾小管上皮细胞分泌的组织蛋白酶D对 IL-2 具有水解作用[71]。IL-2能与白蛋白结合，所以 IL-2 与白蛋白同时给予患者可提高 IL-2 在血浆中的浓度并延长清除相半衰期。在肝脏疾病患者，白蛋白水平降低，则消除相半衰期缩短[71]。不同给药途径下，药物的清除特征不同。在肿瘤患者的研究表明，恒速静脉滴注重组人 IL-2 40 万 IU/m^2后，血药浓度-时间曲线呈现二室分布模型，分布相 $t_{1/2}$ 为 6.20 min，消除相 $t_{1/2}$为 98.38 min。皮下注射 IL-2 120 万 IU，血药浓度-时间曲线为二室分布模型，分布相 $t_{1/2}$ 为 2.5 h，消除相 $t_{1/2}$ 为 18 h。皮下注射给药的清除速度明显低于静脉注射给药[68]，说明皮下注射的清除相受到吸收的影响。

3. 药效学

IL-2的作用通路涉及众多信号因子和细胞，在高剂量时能够激活免疫系统，可用于肿瘤的免疫治疗，在较低剂量时，IL-2能够作用于 CD4+调节 T 细胞（Treg），影响免疫反应。Treg通过抑制免疫反应降低感染后的组织损伤，并通过调节 CD4+效应 T 细胞（Teff）来防止自身免疫性疾病，如 1 型糖尿病。一项研究在 40 例新诊断 1 型糖尿病患者中探索 IL-2 给药后的量效关系。研究发现，能够使 Treg 增高 10%和 20%的 IL-2 的最优剂量分别为 $0.101×10^6$ IU/m^2和 $0.497×10^6$ IU/m^2。在第一天给药后 90 min 就能观察到循环中 Treg 数量的快速下降，降幅是剂量或浓度依赖性的，第 2 天 Treg 数量开始回升并在约 7 天后回到基线水平。Teff、自然杀伤细胞和嗜酸性粒细胞的数量也表现出剂量依赖性的快速下降,然后回升到治疗前水平[72]。此外,还观察到 Treg 细胞表面 IL-2 受体的信号亚基(β 链,CD22)表现出剂量依赖性的下调。

4. 药动学-药效学和治疗药物监测

IL-2 在临床应用中有多种给药途径,如静脉给药、皮下给药、肌内注射、腹腔内注射、直肠给药等。但研究表明静脉给药由于血药浓度过大,不良反应较为严重,如血压下降、高热等,皮下给药的吸收缓慢、清除慢、作用持续时间较长,不良反应较少,是更为推荐的给药方式。有研究表明,IL-2 剂量低于最大毒性反应的 10 倍($3.0×10^7$)时,剂量-效应曲线是非线性的[71]。一些局部给药方法如肺癌用吸入法、直肠癌用直肠给药等方法可能避免首过效应,增强药效[71]。

在一项 HIV 患者的研究中[73],患者接受重组人 IL-2 每天 1 次或者每天 2 次的治疗,剂量为 12~18 MIU/d,连续给药 5 天为 1 个疗程,每 8 周重复 1 次疗程,共重复 6 次。研究中观察到 IL-2 皮下注射给药后,缓慢吸收,吸收延迟的时长为 26.9 min±13.7 min,达峰时间为 4.4 h±1.5 h,达峰浓度个体间变异较大,为 21.9~112.9 IU/mL。消除相半衰期为 3.3 h±0.9 h。研究还观察到,患者体内的 TNF-α 水平随着 IL-2 浓度的升高而升高,且在 IL-2 浓度下降过程中,TNF-α 水平继续升高[73]。研究还观察到 IL-2 浓度和不良反应之间的关系,在所有患者中,都观察到发热和流感样症状,且观察到患者的最高体温和 IL-2 的浓度达峰时间之间存在关系,患者的口腔基础温度为 36.6℃±0.33℃,在 IL-2 达峰后 2.5 h±1.8 h,患者体温上升至 38.1℃±0.70℃,在下次给药前体温下降到 36.8℃±0.52℃。患者的主诉(包括不适、关节痛及其他流感样症状)在 IL-2 浓度达峰后 4 h 内程度较重,之后逐渐减轻[73]。以上表明 IL-2 的血药浓度和不良反应关系密切。

二、非细胞因子类

代表药物:异丙肌苷

1. 作用机制

异丙肌苷是由肌苷、二甲氨基-2-丙醇、4-乙酰氨基苯甲酸以 1:3:3 比例合成的药物。异丙肌苷能够增强抗原的免疫反应,促进 T 淋巴细胞的分化和增殖,且可通过激活 T 辅助细胞或巨噬细胞而刺激 B 淋巴细胞分化和产生抗体。异丙肌苷已被证实具有抗病毒、抗寄生虫、抗肿瘤、调节免疫功能等多种作用,目前已用于病毒感染、利氏曼原虫感染、肿瘤的辅助治疗、系统性红斑狼疮等自身免疫性疾病,以及 HIV 感染等[74]。

异丙肌苷对静止的淋巴细胞无作用,但可以增强抗原、淋巴因子等触发的免疫反应,促进 T 细胞的分化和增殖,是 T 细胞分化的诱导剂[74]。异丙肌苷可刺激单核细胞和巨噬细胞生成 IL-1,体外研究还观察到,异丙肌苷可刺激 IL-2 生成,促进 IL-2 的利用。体内研究还发现异丙肌苷可以促进 IFN-γ 的生成并加强其抗病毒和抗肿瘤的作用[74]。

2. 药动学

在一项研究中[75],10 例健康受试者,男女各半,单剂和多剂口服 1 000 mg 异丙肌苷片,多次给药阶段为每天 3 次,连续 7 天,分别测定血浆中二甲氨基-2-丙醇(Dip)、4-乙酰氨基苯甲酸(PACBA)的浓度,内源性物质肌苷不进行药动学参数计算。结果表明,单次给药后,Dip 的 T_{max} 和 C_{max} 分别为 1.55 h ± 0.16 h 和 2.24 μg/mL ± 0.18 μg/mL,$t_{1/2}$ 为 4.42 h ± 0.81 h,$AUC_{0\sim24h}$ 为 12.93 μg·h/mL± 2.11 μg·h/mL。PACBA 的 T_{max} 和 C_{max} 分别为 1.03 h ± 0.51 h 和 5.18 μg/mL ± 1.80 μg/mL,$t_{1/2}$ 为 0.95 h ± 0.13 h,$AUC_{0\sim24h}$ 为 7.69 μg·h/mL± 1.13 μg·h/mL。多次给药后,Dip 的 T_{max} 和稳态 C_{max} 分别为 1.00 h ± 0.46 h 和 2.49 μg/mL ± 0.11 μg/mL,$AUC_{0\sim24h}$ 为 16.06 μg·h/mL± 2.80 μg·h/mL。PACBA 的 T_{max} 和稳态 C_{max} 分别为 0.50 h ± 0.00 h 和 7.37 μg/mL± 0.94 μg/mL,$AUC_{0\sim24h}$ 为 7.90 μg·h/mL ± 1.16 μg·h/mL。药动学参数表明,异丙肌苷在单次给药和多次给药时的药物暴露有显著差异,Dip 的 C_{max} 和 AUC 的蓄积因子分别是 1.12 和 1.24,PACBA 的 C_{max} 和 AUC 的蓄积因子分别为 1.57 和 1.05[75],在人体内蓄积不高。

另一研究中[76],健康受试者单剂口服 0.5 g、1.0 g 和 2.0 g 的异丙肌苷片后,活性成分的 C_{max}、$AUC_{0\sim t}$ 和 AUC_∞ 均随剂量增加而增加,具有线性药动学特点,主要药动学参数 $t_{1/2}$、V/F 和 CL/F 在低中高三个剂量组之间无显著性差异。食物或者高脂餐会降低药物的吸收速率[76]。

3. 药效学

异丙肌苷在不同适应证患者中的研究,选择观察不同的疗效指标。在患艾滋病的同性恋男性患者中,其免疫功能受损,总淋巴细胞数、T 辅助细胞、自然杀伤细胞的功能、依赖 T 细胞的 B 细胞的功能较正常人低。双盲安慰剂对照试验证明,异丙肌苷对这类患者具有显著的免疫刺激作用[77]。一项研究中,8 例亚急性硬化性全脑炎(subacute sclerosing panencephalitis, SSPE)患者接受异丙肌苷治疗 14 周后,IgGFc 受体的百分数和 PHA 诱导下的淋巴细胞增殖反应明显增加($P<0.05$)。6 例轻度的 SSPE 患者治疗 7~34 个月后,脑脊液中 E 花环形成细胞的百分率和 E_A 花环形成细胞随时间而下降[77]。临床研究表明异丙肌苷对免疫功能低下的癌症患者有免疫调节作用,12 例霍奇金病患者用异丙肌苷 100 mg/kg 治疗 2 周后,淋巴细胞增殖反应明显比对照组增加($P<0.05$)。对于急性病毒性乙型肝炎患者,给予异丙肌苷每日 30~40 mg/kg,连续用药 1 周,可显著增加血清中 HBeAg 的清除速度($P<0.005$)。

免疫调节药物的作用机制常常较为复杂,涉及体内众多器官、免疫细胞、免疫活性物质和信号传导网络。免疫调节药物常常可以作用于多种脏器的免疫异常疾病,从而治疗多种适应证。在不同适应证的患者,由于免疫环境的不同,免疫调节药物的药动学及药效学可能不同。针对不同适应证,选择机制上或者信号通路上兼顾敏感性和特异性的药效学指标,以及和临床疗效关系较为紧密的药效学指标,检测分析药动学和药效学之间的量效关系,这不论是在新药研发各阶段临床试验的剂量选择、疗效评估、适应证选择上,还是在上市后临床研究中考察患者个体间变异、区分获益人群等研究中,都能提供重要信息,用临床药理学的理论和方法,为临床研究提供支持,有着极为重要的意义。

(陈　锐)

参考文献

[1] Sharma H L, Sharma K K. Principals of Pharmacology[M]. New Delhi：Paras Medical Publishers, 2007：428-453.

[2] Bandawane D D, Patil US, Jaydekar A V. Immunomodulators：a pharmacological review [J]. J Pharm Pharm Sci, 2012(4)：30-36.

[3] 梁立艳,张凤奎. 环孢素的药动学和药效学临床意义的研究进展[J]. 中华血液学杂志, 2011, 32(4)：284-286.

[4] Tan K K C, Trull A K, Uttridge J A, et al. Effect of dietary fat on the pharmacokinetics and pharmacodynamics of cyclosporine in kidney transplant recipients[J]. Clin Pharmacol Ther, 1995, 57(4)：425-433.

[5] Fahr A. Cyclosporin clinical pharmacokinetics[J]. Clin Pharmacokinet, 1993, 24(6)：472-495.

［6］ Stein C M, Sadeque A J, Murray J J, et al. Cyclosporine pharmacokinetics and pharmacodynamics in African American and white subjects［J］. Clin Pharmacol Ther, 2001, 69(5)：317-323.

［7］ Press R R, de Fijter J W, Guchelaar H J. Individualizing calcineurin inhibitor therapy in renal transplantation—current limitations and perspectives［J］. Curr Pharm Des, 2010, 16 (2)：176-186.

［8］ Villamil F, Pollard S. C2 monitoring of cyclosporine in de novo liver transplant recipients：the clinician's perspective［J］. Liver Transpl, 2004, 10(5)：577-583.

［9］ van Rossum H H, de Fijter J W, van Pelt J. Pharmacodynamic Monitoring of Calcineurin Inhibition Therapy：Principles, Performance, and Perspectives［J］. Ther Drug Monit, 2010, 32(1)：3-10.

［10］ Giese T, Zeier M, Schemmer P, et al. Monitoring of NFAT-regulated gene expression in the peripheral blood of allograft recipients：a novel perspective toward individually optimized drug doses of cyclosporine A［J］. Transplantation, 2004, 77(3)：339-344.

［11］ Yano I. Pharmacodynamic monitoring of calcineurin phosphatase activity in transplant patients treated with calcineurin inhibitors［J］. Drug Metab Pharmacokinet, 2008, 23(3)：150-157.

［12］ Falck P, Asberg A, Guldseth H, et al. Declining intracellular T-lymphocyte concentration of cyclosporine a precedes acute rejection in kidney transplant recipients［J］. Transplantation, 2008, 85(2)：179-184.

［13］ Barten M J, Rahmel A, Boldt A, et al. Pharmacodynamic monitoring of the immunosuppressive therapy in patients after heart transplantation：whole blood flow cytometric analysis of lymphocyte function［J］. Comput Biol Med, 2007, 37(10)：1367-1373.

［14］ Chan E S, Cronstein B N. Molecular action of methotrexate in inflammatory diseases［J］. Arthritis Res, 2002, 4(4)：266-273.

［15］ 黄晶,舒晓明,王贵,等. 甲氨蝶呤治疗类风湿关节炎的作用机制［J］. 中华临床医师杂志, 2016, 10(21)：3276-3280.

［16］ Lebbe C, Beyeler C, Gerber N J, et al. Intraindividual variability of the bioavailability of low dose methotrexate after oral administration in rheumatoid arthritis［J］. Ann Rheum Dis, 1994, 53(7)：475-477.

［17］ Grim J, Chladek J, Martinkova J. Pharmacokinetics and pharmacodynamics of methotrexate in non-neoplastic diseases［J］. Clin Pharmacokinet, 2003, 42(2)：139-151.

［18］ Hoekstra M, Haagsma C, Neef C, et al. Bioavailability of higher dose methotrexate comparing oral and subcutaneous administration in patients with rheumatoid arthritis［J］. J Rheumatol, 2004, 31(4)：645-648.

［19］ Wang W, Zhou H, Liu L. Side effects of methotrexate therapy for rheumatoid arthritis：A systematic review［J］. Eur J Med Chem, 2018, 158：502-516.

［20］ van Ede A E, Laan R F, Blom H J, et al. Methotrexate in rheumatoid arthritis：an update with focus on mechanisms involved in toxicity[J]. Semin Arthritis Rheum, 1998,27(5): 277-292.

[21] Chládek J, Grim J, Martínková J, et al. Pharmacokinetics and pharmacodynamics of low-dose methotrexate in the treatment of psoriasis[J]. Br J Clin Pharmacol, 2002, 54(2): 147-156.

[22] Chladek J, Grim J, Martinkova J, et al. Low-dose methotrexate pharmacokinetics and pharmacodynamics in the therapy of severe psoriasis[J]. Basic Clin Pharmacol Toxicol, 2005, 96(3): 247-248.

[23] Lafforgue P, Monjanel-Mouterde S, Durand A, et al. Lack of correlation between pharmacokinetics and efficacy of low dose methotrexate in patients with rheumatoid arthritis [J]. J Rheumatol, 1995, 22(5): 844-849.

[24] Inoue K, Yuasa H. Molecular basis for pharmacokinetics and pharmacodynamics of methotrexate in rheumatoid arthritis therapy[J]. Drug Metab Pharmacokinet, 2014, 29 (1): 12-19.

[25] Angelis-Stoforidis P, Vajda F J, Christophidis N. Methotrexate polyglutamate levels in circulating erythrocytes and polymorphs correlate with clinical efficacy in rheumatoid arthritis[J]. Clin Exp Rheumatol, 1999, 17(3): 313-320.

[26] Danila M I, Hughes L B, Brown E E, et al. Measurement of erythrocyte methotrexate polyglutamate levels: ready for clinical use in rheumatoid arthritis[M]. Curr Rheumatol Rep, 2010,12(5): 342-347.

[27] Adrianne Pan, Valerie Gerriets. Etanercept. [2021-08-03]. https://pubmed.ncbi.nlm. nih.gov/31424836/.

[28] Zhou H. Clinical pharmacokinetics of etanercept: a fully humanized soluble recombinant tumor necrosis factor receptor fusion protein[J]. J Clin Pharmacol, 2005, 45(5): 490-497.

[29] Nestorov I, Zitnik R, Ludden T. Population pharmacokinetic modeling of subcutaneously administered etanercept in patients with psoriasis[J]. J Pharmacokinet Pharmacodyn, 2004, 31(6): 463-490.

[30] Lee H, Kimko H C, Rogge M, et al. Population pharmacokinetic and pharmacodynamic modeling of etanercept using logistic regression analysis[J]. Clin Pharmacol Ther, 2003, 73(4): 348-365.

[31] Elewski B, Leonardi C, Gottlied A B, et al. Comparison of clinical and pharmacokinetic profiles of etanercept 25 mg twice weekly and 50 mg once weekly in patients with psoriasis [J]. Br J Dermatol, 2007, 156(1): 138-142.

[32] Kanelleas A, Liapi C, Katoulis A, et al. The role of inflammatory markers in assessing disease severity and response to treatment in patients with psoriasis treated with etanercept [J]. Clin Exp Dermatol, 2011,36(8): 845-850.

[33] Keystone E C, Schiff M H, Kremer J M, et al. Once-weekly administration of 50 mg

etanercept in patients with active rheumatoid arthritis: results of a multicenter, randomized, double-blind, placebo-controlled trial[J]. Arthritis Rheum, 2004, 50(2): 353－363.

[34] 郑西希,张奉春. 人源化白细胞介素－6 受体抗体在类风湿关节炎治疗中的应用[J]. 中华临床免疫和变态反应杂志, 2014, 8(4): 333－337.

[35] Lipsky P E. Interleukin-6 and rheumatic diseases[J]. Arthritis Res Ther, 2006, 8 (Suppl 2): S4.

[36] Abdallah H, Zhang P, Xiao P, et al. Pharmacokinetic and Pharmacodynamic Analysis of Subcutaneous Tocilizumab in Patients With Rheumatoid Arthritis From 2 Randomized, Controlled Trials: SUMMACTA and BREVACTA[J]. J Clin Pharmacol, 2017, 57(4): 459－468.

[37] Bastida C, Ruiz-Esquide V, Pascal M, et al. Fixed dosing of intravenous tocilizumab in rheumatoid arthritis. Results from a population pharmacokinetic analysis[J]. Br J Clin Pharmacol, 2018, 84(4): 716－725.

[38] Scott L J. Tocilizumab: A Review in Rheumatoid Arthritis[J]. Drugs, 2017, 77(17): 1865－1879.

[39] 晋红中,郝飞. 乌司奴单抗治疗斑块型银屑病专家指导建议[J]. 中华临床免疫和变态反应杂志, 2019, 13(3): 177－182.

[40] Blauvelt A, Chiricozzi A. The Immunologic Role of IL－17 in Psoriasis and Psoriatic Arthritis Pathogenesis[J]. Clin Rev Allergy Immunol, 2018, 55(3): 379－390.

[41] Cilag AG. 乌司奴单抗注射液说明书: 进口药品注册证号 S20170047[Z]. 2019－03－18.

[42] Craig L L, Alexa B K, Kim A P, et al. Efficacy and safety of ustekinumab, a human interleukin-12/23monoclonal antibody, in patients with psoriasis: 76-week results from a randomised, double-blind, placebo-controlled trial (PHOENIX 1)[J]. Lancet, 2008,371 (9625): 1665－1674.

[43] Zhu X J, Zheng M, Song M, et al. Efficacy and safety of ustekinumab in Chinese patients with moderate to severe plaque-type psoriasis: results from a phase 3 clinical trial (LOTUS)[J]. J Drugs Dermatol, 2013, 12(2): 166－174.

[44] Lamb Y N, Duggan S T. Ustekinumab: A Review in Moderate to Severe Crohn's Disease [J]. Drugs, 2017, 77(10): 1105－1114.

[45] Adedokun O J, Xu Z H, Marano C, et al. Ustekinumab Pharmacokinetics and Exposure Response in a Phase 3 Randomized Trial of Patients With Ulcerative Colitis[J]. Clinical Gastroenterology and Hepatology,2020, 18(10): 2244－2255.

[46] Zhou H H, Hu C P, Zhu Y W, et al. Population-based exposure-efficacy modeling of ustekinumab in patients with moderate to severe plaque psoriasis[J]. J Clin Pharmacol, 2010, 50(3): 257－267.

[47] Frleta M, Siebert S, McInnes I B. The interleukin－17 pathway in psoriasis and psoriatic arthritis: disease pathogenesis and possibilities of treatment[J]. Curr Rheumatol Rep,

2014, 16(4): 414.

[48] Gaffen S L. Structure and signalling in the IL－17 receptor family[J]. Nat Rev Immunol, 2009, 9(8): 556－567.

[49] Novartis Pharma Stein AG.司库奇尤单抗注射液说明书：进口药品注册证号 S20190023[Z]. 2020－05－25.

[50] Bruin G, Loesche C, Nyirady J, et al. Population Pharmacokinetic Modeling of Secukinumab in Patients With Moderate to Severe Psoriasis[J]. J Clin Pharmacol, 2017, 57(7): 876－885.

[51] Shirley M. Scott LJ.Secukinumab: A Review in Psoriatic Arthritis[J]. Drugs, 2016, 76(11): 1135－1145.

[52] Langley R G, Elewski B E, Lebwohl M, et al.Secukinumab in plaque psoriasis—results of two phase 3 trials[J]. N Engl J Med, 2014, 371(4): 326－338.

[53] Bissonnette R, Luger T, Thaci D, et al. Secukinumab demonstrates high sustained efficacy and a favourable safety profile in patients with moderate-to-severe psoriasis through 5 years of treatment (SCULPTURE Extension Study)[J]. J Eur Acad Dermatol Venereol, 2018, 32(9): 1507－1514.

[54] Patel N U, Vera N C, Shealy E R, et al. A Review of the Use of Secukinumab for Psoriatic Arthritis[J]. Rheumatol Ther, 2017, 4(2): 233－246.

[55] Sunkureddi P, Latremouille-Viau D, Meiselbach M, et al. Characteristics of Patients with Psoriatic Arthritis Receiving Secukinumab and Reasons for Initiation: A US Retrospective Medical Chart Review[J]. Rheumatol Ther, 2019, 6(1): 89－100.

[56] Blair H A. Secukinumab: A Review in Ankylosing Spondylitis[J]. Drugs, 2019, 79(4): 433－443.

[57] 焦静,张文,唐福林.利妥昔单抗用于类风湿关节炎的治疗[J].中华临床免疫和变态反应杂志, 2008, 2(2): 116－121.

[58] 吴桂英,项颖.利妥昔单抗治疗血液系统疾病的研究进展[J].重庆医学, 2010, 39(1): 113－115.

[59] Roche Pharma (Schweiz) Ltd.利妥昔单抗注射液说明书：国药准字 J20170034[Z]. 2020－11－19.

[60] Berinstein N L, Grillo-López A J, White C A, et al. Association of serum Rituximab (IDEC-C2B8) concentration and anti-tumor response in the treatment of recurrent low-grade or follicular non-Hodgkin's lymphoma[J]. Ann Oncol, 1998, 9(9): 995－1001.

[61] Wood A M. Rituximab: an innovative therapy for non-Hodgkin's lymphoma[J]. Am J Health-Syst Ph, 2001, 58(3): 215－229.

[62] Schioppo T, Ingegnoli F. Current perspective on rituximab in rheumatic diseases[J]. Drug Des Devel Ther, 2017, 11: 2891－2904.

[63] Schroder K, Hertzog P J, Ravasi T, et al. Interferon-gamma: an overview of signals, mechanisms and functions[J]. J Leukoc Biol, 2004, 75(2): 163－189.

[64] 伽玛(注射用重组人干扰素 γ)药品说明书.

［65］Turner P K, Houghton J A, Petak I, et al. Interferon-gamma pharmacokinetics and pharmacodynamics in patients with colorectal cancer［J］. Cancer Chemother Pharmacol, 2004, 53(3)：253－260.

［66］Goulding N J, Knight S M, Godolphin J L, et al. Increase in neutrophil Fc gamma receptor I expression following interferon gamma treatment in rheumatoid arthritis［J］. Ann Rheum Dis, 1992, 51(4)：465－468.

［67］山东泉港药业有限公司.注射用重组人白介素-2 说明书：国药准字 S200100602010［Z］. 2010－10－01.

［68］北京远策药业有限责任公司. 注射用重组人白介素-2 说明书：国药准字 S10970073［Z］. 2016－02－23.

［69］Gustavson L E, Nadeau R W, Oldfield N F. Pharmacokinetics of teceleukin (recombinant human interleukin-2) after intravenous or subcutaneous administration to patients with cancer［J］. J Biol Response Mod, 1989, 8(4)：440－449.

［70］List J, Moser R P, Steuer M, et al. Cytokine responses to intraventricular injection of interleukin 2 into patients with leptomeningeal carcinomatosis：rapid induction of tumor necrosis factor alpha, interleukin 1 beta, interleukin 6, gamma-interferon, and soluble interleukin 2 receptor (Mr 55,000 protein)［J］. Cancer Res, 1992, 52(5)：1123－1128.

［71］方翼. 白细胞介素-2 在人体内的药动学特点［J］. 中国临床药理学与治疗学, 1997, 2(2)：150－152.

［72］Todd J A, Evangelou M, Cutler A J, et al. Regulatory T Cell Responses in Participants with Type 1 Diabetes after a Single Dose of Interleukin-2：A Non-Randomised, Open Label, Adaptive Dose-Finding Trial［J］. PLoS Med, 2016, 13(10)：e1002139.

［73］Piscitelli S C, Wells M J, Metcalf J A, et al. Pharmacokinetics and pharmacodynamics of subcutaneous interleukin-2 in HIV-infected patients［J］. Pharmacotherapy, 1996, 16(5)：754－759.

［74］王天虹,林志彬. 异丙肌苷治疗 HIV 感染［J］. 中国药理学通报, 1995(6)：445－448.

［75］宋薇,杨静,李雪晴,等. 异丙肌苷片在健康人体内的药动学［J］. 中国医院药学杂志, 2012, 32(22)：1808－1813.

［76］杨俊凤. 异丙肌苷片临床药动学研究［J］. 吉林大学硕士学位论文, 2015.

［77］曹可芬. 免疫调节剂异丙肌苷(lsoprinosine)的药效学研究［J］. 国外医药合成药生化药剂分册, 1988,（3）：136－138.